泌尿系统疾病临床诊断与治疗

主编 徐红愉 牛心慧 范刚 李勇

罗照忠 于小明 王星

黑龙江科学技术出版社

HEILONGJIANG SCIENCE AND TECHNOLOGY PRESS

图书在版编目（CIP）数据

泌尿系统疾病临床诊断与治疗 / 徐红愉等主编. --
哈尔滨：黑龙江科学技术出版社，2023.12
　　ISBN 978-7-5719-2217-7

　　Ⅰ．①泌… Ⅱ．①徐… Ⅲ．①泌尿系统疾病－诊疗
Ⅳ.①R69

中国国家版本馆CIP数据核字（2023）第248038号

泌尿系统疾病临床诊断与治疗
MINIAOXITONG JIBING LINCHUANG ZHENDUAN YU ZHILIAO

主　　编　徐红愉　牛心慧　范　刚　李　勇　罗照忠　于小明　王　星
责任编辑　陈兆红
封面设计　宗　宁
出　　版　黑龙江科学技术出版社
　　　　　地址：哈尔滨市南岗区公安街70-2号　邮编：150007
　　　　　电话：（0451）53642106　传真：（0451）53642143
　　　　　网址：www.lkcbs.cn
发　　行　全国新华书店
印　　刷　黑龙江龙江传媒有限责任公司
开　　本　787 mm×1092 mm　1/16
印　　张　23.5
字　　数　595千字
版　　次　2023年12月第1版
印　　次　2023年12月第1次印刷
书　　号　ISBN 978-7-5719-2217-7
定　　价　198.00元

FOREWORD

前言

　　泌尿系统包括左右两颗肾脏、左右两条输尿管、膀胱、内外两道括约肌以及尿道。泌尿系统作为排泄系统的一部分，负责尿液的产生、运送、储存与排泄，其主要功能是排泄。排泄指的是机体代谢过程中所产生的各种不为机体所利用或有害的物质向体外输送的生理过程。被排出的物质一部分是营养物质的代谢产物，而另一部分则是衰老的细胞破坏时所形成的产物。此外，排泄物中还包括一些随食物摄入的多余物质，如多余的水和无机盐类。

　　泌尿系统各个器官都可发生疾病，并波及整个系统。泌尿系统的疾病既可由身体其他系统病变引起，又可影响其他系统甚至全身。其主要表现在泌尿系统本身，如排尿改变、肿块以及疼痛等，但亦可表现在其他方面，如高血压、水肿以及贫血等。泌尿系统疾病的性质多数与其他系统疾病类似，包括先天性畸形、感染、损伤、遗传、肿瘤等；但又有其特有的疾病，如肾小球肾炎、尿石症、肾衰竭等。因此，积极防治和研究泌尿系统疾病具有重要的意义。

　　本书以泌尿系统常见病、多发病为重点，简明扼要的阐述了泌尿系统相关疾病的病因、临床表现、诊断与鉴别诊断、治疗等。本书立足临床实践，内容全面翔实，重点突出，深入浅出，方便阅读，可供泌尿科临床医师在日常工作中参考使用。

　　由于编者临床经验不足，加之时间仓促，若有疏漏或不足之处，恳请诸位同道不吝批评指正，以期再版时予以改进、提高，使之逐步完善。

《泌尿系统疾病临床诊断与治疗》编委会

2023 年 7 月

CONTENTS
目录

第一章 泌尿系统疾病总论

第一节 泌尿系统疾病概述

泌尿系统各个器官(包括肾脏、输尿管、膀胱、尿道)都可发生疾病,并波及整个系统。泌尿系统的疾病既可由身体其他系统病变引起,又可影响其他系统甚至全身。其主要表现在泌尿系统本身改变,如排尿改变、尿的改变、肿块、疼痛等,但亦可表现在其他方面,如水肿、高血压、贫血等。泌尿系统疾病的性质,多数和其他系统疾病类似,包括先天性畸形、感染、免疫机制、遗传、损伤、肿瘤等;但又有其特有的疾病,如肾小球肾炎、泌尿系统结石、肾衰竭等。

一、病因

(一)免疫异常

免疫异常是肾脏疾病的重要原因之一。肾脏是一个屏障过滤器,全身约 1/5 的血流通过肾脏时,血液中的一些抗原或抗原复合物容易沉积在肾脏中。另外,肾脏组织中有很多结构如基底膜,一旦损伤暴露在血液中,可以具有抗原性,进一步生成原位抗原抗体复合物,激活免疫机制。

(二)继发性病因

如糖尿病、红斑狼疮、过敏性紫癜等疾病均可引起肾脏的损害。

(三)感染

如细菌、病毒、支原体、衣原体、真菌感染等。

(四)物理化学因素

如药物过敏、某些药物(抗生素、非甾体抗炎药及解热镇痛药、利尿剂、造影剂等)及金属类对肾脏有毒性。

(五)先天性或遗传性疾病

多囊肾、遗传性肾炎等。

二、临床表现

(一)血尿

血尿是指尿液中红细胞异常增多,新鲜尿液离心后沉渣镜检,每高倍视野下红细胞≥3 个。

血尿又分为镜下血尿和肉眼血尿。血尿的病因可分为肾内因素或肾外因素,不管肾内或肾外因素均为病理性,引起血尿的因素很多,最多见于急性及慢性肾炎、败血症、肾肿瘤、尿路感染、肾结核。亦可伴随或继发于全身性疾病,如血小板减少性紫癜、过敏性紫癜、白血病、流行性出血热、红斑狼疮等。另外,在肾下垂、游走肾、剧烈运动后也可见到血尿。

(二)蛋白尿

蛋白尿指尿蛋白定性检查呈阳性者。由于肾小球滤过膜的滤过和肾小管的重吸收作用,健康人尿中蛋白质(多指分子量较小的蛋白质)的含量很少(每天排出量低于 150 mg),蛋白质定性检查时,呈阴性反应。

(三)水肿

水肿是肾脏疾病最常见的症状,程度不一。轻者眼睑和面部水肿,重者全身水肿或伴有胸腔积液、腹水。引起肾性水肿的原因一般有两个方面:一是肾小球滤过下降,而肾小管对水、钠重吸收尚好,从而导致水、钠潴留,此时常伴全身毛细血管通透性增加,因此组织间隙中水分潴留,此种情况多见于肾炎。另一种原因是,由大量蛋白尿导致血浆蛋白过低所致。

(四)尿量改变

可表现为少尿、多尿或无尿。

1.少尿或无尿

24 小时尿量少于 400 mL 称为少尿。少于 100 mL 称无尿。少尿可由各种因素引起,如有效血容量不足、肾实质损害、尿路梗阻、急性肾小管坏死等。

2.多尿

24 小时尿量超过 2 500 mL 称为多尿。这里仅指肾性多尿。肾性多尿比较常见于慢性肾功能不全时,由于肾小管功能不全,尿浓缩功能减退所致。此时常表示肾功能已受损,尿比重多呈固定性低比重。在急性肾炎或急性肾衰竭多尿期,常表示病情减轻趋向好转。慢性间质性肾炎或肾小管性酸中毒,由于肾小管损害多出现多尿。

(五)尿路刺激症状

尿频、尿急、尿痛常合并存在,亦可单独存在。

1.尿频

正常人一般日间排尿 4～6 次,夜间 0～1 次。尿频是指在大致相同的条件下,排尿次数增多,尿频一般属病理性,最多见于尿路感染,其次为物理性或化学性对尿路刺激。精神性尿频亦不少见。

2.尿急

尿急指排尿迫不及待感。往往和尿频同时存在,最多见于尿路感染,少数见于膀胱容量缩小和精神性尿急。

3.尿痛

排尿时尿道口疼痛或伴有灼烧感。多发生在尿路感染,或是尿内有形成分的刺激。

(六)肾区疼痛

可分为肾区钝痛及肾绞痛。肾区(脊肋角处)钝痛多是慢性过程,多见于肾盂肾炎、肾下垂、多囊肾及肾炎。肾绞痛是一种间歇性发作的剧烈肾区疼痛,沿侧腹部向下腹部、大腿内侧及外阴部放射性扩散。主要由结石机械刺激所致,在肾盂肾炎有纤维凝血块时可刺激肾盂或输尿管导致肾绞痛。

（七）高血压

凡由肾实质病变或肾动脉病变所引起的高血压,称为肾性高血压,按其机制分为容量依赖型高血压和肾素依赖型高血压。大部分肾实质性病变所引起的高血压为容量依赖型高血压,以水、钠潴留和血容量扩张为主。肾素依赖型高血压利尿脱水后非但不能控制血压,反而因肾单位血流量下降导致肾素分泌增高,使血压更高。上述两种情况可同时存在,亦可互相转化。

三、诊断

（一）病因诊断

泌尿系统疾病诊断首先应区别是原发性疾病,还是继发性疾病。

1.原发性疾病

（1）免疫反应介导的肾小球肾炎。

（2）肾血管性疾病:包括肾动脉病变,肾静脉血栓形成等。

（3）感染性疾病:包括细菌、病毒、真菌感染,泌尿系统结核等。

（4）泌尿系统结石。

（5）其他:如遗传性肾炎、肾肿瘤、多囊肾等。

2.继发性疾病

（1）代谢性疾病:如糖尿病、痛风等。

（2）免疫性疾病:如红斑狼疮、过敏性紫癜、结节性多动脉炎等。

（3）循环系统疾病:如高血压、动脉硬化等。

（4）化学物理因素:如药物过敏和某些药物及金属类对肾脏的毒性。

（5）其他:如妊娠肾病、溶血尿毒综合征等。

（二）功能诊断

肾脏功能诊断具有十分重要的意义,它决定治疗的方向,可以判断预后,肾脏功能分为肾小球功能和肾小管功能。前者以滤过率降低和代谢产物潴留为主要表现,后者以水盐代谢紊乱为主要表现。但二者往往同时存在,不能截然分开,当前多以肾小球的功能来判断肾功能的程度。

根据肾功能损害程度可分为 4 期。

1.肾功能正常期

肾小球滤过率（GFR）>70 mL/min[参考值（100 ± 20）mL/min],血尿素氮<7.14 mmol/L（参考值 $3.2\sim7.1$ mmol/L）,血肌酐<132.6 μmol/L（参考值:全血肌酐为 $88.4\sim176.8$ μmol/L;血清或血浆肌酐男性 $53\sim106$ μmol/L,女性 $44\sim97$ μmol/L）。

2.肾功能不全代偿期

GFR 介于 $50\sim70$ mL/min,血尿素氮在 $7.140\sim8.925$ mmol/L,血肌酐在 $132.6\sim176.8$ μmol/L。可有轻度乏力,食欲缺乏。

3.肾功能不全,失代偿期或氮质血症期

GFR<50 mL/min,血尿素氮>8.925 mmol/L,血肌酐>176.8 μmol/L。可有不同程度贫血、食欲缺乏及乏力。

4.尿毒症期

GFR<25 mL/min,血尿素氮>21.42 mmol/L,血肌酐>442 μmol/L。有明显临床表现和水电解质平衡紊乱,若 GFR 降至 10 mL/min 以下称为尿毒症晚期,降至 5 mL/min 以下称为尿毒症终末期。

(三)病变部位诊断

1.肾小球损害

尿蛋白多为中等分子量以上,以白蛋白为主,常有血尿,多伴有高血压及水肿,常先出现氮质血症。

2.肾小管损害

尿蛋白多在中等量以下,以小分子量蛋白为主,较早出现尿浓缩功能障碍,易出现脱水、失钾、失钠等水、电解质代谢紊乱。

3.肾间质病变

以肾间质病变和肾小管损害为主,但到严重时,亦会有肾小球功能障碍,往往与肾小管功能损害表现相似,二者不易鉴别。

4.肾血管病变

肾动脉异常导致肾缺血以明显高血压为主,可伴有肾小球不同程度的损害,肾静脉血栓形成以肾病综合征表现为主。

(四)病理诊断

为了准确地肯定病变部位,判断病因和预后,需要在做出临床诊断的同时,尽可能做病理检查,尤其对肾实质性疾病,病理光镜、免疫荧光和电镜检查很重要,可明确是原发性肾实质病变,还是继发性病变,同时可能做出准确病理分类。

(五)实验室及其他检查

1.抗体包裹细菌检查

肾盂肾炎患者尿中的细菌常被人体 IgA 包裹,应用荧光素标记的抗 IgG 免疫球蛋白与被抗体包裹的细菌相结合,可见到细菌周围显示出环形荧光则为阳性。此法有助于诊断肾盂肾炎,而在膀胱炎则为阴性。

2.影像学检查

影像学检查包括腹部 X 线片、静脉肾盂造影、逆行肾盂造影以及肾脏断层和肾动脉造影等,对于解形态学变化及功能有重要价值。

3.放射性核素检查

放射性核素肾图可有助于了解肾血流量、排泄功能及有无尿路梗阻。放射性核素断层扫描可了解肾脏形态及肾内无功能区。

4.超声波检查

超声波检查是无创伤性检查,对了解肾脏形态、有无结石、肾盂积水及肿瘤颇有价值。

5.肾活体组织检查

可以提供病理形态学资料,为病理形态学诊断,预后和合理治疗提供依据。但该法有一定的局限性,获取组织较小,对局灶性病变有时不能作出诊断。许多继发性肾小球疾病单纯依靠肾活检病理形态学有时不能诊断。且属创伤性检查,因此必须严格掌握适应证。

(黄安余)

第二节　泌尿系统疾病防治原则

泌尿系统疾病发病原因复杂,发病机制、病变部位和临床表现等均不同,因此需要选择不同的治疗方案。治疗原则包括病因治疗、抑制免疫及炎症反应、降压治疗、对症治疗、饮食治疗和肾脏替代治疗。

一、病因治疗

根据疾病的发病原因积极治疗,有继发性病因者应积极治疗原发病。对基础疾病采取积极有效的治疗:包括积极降压治疗,停用引起肾毒性的药物,治疗感染性疾病,有效控制自身免疫性疾病等。

二、抑制免疫及炎症治疗

免疫和炎症反应是肾小球疾病发病的主要原因之一,免疫抑制剂是治疗肾小球疾病的重要手段。常用的抑制免疫及炎症的药物有糖皮质激素、细胞毒类药物(环磷酰胺、氮芥、硫唑嘌呤、长春新碱等)和免疫抑制剂(环孢素、吗替麦考酚酯、他克莫司等)。

三、降压治疗

肾小球病变常伴有高血压,慢性肾衰竭者 90% 出现高血压,持续存在的高血压是加速肾功能恶化的重要原因之一,积极控制高血压是肾脏疾病各阶段治疗中十分重要的环节。我国高血压防治指南中有关高血压定义和治疗的临床指南以及美国肾脏病学会有关慢性肾脏病(CKD)的指南均制定了降压治疗的靶目标。血管紧张素转换酶抑制剂(ACEI)和血管紧张素 II 受体拮抗剂(ARB)类降血压药物能延缓肾功能恶化、具有肾保护作用,应首选。

四、对症治疗

(一)纠正水、电解质和酸碱平衡失调

肾脏疾病尤其是慢性肾衰竭时,酸碱平衡失调和各种电解质代谢紊乱相当常见。在这类代谢紊乱中,以代谢性酸中毒和水、钠平衡紊乱最为常见。临床上应当积极治疗。

(二)纠正贫血

当肾脏功能减退时,其分泌和灭活激素的能力减弱可出现肾性贫血等一系列全身系统的功能减退相关疾病。常用肾性贫血治疗药物有重组人红细胞生成素、铁剂、叶酸、维生素 B_{12} 等。

(三)继发甲状旁腺功能亢进(甲旁亢)

甲旁亢促进骨的消溶速率,常表现为纤维性骨炎,骨质疏松,甚至出现病理性骨折。

(四)减少蛋白尿治疗

持续性大量蛋白尿本身可导致肾小球高滤过、加重肾小管-间质损伤、促进肾小球硬化,是影响肾小球病预后的重要因素。已证实减少尿蛋白可以有效延缓肾功能的恶化。故不仅要重视病因治疗减少尿蛋白,也要重视对症治疗,直接减少尿蛋白排泄。

五、饮食治疗

在 CKD 患者推荐减少蛋白质的摄入量。在饮食治疗方面,还应注意减少盐(不超过 6 g/d)的摄入。最近的研究显示高钠饮食则尿钠排泄增多,体重增加,平均动脉血压较高,尿白蛋白排泄增加。

六、肾脏替代治疗

终末期肾衰竭患者唯一的有效治疗方法是肾脏替代治疗。肾脏替代治疗包括如下内容。

(一)透析治疗

1.腹膜透析

包括连续性和间歇性腹膜透析两种。

2.血液透析

腹膜透析通过扩散、对流及吸附清除体内积聚的毒性代谢产物,清除体内潴留的水分,纠正酸中毒,达到治疗目的。

(二)肾移植

成功的肾移植可以使患者恢复正常的肾功能。肾移植后长期需用免疫抑制剂,以防止排斥反应。近年来随着新型免疫抑制剂的应用,肾移植的存活率明显改善。

(于小明)

第二章 泌尿系统疾病常用诊断方法

第一节 尿液检查

肾脏病患者临床表现多种多样,一部分患者有明显的临床表现,如肉眼血尿、水肿、腰痛等;另一部分患者起病隐匿,仅在常规检查时发现血清肌酐水平上升和尿液检查结果异常。尿液检查包括尿常规分析、尿液中有形成分检测(如尿红细胞、白细胞等)、蛋白成分定量测定等。尿液检查对临床诊断、判断疗效和预后有着十分重要的价值。

一、尿液标本收集与处理

由于尿液检查项目不同,尿标本留取的要求和处理也不一样。所有尿标本收集均应使用干净容器:①清洁、干燥、一次性使用,有较大开口便于收集;②避免阴道分泌物、月经血、粪便等污染;③无干扰化学物质(如表面活性剂、消毒剂)混入;④有明显标记,如患者姓名、病历号、收集日期等,并必须粘贴在容器上;⑤能收集足够尿液,最少 12 mL,最好超过 50 mL,收集定时尿,容器应足够大,并加盖,必要时加防腐剂;⑥如需培养,应在无菌条件下,用无菌容器收集中段尿液。

尿标本留取时应注意一些特殊情况:①肉眼血尿标本不应进行尿液检查(尿沉渣除外);②女性患者应避免在月经期内留取尿液标本;③如果服用的药物影响尿液检查,应在停药后留取标本;④如果是乳糜尿,应嘱咐患者待尿液澄清后留取。

尿标本收集后应及时送检及检查,以免发生细菌繁殖、蛋白变性、细胞溶解等。尿标本也应避免强光照射,以免尿胆原等物质因光照分解或氧化而减少。

二、尿液标本种类

尿沉渣镜检原则上留取早晨起床后第一次尿液(晨尿)的中段尿,也可留取随机尿的中段尿,晨尿标本也适用于尿液其他项目检查(24 小时尿液检查项目除外);肾小管酸化功能测定时,在留尿容器内预先加入液状石蜡;肾小管浓缩与稀释功能测定需禁水、禁食 12 小时后进行排尿,继续禁水、禁食 1 小时,留取第 13 小时的尿液进行检测;24 小时尿标本留取前,需要向容器内加入防腐剂或将容器置于 4 ℃环境。尿液标本类型、分析项目等详见表 2-1。

表 2-1　尿液标本类型、分析项目、应用理由及注意事项

标本类型	分析项目	应用理由及注意事项
晨尿	尿蛋白 尿沉渣检查 细菌培养、亚硝酸盐 葡萄糖	尿液浓缩酸化(化学成分浓度高),有形成分保存好,易于检查出。但在膀胱停留时间长,硝酸盐及葡萄糖易分解
随机尿	pH、比密、葡萄糖、蛋白、酮体、亚硝酸盐、白细胞、隐血、胆红素、尿胆原、尿沉渣	方便患者,受饮食、运动、药物量等多种因素影响
14～16 小时	尿胆原	增加试验敏感性,发现轻微病变
12 小时尿	Addis 计数	沉淀物中有形成分计数
24 小时尿	糖、蛋白、电解质、激素等代谢产物定量测定	可克服因不同时间排出量不同的影响;需要向容器内加入防腐剂或将容器置于 4 ℃环境
餐后 2 小时尿	葡萄糖	有助于发现不典型糖尿病
清洁中段尿	尿培养	要求无菌,需冲洗外阴后留取标本,以避免外生殖器的细菌污染

三、尿液检查内容及意义

尿液检查包括尿常规分析、尿液中有形成分检测(如尿红细胞、白细胞等)、蛋白成分定量测定等。尿检化验单是分析接受尿常规检查者身体状况的重要依据,以表格(表 2-2)来说明各指标的意义。

下面重点介绍临床上常见的尿液检查指标如蛋白尿、血尿、管型尿和白细胞尿、脓细胞尿和菌尿。

(一)蛋白尿

由于肾小球滤过膜的滤过和肾小管的重吸收作用,健康人尿中蛋白质(多指分子量较小的蛋白质)的含量很少(每天排出量低于 150 mg),蛋白质定性检查时,呈阴性反应。当尿中蛋白质含量增加,普通尿常规检查即可测出,称蛋白尿。体重为 60 kg 的成人,每天丢失蛋白质达 3 g,即可认为大量蛋白尿。

1.蛋白尿的分类

蛋白尿按病因分为肾性蛋白尿和非肾性蛋白尿。

(1)肾性蛋白尿:①肾小球性蛋白尿,见于急性肾炎综合征、各型慢性肾炎综合征、IgA 肾病、隐匿性肾炎,继发性见于狼疮肾等自身免疫性疾病、糖尿病肾病、紫癜性肾炎及肾动脉硬化等,代谢性疾病见于痛风肾,剧烈运动、高温环境、发热、严寒环境、精神紧张以及充血性心力衰竭等也可出现蛋白尿。②肾小管性蛋白尿,最常见于各种原因引起的间质性肾炎、肾静脉血栓形成、肾动脉栓塞及重金属盐类中毒等。③肾组织性蛋白尿,又称分泌性蛋白尿,在尿液形成过程中肾小管代谢产生的蛋白质渗入尿液中所致。

(2)非肾性蛋白尿:①体液性蛋白尿,又称溢出性蛋白尿,如多发性骨髓瘤。②组织性蛋白尿,如恶性肿瘤尿中蛋白质、病毒感染产生的宿主蛋白等。③下尿路蛋白质混入尿液引起蛋白尿,见于泌尿系统感染、泌尿道上皮细胞脱落和泌尿道分泌黏蛋白。

表 2-2　尿化验单各指标及代表意义

	项目名称	正常参考值	异常	异常意义
尿常规	尿量	1 000～2 000 mL/24 h	24 小时尿量>3 L(多尿) 24 小时尿量<400 mL 或 1 小时尿量<17 mL(少尿) 24 小时尿量<100 mL(无尿)	尿崩症、糖尿病、肾衰竭多尿期等 肾前性(如休克、心力衰竭、失水等)、肾性(各种肾实质病变)肾后性(尿路梗阻)、假性少尿(前列腺肥大、神经源性膀胱炎) 急进性肾小球肾炎综合征、肾衰竭等
	尿液颜色	新排出尿液多透明、淡黄色或黄色	淡红色或棕红色(血尿) 乳白色(脓尿或菌尿)	肾脏疾病、原发性血小板减少性紫癜、血友病等 尿路感染等
	酸碱度(pH)	4.6～8.0	增高 降低	常见于频繁呕吐、呼吸性碱中毒等 常见于酸中毒、慢性肾小球肾炎、糖尿病等
	尿比重	1.015～1.025	增高 降低	多见于高热、心功能不全、糖尿病等 多见于慢性肾小球肾炎和肾盂肾炎等
	蛋白	阴性或仅有微量	阳性	急性肾小球肾炎、糖尿病肾性病变
	尿糖	阴性(—)	阳性	提示可能有糖尿病、甲状腺功能亢进、肢端肥大症等
	酮体	阴性(—)	阳性	提示可能酸中毒、糖尿病、呕吐、腹泻
	隐血	阴性(—)	阳性	同时有蛋白者,考虑肾脏病和出血
	胆红素	阴性(—)	阳性	提示可能肝细胞性或阻塞性黄疸
	亚硝酸盐	阴性(—)	阳性	提示可能有尿路感染
尿沉渣镜检	红细胞	0～3 个/HP	超过 3 个	提示可能泌尿道肿瘤、肾小球肾炎、肾结石、外伤性肾损害、尿路感染等
	白细胞	0～5 个/HP	超过 5 个	说明尿路感染
	上皮细胞	少量	增多	肾缺血或肾小管毒性损伤
	透明管型	偶见	少量 大量	剧烈运动、心力衰竭 肾小球肾炎、肾病综合征等
	红细胞管型	无	有	肾炎综合征、过敏性间质性肾炎、紫癜性肾炎等
	白细胞管型	无	有	急性肾盂肾炎、过敏性间质性肾炎、移植肾发生排斥反应时
	上皮细胞管型	无	有	急性肾小管坏死、肾脏淀粉样变性、急性肾炎综合征
	颗粒管型	无	少量 大量	运动、发热或脱水等 肾实质病变严重
	蜡样管型	无	有	严重肾小管变性坏死、肾小球肾炎晚期、肾衰竭等
	蛋白定量	<0.15 g/24 h	0.15～0.5 g/24 h 微量蛋白尿; >0.5 g/24 h 临床蛋白尿; >3.0 g/24 h 大量蛋白尿	肾病综合征、急性肾小球肾炎、糖尿病肾性病变

2.蛋白尿的疾病检查

(1)病史:如水肿史、高血压发生情况、糖尿病史、过敏性紫癜史、损伤肾脏药物使用史、重金属盐类中毒史以及结缔组织疾病史、代谢疾病和痛风发作史。

(2)蛋白尿的体格检查:注意水肿及浆膜腔积液情况,骨骼关节检查,贫血程度及心、肝、肾体征检查,眼底检查,急性肾炎眼底正常或轻度血管痉挛,慢性肾炎眼底动脉硬化等,糖尿病肾病常常出现糖尿病眼底病变。

(3)蛋白尿的实验室检查:尿蛋白检查可分定性、定量和特殊检查。①定性检查:最好是晨尿。晨尿最浓,且可排除体位性蛋白尿。定性检查只是筛选检查,不作为准确的尿蛋白含量指标。②尿蛋白定量检查:0.15~0.50 g/24 h为微量蛋白尿;0.5~3.0 g/24 h为临床蛋白尿;>3.0 g/24 h为大量蛋白尿。③尿蛋白特殊检查:尿蛋白电泳检查,可分辨出选择性蛋白尿和非选择性蛋白尿。多发性骨髓瘤的尿蛋白电泳检查对分型有帮助,放射免疫法测定对早期肾小管功能损害的诊断帮助较大。

3.蛋白尿的相互鉴别

(1)急性肾炎综合征:多数有链球菌感染史,出现水肿、高血压、血尿、蛋白尿和管型尿。

(2)慢性肾炎综合征:水肿从下肢开始,从下向上蔓延,病程长,易复发,晚期常常有肾功能损害,以高血压型出现最早。

(3)肾盂肾炎:全身感染中毒症状,腰痛、膀胱刺激症状,实验室检查为脓尿菌尿是其特点。

(4)系统性红斑狼疮:属于自身免疫性疾病,可见脱发、面部蝶形红斑、口腔溃疡、游走性关节炎、光过敏等,多脏器损害尤以心、肾最多见,其中肾受损占第一位。其蛋白尿一般较多,部分患者以肾病综合征形式出现。

(5)多发性骨髓瘤:老年男性好发,贫血重且与肾脏受损不相称。病情进展快,易损害肾功能,可致骨质破坏、骨骼疼痛、病理性骨折。其尿蛋白是溢出性蛋白尿。

(二)血尿

血尿是指尿液中红细胞异常增多,新鲜尿液离心后沉渣镜检,每高倍视野下红细胞≥3个,或新鲜尿液直接计数,红细胞超过8 000/mL,或按尿细胞排泄率标准12小时尿Addis计数超过50万个。血尿是泌尿系统常见症状,分为镜下血尿和肉眼血尿。原因有泌尿系统炎症、结核、结石或肿瘤、外伤、药物等,对机体影响甚为悬殊。近年来无明显伴随症状的血尿有增多趋势,大多为肾小球性血尿,已广泛引起重视和进行研究。

1.血尿的种类

(1)镜下血尿:如在显微镜下一个高倍视野中红细胞超过3个,或12小时尿Addis计数红细胞超过50万,而肉眼不能觉察者称为镜下血尿。

(2)肉眼血尿:通常每升尿液中有1 mL血液时即肉眼可见,尿呈红色或呈洗肉水样。

2.血尿的原因

(1)炎症:急慢性肾炎综合征、急慢性肾盂肾炎、急性膀胱炎、尿道炎、泌尿系统结核、泌尿系统真菌感染等。

(2)结石是肾盂、输尿管、膀胱、尿道中的结石,当结石移动时划破尿路上皮,容易引起血尿、继发感染。大块结石可引起尿路梗阻甚至引起肾功能损害。

(3)肿瘤:泌尿系统任何部位的恶性肿瘤或邻近器官的恶性肿瘤侵及泌尿道时均可引起血尿发生。

（4）外伤是指暴力伤及泌尿系统。

（5）先天畸形：如多囊肾、先天性肾小球基底膜超薄、肾炎、胡桃夹现象。

（6）药物引起：氨基苷类抗生素（如庆大霉素、卡那霉素、妥布霉素等）、磺胺类药物（如复方磺胺甲噁唑等）、头孢类药物（如头孢氨苄等）、大量输注甘露醇、甘油等均可引起肾毒性损害，出现血尿，头孢类药物若与氨基苷类药物或利尿剂合用，肾毒性更大。其他药物如阿司匹林、氯芬黄敏片（感冒通）等亦可引起血尿。

3.血尿的临床意义

（1）尿颜色的改变：血尿的主要表现是尿颜色的改变，除镜下血尿的颜色正常外，肉眼血尿根据出血量多少而呈不同颜色。尿呈淡红色像洗肉水样，提示每升尿含血量超过 1 mL。出血严重时尿可呈血液状。肾脏出血时，尿与血混合均匀，尿呈暗红色；膀胱或前列腺出血时尿色鲜红，有时有血凝块。但红色尿不一定是血尿，需仔细辨别。如尿呈暗红色或酱油色，不浑浊无沉淀，镜检无或仅有少量红细胞，见于血红蛋白尿；棕红色或葡萄酒色，不浑浊，镜检无红细胞见于卟啉尿；服用某些药物如利福平或进食某些红色蔬菜也可排红色尿，但镜检无红细胞。

（2）分段尿异常：将全程尿分段观察颜色如尿三杯试验，用三个清洁玻璃杯分别留起始段、中段和终末段尿观察，如起始段血尿提示病变在尿道，终末段血尿提示出血部位在膀胱颈部、三角区或后尿道的前列腺和精囊腺，三段尿均呈红色即全程血尿，提示血尿来自肾脏或输尿管。

（3）镜下血尿：尿颜色正常，但显微镜检查可确定血尿，并可判断是肾性或肾后性血尿。镜下红细胞大小不一，形态多样为肾小球性血尿，见于肾小球肾炎。因红细胞从肾小球基底膜漏出，通过具有不同渗透梯度的肾小管时，化学和物理作用使红细胞膜受损，血红蛋白溢出而变形。如镜下红细胞形态单一，与外周血近似，为均一型血尿，提示血尿来源于肾后，见于肾盂肾盏、输尿管、膀胱和前列腺病变。

（4）症状性血尿：血尿的同时患者伴有全身或局部症状，以泌尿系统症状为主。如伴有肾区钝痛或绞痛提示病变在肾脏，膀胱和尿道病变则常有尿频、尿急和排尿困难。

（5）无症状性血尿：部分患者血尿既无泌尿道症状也无全身症状，见于某些疾病的早期，如肾结核、肾癌或膀胱癌早期。

（三）管型尿

管型尿是尿液中的蛋白质在肾小管、集合管内凝固而形成的一种圆柱状结构物，管型的形成必须有蛋白尿，其形成基质物为 T-H 糖蛋白。在病理情况下，由于肾小球基底膜的通透性增加，大量蛋白质由肾小球进入肾小管，在肾远曲小管和集合管内，由于浓缩（水分吸收）、酸化（酸性物增加）和软骨素硫酸酯的存在，蛋白质在肾小管腔内凝聚、沉淀，形成管型。管型是尿沉渣中有重要意义的成分，管型尿的出现往往提示有肾实质性损害。

1.管型尿的分类

管型尿只代表肾小球或肾小管存在损害，但不一定都能代表肾脏病的严重程度。换句话说，管型尿只是肾脏病的一个临床表现。临床上可以见到下面不同的管型尿。

（1）透明管型：这种管型表现为无色半透明样的小柱体，主要是由于一种肾小管分泌的叫作Tamm-Horsfall 的蛋白质组成。正常人尿液中偶可见到这种管型，但常见于各种急性肾小球肾小管疾病如肾炎、肾盂肾炎、高血压、心力衰竭等。

（2）红细胞管型：在透明管型的基础上，管型内存在不同程度的红细胞成分，显微镜下呈铁色或棕红色。这种管型在正常人没有，但可见于急性肾炎综合征、急进性肾炎综合征、溶血尿毒综合征或血小板减少性紫癜、过敏性间质性肾炎或紫癜性肾炎等患者。

（3）白细胞管型：在透明管型的基础上，其内含有白细胞成分。正常人没有这种管型，出现时表示肾脏间质存在炎症反应，如急性肾盂肾炎、过敏性间质肾炎、急性肾炎综合征的早期、移植肾发生排斥反应时。

（4）上皮细胞管型：在透明管型的基础上，其内含有不同程度的肾小管上皮细胞。正常人没有此种管型，如果尿中出现此种管型则提示急性肾小管坏死、肾脏淀粉样变性、重金属或化学物质中毒、急性肾炎综合征、肾梗死等情况。

（5）颗粒管型：在透明管型的基础上出现大小不等、数量不等的颗粒成分。正常人没有此管型，尿中出现此种管型提示急慢性肾炎综合征、肾盂肾炎、移植肾发生排斥反应。

（6）蜡样管型：外形很像透明管型，但质地更加坚实、色泽较暗、折光性较强、直径较粗大。正常人尿中没有此种管型，尿中出现蜡样管型提示慢性肾功能不全或肾脏淀粉样变性。

（7）类管型：这类管型的外表很像透明管型，但一端像毛笔尖状尖细，常常扭曲变形。正常人也没有此类管型尿，如果尿中出现此类管型提示患者处于应激状态中，或存在循环障碍，或处于急性肾脏病的恢复期。

2.管型尿的鉴别诊断

在某些情况下细胞或颗粒易堆积在一起，类似管型状。其特点是长度较短，宽窄不一，边缘不整齐，须注意鉴别。

（1）红细胞管型：管型中以红细胞为主体，外观略带黄褐色，可见到完整清晰、形态正常或异常的红细胞个体，易于识别。但有时红细胞常互相粘连而无明显的界限，有时甚至残缺不全，在管型边缘可见形态完整的红细胞；有时因溶血仅可见到红细胞淡影或破碎的红细胞。若管型长时间滞留于肾小管内，管型中的红细胞可破碎成颗粒样，形成颗粒管型，也可因溶血或均质化形成血液管型和血红蛋白管型。

S 染色：管型基质被染为淡蓝色，管型内红细胞被染为淡红至红色。

SM 染色：管型基质被染为淡红色，管型内红细胞被染为红至紫色。

（2）白细胞管型：管型内容物以白细胞为主，有时含有退化变性坏死的白细胞（或脓细胞），一般多为中性粒细胞。管型内的白细胞多为圆形，有时成团，相互重合，有时会因破坏呈残破状。在普通光镜下，非染色标本有时易与肾小管上皮细胞混淆，给鉴别带来困难。可用加稀酸的方法来显示细胞核，中性粒细胞多为分叶核，而肾小管上皮细胞一般为一个大的圆核；经过氧化物酶染色，中性粒细胞呈阳性反应，肾小管上皮细胞呈阴性反应。用染色法能更加仔细观察细胞核及胞质形态和特点，较容易鉴别。白细胞管型在肾脏中滞留时间过长也会崩解破坏，形成粗颗粒管型、细颗粒管型，均质化后可变为蜡样管型。

S 染色：管型基质被染呈淡蓝色，管型内中性粒细胞核呈分叶状，淋巴细胞为单个核，染深蓝色，白细胞胞质染淡红-红色。

SM 染色：管型基质染淡红色，管型内白细胞胞质呈无色-淡蓝色，核染紫色-蓝色。

（3）肾小管上皮细胞管型：也称肾上皮细胞管型。肾小管上皮细胞管型可分为两大类：一类是由脱落的肾小管上皮细胞与 T-H 蛋白组成，成片上皮细胞与基底膜分离，脱落的肾小管上皮细胞粘在一起；另一类为急性肾小管坏死时，胞体较大，形态多变，典型的上皮细胞呈瓦片状排列，充满管型，细胞大小不等，核形模糊，有时呈浅黄色。此管型常较难与白细胞管型区别，但管型内肾小管上皮细胞比白细胞略大，可呈多边形，形态变化比白细胞复杂，含有一个较大的细胞核,可用加酸法呈现细胞核。酯酶染色呈阳性,过氧化物酶染色呈阴性,借此可与白细胞管型鉴别。

(4)复合细胞管型:若管型中同时包容有两种以上的细胞时,可称为复合细胞管型,各种细胞间相互重叠交错,边缘界限模糊,特别是在未染色、普通光镜条件下,无法准确鉴别,可统称为细胞管型。

各种管型的鉴别诊断见表2-3。

表2-3 管型尿的鉴别诊断

鉴别要点	红细胞管型	白细胞管型	肾小管上皮细胞管型
管型颜色	淡黄-黄褐色	无色-灰白色	无色-灰白色
包容细胞大小(μm)	7～9	10～14	13～18
细胞核形	无核	多核、分叶核为主	圆形或椭圆形单核
稀酸破坏实验	细胞溶解	白细胞不溶,核形清晰显现	上皮细胞不溶,核形清晰可见
过氧化物酶染色	红细胞:阴性	白细胞:阳性	上皮细胞:阴性
背景细胞	出现散在红细胞为主	出现散在白细胞为主	见散在肾上皮细胞

3.管型尿的临床意义

(1)细胞管型:①红细胞管型属病理性,表明血尿的来源在肾小管或肾小球,常见于急性肾炎综合征、急性肾盂肾炎或急性肾衰竭。②白细胞管型属病理性,是诊断肾盂肾炎及间质性肾炎的重要证据。若尿内有较多此类管型时,更具有诊断价值,可作为区别肾盂肾炎及下尿路感染的依据。③上皮细胞管型在尿内大量出现,表明肾小管有活动性病变。这种情况可出现于肾炎综合征,常与颗粒、透明或红、白细胞管型并存。

(2)颗粒管型是由上皮细胞管型退化而来,或是由已崩解的上皮细胞的原浆黏合形成。颗粒管型意味着在蛋白尿的同时有肾小管上皮细胞的退变、坏死,多见于各种肾小球疾病及肾小管的毒性损伤。有时也可出现于正常人尿中,特别是剧烈运动之后,如经常反复出现,则属异常。

(3)蜡样和脂肪管型:蜡样和脂肪管型是细胞颗粒管型再度退化后形成的,常反映肾小管有萎缩、扩张。多见于慢性肾病尿量减少的情况下,或是肾病综合征存在脂肪尿时。

(4)透明管型:透明管型可以出现于正常尿液中,有蛋白尿时透明管型则会增多,见于各种肾小球疾病。

(四)白细胞尿、脓细胞尿和菌尿

1.白细胞尿、脓尿

正常人尿中允许出现少量白细胞和/或脓细胞。新鲜离心尿液每个高倍镜视野白细胞超过5个或1小时新鲜尿液白细胞超过40万或12小时尿中超过100万者称为白细胞尿,因为蜕变的白细胞称脓细胞,故亦称脓尿。

感染在肾盂肾乳头称上尿路感染,在膀胱、尿道称下尿路感染。临床上一时分辨不清具体部位时笼统称尿路感染或泌尿系统感染。并发结石、畸形、狭窄的肾盂肾炎称复杂性肾盂肾炎,否则称简单性肾盂肾炎。肾盂肾炎迁延不愈,病程超过半年,有肾盂肾盏变形或肾表面凹凸不平,或两肾不等大超过1cm时或肾小管功能持久性异常可诊断慢性肾盂肾炎。诊断慢性肾盂肾炎,绝不能单凭时间进行诊断。

2.脓尿的病原菌

细菌是引起脓尿的主要原因,以杆菌最常见,大肠埃希菌占 60%～80%,其次为副大肠埃希菌、变形杆菌、葡萄球菌、粪链球菌、产碱杆菌、产气杆菌。复杂性肾盂肾炎常见铜绿假单胞菌。少数情况两种或两种以上细菌同时感染称混合感染。除细菌外,真菌、原虫(丝虫)、埃及血吸虫、滴虫、包虫、巨病毒(儿童易出现)等亦可引起感染。

3.脓尿病因

引起脓尿的病因较多,但大致可分为泌尿生殖系统疾病及其邻近器官和组织疾病两大类。

(1)泌尿生殖系统疾病包括如下 6 类。①肾脏疾病:肾盂肾炎、肾脓肿、肾乳头坏死、肾结核、肾结石、肾肿瘤、髓质海绵肾、肾炎综合征、各种继发性肾病等。②输尿管疾病:输尿管结石、肿瘤、巨大输尿管、结核、炎症等。③膀胱疾病:膀胱炎症、结核、结石、肿瘤、异物等。④尿道疾病:尿道炎症、结石、肿瘤、异物、憩室、狭窄、尿道旁腺炎或脓肿、龟头炎、包茎炎等。⑤前列腺疾病:前列腺炎症、脓肿、肿瘤等。⑥精囊疾病:精囊炎症、脓肿等。

(2)泌尿生殖系统邻近器官和组织疾病包括:肾周围蜂窝织炎或脓肿、输尿管周围炎或脓肿、阑尾脓肿、输卵管及卵巢炎或脓肿、结肠憩室脓肿、盆腔脓肿等。

4.脓尿的诊断

(1)伴随症状:脓尿伴有肾绞痛,提示病变在肾脏,见于肾结石、肾脓肿、多囊肾等,伴有全身感染中毒症状提示上尿路感染。病史中应注意腰痛、膀胱刺激症状:尿频、尿急、尿痛、尿液浑浊。儿童有时以发热、鼓肠形式出现,易误诊为发热待查。新婚女性易有便意感,但粪便无论肉眼观察,还是镜下观察均为正常,而查尿方可发现异常,容易误诊。

(2)体格检查:肾区压痛、叩击痛、上输尿管压痛点见于上尿路感染,多囊肾并发感染时或上段输尿管梗阻大量肾盂积液时,上腹可触及肿大变形的肾脏。

(3)实验室检查:菌尿是其特点。尿液的常规检查除白细胞、脓细胞增加外,注意白细胞和脓细胞管型。小圆上皮细胞存在表示为上尿路感染,血常规白细胞总数及中性粒细胞增加。慢性肾盂肾炎:脓尿常间断出现,注意反复验尿;有时须做尿液细胞计数,称 Addis 计数检查,每小时白细胞>40 万个或每 1 mL 尿液>2 000 个,或每分钟>4 000 个均列为异常;有时须做激发试验,静脉注射氢化可的松 100 mg,或地塞米松 5 mg,或口服泼尼松 30 mg,连用 3 天,再做尿液白细胞计数,较试验前增加 1 倍列为异常。通过尿液涂片找致病菌,可迅速做出诊断。慢性肾盂肾炎注意肾功能的检查,肾小管功能持续受损最常见。

(4)器械检查:B 超和 CT 检查对复杂性肾盂肾炎十分必要。X 线静脉肾盂造影对诊断慢性肾盂肾炎和复杂性肾盂肾炎有帮助,但患者对碘过敏或已有肾功能损害时应列为禁忌。

5.脓尿疾病的症状鉴别

(1)肾盂肾炎:发冷发热、恶心呕吐、全身酸痛等全身感染中毒症状,局部症状有不同程度的腰痛或膀胱刺激症状。实验室检查表现脓尿,脓细胞管型和白细胞管型特异性更高。尿液涂片或中段尿培养,可发现致病菌,可根据药敏试验指导用药。

(2)膀胱炎:膀胱炎与肾盂肾炎相比较,全身感染中毒症状少或无,而膀胱刺激症状更明显,膀胱三角区炎症易出现肉眼血尿,一般无腰痛和肾区压痛叩击痛,部分患者有下腹膀胱区压痛。

(3)肾脓肿:肾皮质多发脓灶融合扩大,可向肾盂穿破,表现大量脓尿,临床表现高热不退,肾区持续性疼痛、膀胱刺激症状。B 超和 CT 检查肾脏可发现脓肿。

(4)肾结核:一般都是肾外结核继发而来,常继发于肺、肠、盆腔等部位结核。晚期常累及整个泌尿系统。X线检查一侧结核对侧肾盂积水是特点,尿中可找到抗酸杆菌可确诊。值得注意的是久治不愈的脓尿要注意排除泌尿系统结核的可能。晚期的膀胱结核,不但膀胱刺激症状严重且膀胱容量低于50 mL是其特点。

(5)肾、输尿管、膀胱结石:当结石在泌尿道移动时出现绞痛,划破易出现血尿并易合并感染。B超和CT影像学检查可发现结石部位、大小、形状,对诊断帮助较大。

(6)肾囊肿:肾是囊肿好发脏器之一,可单发亦可多发。临床常见三大并发症:血尿、感染、肾功能损害。若囊肿较大在上腹部可触到肿大变形的肾脏,借助B超、CT,一般诊断不困难。

6.菌尿

菌尿是尿内含有大量的细菌,清洁外阴后在无菌技术下采集的中段尿标本(如涂片)每个高倍镜视野均可见到细菌,或者培养菌落计数超过10^5/mL。菌尿与脓尿的差别:脓尿常含有脓丝状悬浮物,放置后可有云絮状沉淀;菌尿多呈云雾状,静置后也不下沉。

菌尿的常见病同脓尿,主要见于泌尿生殖系统疾病及其邻近器官和组织疾病如肾盂肾炎、膀胱炎、前列腺炎、精囊炎、尿道炎等。

菌尿的鉴别试验:①镜检,脓尿可见大量成堆的白细胞;菌尿则以细菌为主。②蛋白定性,菌尿为阳性,且不论加热或加酸,其浑浊度均不消失。

(牛心慧)

第二节 免疫功能检查

一、血、尿免疫球蛋白测定

免疫球蛋白(Immunoglobulin,Ig)是指具有抗体活性的动物蛋白,主要存在于血浆中,其他体液、组织和一些分泌液中也有。免疫球蛋白可以分为IgG、IgA、IgM、IgD、IgE五类。血清中含量较高的IgG、IgA、IgM与肾脏疾病较为密切。

(一)IgG

IgG为人体含量最多和最主要的Ig,占总免疫球蛋白的70%～80%,对病毒、细菌和寄生虫等都有抗体活性,是唯一能够通过胎盘的Ig。参考值为7.0～16.6 g/L。IgG在临床上的意义如下所述。

1.增高

多克隆性增高常见于各种慢性感染、慢性肝病、淋巴瘤、肺结核、链球菌感染以及自身免疫性疾病如系统性红斑狼疮(SLE)、类风湿关节炎等。

2.降低

常见于各种先天性和获得性体液免疫缺陷病、联合免疫缺陷病,也见于重链病、轻链病、肾病综合征、病毒感染和免疫抑制剂患者;儿童较成年人低,女性稍高于男性。

(二)IgA

IgA分为血清型IgA与分泌型IgA(SIgA)两种,前者占血清总Ig的10%～15%,后者在分泌系统中有更重要的免疫功能。呼吸道、消化道、泌尿生殖道的淋巴样组织合成大量的SIgA,

SIgA 与这些部位的局部感染、炎症或肿瘤等病变密切相关。

参考值：血清 IgA 为 0.7～3.5 g/L；SIgA：唾液平均为 0.3 g/L，泪液为 30～80 g/L，初乳平均为 5.06 g/L，粪便平均为 1.3 g/L。

在临床上，IgA 增高见于类风湿关节炎、肝硬化、湿疹和肾脏疾病等；IgA 降低常见于反复呼吸道感染、重链病、轻链病、原发性和继发性免疫缺陷病和自身免疫性疾病等。

（三）IgM

IgM 是分子质量最大的 Ig，占血清总 Ig 的 5%～10%，是有效的凝聚和溶解细胞的因子，参考值为 0.5～2.6 g/L。

IgM 的临床意义体现在，IgM 增高见于初期病毒性肝炎、肝硬化、类风湿关节炎等；IgM 降低常见于 IgG 型重链病、IgA 型 MM、先天性免疫缺陷症、免疫抑制疗法后、淋巴系统肿瘤和肾病综合征等。

（四）IgE

IgE 为血清中最少的一种 Ig，约占血清总 Ig 的 0.002%，是一种亲细胞性抗体，与变态反应、寄生虫感染及皮肤过敏等有关。EuSA 法测定的参考值为 0.1～0.9 mg/L。

临床上，IgE 增高见于 IgE 型 MM、重链病、肝脏病、结节病、类风湿关节炎，以及各种过敏性疾病，如异位性皮炎、过敏性哮喘、过敏性鼻炎、荨麻疹、嗜酸性粒细胞增多症、疱疹样皮炎、寄生虫感染；IgE 降低多见于先天性或获得性免疫球蛋白缺乏症、恶性肿瘤、长期用免疫抑制剂和共济失调性毛细血管扩张症等。

二、其他

在临床上，对肾脏疾病进行的免疫功能检查较多，如血、尿纤维蛋白原降解产物测定，血清抗肾抗体测定，循环免疫复合物测定以及细胞免疫检查等，在此不做赘述。

（王　星）

第三节　肾脏疾病影像学检查

随着影像学的飞速发展，目前临床上应用的肾脏疾病的影像诊断有计算机体层摄影（CT）、超声（US）及磁共振成像（MRI）、血管造影等。由于低渗透性造影剂的发展，使上述这些检查成为更安全和易于接受的方法。

一、肾脏疾病的超声检查

肾脏超声检查能较好地显示肾脏的位置、大小、形态和内部结构，可以观察肾脏及其周围的各种病变，是比较理想的检查方法。

超声检查前做好准备工作，患者检查前 1 小时饮水 500 mL，充盈膀胱，使肾盂、肾盏显示清晰。

正常肾的超声表现：正常肾脏长 10～12 cm，宽 5～6 cm，厚 3～4 cm。超声可见有肾周脂肪所致的边缘整齐的肾轮廓线。肾脏病理超声检查可发现肾下垂、肾先天性异常、肾内囊性病变、肾结石以及肾肿瘤等形体改变、肾外伤、感染性肾脏疾病、弥漫性肾脏疾病、肾静脉血栓、肾动脉狭窄、移植肾输尿管阻塞以及胡桃夹现象等,超声对各种无功能肾有一定的鉴别作用。

二、肾脏疾病的 CT 检查

CT 是利用 X 线对检查部位进行扫描,检测强度经信号转换装置和计算机处理,构成检查部位的图像。CT 可直接显示肾横断面解剖,并可提供冠状面、矢状面及不同角度斜面的重建图像,显示正常的 CT 解剖系统。肾脏疾病的 CT 表现有先天畸形肾、肾囊肿、血管平滑肌脂肪瘤、淋巴瘤、肾腺癌、急性肾盂肾炎等。

三、肾脏疾病的 MRI 检查

MRI 的物理基础与超声、CT 或传统 X 线摄影有本质差异。与 CT 比较,MRI 具有更好的软组织对比分辨率,可用于不能接受含碘造影剂检查的肾脏疾病,对肾癌的分期及评价肾移植术后的病变如鉴别急性排斥及环孢素中毒等。但 MRI 不能作为筛选性检查的手段,目前仍为一辅助技术。

正常肾的 MRI 解剖显示 3 个位置图像:冠状位、矢状位和轴位,可清晰显示血管结构。MRI 可对肾先天性畸形做出诊断,但不作为首选方法;MRI 可显示复杂性肾囊肿以诊断肾囊性病变的潜在危险性;MRI 的典型参数和图像特征,对单纯肾囊肿的诊断正确性提供相当可靠信息;MRI 可诊断血管平滑肌脂肪瘤、肾炎性疾病、早期肾癌、血管疾病等。

四、肾脏疾病的血管造影检查

对肾血管性高血压或肾血管病变,为明确病变部位、病变程度,宜进行血管造影。血管造影是一种介入检测方法,显影剂被注入血管里,通过其在 X 光下的显示影像来诊断血管病变。肾血管造影检查包括肾动脉造影和肾静脉造影,这两种检查对于部分疾病的诊断具有特殊意义。

(一)肾动脉造影

肾动脉造影是通过经皮股动脉穿刺插入导管的方法,将造影剂注入肾动脉,从而清楚显示双侧肾动脉的情况,适用于肾血管性高血压、肾血管病变、肾肿块性质以及用其他方法无法确诊的血尿。近年来数字减影血管造影技术应用较为广泛。肾动脉造影的临床意义有诊断肾动脉狭窄引起的高血压,其造影指征:①青年人原因不明的高血压;②高血压发病时间短,且进展迅速;③静脉尿路造影两肾大小有明显差别;④放射性核素肾图显示两肾或一侧肾功能有改变,血管段降低或排泄段延缓;⑤听诊脐周围有血管杂音。

(二)肾静脉造影

肾静脉造影是通过经皮股静脉穿刺插入导管的方法,将造影剂注入双侧肾静脉以诊断肾静脉疾病,适用于肾静脉血栓形成、肾静脉内瘤栓形成以及肾内外肿块压迫肾静脉,特别对肾病综合征合并肾静脉血栓形成有较高的特异性。肾静脉造影包括肾静脉数字减影血管造影及肾静脉普通血管造影,前者突出优点是密度分辨力高,所用造影剂剂量较少,但空间分辨力较差,显微血管结构不如肾静脉普通血管造影。肾静脉造影在临床上主要用于肾癌,了解肾静脉内有无癌栓;抽取肾静脉血测定肾素,确定有无肾动脉狭窄,估计术后效果等。

(杨　瑞)

第四节　肾活体组织病理检查

由于肾脏疾病的种类繁多,病因及发病机制复杂,许多肾脏疾病的临床表现与肾脏的组织学改变并不完全一致。为了明确疾病的病因病理,进一步确诊患者所患的具体病种,这时就需要做肾穿刺活检术。近年来,随着科学技术的发展,影像学设备的更新及操作技能的提高,经皮肾活检技术开展得较为广泛,它能直接观察肾脏病的肾脏形态学的改变,并能进行系列的观察。由于穿刺技术的改进,免疫组化技术和电镜的应用,其诊断的质量也大为提高。已成为对肾脏疾病诊断、指导治疗和预后判断的一种重要手段。同时对多种肾小球疾病病因、发展趋势等也做出了贡献。

肾活体组织病理检查(肾活检)是肾脏病诊断、指导治疗,判断预后以及肾脏病研究中必不可少的手段。肾活检包括开放肾活检、经静脉活检、经皮肾穿刺活检。

一、开放肾活检

开放肾活检是以外科手术暴露肾脏下极,可在直视下采取刀切取材、针吸取材或活体钳取材,特点是盲目性小、取材成功率高可,但创伤大。

二、经静脉活检

经静脉活检是局部麻醉后将血管扩张器插入右颈内静脉,然后放入导管,在电视荧光屏直视下将导管插进右肾静脉并楔入肾下极,再从导管腔内放入经静脉肾穿针,直至针尖抵达导管顶端,肾穿针另一端于体外连接注射器,穿刺取材时,一边推进肾穿针刺入肾脏,一边用注射器抽负压吸取肾组织,此法缺点是若有创伤出血,血液仍可流入肾组织,但易造成肾周血肿。

三、经皮肾穿刺活检

经皮肾穿刺活检(简称肾穿刺)是肾穿刺针经背部皮肤选定穿刺点刺入肾下极取材。肾穿刺是目前国内外最普及的肾活检方法,一般患者宜采用肾穿刺法进行肾活检。为明确诊断、指导治疗或判断预后,如无肾穿刺禁忌证,各种原发、继发或遗传性肾实质疾病均宜进行肾穿刺活检病理学检查。

在以下情况下,需要做肾活检。

(1)肾病综合征:当肾病综合征的病因不明,考虑是否继发于全身性疾病者。

(2)肾炎综合征:肾功能减退较快者,需要肾活检以确定其肾损害的病理类型。

(3)急进性肾炎综合征:肾活检可发现炎症及免疫沉积物的形态及其程度。临床表现为不典型的原发性急性肾炎或急性肾炎数月后不愈或肾功能下降。

(4)原发性肾病综合征:见于成人者,最好能在用激素前做肾活检以确定其组织类型,以免盲目使用激素引起不良反应,特别是治疗无效者更要进行肾活检。

(5)血尿患者:经过各种检查排除了非肾小球性血尿后,未能确立诊断者可考虑做肾活检,对于持续性血尿无临床表现以及血尿伴有蛋白尿,24 小时尿蛋白定量超过 1 g 者应做肾活检。

(6)单纯蛋白尿持续时间较长而无任何症状者:采用肾活检可明确其病理类型,以利于用药及判断预后。

(7)狼疮性肾炎、肾性高血压、急性肾衰竭、慢性肾衰竭不明原因者可进行肾活检以帮助诊断。

肾脏病理学检查在临床上发挥了重要作用,其临床意义有:①可明确肾脏疾病的病理变化和病理类型,并结合临床表现和检验指标作出疾病的最终诊断;②根据病理变化、病理类型和病变的严重程度,制定治疗方案、判断患者的预后;③通过重复肾活检病理检查,探索肾脏疾病的发展规律,判断治疗方案是否正确,为治疗的实施或修改提供依据等。

(许　煦)

第三章 泌尿系统疾病常用治疗方法

第一节 肾脏替代治疗

一、肾脏替代治疗的适应证

肾脏替代治疗的方式有血液透析、腹膜透析和肾移植,血液透析和腹膜透析各有其优缺点,临床应用时应根据患者的不同情况进行选择,并可相互补充。

(一)急性肾损伤

严重的高钾血症、严重代谢性酸中毒、药物治疗无效的容量负荷过重、心包炎和严重脑病等尿毒症毒素刺激症状,都是肾脏替代治疗的指征;可选择腹膜透析(PD)、间歇性血液透析(IHD)或连续性肾脏替代治疗(CRRT)。急性肾衰竭的肾脏替代治疗方法,首选血液透析,至今尚无足够资料提示 IHD 更好还是 CRRT 更好,但在血流动力学不稳定的患者使用 CRRT 较为安全;腹膜透析适用于血流动力学不稳定、血管通路不良以及没有 IHD 或 CRRT 设备的情况,但因其透析效率较低且有发生腹膜炎的危险,在重症 ARF 已少采用。

(二)慢性肾脏病

当 GFR<10 mL/min 并出现明显的尿毒症症状,或者血压和水肿难以控制、营养状况开始恶化时就应当开始肾脏替代治疗,建议在 GFR<6 mL/min 前开始替代治疗。糖尿病肾病患者应更早一点开始透析(GFR<15 mL/min)。需要注意的是,透析仅能替代肾脏的一部分排泄功能(如对小分子溶质的清除约相当于正常肾脏的 15%),而不能替代内分泌和代谢功能,因此在透析的同时仍需进行药物治疗。一般来说选择肾移植的患者,应先做一段时间的透析,待病情稳定并符合相关条件后可考虑接受肾移植手术,肾移植患者若移植肾成活,可替代病肾大部分功能,患者生活质量较高。

二、腹膜透析

腹膜透析具有简单、方便、相对价廉的优点,患者在家中就可进行操作,因此获得了广泛的应用。但同时也存在腹膜炎及其他非感染性并发症,下面对其进行简单介绍。

(一)腹膜透析的原理

腹膜透析是指通过腹膜这层天然的生物半透膜,依赖弥散和超滤作用,以清除体内过多的水分和毒素的过程。腹透液中通常含有钠、氯、乳酸盐及提供渗透压所需的高浓度葡萄糖,ESRD患者血液中存在高浓度的肌酐、尿酸及其他尿毒症毒素,两者通过腹膜进行物质交换,从而达到清除水分和代谢废物、补充碱基的作用。

(二)相对禁忌证

大多数终末期肾衰竭患者都可选择腹膜透析,但也有一些相对禁忌证,包括广泛肠粘连及肠梗阻;腹部皮肤广泛感染无法置管者;腹部大手术3天以内,腹部有外科引流管;严重呼吸系统或腰椎疾病;腹腔内血管疾病;晚期妊娠或腹内巨大肿瘤、多囊肾;高分解代谢者;长期不能摄入足够的蛋白质及热量者;疝未修补者;不合作者或有精神病。

(三)腹透管的置管方式及拔除

腹透管与腹腔相连,是腹透液进出腹腔的通道。目前应用较多的是硅胶材料制成的Tenckhoff管,分为单涤纶套管和双涤纶套管;其中双涤纶套管包括出口处和腹膜处两个涤纶套,较单涤纶套管能更好地封闭隧道,稳固导管,减少感染机会;两个涤纶套将腹透管分为腹外段、隧道段和腹内段三部分。根据管末端的形状,Tenckhoff管又可分为直管和卷曲管,卷曲管末端为一螺旋状带小孔的导管,优点是置管后移位发生率低,并减少腹透液进入腹腔时的疼痛。

1.腹透管的置管方式

腹透管的置入有3种基本的置管方式。

(1)穿刺法:使用穿刺套针和导丝在床旁进行置管,适用于急性暂时腹透患者。其优点是快速完成、切口小、可以马上使用,缺点是盲插容易损伤内脏和血管,发生腹透液渗漏和引流不畅的概率也较高。

(2)腹腔镜法:用腹腔镜置管也有快速、切口小、可以马上使用的优点,但要求医师操作技术熟练。

(3)手术法:分为标准手术法和改良手术法,优点是导管定位准确,内脏损伤小,但操作耗时长,切口较大。

2.腹透管的拔除

下列情况下需要拔除腹透管。

(1)皮下隧道内难以控制的化脓性感染。

(2)难以治愈的透析管出口处感染。

(3)不能纠正的透析管流通障碍。

(4)真菌性或结核性腹膜炎。

(四)腹膜透析的方式

维持性腹膜透析主要有两种方式即持续性不卧床腹膜透析(CAPD)和自动化腹膜透析(APD),选择时要综合治疗效果、患者的生活方式、能否自行透析及家庭和社会的支持等因素考虑。

1.CAPD

装置包括透析液、连接管道和腹透管,其特点是简单易行,不需特殊的仪器设备,费用相对较低,是目前使用最为广泛的一种透析方式。CAPD的腹透液持续留在患者的腹腔中,利用重力流入和流出腹腔,每次使用的容量根据患者的承受能力从1 L至2.5 L,容量越大,透析效果越好,目前我国使用的标准容量为2 L。腹透液每6小时更换1次,每天4次。

2.APD

与 CAPD 不同的是其使用机器进行操作而不是人工操作,装置包括自动循环机、连接导管和腹透液。根据透析方案不同,又可分为持续循环腹膜透析(CCPD)和夜间间歇性腹膜透析(NIPD)。CCPD 时,晚上将连接管与自动循环机相连,整个夜间交换 3～4 次,早晨在腹腔中放入最后一袋腹透液后脱离循环机,患者白天可自由活动,腹腔中留有腹透液,称为"湿腹"。NIPD则是在夜间循环结束后清晨放出所有透析液后与机器分离,白天时患者处于"干腹"状态。由于 NIPD 只是在夜间进行透析,因此水分和毒素的清除率低于 CCPD,但部分患者不能耐受"湿腹"(出现渗漏、疝等),适合采用此种方案。

(五)腹膜透析充分性

1.腹膜透析充分性的定义

理想化的充分透析是指尿毒症患者经过透析治疗后,生活质量提高、无并发症,患病率、病死率及预期寿命等同于未患肾脏疾病的健康人群。尽管目前对充分透析尚无确切的定义,但一般认为充分透析应包括如下含义:①透析剂量足够或透析剂量满意;②一定透析剂量时患者的死亡率和发病率不会增高,再增加剂量死亡率和发病率也不会下降,低于此剂量则死亡率和发病率均会增高;③透析后患者身心安泰、食欲良好、体重增加、体力恢复、慢性并发症减少或消失,尿毒症毒素清除充分。

2.腹膜透析充分性评估和标准

(1)毒素蓄积症状:没有恶心、呕吐、失眠、下肢不适等。

(2)水分蓄积症状:没有高血压、心力衰竭、水肿等。

(3)营养状况:人血白蛋白 35 g/L、主观综合性营养评估(SGA)正常、无明显贫血、饮食蛋白摄入好等。

(4)酸碱、电解质平衡:没有酸中毒和电解质紊乱。

(5)钙磷代谢平衡:钙磷乘积 $2.82\sim4.44$ $mmol^2/L^2$,iPTH 在 $150\sim200$ pg/mL 范围内。

(6)每周总的肌酐清除率(Ccr)和总的每周 Kt/V 测定,代表了小分子溶质的清除,是腹膜清除率及残肾清除率的总和。总 Kt/V 推荐在 1.5～1.7/周以上,总 Ccr 在 40～50 L/(W·1.73 m^2)以上。

检查频率为透析开始后的 1 个月和以后的每 6 个月测定 1 次,包括总 Kt/V、Ccr、白蛋白、血细胞比容和血红蛋白、SGA、钙磷及 iPTH 等指标。如果患者有残余肾功能,则应每 2 个月测定 1 次残肾 Kt/V 和 Ccr,以便及时调整透析处方,直到残肾 Kt/V<0.1。

(六)腹膜透析的早期并发症

1.出血

多为术中切开部位出血流入腹腔所致,用透析液反复冲洗后逐渐变淡、消失;若出血持续不止,应考虑到术中止血不仔细,须切开重新缝合。

2.渗漏

多见于老年、肥胖和腹壁松弛的患者,也可由于置管后立即透析所致,分为腹壁渗漏和管壁渗漏。腹壁渗漏时可见引流出的渗透液低于灌入量,腹壁可见膨出,站立时腹壁不对称。提前置管可预防渗漏,一般置管 10 天后再进行腹透时,发生渗漏的机会较少,此前若需透析,可临时选择血液透析。若发生渗漏应排空腹腔,停止腹透 24～48 小时,用血透进行过渡,不能血透的患者,应改为小容量间断透析,或改用 APD,应用各种方法仍有渗漏者,应重新置管。

3. 堵管

引起腹透管堵塞的常见原因有肠管压迫堵塞、血凝块或纤维蛋白凝块堵塞、网膜包裹、腹腔内肠管粘连、导管扭曲等。根据不同原因采取导泻、肝素或尿激酶冲管、重新置管等。

4. 移位

腹透液入液顺畅而流出受阻时应考虑导管移位,腹部平片下可见导管末端移出真骨盆腔。预防移位的方法是使用末端卷曲的鹅颈管,用直管应避免使导管出口向下。发生导管移位后可试用在X线下用导丝进行复位,失败后不应再试,应进行腹腔镜或手术重新置管。

5. 腹痛

一般是由于灌液过快,对肠管产生强大的冲击力或引流结束时对肠管的抽吸作用;在开始透析时应尽量放慢入液速度,引流时也可适当保留少量腹透液在腹腔内,患者数周后患者即可适应,疼痛减轻或消失。此外,温度过高、高糖透析液、pH过低等也可刺激腹膜引起疼痛,应注意避免这些因素。

6. 呼吸功能不全

腹腔内灌液后压力升高,膈肌上抬,在已有肺部疾病的患者容易发生呼吸功能不全;肺换气障碍又可导致炎症。因此应注意加强护理,多做深呼吸,治疗呼吸系统原发病和控制感染。

7. 胸腔积液

见于先天性胸膜-膈肌裂孔者,于腹膜透析后数天出现呼吸困难、胸腔积液。大量积液者应立即放出腹透液、抽吸胸腔积液。于胸腔内注入50%葡萄糖或纤维黏合剂有助于胸膜-膈肌裂孔粘连闭合,无效者更改肾脏替代治疗方式。

8. 其他

尿毒症腹膜透析患者还可并发水、电解质紊乱,心血管系统并发症,高血糖或低血糖,急性胰腺炎等。

(七)腹膜透析的慢性并发症

1. 皮肤出口和隧道感染

(1)诊断:出口感染指导管出口处出现脓性分泌物,伴或不伴透析管周围红肿。可根据临床性状对外口进行评分,具体评分方法见表3-1。

表3-1 腹膜透析外出口处评分体系

	0分	1分	2分
肿胀	无	仅限出口,<0.5 cm	>0.5 cm 和/或隧道
痂	无	<0.5 cm	>0.5 cm
发红	无	<0.5 cm	>0.5 cm
疼痛	无	轻微	严重
分泌物	无	浆液性	脓性

出口处评分≥4认为有感染,单有脓性分泌物一项即可诊为感染,1~4分表示可能感染。外口感染的常见病原菌包括金黄色葡萄球菌、表皮葡萄球菌、铜绿假单胞菌和肠道杆菌,也可见真菌感染。隧道感染表现为隧道表面皮肤充血、水肿并有明显的触痛,隧道周围存在蜂窝织炎,可从外口自行溢出或经按压后溢出血性或脓性分泌物。隧道感染有时表现隐匿,腹透管隧道超声检查可提高诊断阳性率。

(2)治疗：应先做局部涂片和病原菌培养，结果出来前先行经验性治疗，选用能覆盖金葡菌的抗生素。如以往有铜绿假单胞菌感染史，应选用对该细菌敏感的抗生素。待培养出结果后再根据培养的致病菌选用敏感的抗生素。单纯的皮肤脓肿，不伴脓肿性分泌物则用高渗盐水纱布覆盖，莫匹罗星软膏治疗一般有效。若合并脓性分泌物，则应对分泌物进行细菌培养和药敏试验，如为革兰阳性菌感染，可口服青霉素，或第一代头孢菌素，在耐甲氧西林的金葡菌感染时使用万古霉素，但要注意避免万古霉素的滥用，以免耐药菌株出现，如果经过适当治疗1周，患者的症状无改善，可加用利福平600 mg/d口服；若培养结果为革兰阴性菌感染，应根据药敏结果进行治疗。铜绿假单胞菌感染治疗比较困难，通常要求使用两种抗生素联合治疗并延长治疗时间。首选口服喹诺酮类，若感染愈合缓慢，可腹腔给予头孢他啶联合治疗。若发生隧道感染，常常会进一步加重导致腹膜炎，局部换药和抗生素治疗2周无效应拔管；如能早期切除外涤纶套，同时配合抗生素治疗，可提高腹透管的存活率。

2.腹膜炎

腹膜炎是腹膜透析的常见并发症，也是导致腹膜透析患者反复住院，透析失败乃至死亡的主要原因。

(1)病因及感染途径：以往腹膜炎多由革兰阳性球菌引起，但随着透析管路的改进，革兰阴性菌引起的腹膜炎所占比例越来越高，在许多透析中心已是引起腹膜炎的最常见的致病菌。真菌性腹膜炎不多见。

(2)腹膜炎的临床表现：取决于致病菌的毒力和数量、是否同时存在透析管感染、腹腔的局部防御功能等因素，透析液变浑浊是最早出现和最常见的临床表现（占95％），透出液中细胞数＞50个/mm³可见轻度浑浊，透出液中细胞数＞100个/mm³可见明显浑浊。腹痛是腹膜炎的常见症状，多为急性发作，开始时为轻度、局限性，若不加控制，腹痛逐渐加剧漫及全腹，也有部分患者腹痛不明显，此时应注意鉴别。大约1/5的患者可有便秘或腹泻。腹膜炎的症状和体征均无明显特异性，临床一旦怀疑应进行腹透液检查明确诊断。

(3)实验室检查。①腹透液常规：正常CAPD 4～6小时的透出液蛋白含量低，白细胞数低于100个/mm³，其中以单核细胞为主（＞50％），若透析液常规检查蛋白含量增高，白细胞数＞100个/mm³和/或白细胞计数不高而多形核细胞＞50％，应高度怀疑腹膜炎的发生。当患者体内无腹透液而怀疑腹膜炎时，可灌入腹透液保留1小时以上，然后检查透析液常规，需要注意的是，由于白细胞计数与存腹时间相关，对于存腹时间短的患者多形核白细胞所占比例比白细胞计数更有意义。②沉渣涂片：取透析液50 mL，离心后取沉渣做革兰染色，本法简便迅速但阳性率仅有9％～37％，涂片镜检能迅速检出酵母菌的存在，对真菌感染有快速诊断意义。③细菌培养：临床怀疑腹膜炎，即应做腹透液细菌培养。腹透液培养的阳性率与培养技术密切相关，国际腹膜透析协会推荐的方法如下，取50 mL透出液在3 000 r/min离心15分钟取沉淀物加入3～5 mL无菌生理盐水再悬浮，并分别接种到固体培养基和标准血培养基中，固体培养基应分别在需氧、微需氧和厌氧的环境中进行培养。对已接受抗生素治疗的患者，用无菌生理盐水洗涤沉淀物，和/或使用抗生素清除树脂能提高培养的阳性率。

(4)治疗。①经验性治疗：腹腔引流液的白细胞计数＞100个/mm³，中性粒细胞超过50％，即应开始经验性治疗。用药必须覆盖阳性菌和阴性菌；也可根据各医院常见致病菌的敏感性来选择抗生素；或选择以往有效且敏感的药物。针对革兰阳性细菌者，可以选择万古霉素或第一代头孢菌素；针对革兰阴性细菌者可以选择第三代头孢菌素或氨基糖苷类抗生素。②根据细菌培养结果用药:一般病原菌,疗程2周左右;金葡菌和铜绿假单胞菌、肠球菌等需3周。③拔管:多数感染在治疗后72小时内改善,如治疗5~7天仍无效,需考虑拔管。长期反复使用抗生素会增加真菌性腹膜炎的机会。对频繁发生腹膜炎且多为同一病原菌时,需考虑腹透管壁有生物膜形成,应及早拔管。真菌性腹膜炎应及早拔管。拔除的导管剪取末端作培养,以了解导管感染的致病菌。拔管后一般需继续使用抗生素5~7天。④用药途径:局部使用抗生素;对有全身症状者,腹腔使用同时静脉使用抗生素;腹痛剧烈,腹水严重浑浊者,腹透液冲洗1~2袋。

3.丢失综合征

腹膜透析CAPD患者,每天由腹透液丢失蛋白质、氨基酸、维生素、微量元素,可导致营养不良、低蛋白血症、神经病变、免疫力低下及频发感染。因此CAPD者应予高蛋白饮食1.2~1.5 g/(kg·d),并注意补充维生素、氨基酸和微量元素。

4.糖及脂类代谢紊乱

腹透液中的葡萄糖在透析过程中被吸收,患者易出现高血糖,体重增加。糖代谢异常的情况下可以继发高脂血症,血清三酰甘油及胆固醇升高,脂质代谢紊乱。

5.腹透液渗漏

少数患者可出现腹透管出口周围腹透液渗漏现象,表现为腹透液出量减少,渗漏处局部皮肤黏膜水肿、皮下积液,患者体重增加。腹腔内注入碘造影剂后,CT检查可发现渗漏部位。渗漏发生后应停止腹膜透析,修补腹膜的渗漏部位。

6.腹膜超滤功能下降

腹膜透析持续数年后逐渐出现不同程度的清除率和超滤下降,病因比较复杂,目前认为与腹膜粘连或硬化引起腹膜面积减少、长期透析致腹膜透析效能下降、长期使用同一批号的醋酸盐透析液以及严重的腹膜炎、透析液pH太低、导管刺激及药物等因素有关。

临床上根据腹膜通透性改变将腹膜超滤功能低下分为两型。①1型:与间皮微绒毛丧失和细胞分离增加有关,表现为腹膜通透性增加;本型是可逆性的,停止一段时间即可恢复超滤功能,但如继续透析,会发展为2型,2型不可逆;②2型:与腹腔多发性粘连和硬化包裹性腹膜炎有关,表现为通透性减低。

腹膜超滤功能低下重在预防,措施包括防治腹膜炎、尽量减少高糖腹透液的使用、减少药物刺激等。1型腹膜超滤功能低下的处理如下:①暂停腹透,让腹膜"休息"数天或数周后可减少其通透性;②减少透析周期时间,如将CAPD交换时间减为2~3小时,次数增加到6~7次,晚间腹腔不保留透析液,将CAPD改为CCPD,增加晚间交换次数,缩短每次保留时间,白天空腹,也能收到良好的效果;③将低pH的醋酸盐透析液改为乳酸盐透析液;④近年有报道,认为钙离子拮抗剂能改善超滤率;⑤磷脂酰胆碱是一种表面活化剂,在透析液中加入该药,可改善腹膜的超滤率。

7.其他

患者还可有腰背痛、腹疝等并发症。

三、血液透析

(一)血液透析基本原理

血液透析疗法是利用半透膜作为透析膜构建透析器,将患者血液与透析液同时引进透析器;血液和透析液在透析膜两侧呈反向流动,借助两侧的溶质梯度、渗透梯度,通过弥散、对流、吸附清除毒素,通过超滤和渗透清除体内过多的水分,同时可补充机体需要的物质,纠正电解质和酸碱平衡紊乱。

(二)血液透析的相对禁忌证

(1)休克或收缩压低于 10.7 kPa(80 mmHg)者。

(2)有严重出血或出血倾向者。

(3)严重心肺功能不全包括心律失常、心肌功能不全或严重冠心病者。

(4)严重感染如败血症,或有血源性传染病者。

(5)晚期肿瘤、极度衰弱或不合作的患者。

(三)血液透析设备

血液透析设备包括透析器、透析机及水处理系统。

1.透析器

透析器又称"人工肾",由透析膜及其支撑结构组成,透析膜是透析器的主要部分。透析时,血液和透析液在膜的两侧反方向流动,水和溶质则通过半透膜孔进行交换。透析器的性能决定透析治疗的效果,是制订血透方案的一个重要参考因素。

(1)透析膜:理想的透析膜具有下述条件。①对溶质具高清除率,具有适宜的超滤率;②有良好的生物相容性;③不允许>35 kD 物质通过,如血中蛋白质,红细胞、透析液中细菌及病毒等;④无毒、无抗原性、无补体激活、无致热原;⑤足够的耐湿态强度和耐压性;⑥能耐蒸汽消毒或消毒剂浸泡等灭菌处理。衡量透析膜的性能是以不同分子量物质的清除率作比较,一般用常规透析膜对尿素的清除率为 150~170 mL/min,肌酐的清除率为 120~140 mL/min,维生素 B_{12} 的清除率为 30~40 mL/min。

常用的透析膜有 4 种:①再生纤维素膜,如铜仿膜和铜氨纤维膜;②醋酸纤维素膜;③替代纤维素膜;④合成纤维素膜,包括聚丙烯腈(PAN)、聚甲基丙烯酸甲酯(PMMA)、聚砜、聚碳酸酯、聚乙烯乙烯醇、聚酰胺。它们有较高的转运系数和超滤系数,生物相容性较好,但价格较贵。

(2)透析器的分类:分四类,具体包括空心纤维透析器、平板型透析器、管型透析器(Coil 型)、吸附型透析器。其中空心纤维透析器体积小而轻,血液阻力小,预充血量及残血量均少,超滤脱水及溶质清除效果最好,外壳透明便于观察有无残血及凝血,便于冲洗及消毒复用,操作简单,在国内外应用最多;吸附型透析器对毒物吸附作用大,适用于急性中毒及急性肾衰竭抢救。

(3)透析器的功效检测:相关指标包括透析器超滤率(UFR)代表脱水效率,溶质净清除率代表对溶质的清除效率,溶质的吸附性能可根据膜对蛋白滤过系数的降低来判断膜对某种蛋白质的吸附作用。

(4)透析器的消毒:有环氧乙烷、R 射线及蒸汽消毒 3 种方式。

2.透析机

按功能分为透析液供给系统、血液循环控制系统、超滤控制系统。

3.水处理部分

自来水中含有各种微粒、粒子、内毒素和微生物,水处理的目的是清除对人体有害的物质、影响透析液电解质浓度的物质、对透析机造成损害的物质,提供高纯度的水供透析使用(即透析用水)。水处理装置包括:①水的预处理,包括过滤、软化、药用炭吸附和微过滤;②水的净化系统,包括反渗、去离子和超滤;③水的储存和供给系统,包括水箱、亚微过滤和管道输送系统。

常用的水处理系统组合模式为自来水→砂滤→软化→碳滤→反渗→透析用水(紫外线

消毒）。

（四）血液透析的血管通路

肾衰竭的患者在进行血液透析前,首先要建立一条血管通路,又称血液通路。血液通过血管通路从机体引出,经过管路输入透析器,将体内多余的水分、电解质及毒素清除掉,补充机体缺失的某些物质,接近正常成分的血液再经过管路,通过血管通路送回体内。建立一条稳定可靠的血管通路,是顺利进行血透的基本保证。良好血管通路的基本要求包括:①血流量能够达到 200～300 mL/min;②容易建立体外血液循环,能反复使用;③手术方法尽可能简单,成功率高;④作为抢救生命的手段,临时血管通路要求时间短;⑤维持透析的血管通路可重复使用,能长期维持;⑥尽量不限制患者的日常生活,如一般运动、洗澡等。建立血管通路的方法很多,一般根据患者血透的需要,通常分为永久性血管通路及暂时性血管通路,当然暂时性血管通路也可以透析一次或多次。

1.临时性血管通路

临时性血管通路指能迅速建立、立即使用的血管通路,包括直接动静脉穿刺、动静脉外瘘、经皮深静脉插管,主要用于急性肾衰竭,慢性肾衰竭还没有建立永久性血管通路,腹透、肾移植患者的紧急透析以及血浆置换和血液灌流等患者。临时性血管通路并发症及其处理如下。

（1）与穿刺相关的并发症:主要为误穿入锁骨下动脉、气胸、臂丛神经损伤等。为避免上述并发症发生,穿刺时必须小心谨慎,切忌强行穿刺。误穿入动脉时,拔出穿刺针,锁骨上窝加压10～15 分钟,摸不到桡动脉搏动时,方表明压迫有效,同时应适当推迟透析。如需急行,可选其他部位并用无肝素透析。

（2）迟发并发症:主要有感染、导管阻塞、血流量低等。①感染是临时血管通路主要并发症。如导管有感染趋向,可同时合用抗生素封管如头孢唑林,每天 2～3 次。单纯皮肤及管周隧道内的感染应选用敏感抗生素 1～2 周。发生菌血症或严重感染时应立即拔除导管。②管腔内血栓形成:导管内注入肝素抗凝能有效预防血栓,一般浓度 5 000 U/mL 可维持 1～3 天。管腔内应用链激酶或尿激酶可使 90%～95% 的血栓得以溶解,但需避免强力推注,以免血栓脱落形成栓塞或导管破裂。③血流量低:锁骨下静脉穿刺者,可放低患者的头,增加锁骨下静脉的压力;在出口部也可用消毒敷料施以压力,并检查出口部位或导管有无扭曲,必要时换导管。

2.永久性血管通路

永久性血管通路包括动-静脉内瘘和半永久插管。

（1）动-静脉内瘘（AVF）:即采用手术将动脉和静脉永久性的连接后,静脉扩张,管壁肥厚,可耐受穿刺针的反复穿刺,是一安全且能提供维持性血透患者长期使用的永久性血管通路。AVF优点为并发症少、寿命长;其缺点为 AVF 成熟一般需要 4～8 周,如需提前使用,应在 2～3 周以后。AVF 并发症及处理如下。①血栓:早期血栓多由于手术因素所致,应尽早手术取出,并纠正导致血栓形成的因素。晚期形成者可由于血管狭窄、低血压及高凝状态所致,溶栓效果不佳,尽早手术治疗。预防性的抗凝治疗可应用抗血小板聚集药物如阿司匹林、双嘧达莫、噻氯匹定等。②血流量不足:多由于反复穿刺造成血管狭窄所致。在透析时如果静脉端阻力增加,而动脉端负压上升提示血流不足。可对狭窄部位进行手术或用球囊扩张的方法进行治疗。③感染:较为少见。多由于无菌操作不规范、卫生护理不佳或体内其他感染灶细菌播散所致。必须选用敏感抗菌药,必要时局部切开引流或手术治疗。④动脉瘤和假性动脉瘤:动脉瘤是动脉壁受牵拉和扩张而形成的充血囊肿。假性动脉瘤是动脉血管壁日久膨出形成,它与真性动脉瘤的区别在于,它不像真性动脉瘤那样具有动脉血管的外膜、中层弹力纤维和内膜三层结构。多由于同一部位反复穿刺,拔针后外渗、出血,穿刺管未愈合所致。预防应注意交替使用穿刺点,拔针后保证穿刺点完全止血。一旦发生,穿刺时要避开动脉瘤,以免引起大出血。治疗上可采用手术方法。⑤窃血综合征:在老年人及有动脉硬化者较常见。是由于远端肢体血供经通路分流后,使其血供减少,肢体缺血、缺氧。表现为活动后手部疼痛,末梢冰冷,可并发溃疡,远端组织萎缩、坏死等。轻者可自行缓解,严重者可用手术将通路结构改为静脉-动脉端侧吻合或改变血流方向。⑥内瘘功能丧失:传统的看法是由于内瘘吻合口狭窄、血管瘤、血栓形成等因素导致,病变的部位多在内瘘静脉侧或再往后的静脉段。新的研究发现内皮细胞功能异常、血小板异常对动脉平滑肌细胞的迁移、异常分化等生物学特性的改变引起的动脉内膜增生失控也是内瘘功能丧失的重要因素。对移植内瘘,应用内皮细胞体外覆盖技术以及使用西罗莫司涂层的技术可减轻动脉内膜增生失控,延长移植内瘘使用寿命。

(2)半永久插管:维持时间较长,据报道插管最长可用 4 年,国内一般主张用 6 个月至 1 年。如果患者能进行永久血液透析通路则不提倡应用。颈内静脉是最常选择的血管,锁骨下静脉也可应用,手术需在手术室进行,导管从上胸部的皮下隧道穿出,报道血流量可达 400 mL/min,再循环率可达 4.6% 左右,半永久插管也需每次透析后用肝素封管,浓度为 5 000 U/mL,在下一次透析时丢弃。常见并发症及处理如下。①管腔内栓塞:常导致血流量不充分,进而引起透析不充分。应进行溶栓治疗,可选择组织纤溶激活酶原及尿激酶,尿激酶 7 500 U/1.5 mL 灌注于每腔导管内保留 30 分钟,大多数患者可耐受,潜在危险是出血,阿司匹林或华法林在应用尿激酶以后也可应用。②中心静脉置管处的栓塞狭窄:颈内静脉和锁骨下静脉插管可引起上腔静脉栓塞及上腔静脉综合征,大多中心静脉阻塞可通过血管成形及溶栓解决。③感染:导管细菌培养阳性率可达 55%,一般多为表皮葡萄球菌(约占 50%)、铜绿假单胞菌及大肠埃希菌。有些导管感染症状较轻,给予敏感抗生素治疗有效,可全身用药或管腔内局部用药;严重感染则需拔除导管。临床上有些患者可表现发热,插管处皮肤红、痒,血透时刚接通血流后即出现寒战、发热,也有些患者表现为"肺炎"久治不愈。④其他:导管位置异常或移位、导管或外接头损害。

(五)血液透析的抗凝方法

为了保证血液透析的顺利进行,必须应用抗凝方法防止血液在体外循环时凝固、防止纤维蛋白原等附着于透析膜使透析清除率下降。但过度的抗凝又可以引起或加重出血。肾衰竭患者大多存在出凝血机制的异常,临床上应进行抗凝指标的监测。

1.血液透析的抗凝监测指标

(1)实验室监测:常用的有全血(应采自透析器动脉端血)部分凝血活酶时间(WBPTT)、活化凝血时间(ACT)和试管法凝血时间(LWCT)。

血液透析时的凝血时间目标值应控制在合适范围,见表 3-2。

表 3-2　血液透析时的凝血时间目标值

基础值		常规肝素法		边缘肝素法	
		血液透析中	透析结束时	血液透析中	透析结束时
WBPTT(s)	60~85	+80%(120~140)	+40%(85~105)	+40%(85~105)	+40%(85~105)
ACT(s)	120~150	+80%(200~250)	+40%(170~190)	+40%(170~190)	+40%(70~190)
LWCT(min)	4~8	20~30	9~16	9~16	9~16

(2)临床监测:临床上主要通过了解患者既往肝素用量、动态观察透析过程中静脉压及透析器和透析管路有无凝血块等方法监测血液透析时抗凝情况。

2.血液透析的抗凝方法

(1)一般采用普通肝素常规抗凝法:肝素给药方案为用肝素生理盐水浸泡透析器和管路,血液透析开始前先以生理盐水 500 mL＋肝素 1 250～1 875 U 浸泡和循环 15～20 分钟。持续给药法:首次剂量通常可给 2 000 U,内瘘静脉端一次注入;维持剂量约 1 200 U/H,血路动脉端持续以肝素泵输入;必要时监测凝血指标,以维持相应的目标值;血液透析结束前 0.5 小时停止输入肝素。间歇给药法:首次剂量 4 000 U,内瘘静脉端一次注入。维持剂量,每小时监测凝血指标,如 WBPTT 或 ACT 低于基础值的 150% 或 LWCT 低于 20 分钟,则追加剂量 1 000～2 000 U,30 分钟后复查凝血时间;血液透析结束前 1 小时停止输入肝素。

(2)普通肝素小剂量或局部体外应用:前者适用于低中危出血倾向患者,后者适用于活动性出血、高危出血倾向患者。①小剂量抗凝法或边缘肝素法:肝素生理盐水浸泡透析器和管路;测定基础 WBPTT 或 ACT;首次剂量 500～1 500 U;3 分钟后复测 WBPTT 或 ACT;如 WBPTT 或 ACT 未延长至基础值的 140%,则追加肝素剂量;开始透析,肝素追加剂量为 600 U/h;每 30 分钟监测 WBPTT 或 ACT;调整肝素输注速度,维持 WBPTT 或 ACT 在基础值的 140%;透析结束前不需要停用药物。②局部体外肝素抗凝法:不予首剂肝素;应用肝素泵由动脉端持续输注肝素,剂量(mg/h)=$0.003 \times Q_B \times 60$($Q_B$ 为血流量,单位是 mL/min)一般可维持 LWCT 在 30 分钟左右;应用输液泵在静脉端持续输注鱼精蛋白,一般肝素与鱼精蛋白的比值为(0.75～1.50):1,具体剂量可根据患者体外中和试验及透析过程中反复监测 LWCT 来制订。另一种方法是,肝素首剂 2 000 U,追加肝素为 1 000 U/h;用首剂肝素同时静脉端给予 20 mg 左右的鱼精蛋白,随后追加鱼精蛋白的剂量为 10 mg/h 左右。

肝素抗凝的并发症包括:①出血,患者透析结束后可发生明显出血,可用鱼精蛋白中和,剂量为透析时肝素总剂量的 1/2,鱼精蛋白的半衰期较短,如发生反跳性出血,可再次追加鱼精蛋白剂量;②血小板减少症,部分患者可发生血小板减少,发生时应改换其他抗凝方式;③其他,肝素还有变态反应、脂质代谢紊乱、骨质疏松、补体激活、白细胞下降、脱发等并发症。

(3)低分子肝素抗凝方法。①适应证:低分子肝素抗凝适用于中、高危出血倾向的透析患者。②用药方案:透析时间≤4 小时,如 HCT＜30%,则剂量为 60 U/kg;如 HCT≥30%,则剂量为 80 U/kg;在透析开始前一次静脉注射,不需追加剂量。透析时间＞5 小时,则上述总剂量的 2/3 透析前用,1/3 剂量在透析 2.5 小时后应用。③并发症:出血可用鱼精蛋白对抗,但效果不如对标准肝素;尚可发生血小板减少症、变态反应等并发症。

(4)无肝素透析。①适应证:活动性出血、高危出血倾向患者;应用肝素有禁忌者,如肝素过敏、肝素引起血小板减少症者。②用药方案:透析前肝素生理盐水浸泡和冲洗管路后,用不含肝素的生理盐水冲洗管路和透析器。患者能耐受的情况下,尽可能设置高的血流量,至少在 250 mL/min。每隔 15～30 分钟用 100～200 mL 生理盐水冲洗透析器一次,相应调整脱水量。

(六)血液透析充分性的标准

(1)患者自我感觉良好。

(2)适当的肌肉组织,肌酐产生率至少 125 mmol/(kg·d)。

(3)血压得到良好控制(透析前＜18.7/12.0 kPa(140/90 mmHg),透析后＜17.3/10.7 kPa(130/80 mmHg))。

(4)没有明显的液体负荷(<3%体重)。

(5)轻微酸中毒(血 HCO_3^-≥22 mmol/L)。

(6)人血白蛋白≥35 g/L。

(7)血红蛋白>100 g/L,血细胞比容>30%。

(8)轻微肾性骨病。

(9)周围神经传导速度和脑电图正常。

(10)Kt/V≥1.3,URR≥70%,nPCR>1.0/(kg·d)。

(七)血液透析的并发症

一般分为急性并发症、透析意外及慢性透析患者的器官系统并发症。

1.急性并发症

(1)首次使用综合征,包括两种类型。①变态反应型(A型):多发生于透析开始后数分钟至 30 分钟,可有灼热、呼吸困难、濒死感、瘙痒、荨麻疹、咳嗽、流涕、流泪、腹部绞痛和腹泻等症状。处理原则包括立即停止透析,同时按抗变态反应常规处理(应用肾上腺素、抗组胺药或糖皮质激素);勿将管道及透析器内血液回输至体内。透析前按操作说明充分冲洗透析器能预防变态反应。②非特异性型(B型):常发生于透析开始数分钟至 1 小时,主要表现为胸痛和/或背痛,需注意与心绞痛鉴别。可能与补体活化有关。其处理原则为加强观察,可继续血液透析,予以吸氧及对症治疗。

(2)失衡综合征:主要是由于透析过程中血液中溶质浓度(主要是尿素)急速降低,使血液和脑组织间产生渗透压差所致。高效能透析器的使用,超滤量过大、过快等都是促成失衡综合征的因素。轻者有头痛、烦躁不安、恶心呕吐和肌肉痉挛;重者可发生定向障碍、癫痫及昏迷;常伴脑电图改变。这些症状可在短时间(30 分钟)消失,也可持续 24~30 小时,也有死亡的报道。轻者对症治疗,包括高渗盐水或高渗葡萄糖液静脉注射。重者停止透析、气道畅通及支持疗法。在开始几次血液透析时采用诱导透析方法,逐步增加透析时间,避免过快清除溶质,可有效预防失衡综合征。

(3)透析低血压:常发生于透析多年的患者,透析过程中收缩压通常不超过 13.3 kPa(100 mmHg),发生率为 5%~10%。高龄、超滤量过多、醋酸盐透析液、透析液温度较高、生物相容性差的透析膜、高磷血症及扩血管药物的应用是其发生的诱因。限制水、钠摄入量,使透析间期体重增长低于 1 kg/d,或低于干体重的 3%~5%;有效纠正贫血,保证血氧供应,尽可能维持心脏舒缩功能,是有效防治透析低血压的基本措施。若体重增长过多,可增加透析次数、采用序贯或钠梯度超滤血液透析,尽可能应用容量超滤控制的血透机,有助于保持透析过程中患者的血流动力学稳定,减少透析低血压的发生。

(4)透析中高血压:多数学者认为与透析过程中降压药物的清除、交感兴奋或肾素血管紧张素升高等因素有关。严重时可静脉滴注硝普钠等降压药物治疗,或更换血液净化方式。

(5)心律失常:发生原因主要有冠心病、心力衰竭、电解质紊乱、尿毒症心肌病、贫血和低氧血症。在透析中特别是老年患者常出现心律失常。治疗主要是对症处理,以及防治电解质紊乱、冠心病等合并症及并发症。

(6)发热:多由于致敏热原反应或感染引起。透析开始后立即出现者为管道污染;1 小时出现者为致热原反应,可给地塞米松 5 mg 静脉注射,异丙嗪 25 mg 肌内注射。发现后要查找原因,感染者应给予抗感染治疗。

（7）肌肉痉挛：多由于低血压、超滤过度、干体重设置过低或低钠透析引起。应针对病因进行处理。

（8）溶血：与透析液温度过高，由于浓缩透析液与透析用水配比不当导致电导度过低，引起低渗血症，透析用水中甲醛、漂白粉、硝酸盐、铜等物质超标，血泵、管路打折等机械因素有关。表现为静脉血路中血液呈葡萄酒色，患者出现胸痛、气短和/或背痛，血细胞比容下降血浆变成粉红色。一旦发生应立即停止透析夹闭管路，不回血，以免发生高血钾。对症治疗查找原因。

2.透析意外的预防和处理

（1）血液透析管路脱落：接管松脱会发生血液透析管路脱落，引起失血甚至发生休克。较易发生松脱的地方是管路接头处。固定管路时，应留有给患者活动的余地。

（2）空气栓塞：患者出现胸痛、咳嗽、呼吸困难，甚至死亡。常见原因有：①泵管破裂，空气进入静脉管道；②透析过程输液，液体输毕，空气进入；③透析完毕回血时，空气进入。一旦发生气栓，应立即急救、夹闭管路、停血泵、患者采取左侧卧位、头胸朝下、吸氧。必要时进行高压氧治疗。

（3）透析膜破裂：一旦发生导致透析器漏血，需立即更换新透析器或终止血液透析。

（4）管道或透析器内凝血：患者低血压时间过长、血流缓慢或肝素化不足时，静脉端驱气器中纤维素析出，渐渐发生血液凝固。有时凝血起因于动静脉瘘的阻塞等。发生凝血后要仔细分析原因，如遇到有高凝倾向的患者，要去除其诱因，增加肝素用量。

3.慢性透析患者的器官系统并发症

（1）电解质酸碱代谢紊乱：理论上，所有透析方式均能纠正患者酸碱平衡及电解质代谢紊乱；但事实上，许多研究观察发现有相当部分的透析患者存在不同程度的代谢性酸中毒以及不同程度的钾钠氯等电解质代谢异常。治疗主要包括饮食控制，调整透析液成分和透析方式，对症治疗。

（2）心血管系统并发症。①透析高血压是指在透析充分的状态下，患者透析前平均动脉压（MAP）超过 14.1 kPa（106 mmHg），即收缩压超过 18.7 kPa（140 mmHg），舒张压超过 12.0 kPa（90 mmHg）。透析高血压可分为透析间期高血压和透析中高血压。容量负荷增加、心排血量增加、肾素-血管紧张素系统激活、交感神经活性亢进、血管内皮功能障碍、氧化旁路及氧化应激，透析液成分对血清钙、钠等电解质浓度的影响、促红细胞生成素的不良反应、透析清除降压药物、甲状旁腺激素分泌过多等是透析高血压的原因。严格限制水盐摄入、正确评估干体重、调整生活方式、调整降压方案、调整透析液电解质的浓度或透析模式可有效治疗透析高血压，长时（8 小时）缓慢透析、短时（2 小时）每天透析、夜间透析等技术均可有效避免容量负荷过重，降低外周交感神经活性，降低超滤率。对血细胞比容上升过快的透析高血压患者应当减少 EPO 的用量以避免其带来的血液黏稠度和外周血管阻力增加，达到血红蛋白靶目标的患者应改为维持剂量皮下注射。药物难以控制的顽固性高血压，可考虑双肾切除。降压药物治疗上，ACEI 或 ARB 及 β 受体拮抗剂具有心血管保护作用的降压药物应作为治疗高血压的第一线药物。除此之外，往往需要联合用药控制血压，钙通道阻滞剂、α 受体拮抗剂都是很好的选择。②心律失常：维持性透析患者发生心律失常的原因很多，包括冠心病、心力衰竭、心包炎、严重贫血，电解质（钾、钙、镁）异常、酸碱平衡紊乱、继发甲旁亢、低氧血症、低碳酸血症、低血压及药物等。需要治疗的心律失常包括复发性房性心动过速、频发室性期前收缩伴复发性室性心动过速和缓慢性心律失常。治疗措施包括一般治疗、使用药物、电转复和安装起搏器等。一般治疗是指纠正与透析有关的因素，如早期透析、充分透析，尽量保持电解质与酸碱的正常状态，纠正贫血，使用生物相容性好的透析器，选择适当的透析方式，维持对原有心脏疾病的正确治疗等。③心力衰竭：维持性透析患者心血管疾病的患病率和死亡率明显高于同龄一般人群，其原因包括贫血、糖耐量异常、高血压和低血压、容量负荷过重、动静脉内瘘术、供氧和代谢异常（如肉毒碱缺乏）、高 PTH 血症导致的转移性钙化、低白蛋白血症、氧化应激、高脂血症和高同型半胱氨酸血症、酸中毒和电解质代谢紊乱等。治疗包括控制病因和危险因素、一般治疗、充分透析、药物治疗。β 受体拮抗剂可改善心肌重构及左心功能、改善室性心律失常、减少心肌耗氧量，防止猝死。ACEI 有改善心肌重构、脏器保护作用，ARB 一般用于不能耐受 ACEI 治疗的患者。洋地黄类药物仅适用于控制房颤患者的心室率。利尿对少尿或无尿的患者无效，螺内酯可引起透析患者的高钾血症，不建议应用。

（3）血液系统并发症。①出凝血异常：尿毒症患者由于血管内皮功能异常、血小板功能的异常、使用抗凝剂等因素，常可出现出血。充分透析、纠正贫血、加压素和雌激素的应用、补充冷沉淀可有效治疗出血。应注意防治抗凝剂应用过量和肝素诱导的血小板减少症，一旦确诊，应调整透析抗凝方法。②贫血：维持性血液透析患者由于促红细胞生成素合成减少、失血、营养缺乏、血浆中存在红细胞生长的抑制因子等因素，存在不同程度的贫血，治疗包括补充促红细胞生成素、铁剂和其他造血原料等。其中促红细胞生成素有凝血亢进、高血钾、高血压、惊厥发作等不良反应，应注意防治。对于维持性血透患者来说铁剂以静脉铁剂为佳，效果好、不良反应少。③粒细胞、单核细胞、淋巴细胞功能异常，致免疫力低下，这也是维持性血液透析患者好发感染的原因之一。

（4）神经系统并发症。①中枢神经系统并发症常见的有尿毒症代谢异常相关脑病，包括铝中毒脑病、Wernicke 脑病、药物诱导的脑病；脑血管疾病，包括短暂性脑缺血、脑梗死、脑出血、Binswanger 脑病；中枢神经系统感染；癫痫。治疗主要是对症支持，纠正诱因和病因，防治病情发展和恶化；如给 Wernicke 脑病患者补充大剂量维生素 B_1 及水溶性维生素；对于抗生素蓄积引起的脑病，清除蓄积药物，注意根据肾小球滤过率调整药物剂量等；针对脑血管疾病，给予加强透析、防治出凝血异常、控制血压、纠正脂质代谢紊乱和蛋白质营养不良等。②单神经病变见于尿毒症患者由于 $β_2$ 微球蛋白淀粉样变、尿毒症钙沉着症、动静脉瘘引起肢体远端血供减少等因素导致腕管综合征，可引起尺神经和正中神经损伤；神经减压术及内镜治疗可缓解症状。③自主神经病变可有直立性低血压、无汗、腹泻、便秘，或性功能障碍。治疗主要是对症支持治疗为主。如对于直立性低血压和透析上机后低血压患者，应用 $α_1$ 受体激动剂盐酸米多君治疗有效。

（5）骨病和甲状旁腺功能亢进：维持性血液透析患者肾性骨病的原因有继发性甲状旁腺功能亢进、酸中毒、活性维生素 D_3 相对或绝对不足、铝及 $β_2$ 微球蛋白沉积于骨组织。肾性骨病分为高转运型和低转运型。①高转运型肾性骨病，典型病理改变为纤维性骨炎，也可表现为混合性骨病，血清甲状旁腺激素水平升高。根据不同的钙磷水平，治疗包括补钙及降磷（包括限磷和使用磷结合剂）、活性维生素 D_3 的应用、超声引导下甲状旁腺无水乙醇/钙三醇注射术、甲状旁腺切除术或甲状旁腺次全切除术或甲状旁腺全部切除＋前臂移植等；②低转运型肾性骨病，包括骨软化和动力缺失性骨病，血清甲状旁腺激素水平降低或者正常。注意排除是否存在铝中毒，针对铝中毒的治疗包括：停止或限制使用含铝的制剂（如氢氧化铝）；使用反渗水透析；去铁胺治疗，疗程半年至 1 年，透析末 2 小时静脉滴注 15～20 mg/kg 每周 3 次，40 mg/kg 每周 2 次，3 个月后改为 20 mg/kg；使用高通量、高效透析器进行血液滤过（HF）或血液透析滤过（HDF）。

（6）代谢异常和营养不良并发症：维持性血液透析患者由于蛋白质合成障碍和氨基酸从透析

液中丢失,处于负氮平衡状态。患者还可出现脂质代谢紊乱。由于摄入不足、透析丢失、功能蛋白缺乏,患者常有肉碱、铁、锌、维生素 B_1、维生素 B_2、维生素 B_6、维生素 C 和叶酸等营养素的缺乏。对于透析患者监测营养指标是必要的,根据营养情况调整饮食、用药方案,纠正患者的代谢异常和营养不良。

(7)透析相关淀粉样变:因淀粉样物质的主要成分是 β_2 微球蛋白(β_2MG),故又称为 β_2MG 淀粉样变。淀粉样沉积主要发生于骨、关节及其周围软组织,导致腕管综合征、慢性关节病、骨囊性变、破坏性脊柱关节病,以及病理性骨折、弥漫性关节炎和关节周围炎等,少数患者发展到后期,也可沉积于胃肠道、心脏、肝脏、肾上腺等组织,导致相应器官或组织的结构改变及功能异常。目前尚无特效的药物治疗方法,肾脏移植是缓解症状最有效的手段,但不能逆转已经存在骨、关节和软组织的 β_2MG 沉积。高通量血液透析(HFD)、血液透析滤过(HDF)和高容量血液滤过(HVHF)治疗,对 β_2MG 清除具有一定疗效,长期应用对缓解临床症状、降低患病率具有一定益处。近年来开展的 β_2MG 吸附治疗,包括非特异的物理性吸附(如 Lixelle 吸附柱)和特异的免疫吸附(如抗人 β_2MG 的 scFv 抗体吸附柱)两种治疗,均能显著清除患者血液循环中 β_2MG,明显改善或缓解临床症状,降低和延缓透析相关淀粉样变的发生。

(8)肝炎:血液净化治疗应用于临床以来,各地屡有血液透析中心发生肝炎暴发的报道,肝炎病毒感染成为维持性血液透析的一大并发症。防治措施包括给患者及家属接种乙肝疫苗、严格无菌操作、遵守透析中心的规范管理等。维持性血液透析患者肝炎病毒感染的药物治疗原则和药物选择和普通患者基本一致,其中 α-干扰素不良反应的发生率在透析患者中比在普通人群高,很少患者能够忍受到足量治疗;聚乙二醇干扰素(180 mg 皮下注射,1 次/周)不经肾脏排泄,透析患者使用安全。应用拉米夫定、阿德福韦、恩替卡韦等药物时应根据内生肌酐清除率调整剂量。

(9)其他:维持性血液透析患者尚有透析腹水、肺水肿、获得性肾囊肿、精神异常、皮肤、消化系统等多系统并发症。

四、特殊血液净化技术

已被证明的尿毒症毒素种类多达 200 种,常规透析只能清除部分毒素。临床上对维持性血液透析患者需配合应用一些特殊血液净化技术加强对尿毒症毒素和容量负荷的清除,对于顽固性高血压、微炎症、氧化失衡状态、尿毒症性心包炎、皮肤神经损害等方面具有明显的效果。

(一)短时高效血液净化

又被称为短时透析、高通量透析、超短时血液透析、高流量血液滤过、高流量血液透析滤过等;其目的是在高效透析的基础上缩短透析时间。要求达到以下指标:①使用高通透性、大面积透析器或滤器;②血流速度要超过 300 mL/min,透析液流速达到 800 mL/min;③透析机应具有高效精准的超滤装置和定容控制超滤性能及可调钠装置;④应用碳酸氢盐透析液。临床上常用的短时高效血液净化技术有下面几种。

1.高效血液透析

即按常规血液透析操作,但将透析膜表面积加大和提高血流速到 300～500 mL/min,尿素清除率可增高到 265～463 mL/min,应用纤维素膜透析器、碳酸氢盐透析液及容量超滤控制的透析机。

2.高通量透析

使用对溶质及水具有清除率及超滤率的高分子聚合物膜,对溶质的清除可通过对流、弥散两种方式同时进行,不但对小分子毒物(尿素)清除好,对大、中分子毒物(如 β_2 MG)的清除率亦很高,在排出大量溶质同时能排出大量体液。如提高血流速和透析液流量,则可使溶质和水的清除效果进一步提高,可以缩短透析治疗时间。一般要求血流速高达 $300\sim450$ mL/min,心功能不良者难以耐受。

3.高流量血液透析和滤过

高流量血液透析和滤过是用两个血滤器串联,以提高透析膜的面积和增加大、中、小分子毒物的清除效果,同时进行血液透析和血液滤过。用后稀释法补充置换液。

(二)单纯超滤

单纯超滤是利用对流原理,采用容量控制或压力控制,通过滤器的半透膜截留体液中细胞成分和蛋白质等分子量相对较高的物质,而分离水和电解质等小分子物质,将其清除出体外的过程。单纯超滤治疗的目的是清除患者体内过多的水分。其特点是治疗过程中,无离子交换,无须给予置换液和透析液,患者体循环中晶体渗透压没有变化;而胶体渗透压随着水分的清除而升高,从而有利于组织间隙中的水分回流入血;因此单纯超滤时脱水超滤率可达 $1\sim2$ L/h,但患者耐受良好。适用于需要大量脱水但对血液透析治疗耐受性差的血液透析患者;此外还可应用于各种原因所致的严重水肿、充血性心力衰竭、急性肺水肿。

(三)血液滤过

血液滤过(HF)是模拟肾单位的滤过和肾小管的重吸收及排泌功能,将患者动脉血引入血滤器,水及溶质被滤出,而蛋白质及血细胞不被滤出。血则需依靠血泵加压及在透析液侧加负压或一定的跨膜压(66.7 kPa,即 500 mmHg)以内),使滤过率提高。滤过率大小取决于血滤器面积、跨膜压、筛系数和血流量。每次血滤要滤出约 20 L 的滤液,因此需补充置换液以保持水、电解质及酸碱平衡,维持内环境的稳定。HF 对中、大分子溶质清除优于血液透析。临床上如果患者对普通透析耐受性差、心血管功能不稳定、周围神经病变、糖尿病、老年患者不明原因的皮肤瘙痒均可选择血液滤过治疗。此外血液滤过还可应用于顽固性心力衰竭、肺水肿、肝性脑病、SIRS 反应、多器官功能衰竭等治疗。

(四)血液灌流

血液灌流(HP)是将患者血液引入装有吸附剂的灌流器中,通过吸附剂的吸附作用,清除外源性或内源性毒素;将净化了的血液回输体内的一种血液净化方法。灌流器常用吸附材料有药用炭、多糖类、树脂、免疫吸附剂等。对于终末期肾脏病患者,HP 与 HD 可串联应用,对改善患者消化道症状、神经系统症状及心包炎有效。此外,临床上 HP 主要用于药物过量和毒物中毒抢救,亦用于急性肝性脑病、重症感染、银屑病及多种免疫性疾病治疗。

另外,临床上还有血浆吸附技术,是将血液引出后先进入血浆分离器将血液的有形成分(血细胞、血小板)和无形成分(血浆)分开,有形成分输回患者体内,血浆进入吸附柱进行吸附,吸附后血浆回流至患者体内。血浆吸附避免了普通血液灌流血细胞和血小板直接进入吸附柱吸附容易被破坏的缺点;血浆吸附血细胞、血小板未进入吸附柱直接回流至患者体内,故血细胞尤其是血小板的损伤较全血吸附少。

(五)连续性血液净化技术

又称为连续性肾脏替代治疗,是指所有连续、缓慢清除水分和溶质的治疗方式的总称,时间为每天连续 24 小时或接近 24 小时。连续性血液净化技术具有血流动力学稳定、酸碱平衡及电解质紊乱纠正平稳、溶质清除率高、能够保证营养支持、清除炎症介质等优势，已从最初的应用于重症急性肾衰竭治疗拓展到多器官功能衰竭、重症肝病、全身炎症反应综合征、急性呼吸窘迫综合征、急性坏死性胰腺炎等危重症抢救领域。临床上常用的连续性血液净化技术有连续性动-静脉血液滤过、连续性静脉-静脉血液滤过、连续性动-静脉血液透析、连续性静脉-静脉血液透析、连续性动-静脉血液透析滤过、连续性静脉-静脉血液透析滤过、缓慢连续性超滤、连续性高流量透析、高容量血液滤过、连续性血浆吸附滤过等。

（六）血浆置换

血浆置换（PE）是通过血细胞分离机将患者的血浆与细胞成分分离，弃去血浆，同时将细胞成分及等量的血浆或血浆替代品输回患者体内，以清除患者体内致病因子（如自身抗体、同种抗体、免疫复合物、单克隆免疫球蛋白、过量生化成分、内源性与外源性毒物等）达到治疗疾病的目的。其适用范围是重症肝炎、严重的肝功能不全、血栓性血小板减少性紫癜、溶血性尿毒性综合征、多发性骨髓瘤、手术后肝功能不全、急性炎症性脱髓鞘性多发性神经病、系统性硬化病免疫相关疾病等。

五、肾移植

（一）受者选择

1.适应证

凡是慢性肾功能不全发展至终末期，均可选择肾移植治疗，但为了提高肾移植存活率，临床上选择合适的患者较为严格。从原发病来讲，最常见的适合肾移植的原发病是原发性肾小球肾炎，其他还包括多囊肾、糖尿病肾病、间质性肾炎、遗传性肾炎、狼疮性肾炎、高血压肾病、梗阻性肾病、中毒性肾病、不可逆性急性肾衰竭（肾皮质坏死、急性肾小管坏死或孤立性肾外伤）。年龄虽然不是选择的主要指标，但以 15～55 岁的青壮年为好。

2.肾移植禁忌证

（1）绝对禁忌证：①结节性动脉周围炎、弥漫性血管炎等导致的慢性肾脏病是全身疾病的局部表现，移植后肾脏可发生同样的疾病；②全身严重感染和活动性结核病灶者不应进行肾移植术，因术后免疫抑制可使感染或结核病灶扩散而造成严重后果；③恶性肿瘤、顽固性心力衰竭、慢性呼吸衰竭、凝血机制紊乱、精神病等；④一般情况差，如严重的心脏或呼吸系统的衰竭等，无法耐受手术者。

（2）相对禁忌证：广泛的外周血管疾病、活动型肾炎、上消化道溃疡、活动性肝炎及新近 HBsAg 阳性者。

（二）供者的选择

1.组织的配型

供肾移植前必须进行供受体之间 ABO 血型测定，最好是同型，但 O 型为普遍供体，AB 型为普遍受体。

2.群体反应性抗体（PRA）

肾移植受者高敏状态是导致超急排斥的根本原因。无致敏 PRA 为 0，结果为阴性；10% 以下为轻度致敏；10%～50% 为中度致敏；50% 以上为高度致敏。PRA＞40% 则与临床超急性排斥反应有关联。PRA 阳性主要原因是既往接受过发生排斥的移植、输血、妊娠和多次分娩。

3.淋巴细胞毒交叉配合试验

其原理是受者血清中的抗体与供者细胞表面的抗原结合后,激活补体,损害细胞膜,引起细胞溶解。根据破坏的细胞数来估计淋巴细胞毒的强度,超过 10% 者为淋巴细胞毒交叉试验阳性,超过 25% 为强阳性,超过 50% 为特强阳性,预示肾移植后可能发生超急性排斥反应而使移植失败。

4.基因配型

人类主要组织相容性复合体是位于第 6 号染色体短臂上的一组连锁基因群,现已分成三类不同的抗原基因群:Ⅰ类包括人淋巴细胞的(组织相容性)抗原,有 HLA-A、HLA-B 和 HLA-C 三个基因位点;Ⅱ类包括 HLA-C、HLA-DR、HLA-DP 和 HLA-DQ 四个基因位点。基因配型被认为是肾移植供、受者匹配最为重要的内容。Ⅲ类包括 C2、BF、C4A 和 C4b 四个位点,与器官移植有密切关系,其价值尚未被完全确认。

5.尸体肾供者的选择

(1)年龄一般以青壮年为佳,儿童或 50 岁以上供者,尽可能不予选用。

(2)尸体供肾摘取时限一般在 10 分钟以内,热缺血时间过长影响供肾质量。

6.活体肾供者的选择

活体供肾年龄以青壮年为佳,一般不超过 60 岁。健康状况的检查包括:①既往无泌尿系统疾病(如肾炎、尿路感染、高血压等)病史;②无严重心脏、肿瘤、脓毒血症、血液病等;③肾动脉最好为单支;④组织配型要求好一些。

(三)肾移植外科手术

1.供肾

摘取→灌注→修整。尸体供肾分侧、整块摘取。活体供肾开放手术摘取或腹腔镜辅助摘取。

2.肾移植

(1)麻醉:硬膜外阻滞麻醉、连续硬膜外麻醉、全身麻醉。

(2)术式:移植肾放在髂窝,肾动脉与髂内动脉端端吻合,肾静脉与髂外静脉端侧吻合。输尿管经过一段膀胱黏膜下隧道与膀胱吻合,以防止尿液回流。

(四)免疫抑制药物治疗

由于有多种免疫抑制剂供临床应用,目前常用 CsA(或 FK-506)、硫唑嘌呤(或 MMF)和糖皮质激素合用(三联)。长期用三联治疗,或用二联治疗,或开始时三联,一个时期后改为硫唑嘌呤(或 MMF)与皮质类固醇合用,或 CsA(或 FK-506)与皮质类固醇合用或 CsA(或 FK-506)与硫唑嘌呤合用。为了防止早期 CsA 的肾毒性和减少排斥反应,在手术后开始先用抗 IL-2R 抗体、ALG、ATG 或 OKT3 中的一种及硫唑嘌呤、皮质类固醇,等待血肌酐下降至 $300\ \mu mol/L$ 以下,再用 CsA,停用抗 IL-2R 抗体、ALG、ATG 或 OKT3。对于再次移植、多次妊娠、输血致敏的患者或组织配型不理想者,一开始可考虑用四联疗法即 CsA、皮质类固醇、硫唑嘌呤(或 MMF)、抗 IL-2R 抗体或 ALG/ATG 或 OKT3(ALG/ATG、OKT3 7~14 天后停用),以后用三联。对有病毒性肝炎或有肝功能异常者,选用 FK-506、MMF、激素组合比其他组合较好。

同种异体肾移植具有很长时间的免疫记忆,即使已经用药 20 年或更长时间,为了保证移植物的功能正常,仍然不能停药,停药会造成急性或加速排斥反应。对于病情稳定的患者,在严密监测下逐渐减少用药量,甚至停用某一种免疫抑制剂则可能是安全的。肾移植患者的病死率在很大程度上取决于何时减少或停用免疫抑制剂而放弃移植肾。对于耐药的机会性感染及发生恶变的患者,可能需要停用免疫抑制剂。经过 2~3 次正确的抗排斥治疗,移植肾功能仍然恶化的患者,应放弃该移植物,而进行透析或重新移植。

(五)肾移植并发症

1.超急性排斥

超急性排斥是体内循环抗体导致的移植肾直接损害。典型的临床表现为当移植术结束开放血管钳后,肾脏立即出现血流灌注不全,肾脏变硬,继而肾表面颜色变紫,很快肾脏变软,失去弹性。如疑有超急排斥,应立即在术中做活检,冷冻切片,病理表现可见肾小球及肾小管周围毛细血管内有大量多形核白细胞,严重者小球内毛细血管完全被血小板血栓所堵塞。诊断成立后应将移植肾切除。少数情况肾灌注正常,术后 48 小时之内出现排斥。此时患者出现一系列全身症状、寒战、高热、血小板下降,病理表现为肾小球毛细血管有血小板血栓形成,肾内血管栓塞,肾缺血,无尿。此时应用各种抗排斥药物都无效,肾切除是唯一的办法。

2.急性排斥

术后 3 个月之内大多数患者至少经历过一次以上的急性排斥。多数患者应用抗排斥的免疫治疗效果良好,肾功能多能恢复。如排斥发生严重,治疗不当,可产生不可逆性损害。当肾脏受到一次较重的排斥损害后,如再次发生排斥,可进一步加重肾功能的损害。有些学者认为较重的急性排斥在术后 1 周出现,称为"加速排斥"。表现为在多尿的基础上突然少尿或无尿,同时可出现各种各样的临床症状,如发热、肾区压痛,经加强免疫治疗,临床症状虽有改善,但肾功能(移植肾)很难恢复。针穿刺活检,组织间隙见有明显出血。肾切除与否需依据临床检查来判断。暴发性排斥常造成肾功能直线下降,患者常在几周内间歇性多次急性排斥发作。治疗可用甲泼尼龙 0.5~1.0 g/d,静脉给药,3~5 天为 1 个疗程。由于加大了激素的用量,可出现一系列的并发症,尤其可导致感染加重,应采取预防措施。

3.慢性排斥

慢性排斥发生在术后几周或几个月,肾功能逐渐损害,活检表现为肾缺血,肾动脉变窄,组织间隙纤维化。慢性排斥无论怎样调整免疫抑制治疗都无效,表现为高血压、蛋白尿、四肢水肿,常迫使医师采取移植肾切除,回到透析治疗。对无症状的患者,可依肌酐测定曲线变化来判断肾功能是否仍存在,以决定是否切肾或透析。如证实肾功能丧失,则应考虑移植肾切除,或重新回到血透治疗。

4.急性肾小管坏死

肾小管的细胞对缺血十分敏感,肾衰竭常发生在低血容量性休克之后。供肾者在取肾前经历一个较长的低血压过程,供肾已经有缺血性改变。超过 20 分钟的温缺血,急性肾小管坏死几乎不可避免,常引起术后尿闭,随肾小管上皮的再生尿量逐渐增加。肾小管坏死很少造成完全性尿闭,如无尿则应想到血管或输尿管的问题。有时肾小管功能恢复后出现多尿期,尿液稀释,导致水、电解质紊乱。在透析方便的单位可提供透析,在透析过程中或结束后,尿量下降。但对肾小管功能是否恢复及新的排斥是否出现都不能单纯依靠尿量来判断,进一步的确定要靠肾穿刺活检。

5.外科并发症

肾移植手术尚有肾静脉栓塞、肾动脉血栓形成、肾动脉狭窄、尿路感染、尿瘘、输尿管狭窄、移植肾周围积液等手术相关并发症。

6.感染

感染是肾移植的重要并发症及死亡原因。免疫抑制药的应用降低了患者对感染的反应能力是造成患者感染的主要因素。机会性感染也较常见，如感染后由于应用广谱抗生素导致菌群失调，发生假膜性肠炎。

7.消化系统并发症

包括十二指肠溃疡、憩室病、胰腺炎等，一般认为与免疫抑制药物治疗有关。

8.恶性病变

免疫抑制药物的应用使机体对肿瘤的免疫防御受到影响，各种肿瘤都可发生，但皮肤癌、淋巴样肿瘤最为常见，约占所有肿瘤的1/3。治疗要根据患者情况考虑，如病变局限，可继续应用免疫抑制药物，如已有转移则应考虑停止免疫抑制治疗。

9.其他

患者还可有高血压、缺血性心脏病、周围血管疾病、甲状旁腺功能亢进等慢性肾脏病的常见并发症。

（罗照忠）

第二节　体外冲击波碎石术

体外冲击波碎石术（ESWL）由于其疗效显著、损伤较轻，目前已基本上取代了传统的开放式尿路取石手术，成为上尿路结石外科治疗的首选疗法。

一、适应证与禁忌证

体外冲击波碎石术应用多年来，随着临床经验的不断积累和碎石机设备的不断更新，现已成为治疗尿路结石的主要手段。从理论上说，ESWL适用于治疗所有尿路结石患者，但为了取得最佳治疗效果和尽可能减少不良反应，临床上必须对结石患者加以选择。

（一）适应证

在ESWL问世之初，其治疗对象受到严格限制，仅限于直径<1 cm，不透X线的单发性肾盂或肾盏结石，而且患者必须身体状况良好。随着临床经验的不断积累和碎石机设备的不断更新，ESWL适应证也在不断扩大。现在，除特殊情况外，ESWL基本上不受患者年龄、性别、结石部位及其X线影像特征等因素的影响，而且由于其非侵入性的特点，对患者身体状况的要求也远不如经皮肾镜取石术（PCNL）或开放手术那样严格。迄今，90%以上的尿路结石都可用ESWL治疗。

1.肾结石

直径≤2 cm的肾盂或肾盏单发结石或总体积与之相当的多发结石是ESWL的最佳适应证，多数情况下单次治疗即可将之完全粉碎。直径2～4 cm的结石一般仍可以ESWL为首选治疗方法，但术前常需放置输尿管导管或支架，且往往需要多次碎石。对于难碎结石（胱氨酸结石等）或直径在4 cm以上的巨大结石，应根据实际情况选择PCNL或PCNL＋ESWL联合治疗。PCNL或开放取石术后的残余结石、畸形肾结石、移植肾结石亦适应于ESWL治疗。

2.输尿管结石

输尿管各段结石均可用 ESWL 治疗。长径<1.5 cm 的输尿管结石是 ESWL 的最佳适应证,但那些停留时间过长或结构致密的结石碎石效果较差。体积巨大的输尿管结石需多次碎石或加用腔内操作等其他辅助措施方能成功。就结石部位而言,上、中段输尿管结石以原位 ESWL 治疗为首选,下段输尿管结石因经输尿管镜治疗效果更佳,是否首选 ESWL 尚有争议。

3.膀胱结石

膀胱结石主要采用开放手术或经尿道体内碎石术治疗。一些不能耐受开放手术或经尿道器械操作的患者可施行 ESWL,但一般只限于体积较小、数量较少的膀胱结石。

4.尿道结石

尿道结石可直接取出或推回膀胱再作处理。已有人试用 ESWL 治疗尿道结石,但国内外对此尚有不同意见。

(二)禁忌证

早期 ESWL 的禁忌证相当广泛,包括妊娠妇女、心脏起搏器携带者、小儿、过度肥胖等。这一方面是由于当时设备和技术条件的限制,另一原因是缺少临床经验。近年来,伴随着 ESWL 适应证的不断扩大,其禁忌证则不断缩小。临床上,很多有所谓禁忌证的结石患者能安全地接受体外冲击波碎石治疗。目前认为,妊娠是唯一的 ESWL 绝对禁忌证,而其他如结石远端尿路梗阻、尿路感染、心血管疾病等均属于相对禁忌证,在一定条件下或经过适当处理后可以施行碎石治疗。

1.妊娠

自碎石机应用于临床以来,妊娠一直是 ESWL 的绝对禁忌证,无论妊娠早期还是晚期。虽然动物研究表明冲击波对兔卵巢未产生明显病理改变,近年来也有报道,处于妊娠早期的孕妇在无意中接受 ESWL 治疗后未出现明显异常,新生儿也一切正常,但由于缺少长期资料和足够病例,上述观察不能作为普遍结论,可以说,冲击波及 X 线对胚胎和胎儿的影响仍有待进一步研究。鉴于 ESWL 用于孕妇风险巨大,如可能导致胎儿流产或畸形,建议这类结石患者改用其他治疗方法,或待分娩后再行 ESWL 治疗。处于育龄期的女性输尿管下端结石患者也不宜使用 ESWL,因此时冲击波焦点距离子宫和卵巢太近,冲击波对其功能可能有不同程度的影响。

2.凝血机制异常

冲击波最常见的组织生物学效应是出血,因此,若患者已有出血性疾病,则可能导致靶器官大出血或出血不止,故凝血机制异常者不宜行 ESWL。但这类患者在凝血机制异常得到纠正后仍可行冲击波碎石治疗。对疑有凝血机制异常的患者,碎石前必须做相应的血液学检查,如测定血小板、凝血因子。

3.严重心血管疾病

心肺功能不全、严重心律失常者因冲击波有加重病情的危险,暂不宜施用此项治疗,需待心肺功能不全、心律失常纠正后方可行 ESWL。心脏起搏器携带者现在也并非禁忌。ESWL 有升高血压的可能,而且高血压患者碎石时更易并发出血,故伴有高血压的尿路结石患者应慎用 ESWL,但这类患者在病情稳定、血压控制良好的情况下也可以行冲击波碎石治疗。动脉瘤患者亦可碎石,但瘤体与结石之间的距离必须超过 5 cm,肾动脉瘤和腹主动脉瘤的直径应分别低于 2 cm 和 5 cm,而且患者无相关症状。

4.结石远端尿路器质性梗阻

各种原因如先天性畸形、息肉、肿瘤导致尿路梗阻者,结石破碎后难以排出,且碎片堆积将加重梗阻,故这类患者暂不宜行 ESWL,必须先解除梗阻才能行碎石治疗。

5.肾功能不全

大量临床研究表明,ESWL 可引起短暂的肾功能减退,是否还有长期影响尚无定论。所以,ESWL 治疗前必须全面了解患者肾脏功能情况,并区别导致肾功能不全的原因:①如果肾功能不全是由于结石梗阻所致,则要积极碎石,以解除梗阻,尽快恢复肾功能;②若为少尿性、非梗阻性肾功能不全,则必须在纠正肾功能后方可行碎石治疗;③对于孤立肾结石,应充分考虑到 ESWL 有加重肾脏损伤、引发肾功能不全的可能,应特别小心,碎石前尽可能放置输尿管支架。

6.尿路感染

急性尿路感染期禁行 ESWL,因易发生炎症扩散,导致尿源性败血症。患者需经治疗,在症状消退、尿白细胞和细菌培养转阴后方可碎石。慢性炎症一般短期内难于消除,若系感染石则在结石去除前更不可能治愈,此时可不必强求彻底控制感染,治疗前做尿培养加药敏试验,选用有效抗生素治疗 3～4 天后即可碎石。碎石后加强观察,并继续使用抗生素一段时间。

7.复杂结石

结石的位置、大小、成分、结构、形态,在尿路存留时间长短及是否伴有积水等因素均影响碎石效果。理论上,泌尿系统任何结石都可用 ESWL 治疗,但有些情况体外碎石治疗可能不是最佳选择。如肾结石体积巨大,尽管反复多次 ESWL 也可将之破碎,但可能造成严重的肾功能损害或输尿管梗阻,而 PCNL 或开放手术则相对安全;巨大或多发性膀胱结石用 ESWL 治疗既耗时、费用又高,远不如膀胱切开取石术经济、快捷。因此,不同类型的结石应作全面分析,治疗前制订相应计划。在选用 ESWL 时,应权衡利弊,尽量减轻患者的痛苦和负担,那种盲目扩大 ESWL 指征的做法是不足取的。同样,经多次 ESWL 治疗效果欠佳者也应及时改用其他治疗方法。

8.活动性结核

伴有泌尿系统活动性结核者不宜行 ESWL 治疗,因冲击波导致的组织损伤将促使结核杆菌向血液扩散,形成全身粟粒性结核。其余部位如肺活动性结核则要视具体情况而定。如肾结石体积较大,需反复多次治疗,则暂时不宜施行 ESWL;若结石较小,或位于输尿管或膀胱,则可碎石,但最好在结核控制后再行碎石治疗。

二、肾结石的 ESWL 治疗

(一)易治型肾结石

1.肾盂结石

直径≤2 cm 的肾盂结石最适合 ESWL,绝大多数一次治疗即可完全粉碎,并彻底排尽。术后并发症很少。碎石成功率达 99%。从结石成分看,磷酸铵镁结石一般冲击 800 次左右即可粉碎,草酸钙结石 1 000～2 000 次,胱氨酸结石则需 2 000～2 500 次。治疗过程中应注意观察结石粉碎情况,不要遗漏较大碎石颗粒,务使结石全部粉碎,方能顺利排出。

2.肾盏结石

低于 2 cm 的肾盏结石碎石成功率同肾盂结石一样,达 95%,但部分肾盏存在出口狭窄,降低了它的排石率。下盏结石因其位置低于盏口,碎石排出更为困难。据统计,肾脏上、中盏结石

ESWL 后无石率为 $68\%\sim94\%$，而下盏结石仅为 $41\%\sim79\%$。体位引流法对下盏结石患者有一定作用，即碎石后患者采取头低脚高位（身体与水平线成 $45°\sim60°$ 夹角）并轻轻叩击脊柱来促进碎石排出。对肾盏出口梗阻而又无临床症状的肾盏结石，可暂不予处理。伴有肾盏中到重度积水的肾盏结石宜首选 PCNL，在处理结石的同时解除梗阻因素。

（二）难治型肾结石

1.大结石

直径＞2 cm 的肾结石应慎重对待，必要时术前应制订分期碎石或联合治疗方案。对于 $2\sim4$ cm 且伴有肾盂、肾盏积水的较大结石，将之击碎尚相对较易，但若是 4 cm 以上的巨大结石，则相当困难。此时可采取 ESWL 与 PCNL 联合治疗，治疗效果和安全性均优于单一 ESWL。采用冲击波碎石时，治疗前最好先放置输尿管支架或导管，防止碎石屑堵塞输尿管。碎石时，从有积水部位开始冲击，碎石纷纷坠入积水肾盏，待一处粉碎后再冲击另一处，直至全部粉碎。治疗大结石切勿贪求毕其役于一功，应安排分次治疗，以策安全。每次治疗冲击波剂量不宜过大，达到冲击量上限即可，关键在于要彻底粉碎，不要遗留较大碎石粒。碎石后嘱患者取患侧卧位平躺 $24\sim48$ 小时，以减缓碎石屑排出速度，防止石街形成。另外，巨大肾结石多伴有潜在性尿路感染，故即使治疗前尿液检查正常也应给予抗生素治疗，原则上使用抗生素 12 天后再碎石，碎石后再常规使用 $3\sim4$ 天。一旦输尿管石街形成，应及时采取有效措施，保证患肾引流通畅。

2.鹿角形肾结石

鹿角形肾结石又称铸状结石，指肾盂结石分支伸入部分（部分鹿角形肾结石）或全部肾盏（全鹿角形肾结石）内，形似鹿角。临床上又将肾盂肾盏不扩张变形、结石形状与肾盂肾盏内腔隙相似而体积较小的鹿角石称之为瘦小型鹿角石；将结石形态粗大并伴有肾盂肾盏扩张、积水明显者称之为巨大型鹿角石，后者常合并尿路感染。两种结石治疗措施各有特点。鹿角石除少数由尿酸、胱氨酸等成分组成外，大多以磷酸镁铵（感染石）为主。患者病史迁延，临床症状较轻或不明显。长期以来，鹿角石的治疗是泌尿外科的一个重要课题，国内外学者对此进行了广泛、深入的研究。综合起来，鹿角石有 4 种积极治疗方法：①单一 ESWL 治疗；②单一 PCNL 治疗；③PCNL 与 ESWL 联合治疗；④开放手术。由于鹿角石大多以感染结石成分为主，故无论采取何种治疗方法，无论尿液检查正常与否，治疗前后都应使用抗生素。

鹿角形肾结石 ESWL 及联合治疗：内容如下。

（1）单一 ESWL 治疗：此法一般适用于肾内型肾盂且体积较小的鹿角石，但具体多大体积并无统一标准，且临床上要准确测量结石体积比较困难。文献报道以 X 线平片上结石面积 500 mm^2 作为标准，相当于结石最大直径 2.5 cm 左右。低于此标准的鹿角石采用单一 ESWL 治疗，高于此标准的鹿角石接受 PCNL 或联合治疗。患者于 ESWL 治疗前一天或当日最好放置双"J"输尿管导管或串珠样支架（Dormia 支架），以减少碎石后输尿管内碎石屑堆积的发生率。由于大多数鹿角石并非 $1\sim2$ 次治疗便可治愈，故应根据结石成分、体积、集尿系统有无扩张及扩张程度等进行系列治疗。对以感染石为主的鹿角石，由于结石易于击碎，可先冲击肾盂输尿管交界处，打通结石的排出通道，再依次冲击下盏、中盏、上盏部位。不能从上盏开始冲击，因为上盏碎石屑落入下盏后将掩盖下盏结石，给后者的定位和治疗带来困难。结石体积较小者争取一次碎石成功，体积巨大者按上述顺序分次治疗。结构致密、粉碎较为困难的结石则要视肾盂、肾盏有无扩张、积水。若肾集尿系统明显扩张，碎石时仍可按上述顺序进行；若肾盂无积水，肾盂壁紧贴结石，则肾盂输尿管交界处结石因周围无间隙将很难粉碎，此时可从靠近肾下盏或有积水之肾盏处开始冲击，再沿着冲击形成的腔隙治疗其余部位结石。治疗时应力争彻底粉碎结石，使结石碎片<3 mm，不要遗留 3～10 mm 的较大碎片，以免造成输尿管堵塞。无论何种成分结石，原则上每次治疗的冲击数不应超过 2 000 次。预计一期难以全部粉碎者，应分期治疗。两次治疗间隔应大于 2 周，其间输尿管导管或支架亦应保留在位。

（2）联合治疗：ESWL 与 PCNL 联合治疗适合于体积巨大的鹿角结石。一般说来，ESWL 的优点是非侵入性，能击碎肾脏内任何部位的结石；缺点是碎石速度较慢，多次治疗造成的组织损伤大，若碎石屑堵塞输尿管引起肾积水、肾感染，肾损伤将进一步加重，而且 ESWL 碎石效果和结石成分有关。PCNL 的长处是取石迅速且不受结石成分的影响，可配合气压弹道、液电、超声等多种体内碎石方法；短处是对无积水的鹿角石比较困难，因结石与肾盂、肾盏壁之间间隙小，肾镜难以放置。PCNL 对散在和难以到达部位的结石亦无能为力。联合治疗就是综合上述两种方法的优点，克服其缺点，达到缩短疗程、提高疗效和减少并发症的目的。联合疗法有多种，包括 ESWL＋PCNL＋ESWL、PCNL＋ESWL、PCNL＋ESWL＋PCNL 等，近年来颇为流行的所谓"三明治"取石法，即为 PCNL＋ESWL＋PCNL。该法的操作过程：首先经肾下极后盏建立经皮穿刺通道，完成经皮肾造口术，24～48 小时后行超声、液电或气压弹道碎石术去除下盏部分结石，留置肾造瘘管。2～4 天后行 ESWL 治疗肾盏和肾盂残留结石，然后进行第二次 PCNL。第二次 PCNL 的主要目的是尽快取出碎石，最大限度缩短排石时间，从而减少肾造瘘管保留时间，降低治疗后感染和结石复发的概率。根据结石成分，联合治疗还可以加上药物灌注溶石法，彻底清除残余结石。鹿角石联合治疗的术后无石率达 90％，远高于单一 ESWL。但是，联合治疗存在一个问题，即如果结石填满肾内腔隙，PCNL 在操作时可能会出现导丝放入困难，这在肾脏无积水或有解剖异常时尤为突出。解决办法有两个：一是导丝接触到结石后立即进行扩张，逐渐加粗，直至可以放入肾镜；二是改用硬导丝，直接顶在结石上进行扩张放镜。如遇出血较多时，不必勉强一期取石，可先置管 1～2 天再行二期取石，仍沿原通道进行扩张、放镜及取石。虽然联合治疗有诸多优点，但 PCNL 可能出现出血、感染、动静脉瘘等并发症，加上对设备和医师技术要求较高，故目前在国内尚未普及。

3.多发性结石

多发性结石是指泌尿系统存在 2 个或 2 个以上结石。本处只讨论上尿路多发性结石。它有以下几种情况：①一侧肾内有 2 个或 2 个以上结石；②一侧输尿管内有 2 或 2 个以上结石；③同侧肾和输尿管内各有 1 个或多个结石；④双侧肾脏或双侧输尿管，或一侧肾脏与对侧输尿管内各有 1 个或多个结石；⑤双侧肾和输尿管内都有 1 个或多个结石。

ESWL 治疗多发性结石时碎石顺序非常重要。顺序正确，则碎石顺利，肾功能恢复迅速且并发症少；反之，则可能导致碎石困难、排石不尽，并发症的发生率也会增加。现分述如下。

（1）一侧肾内多发性结石，应先碎小结石，后碎大结石，因为大结石粉碎后的颗粒可以掩盖小结石而使后者定位发生困难。从解剖位置上讲，应先碎靠近肾盂出口处结石，后碎远离出口处的结石，以利于尿液引流与结石排出。出于同样考虑，肾盏内结石应先碎下盏结石，而后中盏，最后是上盏结石。

（2）同侧输尿管内多发结石者，一般先冲击近端结石，因为输尿管近端多有扩张积水，结石较容易粉碎。

（3）同侧肾和输尿管多发性结石，原则上先碎输尿管结石，后碎肾结石，以迅速解除梗阻和保护肾功能，但若肾结石较小而输尿管结石较大，也可先碎容易击碎的肾结石，而且如果先碎输尿管结石,碎石粒部分回流肾脏,易和肾结石混淆,给肾结石定位带来困难。也有人将输尿管结石推回肾盏,同肾结石一起粉碎,但不是每个输尿管结石都能成功推回肾脏。

(4)双侧多发性结石治疗比较复杂,要根据肾积水程度、分肾功能、梗阻情况和结石大小、易碎性等因素决定治疗先后顺序。原则上先治疗肾功能较好的一侧,但如果肾功能减退是由结石梗阻引起,则应首先治疗梗阻严重即积水严重的一侧,这样不但可以解除梗阻、保护肾功能,还能避免治疗对侧结石时碎石屑堵塞输尿管造成患者急性无尿。若为一侧症状明显、另一侧症状不明显,应先治疗症状明显的一侧。如果结石成分不同,应先治疗易碎结石如磷酸铵镁结石,后治疗难碎结石如一水草酸钙结石。双侧多发性结石原则上应分次治疗,也有人主张结石较小、估计难度不大者可双侧同时治疗,但这种情况要加强术后随访,严密观察患者排尿和排石情况,一旦出现输尿管阻塞或无尿症状,应立即收住院治疗。

当同侧肾脏内有多个大小、形状相似而又互相靠近的结石时,采用传统 X 线定位系统可能比较困难。因为 X 线是从患者侧面斜形穿过,显示出来的结石图像和 X 线片有所差异,这样,两个角度的 X 线透视就可能把不同的结石误认为同一块,从而影响碎石效果。解决的办法是让患者适当旋转体位,使一侧 X 线显示的两块结石影尽可能重叠,另一侧 X 线的结石影保持分开,治疗时先对准其中任一块冲击,待其粉碎后再冲击第二块。当然,若两块结石都是小结石,都处于焦点范围之内,则无须将它们分开也可以粉碎。C 臂 X 线定位系统则不同。该系统能在不同角度之间连续观察,因而不存在上述问题。

多发性结石大多需多次碎石,少数尚需配合 PCNL 或其他治疗方法,疗程长,费用高,应向患者讲明冲击波治疗的方案和难度,帮助其克服急躁心理,使其积极配合医师治疗。此外,由于多发性结石常和机体代谢异常有关,故在治疗前和治疗期间应进行详细、全面的相关检查,查明结石产生的病因和诱因,如是否有甲状旁腺功能亢进等,然后给予有针对性的治疗,做到标本兼治,这样才能避免治疗后结石复发。

4.感染石

感染石是指尿路反复细菌感染引起的结石,其主要成分为磷酸镁铵和碳酸磷灰石。这类结石的 X 线特征是半透光性鹿角形肾结石,术前根据病史和 X 线片表现可基本诊断。此类结石具有结构疏松、质地较脆的特点,很容易被击碎,是冲击波碎石效果最好的结石。治疗中应注意以下问题。

(1)控制尿路感染:由于感染石往往含有大量细菌,如变形杆菌、葡萄球菌、铜绿假单胞菌、大肠埃希菌、链球菌等,结石粉碎后感染核心的细菌释放可通过受损尿路黏膜进入肾组织和血液,导致严重的肾盂肾炎或全身感染,因此治疗前彻底控制感染至关重要。结石患者在治疗前应常规作尿镜检和尿培养+药敏,阳性者禁行 ESWL,须经消炎治疗转阴后方可碎石。患者即使无尿路感染症状,尿白细胞和细菌均为阴性,碎石前也应使用广谱抗生素 1~2 天。为预防感染和降低结石复发率,碎石后应长期使用抗生素,并复查尿白细胞和尿培养,直至其全部转阴。

(2)定位问题:X 线和 B 超均可显示感染石,但感染石多系 X 线半透性,X 线透视影像较淡,这将导致多发性结石或结石崩解成数块后发生定位困难。超声波能使感染石反射出很强的光团和声影,极易辨认和跟踪,因此治疗感染石时,建议尽可能使用 B 超定位。

(3)冲击方法:如前所述,感染石通常很容易被击碎,但该类结石体积通常较大,治疗不当容易产生石街,而且残留结石易并发感染和再生长。为此,碎石时应遵循自下而上、从后向前的原则,即先冲击结石的下方和后方,后冲击结石的上方和前方,循序渐进,保证碎石屑及时、全部地排出。治疗巨大肾感染石时,不必强求一次完成,应分次治疗。若条件允许,可在术前放置输尿管双"J"管或 Dormia 支架,能有效防止石街形成。

5.胱氨酸结石

胱氨酸结石比较少见,约占全部尿结石的 1%,多见于儿童,有遗传性和家族性。胱氨酸在正常人尿中溶解度很低,一旦分泌过量造成过饱和时,就会析出结晶,形成结石。胱氨酸的溶解度取决于溶液的 pH。pH 越高,其溶解度也越高,故临床上可用碱性药物溶解胱氨酸结石。但是,单靠全身使用碱性药物溶解胱氨酸结石较为缓慢,尤其结石体积较大者服药时间长达数月,患者常难以接受。使用经皮肾穿刺插管灌注药物可使溶石时间明显缩短,但也需 2～3 周,而且插管过久易并发感染,也给患者生活带来不便。胱氨酸结石属韧性结石,抗裂性强,是所有尿路结石中最难破碎的一种。尽管如此,如果能准确定位并选择合适的工作电压及冲击剂量,配合 PCNL 和药物溶石,ESWL 治疗胱氨酸结石仍可取得较好的疗效。治疗时需注意以下几点。

(1)明确诊断:鉴于胱氨酸结石的特殊性,治疗前明确诊断非常重要。诊断依据:①发病年龄小;②有家族性;③结石多为双侧,或较大,或多发;④有多次手术史及复发史;⑤X 线片上表现为中度不透光结石影,若合并其他成分,影像密度可有不同改变;⑥尿胱氨酸含量明显增高;⑦结石成分分析为胱氨酸。

(2)冲击方法:碎石时,应尽量将焦点对准结石的后界面,充分发挥冲击波的张力效应,加速结石崩解。工作电压应较一般结石为高,但高能量引起的肾损伤也较重,所以应严格限制冲击次数,每次碎石最多不超过 2 000 次。胱氨酸结石大多需反复多次 ESWL 治疗才能彻底粉碎。

(3)联合治疗:单一 ESWL 对体积较小的结石尚能取得一定的成功率,对于直径在 1.5 cm 以上的结石则很难将之粉碎,即使结石崩解,碎块也较大,因而常需配合 PCNL 或溶石治疗。PCNL 适合肾脏有积水或结石比较集中者,对散在、细小的结石则很困难。溶石治疗适用于各类结石,通过口服碱性合剂,或通过输尿管导管或肾造瘘管将药物直接灌入肾盂、肾盏,以溶解结石。常用药物有三羟甲基氨基甲烷(THAM-E)和乙酰半胱氨酸。一般先 ESWL 后溶石,因结石崩解后与药物接触面积增大,溶石效果增加;而且击碎结石表面的其他成分后,处于核心的胱氨酸暴露出来,有利于提高溶石效率。也可先行溶石治疗,待结石缩小后再行 ESWL,这样可以减少冲击波能量,提高碎石效率。

6.畸形肾结石

畸形肾是泌尿系统常见的先天性发育异常。由于大多伴有尿流不畅,畸形肾结石的发病率高于正常肾脏,治疗也较正常肾结石困难。现就几种常见的畸形肾结石的 ESWL 治疗要点作一介绍。

(1)蹄铁形肾结石:蹄铁形肾是最常见的融合肾。其解剖特点是:①双肾下极在脊柱大血管前互相融合,肾轴呈"倒八字"形;②输尿管在肾脏前面下行,并和肾盂高位连接;③肾盂旋转不良;④常合并肾盂输尿管连接处梗阻、膀胱输尿管反流等其他畸形。据统计,蹄铁形肾的结石发生率高 21%,其中大多数需要治疗。ESWL 是治疗蹄铁形肾结石的首选方法,但上述解剖上的异常不仅影响结石的定位,也增加了碎石的难度,所以碎石效果差于普通肾结石。

治疗前应对泌尿系统作彻底检查,排除尿路梗阻,控制尿路感染。治疗时大多数患者可采取仰卧位。少数病例因结石位于肾下极或输尿管上段,位置距腰背部皮肤过远,仰卧位定位困难,可以改为俯卧位治疗。由于存在尿路畸形,碎石屑排出比较困难,故应尽可能彻底粉碎结石,不要遗留较大颗粒,以免造成输尿管堵塞。因输尿管是在肾脏前方下行,碎石后采取俯卧位将有助于结石排出。若是肾下盏结石,除俯卧位外,还应加上头低脚高位,并轻叩脊柱,促使碎石屑排出。对于 ESWL 效果不好、碎石难以彻底清除者,配合 PCNL 可明显提高疗效。

(2)孤立肾结石:孤立肾是维持这类患者生命的唯一肾脏,一旦出现输尿管梗阻,将出现尿闭、急性肾衰竭而危及生命,因此,一旦发现肾结石后应及时治疗,去除结石。孤立肾结石的 ESWL 治疗方法同双肾发育正常的肾结石类似,文献报道两者的治疗成功率相近,并发症发生率亦无显著区别。

为保证术后输尿管通畅,除小结石(≤1 cm)外,体积较大的结石治疗前应常规插放输尿管导管或支架。虽然放置导管并不能完全预防石街发生,但可以引流尿液,防止发生输尿管梗阻及出现无尿现象。治疗中要严密监测结石粉碎情况,及时调整焦点,将结石充分粉碎,切勿留下3～10 mm 大的碎石块。小结石争取一次彻底粉碎,大结石应安排分次 ESWL 或联合治疗。单次碎石治疗的碎石量不能过大,避免碎石屑大量涌入输尿管造成阻塞。碎石后患者不宜过早作剧烈活动,防止碎石大量下移堵塞输尿管。密切观察排石情况,一旦出现输尿管梗阻症状,应立即采取措施,或冲击波碎石或经输尿管镜治疗,以尽快解除梗阻。如果这些措施失败,应当机立断施行经皮肾穿刺引流尿液。为保护肾功能,减少冲击波对肾脏的损伤,治疗时应遵循"宁少勿多"的原则,采取"低能量、低剂量、多次治疗"的方针。总之,对孤立肾结石进行碎石治疗时应加倍小心,防止出现并发症。

因各种疾病使一侧肾失去功能或切除一侧肾的独肾,其结石的处理与孤立肾相同。

(3)异位肾结石:肾脏不在正常位置称之为异位肾,有先天性和获得性之分。前者是肾胚胎发育期反常血管阻碍肾脏上升到正常位置所致,以盆腔肾最为常见;后者则主要是支持肾脏的肾周脂肪减少、肾囊与腹膜间结缔组织松弛等因素所致,为肾下垂。自体和异体移植肾大多放在髂窝,和盆腔肾相似。

先天性异位肾常伴有旋转不良,获得性异位肾多存在输尿管扭曲,两者都有尿液引流不畅的现象,易继发尿路感染和结石。因此,异位肾结石和蹄铁形肾结石一样,治疗前须控制感染。治疗后也应继续使用抗生素。

治疗体位随肾脏位置而定。盆腔肾和移植肾结石一般采用俯卧位治疗,也可以采用坐位。冲击方法与正常肾结石并无不同,只是要求粉碎更彻底、碎石颗粒更细小,以利结石排出。冲击波次数以结石已粉碎为度,单期治疗一般不超过 2 000 次。对于移植肾结石应适当降低工作电压,采取低能量冲击波碎石,冲击次数<1 500 次。

(4)海绵肾结石:海绵肾是一种先天性肾髓质囊性病变,临床上并不常见。病理特点是肾乳头梗阻导致远端集合管扩张,形成小囊和囊样空腔。囊腔与近端正常之集合管相通,尿液在此处积聚,导致感染和结石形成。此外,约 40% 的患者尚有尿液酸化功能障碍和高钙尿,这些可能也是结石形成的原因。结石成分以草酸钙和磷酸钙为主。X 线平片上结石位于肾小盏的锥体部,多发,粟粒样,呈特征性的簇状或放射状排列。海绵肾结石形成后,不断有少量结石排向肾集尿系统,临床上表现为反复发作的肾绞痛。

海绵肾结石一般不影响肾功能,其主要危险是结石排出后在肾集尿系统积聚,引起梗阻性肾病。ESWL 治疗海绵肾结石有一定效果,但并不理想,术后仅有极少数病例的结石可以完全排空。

(5)肾盏憩室内结石:肾盏憩室也是一种少见的先天性发育异常,多位于肾上极。憩室借一细小通道与肾盏相连,引流不畅,可并发感染和结石形成。肾盏憩室内结石 ESWL 治疗存在的问题仍然是碎石排出困难。据文献报道，一般肾盏憩室内结石 ESWL 治疗的术后无石率仅为20％左右,但如果选择那些造影显示憩室颈通畅的病例进行治疗,无石率可达 50％,而症状缓解率更高达 80％。由于结石位置通常较高,KUB 平片上常与肋骨重叠,故在定位时需注意观察。另外因结石接近肺底部,治疗时应注意防止损伤肺组织。工作电压及冲击次数不宜过高和过多,但结石粉碎程度应越高越好,这样碎石屑才能通过憩室颈部顺利排出。若肾盏或憩室积水明显,则 PCNL 治疗更为有效。

(6)多囊肾结石:成人型多囊肾约 20％合并肾结石。多囊肾结石的治疗同正常肾结石相似,但 PC-NL 比较困难,因为肾盏一般不扩张或扩张不明显,而且机械操作易导致囊肿感染。因此,ESWL 治疗多囊肾结石具有一定的优势。

多囊肾多有不同程度的功能减退。碎石治疗需在肾功能降低尚不严重的前提下施行。若肾功能减退明显或已失代偿,则应慎重。治疗时应遵循"低能量、低剂量"的原则,冲击次数严格控制在 1 500 次以下。若囊肿比较大,碎石前应予穿刺引流,以减轻对肾盏的压迫,从而促进碎石排出。

三、输尿管结石的 ESWL 治疗

解剖上按骨盆上、下缘将输尿管分为上、中、下三段。早期 ESWL 只用于治疗上段输尿管结石。随着治疗经验的积累和碎石机的改进,现在输尿管任何部位的结石都可用 ESWL 治疗。ESWL 和各种体内碎石术的发展已使得 95％以上的输尿管结石免于开放手术。和肾结石相比,输尿管结石 ESWL 治疗成功率相对较低,结石排净率为 53％～97％,再次治疗率为 10％～30％。这其中既有定位困难的因素,也有结石不易粉碎或不易排出的原因。下面着重就以下几个方面作一阐述。

(一)影响输尿管结石 ESWL 治疗效果的因素

1.结石大小和成分

一般说来,最大直径≤1.5 cm 的输尿管结石碎石效果较好,是 ESWL 的最佳适应证。结石过大或过多时不但碎石效果差,而且耗时长,费用高。同样,难碎结石(胱氨酸结石等)碎石效果也差。

2.结石停留时间

由于输尿管是一管道器官,腔隙小,若结石停留过久,结石的刺激将使周围管壁产生慢性炎症反应,出现炎性增生和肉芽肿,致使结石被组织包裹而难以粉碎,或粉碎后难以排出。因此,发病时间短、可活动的输尿管结石碎石效果较好,而那些病程长(76 周以上)、症状不明显的输尿管结石治疗效果相对较差。

3.输尿管积水程度

输尿管积水严重,意味着结石停留时间较长,碎石效果固然不佳,但如果输尿管毫无扩张积水,则小结石可能会有显示困难,大结石则可能因周围间隙小而难于粉碎。因此,适度的输尿管积水将有助于结石定位,也有益于结石粉碎和排出。为此,ESWL 治疗前可让患者适当憋尿,因为当膀胱处于充盈状态时,两侧输尿管中、下段有轻度的扩张。对于上段输尿管,还可以采用腹带加压的办法压迫输尿管,使其近端稍加扩张。

(二)输尿管插管问题

以前输尿管结石患者在碎石前常放置输尿管导管或支架,其目的有以下 3 种。①回推结石:

因为结石在肾盂内比较容易击碎。②协助定位:输尿管内小结石难以显示,特别是在与骨骼重叠处,此时可将导管或支架插入输尿管内,至受阻时其前端一般就是结石所在位置,对准此处冲击即可将结石击碎;对于可透X线或半透X线的"负"性结石而又必须用X线定位者,通过输尿管导管注入造影剂或气体,亦能完成结石的定位。③提高碎石效率:导管或支架如能越过结石,则可增加结石旁间隙,促进碎石和排石;若不能越过,则将导管留在结石下方,碎石过程中经导管注入液体,同样可以增加结石旁间隙。

然而,实践证明并不是每一个患者的结石都可推回肾盂,而且输尿管内操作增加了输尿管穿孔、尿外渗等并发症的出现机会,加上输尿管结石原位ESWL治疗的成功率也不低,两者之间并无显著区别,故现在国际上一致主张输尿管结石的ESWL仍以原位治疗为首选。一旦治疗失败,上段输尿管结石争取推回肾盂,中、下段输尿管结石则改用输尿管镜取石术、开放手术或腹腔镜治疗。至于输尿管插管提高碎石效率,实际应用证明作用也不大,反而因输尿管内操作给患者增加了额外的痛苦和负担。因此,目前多数学者认为,除"负"性结石和小结石定位需要外,输尿管结石患者在ESWL治疗前不常规放置输尿管导管或支架。

(三)治疗体位

早期治疗上段输尿管结石均采取仰卧位,后来发现效果不太理想,因为上段输尿管靠近脊柱,结石位于上、下两个横突之间或与其重叠,加上其后又有强大肌群,仰卧位时X线及冲击波均可被阻挡而衰减。现在一般采用仰卧位加上稍向患侧倾斜。这种体位一方面可减轻脊柱阻挡X线而有利于结石的观察与定位;另一方面可使冲击波避开椎体的阻挡而减少衰减,提高碎石效率。

中段输尿管位于髂骨前方,结石与骶髂关节重叠,X线及B超均难以观察,加上仰卧位时冲击波需经过髂骨才能到达结石,冲击波能量大量衰减而不能有效地击碎结石,故该段输尿管曾被称为ESWL的"无主地"。后来采用俯卧位治疗输尿管中、下段结石,取得了满意的效果。该方法的不足之处是冲击波须经过腹腔,由于须穿过含气肠管,冲击波发生反射和散射,结果不仅造成能量损失,而且容易导致肠道损伤。为此,有学者在该方法的基础上加以改进,即让患者采取侧俯卧位,患侧偏上,使冲击波经侧腹部入路到达结石。这种体位可使肠管挤向对侧,减少了肠道气体对冲击波的干扰。

下段输尿管结石亦采用俯卧位治疗。不能接受俯卧位者可改用坐位或半坐位,使冲击波由骨盆出口进入,同样可以击碎结石。

(四)结石定位

输尿管结石一般比较小,受骨骼和肠道影响较大,显示和定位普遍比较困难。这就要求患者在治疗前必须做好肠道准备,尽量减少肠内容物的影响。两种定位方法相比,X线显示结石相对清晰,应作为首选,对于小结石或"负"性结石可通过输尿管插管的方法来解决定位问题。B超对观察"负"性结石有优势,但受肠内容物的干扰更大。结石位于输尿管近端或末端尚可勉强看到,其余部位则相当困难,甚至无法找到结石。为解决这个问题,操作者除了应掌握结石的声像图外,还应熟悉输尿管附近器官如肾下极、髂血管、脊柱、膀胱等的超声表现及其与输尿管的解剖关系。当输尿管扩张明显时,从肾下极沿"水路"寻找结石,多无困难;若输尿管不扩张,则可以上述器官为标志,结合X线片表现搜索结石。

(五)治疗方法的选择

ESWL和经输尿管镜碎石是输尿管结石的两大治疗方法,两者各有优缺点,也有各自不同的适应证和禁忌证。如何选择最佳治疗方案是泌尿外科医师经常遇到的问题。就整体而言，ESWL 可作为输尿管结石的首选治疗方法，但不同结石、不同患者又有所区别。如前所述，结石大小、成分和停留时间等影响体外冲击波碎石效果；换而言之，那些体积过大（＞1.5 cm）、多发、难碎结石以及停留时间过长（＞2 个月）的结石，经输尿管镜治疗（顺行或逆行）可能效果更好，可作为一线治疗方法。

结石部位是决定治疗方法的另一重要因素。上段、中段输尿管结石因输尿管镜操作困难，ESWL 理所当然成为首选治疗方法。虽然可弯曲性输尿管镜的应用已使部分上、中段输尿管结石可用体内碎石术治疗，但由于技术和成本的限制，目前仍无法替代 ESWL。下段输尿管结石则不同，国内外对其治疗方法的选择至今尚有争议。一方认为 ESWL 具有非侵入性、患者痛苦小、可在门诊治疗等优点，应作为首选治疗方法，定位困难或治疗失败的患者再改为经输尿管镜治疗；另一方则强调对于下段输尿管结石，体内碎石术治疗成功率高于 ESWL，应将经输尿管镜治疗列为首选。

（六）注意事项

（1）对于女性患者，由于下段输尿管靠近卵巢，人们自然关心冲击波是否影响卵巢功能。针对这一问题，国外早在碎石机问世之初就已进行了大量的动物实验，结果发现冲击波除引起卵巢出血外，对子代的生长发育并未产生明显影响，但冲击波对人类卵巢功能的长期影响尚不确切。为安全起见，处于育龄期的未婚未育女性下段输尿管结石患者以不用 ESWL 治疗为好。

（2）ESWL 治疗输尿管下段结石是否会引起男子生育力下降是人们关心的另一问题。文献报道冲击波治疗后精液质量有所下降，但 3 个月后基本恢复正常。此结果表明 ESWL 后有一短暂的生育力下降过程。上述变化可能与输尿管下段靠近精囊、冲击波使精囊中精子受损有关。因此，对未育青年男子的输尿管下段结石应尽量选用其他治疗方法。

（3）输尿管是肌性管道，已知除运送尿液外无其他生理功能。因此，有人认为冲击波对输尿管影响不大，即使有损伤恢复也较快，于是为了提高碎石成功率而过多增加冲击剂量或治疗次数。事实上这种观点是不对的。研究表明，输尿管在受冲击后会出现尿外渗、肌细胞断裂、收缩力下降等一系列形态和功能改变。临床上也经常看到那些反复冲击无效改为开放手术的结石患者，其输尿管壁呈纤维化改变，周围粘连严重甚至瘢痕化。可想而知，这样的输尿管已无多少蠕动功能可言。因此，对输尿管结石进行 ESWL 治疗也要有一定的剂量和时间限制。同一部位每次治疗冲击数不宜超过 2 500 次，若需多次治疗，治疗间隔应超过 2 周。治疗 3～4 次仍未彻底粉碎者应及时改用输尿管镜或开放性手术治疗。

（4）多数输尿管结石在治疗过程中可见到结石影变长、变淡等变化，说明结石已粉碎，但也有少数病例当时并无明显变化，此时不要急于以为治疗失败而改用其他方法或再次冲击，因为有一部分输尿管结石虽已粉碎却仍在原位停留一段时间再散开、排出。可靠的做法是先观察 1～2 周再复查，若结石影出现改变说明结石已碎且能排出，可继续等待；若结石影同治疗前一样，说明治疗无效，应考虑再次冲击或改为经输尿管镜治疗。

四、膀胱和尿道结石的 ESWL 治疗

ESWL 并非膀胱和尿道结石的首选治疗方法，仅在少数情况下比较适合。

（一）膀胱结石

虽然 ESWL 具有非侵入性、无须麻醉等优点，但多数膀胱结石并不用其治疗。这是因为一

方面有更快捷、更有效的经尿道碎石方法，不像冲击波碎石常需多次治疗，耗时长，费用高；另一方面膀胱结石常伴有前列腺增生、尿道狭窄等疾病，而 ESWL 无法在碎石的同时处理这些疾病。因此，目前只在无体内碎石设备或不能接受经尿道治疗的情况下，膀胱结石才需冲击波碎石。

在决定施行 ESWL 前必须了解尿道是否畅通，若存在明显尿道狭窄，则不宜行 ESWL。结石过大（>4 cm）或过多（>6 个）亦不适合，因这种情况需反复多次治疗，效价比低于其他碎石方法。膀胱异物结石和憩室内结石需在治疗结石的同时去除结石形成的病因，ESWL 显然无法胜任。此外，膀胱结石通常需俯卧位治疗，有严重心肺疾病患者不宜采用 ESWL。

膀胱结石多伴有下尿路感染，ESWL 前需常规给予抗生素治疗 2～3 天，碎石后仍需继续使用一段时间，直至感染得到控制。碎石开始前让患者剃去阴毛，自行憋尿或插导尿管向膀胱注入200 mL 左右生理盐水，使膀胱处于半充盈状态。有人认为膀胱空虚时结石相对固定，易于定位和冲击，故应在排空膀胱后再碎石，但实际上结石在充满水的环境中更易粉碎，而且膀胱充盈后将肠管向上推，使冲击波不经肠管而直接进入膀胱，这样既减少了能量损耗，又能避免冲击波损伤肠管。当然，膀胱充盈不可过度，否则冲击时有破裂之虞。患者通常取俯卧位，此时结石因重力作用沉于膀胱前壁，定位当无困难。也有人采用坐位或半坐位，但效果不如俯卧位。X 线或B 超定位均可，若用 X 线定位，男性患者最好用铅橡皮保护两侧睾丸。另外，为避免可能造成的影响，应让阴茎特别是阴茎头避开冲击波经过路径。

膀胱是空腔器官，周围又无重要脏器，治疗时工作电压可适当调高，冲击次数也可适当增加，但仍以不超过 2 500 次为好。膀胱结石因周围间隙大，冲击时会产生跳动现象，导致移位，这就要求操作者经常打开显示屏，及时调整结石位置。

碎石后，建议患者在第 1～2 次排尿时取侧卧位。若碎石后立即站立排尿，可能使碎石屑堵住尿道内口，引起排尿困难和疼痛。万一出现这种情况，应嘱患者不要惊慌，让其重新卧倒后多能很快恢复正常。导尿管因容易被碎石屑堵塞一般不用。为防止碎石屑在排出过程中停留在尿道，应尽量将结石彻底粉碎。需多次治疗时，治疗间隔不应少于 1 周。

（二）尿道结石

近年来已有人试用体外冲击波治疗尿道结石，主要是男性后尿道结石，且积累了一定的经验。如同膀胱结石，尿道结石患者在治疗前也需剃去阴毛，适当憋尿以充盈膀胱。治疗时一般采取坐位，身体稍向后倾，与床面成 75°～80°角，两腿外展 10°～15°角，大腿用腹带固定，双侧睾丸用铅橡皮套包住，会阴部皮肤紧贴水囊。处于这种体位时，冲击波经骨盆出口处会阴软组织聚焦于结石。也有用头低脚高的俯卧位，使冲击波自耻骨弓下线的阴茎根部进入，但这种体位只能用X 线定位。文献报道后尿道结石的碎石成功率和术后无石率均在 95% 以上。尽管尿道结石定位容易，治疗后无石率高，但有学者认为 ESWL 并非治疗尿道结石的最佳选择。这是因为：①尿道结石既可以采用其他方法如气压弹道碎石术轻易去除，也可以将之推回膀胱再作处理，均甚为方便。②动物试验表明，睾丸受冲击波作用后产生出血等改变，生精功能也下降，虽然在治疗时可以采取一定的保护措施，但冲击波难免影响到尿道附近的睾丸，若使用 X 线定位，损伤睾丸的可能性更大，因此不宜用 ESWL 治疗青少年尿道结石患者。③无论是坐位还是俯卧位，对患者来说都不是一个舒适的体位，身体虚弱者难以坚持；况且对着会阴部这个人体敏感部位进行冲击，患者心理上也难以接受。

（徐红愉）

第三节　经皮肾镜取石术

经皮肾镜取石术(PCNL)是指通过经皮肾穿刺造瘘(PCN)所创设的通道,经由 X 线荧光透视监控或 B 超定位下,在肾镜直视下借助取石或碎石器械达到去除结石、解除梗阻的一种技术和治疗手段。经皮肾镜取石术成功率高,为大多数肾、输尿管结石治疗首选的方法。具有痛苦小、并发症少、适应证广等优点。

一、适应证和禁忌证

(一)适应证

随着医疗技术发展,各种碎石器械的问世,经皮肾镜取石术适应证不断扩大,凡不能自行排出的肾与输尿管上段的结石,几乎都可以采用经皮肾镜取石术。适应证有以下几种情况。

(1)最佳适应证是身体健康、较瘦患者,直径 1 cm 以下的小结石,位于轻度扩张的肾盂或扩张的肾盏中,整个肾脏位置较低,建立皮肾通道及肾镜操作不受限制。

(2)和体外冲击波碎石联合治疗较大肾结石和鹿角形结石,以及震波碎石后残留结石或未被粉碎结石。

(3)特殊情况肾脏结石,如儿童、蹄铁形肾、孤立肾行经皮肾镜取石等,应由有经验者操作。

(二)绝对手术禁忌证

(1)出血性素质。

(2)有严重缺血性心脏病,严重呼吸功能不全者。

(3)安装心脏起搏器而术中需用液电碎石者。

(4)肾脏及肾周急性感染或有肾结核。

(5)未纠正的糖尿病,高血压。

(6)极度肥胖,腰肾间距超过 20 cm,建设皮肾通道有困难者。

(7)左肾高位结石伴脾大,右肾高位结石伴肝大,影响建立皮肾通道及肾镜操作者。

(8)肾下垂或肾脏活动度大。

(9)合并有肾肿瘤。

(三)相对禁忌证

(1)对造影剂过敏者。

(2)小的肾内型肾盂或分支型肾盂,腔道较小,肾镜操作困难者。

(3)各种严重畸形致患者不能俯卧或侧卧者,如严重脊柱后凸畸形。

(4)高位肾,进入肾盂所需通道在第 12 肋以上者。

二、术前准备

术前准备需要了解患者全身情况,结石数目、大小、形态和位置,肾功能情况,尿路通畅情况,有无合并尿路感染。还要向患者及亲属说明该治疗有关问题。

(一)提供诊断和治疗准备

1.实验室检查

血和尿常规、血型、凝血四项、肝功能、肾功能、血钾、血钠、血钙、血氯、血磷、血糖、血尿酸、尿细菌培养及药敏等检查。

2.X 线检查

(1)胸部正侧位,了解心肺情况。

(2)腹部平片(KUB),平片可明确结石的大小、形态、数目、位置及和第12肋间的关系,有助于术前结石定位。

3.静脉肾盂造影(IVP)

了解双肾功能,收集系统的结构形态与结石的关系,了解肾盂排空情况,肾盂输尿管联合部和输尿管通畅情况,确定经皮肾脏穿刺最佳途径。

4.输尿管逆行插管及造影

为术前准备或手术时先开始的一个环节。如逆行注入造影剂,肾盂肾盏输尿管显影良好,不需 IVP 及顺行造影。术中逆行注液扩张收集系统,减少经皮肾脏取石肾盂穿孔机会,还可冲洗肾盂腔,改善视野清晰度。输尿管置管后阻塞肾盂输尿管联合部,可防止小结石落入输尿管内。采用带气囊输尿管导管,可扩张输尿管,并可将结石上推回肾盂内,同时也可用于输尿管结石套石治疗。此外,逆行插管后引入导丝,经肾脏逆行引出体表,安放 PCN 导管。输尿管逆行插管还可为引流作用。

5.CT 或 MRI 检查

静脉肾盂造影不显影,逆行插管无法进入肾盂而使肾盂显影,为明确肾脏积液情况,应做 CT 或 MRI 检查。目前广泛开展的 MRU、CTU 可以提供结石和肾脏关系的三维图像。

(二)术前应向患者及家属说明的有关问题

(1)经皮肾镜取石,有 5%～10% 的失败率,因而,仍可能需要开放手术。

(2)该手术有一定的并发症。常因术中和术后大出血、严重穿孔、周围脏器损伤而致 PCNL 施行失败,甚至行肾切除术。此外,尚应告知患者及家属结石残留率为 5%～10%。

(3)PCNL 并不减少住院日数(为 7～10 天)和花费,但可减轻痛苦(无腰部切口)和缩短术后恢复期。

(4)虽然手术可一期完成(造瘘、扩张和取石),但是有时需分为两期或三期完成或多次腔内取石。

(5)治疗操作为小切口、微创伤,在皮肤上将有一个长 2～3 cm 的小切口和直径 7～10 cm 进入肾脏的通道。

(6)术后需保留肾造瘘管,在 2～10 天内拔除。拔管后可能有 3～4 天尿外渗,如长时间不闭合,需经尿道输尿管置入"J"导管,以保证输尿管通畅,便于瘘道愈合。

三、经皮肾镜取石术的分类

经皮肾镜取石术有三种基本方式完成:即一期手术、直接二期手术、延迟二期手术。选择哪一种需要看结石大小、位置、收集系统结构、经皮肾造口难易程度、患者身体状况以及操作者的习惯、医院医疗设备配制、患者情况等因素决定。

（一）一期手术

一期手术是指肾造瘘、瘘道扩张和取石全部一期完成。一般住院 1～4 天,主要适用于直径较小的单个肾盂结石或后下盏结石,且肾盂有轻度扩张。一般应在放射血管造影或 C 臂 X 光机设备下进行,连续硬膜外麻醉或全麻。一期手术优点在于缩短住院日期,减少医疗费用。缺点是因新鲜创道易出血,视野能见度差,不利于器械的操作。

（二）直接二期手术

即一次住院,经新鲜创道取石,第一期放置造瘘管,当天晚些时候或第二天进行皮肾通道扩张和放置肾镜取石。一般住院 3～5 天,出血和血凝块较一期手术少,操作也较方便。

（三）延迟二期手术

一期在超声引导或 X 光监视下,应用局麻或连续硬膜外麻醉经皮肾穿刺,将皮肾通道扩张至 26～28F,放置 22～24F 的肾造瘘管,5～7 天后施行二期经皮肾镜取石术。优点是在二期经皮肾镜取石时,不需要重新扩张已成熟了的皮肾通道,此时尿液已转清,视野清晰,有利于取石器械操作。特别对较大结石进行腔内碎石,不会因视野不清而损伤肾组织。缺点是住院日期较长,患者在两次手术期间需要佩戴肾造瘘管和引流尿袋。

四、经皮穿刺点及皮肾通道的选择

（一）经皮肾镜取石术穿刺点及建立经皮肾通道的一般原则

（1）保持直的通道。

（2）选择到达结石的最短径路。

（3）必须通过肾实质、肾盏穿刺进入肾盂。不经过肾实质的穿刺,从肾盂的穿刺孔处容易有尿液漏出而在肾周形成尿性囊肿。从肾盏中央沿肾盏长轴方向进针,可避免损伤肾盏旁的动静脉,减少出血。

（4）尽可能地从肾脏后组中盏穿刺进入肾盂,不仅有利于输尿管镜向肾上、下盏及输尿管方向移动,更有利于处理多个肾盏和输尿管结石,以及其他原因引起的输尿管梗阻。

（5）对于多发性肾结石,尽可能选择可以同时处理多个肾盏和输尿管结石的共同通道,必要时可建立第二个通道。

（6）穿刺径路及建立通道时应避开胸膜、肺、结肠等邻近器官,以免引起器官损伤。为防止损伤胸膜,一般在第 12 肋下进行穿刺,如由于结石的需要,也可以在第 11 肋间穿刺,但须避开胸膜。在肋间穿刺时,应根据壁胸膜下界的体表投影的解剖特点,选择穿刺部位。胸膜下界是肋胸膜与膈胸膜的反折线,内侧端右侧起自第 6 胸肋关节,左侧起自第 6 肋软骨,在腋中线与第 10 肋相交,在肩胛线与第 11 肋相交,最后止于 T_{12} 棘突高度。

（二）穿刺点和径路选择及扩张通道建立的规律

1.穿刺点范围

上方一般在第 12 肋以下,下方在髂峰以上,两侧在腋后线与肩胛线之间。如结石位置较高或位于上盏,无法在第 12 肋下穿刺成功时,让麻醉师配合扩张肺,然后在超声引导下进行穿刺。如不行,可在腋后线与肩胛线间的第 11 肋间进行穿刺,但须避开胸膜。

2.穿刺径路的一般规律

穿刺径路可因不同的患者和结石的位置不同而不同。成功建立经皮肾通道最重要的是考虑解剖因素和术者希望完成的治疗目标,选择最好的入路到达集合系统。

（1）经皮肾穿刺应该总是通过外周肾盏，直接到达肾盏穹隆，使导丝易于到达肾盏，同时对扩张器及工作仪器可提供充分的固定作用。穿刺通过肾盏漏斗部，可导致经皮肾通道严重的出血。直达肾盂的通道可导致严重的肾出血危险。

（2）由于下极肾盏总是位于第 12 肋尾部，直接穿刺下盏建立经皮肾通道是最简单的办法。但处理上极结石很难达到，因此穿刺下极是次要选择。

（3）就腔内肾盂切开术而言，上盏、中盏均是最佳选择。

（4）采用经皮肾通道处理肾集合系统结石，直接进入结石所在肾盏的经皮肾通道是最好的选择。

（5）肾盂结石首选经后组中盏或下盏穿刺进入。

（6）结石较大，尤其是分枝状的鹿角形结石，远离通道处结石取出较困难时可建立第 2 条经皮肾通道，甚至第 3 条通道。

（7）上盏结石一般经第 12 肋上缘直接进入含结石的上盏；中盏结石，准确定位直接进入结石肾盏。

（8）输尿管上段结石采用经皮肾输尿管镜取石时，穿刺径路选择中盏较好。

五、经皮肾镜取石步骤

（一）经皮肾镜取石手术间的要求

经皮肾镜取石需在 X 线荧光透视机或 B 超引导下穿刺肾脏及扩大通道。理想的手术间应配备 X 线荧光透视装置和 B 超穿刺引导装置。目前已有带 X 线装置的泌尿外科手术床（图 3-1）。双"C"臂 X 光机，有三维立体图像，操作方便，定位准确。配有 B 超穿刺引导装置，部分操作在超声引导下完成，操作更加简便，可减少 X 线辐射量。

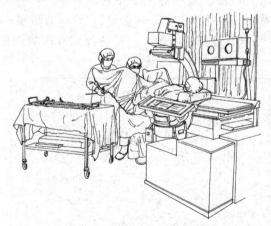

图 3-1　经皮肾镜取石手术间

（二）体位选择

1.俯卧位

俯卧位是经皮肾镜手术普遍采用的体位，其优点是可以提供比较大的可选择穿刺区域及操作空间，而且术中应用 C 臂 X 线机可垂直透视，便于选择定位穿刺；穿刺的径路比平卧位和侧卧位短而直。但俯卧位也存在如下缺点，手术前应预先考虑：由于身体重力压迫胸腹部，引起肺呼气末容积和肺活量下降，患者可能无法耐受长时间手术；下腔静脉及髂静脉受压，使静脉回流和心脏前负荷减少,从而导致术中循环及呼吸困难,尤其是肥胖患者和肺功能障碍者,更增加了手术危险性,因此手术有可能因为肥胖以及肺功能障碍而无法进行。因此,对一些高危患者,最好采用气管插管全麻或选择其他体位。

2.侧卧位

临床应用相对较少,主要用于不能采用俯卧位的患者,如脊柱后凸、病态肥胖以及肺功能障碍者。侧卧位的优点如下:①手术时肾盂处于最低位,击碎的结石由于重力作用不易跑到其他肾盏中,常集中在肾盂中;②处理肾盏结石时,击碎的结石也容易从肾盏掉落到肾盂;③该体位由于腰桥升起后使患者的头侧和尾侧向下降,腰部向上凸,导致肋弓与髂嵴间距增宽,可使俯卧位肋上穿刺点移至肋下。另外,可随时便于改行开放手术。不足之处是操作通道与水平面夹角较大,术中结石不易冲出;扩张通道时肾脏活动度较大,可引起通道建立困难,同时也存在体位不适感。方法:垫高腰桥,健侧卧位,患侧朝上,头及下肢适当放低,以扩大下位肋骨和髂嵴间距离,便于暴露。健侧髋关节和膝关节屈曲,患侧下肢伸直,双下肢间垫以软枕,固定骨盆以免滑动。采用B超定位穿刺较好。

3.平卧位

平卧位是在俯卧位时患者无法耐受手术而发展起来的一种新的经皮肾镜手术体位。体位优点:①体位舒适,对患者血液循环和呼吸系统影响较小;②便于麻醉观察。对于高危患者可随时进行气管插管改全麻;③操作通道与水平面夹角较小,击碎的结石更易冲出。缺点:穿刺时肾脏较易被穿刺针及筋膜扩张器推动向前内上方移位,导致建立的通道较深;不易使重复肾积水的肾盏扩张而致寻找结石困难。方法:取平卧位,患侧腰肋部用 1 000 mL 水袋垫高,并使患侧腰部靠近手术床边,注意显露出腋后线和肩胛下角线,同侧的手臂可悬挂于颈部上方的手术床支架,固定好患者以免滑动。可采用 X 线或 B 超引导定位穿刺。

经皮肾镜取石术体位采取哪一种体位必须根据结石情况、肾脏解剖位置,结合术前检查来确定,并考虑到体位便于进针和取石等操作问题。一般选择在肾区腹侧垫高完全俯卧位或侧垫高 30°俯斜位(图 3-2)。

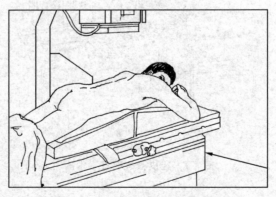

图 3-2　经皮肾镜取石术体位

B超引导下经皮肾穿刺采取肾区腹侧垫高完全俯卧位或患侧垫高 30°俯斜位,穿刺路径以选择腋后线与第 12 肋的交点以下,可偏内。X 线透视下肾穿刺,若是垂直方向荧光透视装置,采取俯卧位或患侧垫高 30°俯卧位,肾脏冠状平面与中心 X 线间为 60°角,后排肾盏与中心射线则为80°角(图 3-3),其穿刺进针方向几乎是垂直指向台面,与 X 线放射方向一致。若 C 臂 X 光透视下肾穿刺,采取完全俯卧位或患侧垫高体位。X线透视下穿刺,进针方向可调整与X线照射方向一致,针尖、针鞘和收集系统三者互相重叠在一起,荧光屏上呈一个不透X线的圆点。

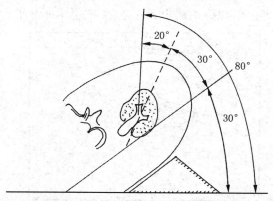

图 3-3　肾区垫高 30°俯斜位,穿刺后肾盂与 X 线检查台约成 80°夹角

为减少操作者受X线照射量,采用间断推进、间断透视方法或使用 Amplatz 手柄(图 3-4),将穿刺针嵌入柄内,术者握住柄的两端推针,手在X线放射野之外。

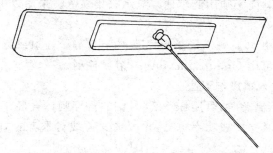

图 3-4　Amplatz 手柄,可承接肾穿刺针

(三)麻醉

1.局麻

若是直接二期手术或延迟二期手术前,单纯经皮肾造口,可在局麻下完成。穿刺针眼及通道注射 1%～2%普鲁卡因或 1%利多卡因 20～40 mL,自皮肤、皮下组织、肌层至肾囊。同时适当注射哌替啶或吗啡、地西泮等镇静镇痛剂。

2.脊椎麻醉

若是一期手术、直接二期手术或延迟二期手术肾镜取石,取石前通道扩张和肾镜取石过程,通常采用连续硬膜外麻醉,不用腰麻。硬膜外麻醉方法简便,麻醉范围易于调整,维持时间较长。但长时间俯卧及上身偏高,也可出现麻醉平面上升而引起呼吸抑制;腰麻同样如此,麻醉范围更加不易控制。

3.气管插管全麻

如患者不太合作或有肺功能不全、心血管疾病,或结石较大或较复杂,手术时间可能较长者,应施行气管内全麻,便于调节呼吸。

(四)消毒铺巾

消毒以穿刺点为中心半径 15 cm 范围为宜。消毒完毕,覆盖消毒巾,并在穿刺处铺以消毒的防水及灌洗液收集装置。这样的装置优点有：使肾镜操作过程中灌流液流出后进入收集容器中（图 3-5），防止灌流液损坏 X 线装置及 X 线荧光屏显示，脚踏开关浸泡在水中引起触电危险，避免患者身体长时间与灌流液接触，以致引起患者寒战，影响手术顺利进行。

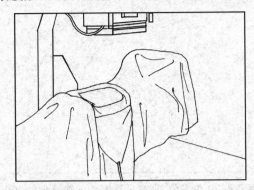

图 3-5　经皮肾镜取石术铺单，穿刺处敷以消毒防水及灌流收集装置

(五)收集系统的显示

为使穿刺目标明确，穿刺前必须用泛影葡胺显示收集系统。采用以下几种方法。

1.静脉尿路造影方法

如果患者肾功能正常，用 $60\%\sim76\%$ 泛影葡胺 40 mL 静脉注射或泛影葡胺 $80\sim100$ mL 静脉快速点滴。对碘过敏者，可用 Omnipague 40 mL 静脉注射。

2.直接细针肾盂穿刺注入造影剂方法

如果对上述方法显影不满意时，可用 $22\sim23$ 号细的肾穿刺针直接穿刺肾盂，再注入造影剂，或在超声引导下穿刺造影，其穿刺成功率更高，并可减少 X 线对术者的损害。

3.输尿管逆行造影方法

输尿管逆行插管，使导管的尖部放置到肾盂输尿管的连接处，然后注入造影剂，使肾盂肾盏显影。许多医院都常规采用这种方法，因这种方法除能很好地显示肾盂肾盏外，还有以下优点。

(1)输尿管导管插入时有可能将上段输尿管结石推入到肾盂内而便于取石。

(2)输尿管导管可阻止结石粉碎后碎石片落入输尿管内。

(3)在行经皮肾镜检查时，较容易用其鉴别出肾盂输尿管连接部。

4.其他方法

如果结石较大且不透 X 线，可直接以电视屏上结石阴影为目标穿刺进针，当碰到结石后，即证实穿刺成功。

(六)肾穿刺及皮肾通道的建立

用手术刀将穿刺处皮肤切开 $1.0\sim1.5$ cm 切口，然后用弯血管钳将皮下组织、肌层直至腰背筋膜撑开，根据患者体位，使穿刺针与 X 线检查台或患者体表成一定角度或几乎垂直穿入肾盏，当穿刺针进入肾囊时，转动 C 臂 X 线机透视监控装置，核对针尖确实处在欲穿刺的肾盏，将穿刺针向前推进 $2\sim3$ cm。一旦穿刺成功，拔出针芯即可有尿液或造影剂自针鞘内流出。

国内文献报道采用"指控法"引导穿刺针穿刺成功率较高。具体操作方法：手术刀在穿刺处皮肤作 1.5 cm 切口，用弯血管钳撑开皮下脂肪组织、肌层至腰背筋膜，然后示指伸入切口内，旋转扩张各层组织直至肾脏表面,通过手指触及肾脏突缘及下极,根据要求引导穿刺针,从肾脏中部或下极的突缘后侧相对无血管区经肾实质进入收集系统。

皮肾通道的建立需要扩张到较粗(24～34F)程度。为了确保通道扩张成功,一般需要放置好两根导丝,一根为扩张用的"工作导丝",另一根为"安全导丝",以备"工作导丝"万一滑脱造成皮肾通道迷失时,仍可沿"安全导丝"寻找到正常通道,重新置入扩张器进行操作。

穿刺成功后拔出针芯及针鞘,保留 Teflon 外鞘,经外鞘插入"安全导丝","安全导丝"一般选用"J"形导丝,并尽可能插到输尿管内直至其下段。用 Teflon 扩张器套在已置入的导丝上,从5F 开始扩张,逐渐递增扩张至10～12F,固定好导丝,然后把10F 或12F 的宽腔导管套在安全导丝上插入收集系统,通过该导管将第二根导丝并入,作为"工作导丝"取出宽腔导管,将"安全导丝"固定好,以防止滑脱出。选用扩张器顺序套在"工作导丝"上逐号将通道扩张,扩张器通过腰背筋膜与肾包膜时常有阻力感,将扩张器边旋转边推进,为防导丝弯曲或扭转,每次扩张应在X 线荧光透视下进行,助手向外轻拉导丝,使其保持一定张力,依肾镜外径和结石大小,将肾通道扩张至24～34F,如行二期取石术,则放置粗(22～24F)的肾造瘘管(图 3-6)。

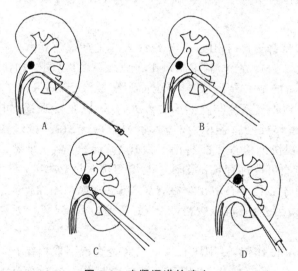

图 3-6　皮肾通道的建立

A.经皮肾穿刺,将安全导丝经穿刺针置入收集系统,并将其放到输尿管内;B.经扩张后将粗导管套在安全导丝上插入收集系统,通过该导管将工作导丝并入;C.扩张器套在工作导丝上进行皮肾通道扩张;D.保留 Teflon 工作鞘,肾镜经工作鞘放入肾内

逆行造口术是指用一根锐性钢针导丝,经膀胱输尿管逆行插入肾盂,经拟定的肾盂穿刺出皮肤,从而建立肾造口。逆行肾造口适用于肾盂肾盏不扩张者,其穿刺定位准确,不需静脉尿路造影,手术成功率可达96%。具体方法:患者取截石位,将5F 内套管与软"J"形导丝逆行插至肾盂,再将同轴9F 外套管插入肾盂,拔出"J"形导丝,注入造影剂显示肾盂肾盏形态。在X 线监视下,将一根环扭可控导丝经5F 内套管内插入要穿刺的肾盂内,随后将内外套管推入肾盂。固定外套管,拔出内套和环扭可控导丝,将套好5F 导管的钢针导丝插入9F 外套管内到肾盏。将尖锐钢针推出。穿过肾实质到皮下,切开皮肤推出导丝,经此导丝径路进行皮肾通道扩张(图 3-7)。

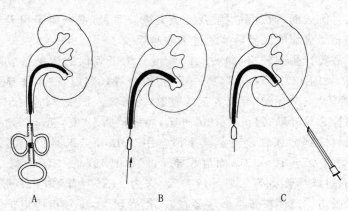

图 3-7　逆行肾造口

A.将环扭可控导丝经 9F 的外套管插入欲穿刺的肾盏内；B.将预置好的
钢针导丝的 5F 内套管经 9F 外套管管腔插至穿刺的肾盂内；C.经皮肤
将钢针导丝拉出,拉出的钢针导丝用扩张器顺行经皮肾通道扩张

（七）肾镜检查

皮肾通道建立以后,将肾镜经 Teflon 工作鞘放入收集系统内观察。保持视野清晰对观察结石很重要,如果血凝块遮蔽肾镜视野,需用鳄口钳将血凝块取出,同时加快灌流液流量,使视野迅速变清。根据 X 线片有目的地去寻找结石,经全面观察及检查,如果仍未能看到结石,可将肾镜镜鞘或 Teflon 工作鞘退到收集系统与肾实质交界处,从不同角度观察,如仍未能看到结石,则结石很有可能在平行肾通道邻近的肾盏内,或掉入输尿管内,或在扩张过程中被带出收集系统之外。此时用 X 线荧光透视协助检查可能有助于发现结石的位置。如果结石位于平行肾通道邻近的肾盏中,用硬性肾镜或可曲性肾镜试图取石均有可能失败,常需要重新穿刺到含结石的肾盏中,建立第二条皮肾通道才能将结石取出。在肾镜检查中,如果出血严重,为了安全起见,应停止操作,延期取石,取出肾镜后,置入口径较粗（24F）的肾造口管,5～7 天后再行二期取石。

（八）取石

如果结石低于 Teflon 工作鞘,可用取石器通过肾镜直视下取出结石。根据结石大小选用不同类型的取石器械。结石直径≤1 cm,可用硬性鳄口钳取出。结石直径 1～1.5 cm,用硬性回缩三辐射结石夹持钳或光学三辐射肾石夹持器取石,但需在直视下操作,以免伤及肾盂黏膜。如果结石取出通过 Teflon 工作鞘时滑脱嵌塞在鞘内,应将结石推回到收集系统内,重新扩张皮肾通道到能容许结石通过工作鞘,再用取石器经肾镜、工作鞘将结石取出,或者将结石推回到收集系统内,超声碎石或液电碎石后,再用取石钳钳夹出结石碎片。第三种方法是将嵌有结石的 Teflon 工作鞘拔出,将结石取出。如果结石不能通过 Teflon 工作鞘取出,一种方法是用取石钳或肾石夹持器将结石夹持牢靠,连同肾镜与 Teflon 工作鞘一起从通道取出。但注意在取出过程中,应将取石钳或肾石夹持器作旋转动作,以防结石滑脱。如果结石滑脱,应在 X 线荧光透视下用取石钳或长弯血管钳直接将结石经皮肾通道取出。另一种方法是用超声或液电碎石术将结石粉碎,再用取石钳取出结石碎片。

开放手术后残留结石,或超声和液电碎石术后结石碎片,处在收集系统内且与皮肾通道不在一直线上时,可用可曲性肾镜取石。

用输尿管镜代替肾镜取石,报道其结石取净率可达 80％,并发症少,其优点是输尿管镜细,不需扩张太大通道,可以到达肾盂及大部分肾盏,尤其是有些盏颈狭小,肾镜不能到达的部位,输尿管镜也能到达。

(九)经皮肾镜碎石

当结石太大,应用取石器械不能通过肾镜镜鞘或 Teflon 工作鞘取出时,可在直视下用其他碎石器械将肾内结石粉碎,再用取石器械取出。

1.机械碎石

20 世纪初,人们就开始使用机械碎石器治疗膀胱结石。肾内机械碎石主要是在肾脏开放手术中应用,碎石器械常用血管钳和持针器。用 Maumeyer 肾石冲压器粉碎较大而坚硬的结石常能成功,也可用膀胱碎石钳经肾造瘘管内进行机械碎石。

2.超声碎石

当收集系统扩张不大时,超声碎石是一种安全可靠的方法。

(1)操作:操作时须经肾镜持续灌注生理盐水,经肾镜流入连续通过超声探头,窥视下将超声探头持住并对准接触结石,启动超声碎石脚踏开关,超声探头即呈机械性锯动,将结石逐步粉碎。被超声探头击碎的结石碎屑部分经中空探杆被吸引器吸出,较大的结石碎片可用取石钳夹持取出。

(2)注意事项:①超声碎石应始终在直视下进行,保持结石与探头有适当的接触,可以轻推探头,使结石"钉在"相对的肾盂壁上,但应非常轻柔,用力不能过大。②右手要握牢超声发生器的手柄,以免超声探头从结石表面滑脱,向前穿破肾盂造成穿孔。如果术中发现肾盂穿孔,应立即中止手术,留置肾造瘘管引流待二期手术。③超声碎石中要间断停止吸引,使肾盂膨胀。④超声碎石过程中要注意始终保持探杆的畅通,因为一旦被结石碎屑堵塞,灌洗液不能流过,则超声探头及发生器手柄得不到灌洗液的冷却,就会发热而失去功能,甚至有灼伤患者及术者的危险。

3.液电碎石

属接触性碎石手段。随着钬激光和 EMS 第三代碎石系统等碎石设备的出现和普及,液电碎石已较少使用。

4.激光碎石

钬激光碎石机是目前已用于临床治疗尿石症的激光碎石机。

(1)操作:通过输尿管肾镜的工作通道,将光导纤维插入视野内,并让前端与结石表面接触。一边释放激光,一边用生理盐水冲洗。直到结石被粉碎,或自行排出小碎片或仅留坚硬的核心用套石篮取出。

(2)注意事项:①为保护光导纤维和操作方便,光导纤维外套 4F 末端开口的输尿管导管,尖端突出 3 mm;②操作时目镜上加黄色玻璃过滤器,预防激光损伤术者的视网膜;③脉冲染料激光不能击碎胱氨酸结石,其激光递质为生物降解液体染料,每隔一定周期更换染料。目前临床使用的钬激光克服了以上缺点,具有碎石效果好,不需更换激光递质,有效切割、气化软组织等优点。

5.气压弹道式碎石

气压弹道式碎石是 20 世纪 90 年代诞生的新技术,其装置首先由瑞士研制出来并投入使用。目前已经更新至 EMS 第四代。第一代和第二代仅能气压弹道碎石,自 EMS 第三代开始,即集气压弹道碎石和超声碎石清石于一身,是目前治疗肾结石的新宠。

（1）操作：通过经皮肾镜放入 2 mm 的探针，开始操作时使用单次脉冲，中等压力，然后再选择适当压力进行连续脉冲，碎石用取石钳或套石篮取出。

（2）注意事项：①探针前伸不能超过内镜前方 1～2 cm，这样才能保证碎石在直视下进行，并且防止探针过度弯曲而能量损伤；②碎石时结石要固定，如可使用套石篮套牢结石，效果更好；③结石不可击得太碎，以免小碎石取出困难；④碎石过程中探针头始终对准一点，结石才易粉碎。

（范　刚）

第四章　肾脏疾病

第一节　肾脏概述

肾脏是维持水电解质平衡的基本器官,对维持酸碱平衡起着重要作用;产生肾素调控血压,分泌促红细胞生成素调节红细胞生成,将维生素 D 转化成活性最强的 $1,25(OH)_2$-D_3,促进钙的吸收调节钙代谢。

一、肾脏的胚胎发生

人类肾胚胎发育分为前肾、中肾和后肾 3 个相互连续又略为重叠的阶段,前肾与中肾存在时间短,先后退化,出现于胚胎第五周的后肾:一是来源于生后肾组织形成肾单位;二是来源于输尿管芽形成输尿管、肾盂、肾盏和集合小管。后肾初时位于盆腔,以后由于胎儿腰骶部的生长和身体弯曲变小,肾脏沿背侧体壁上升而成为腹膜后器官。在后肾上升的同时发生了 $90°$ 的旋转,肾盂从面向前方转为面向内侧而固定于永久位置。后肾在盆腔时由主动脉的盆支供应,在后肾上升过程中不断接受从主动脉较高水平发出的分支供应,而低位的血管则退化,如退化不全称多余肾动脉。

二、肾脏应用解剖

肾脏是赤褐色成对的器官,通常男性的单个肾重约 150 g,女性约 135 g,垂直长度 10~12 cm,左右横径 5~7 cm,前后径 3 cm,由于上方肝脏压制,右肾比左肾稍微短而宽,儿童肾脏相对较大,且有更加明显的胎儿分叶状,这种分叶出生时存在,通常在出生后 1 岁内逐渐消失,偶见于成人。另一个正常变异是肾脏外侧缘的突起,称驼峰肾,是一种正常变异,左侧多于右侧,有人认为是由于受到脾脏或肝脏向下的压力形成。

肾脏内侧中间是肾窦,肾血管和集合系统在此汇合后进出肾脏,肾窦内有黄色脂肪,在部分肾切除时是一个标志,肾窦在肾脏内侧缘变窄形成肾门,肾动脉、静脉和肾盂出肾门后通向各自的方向。

(一)肾的被膜与毗邻

肾实质包以肌织膜,由平滑肌纤维与结缔组织构成,紧贴附着不易剥离。在肌织膜外有 3 层包膜,分别是纤维囊、脂肪囊和肾筋膜。纤维囊为一层结缔组织膜,薄而坚韧,由致密结缔组织和少数弹力纤维构成。在正常状态下,容易与肾实质剥离。但在某些病理情况下,由于与肾实质粘连而不易剥离。纤维膜外面是脂肪囊,为肾周围呈囊状的脂肪层。脂肪囊对肾起弹性垫样保护作用。肾筋膜位于脂肪囊的外面,由腹膜外组织发育而来。肾筋膜分前后两层,包绕肾和肾上腺。向上向外侧两层互相融合。向下两层互相分离,其间有输尿管通过。肾筋膜向内侧,前层延至腹主动脉和下腔静脉的前面,与大血管周围的结缔组织及对侧肾筋膜前层相连续;后层与腰大肌筋膜相融合。自肾筋膜深面还发出许多结缔组织小束,穿过脂肪囊连至纤维膜,对肾起固定作用。由于肾周筋膜下端开放,随呼吸和体位变化上下肾脏有一定的活动度,活动范围在 $1\sim4$ cm,左肾在 T_{11} 下缘至 $L_{2\sim3}$ 间盘,右肾位于 $T_{11\sim12}$ 到 $L_{2\sim3}$ 间盘水平。左肾上极稍高于右肾上极,女性比男性约低半个椎体,儿童低于成人,两肾的长轴均稍向外,故两肾长轴呈"八"字形。

肾脏的毗邻两侧有所不同,左肾上极内侧附着肾上腺,前面上部与胃底后壁接触,中部与胰尾和脾血管毗邻,下半部邻接空肠,左肾的外侧缘大半部与脾相邻,外侧缘下部经腹膜与结肠左曲相隔。右肾上极内侧附着右肾上腺,右肾前面的上 2/3 部分与肝毗邻,下部与结肠右曲接触,右肾内侧缘邻接十二指肠降部,右肾与肝毗邻部分除上极外其余均有肠系膜相隔。

(二)肾的结构

不管在肉眼还是在显微镜下,肾实质都是由皮质和髓质组成,与肾上腺不一样的是,肾脏髓质不是连续的一层,而是多个独立的颜色比皮质暗的圆锥体组成,因此也叫肾锥体,肾锥体的尖端是肾乳头,每个肾乳头对着一个肾小盏。肾皮质不仅覆盖了肾锥体的外周,而且伸展到肾锥体之间,称为肾柱,肾柱在外科上有重要意义,因为外周肾皮质的血管都是经过肾柱与肾窦内的相应血管相通,越接近周边肾柱直径越小。正是由于肾脏的这种解剖结构,经皮肾通道进入肾集合系统是经过肾锥体进入肾盏,以避免损伤肾柱内较大的血管。

(三)肾的血液供应

肾蒂通常有一根动脉和一根静脉通过肾门进入肾脏,它们在 L_2 水平肠系膜上动脉下方由腹主动脉分出和进入下腔静脉,肾静脉在肾动脉前方,肾盂和输尿管在这些血管的后方。

右肾动脉从腹主动脉发出后在下腔静脉后方斜向尾侧通向右肾,左肾动脉从腹主动脉直向左肾,由于肾脏的轴向旋转,肾动脉进入肾脏的路径在肾后方,进入肾前发出供应肾上腺、肾盂和输尿管的分支。肾动脉进入肾脏前分成 4 支或 5 支肾段血管,这些肾段血管间没有侧支相通,各自供血给独立区域和肾实质,肾段血管的阻塞或损伤将引起相应肾段梗死。通常肾后段动脉在肾动脉进入肾门前最早分出,肾前方的肾段动脉分支通常有 4 个:顶部、上部、中部和下部。这些段动脉的相互关系非常重要,因为后段动脉从肾盂后方进入肾脏,其余的肾段动脉从肾盂前方进入肾脏。肾后段动脉如由肾盂前方进入肾脏可能引起肾盂输尿管交界梗阻,这种肾后段动脉与肾前方段动脉区分的另一外科意义是在肾实质内形成了一个纵行无血管区,位于肾后外侧,但变异很多在做手术切开之前要加以识别,方法是术前血管造影或术中肾段动脉内注射亚甲蓝。肾段动脉在肾窦内分成叶动脉,叶动脉在肾实质内分成叶间动脉,叶间动脉从肾柱通向肾皮质,避开了肾锥体,但与肾小盏漏斗部很近,在肾锥体的外侧缘叶间动脉分支成弓状动脉,弓状动脉与皮髓质交界相平行,小叶间动脉从弓状动脉发出后放射状分布并最后分成入球小动脉进入肾小球。

肾静脉与肾动脉血供相似,小叶间静脉引流肾小球毛细血管血液,小叶间静脉通过星状静脉丛与肾周脂肪静脉自由交通,小叶间静脉汇入弓状静脉,依次汇入叶间静脉、叶静脉和肾段静脉,与相应动脉伴行,肾段静脉合并成 3～5 支静脉干后汇入肾静脉,与动脉不同的是静脉系统通过漏斗部静脉环自由交通,形成肾内广泛的侧支循环,外科上特别重要,与动脉血供不一样,一个肾段静脉阻塞或结扎对肾的血液回流几乎没有影响。

肾静脉位于肾动脉前方,上下可有 1～2 cm 的距离,右肾静脉 2～4 cm 长,从下腔静脉的右侧偏后方汇入,左肾静脉 6～10 cm 长,从腹主动脉和肠系膜上动脉之间从下腔静脉左侧偏前方汇入,同右肾静脉相比,左肾静脉相对偏头侧和前侧方汇入下腔静脉,另外左肾静脉有左肾上腺静脉、腰静脉和左性腺静脉分支,而右肾静脉一般没有分支。

肾血管变异很多,25%～40%的肾血管有变异,肾多见的肾血管变异是多支肾动脉,报道的最多达 5 支,左侧多见,副肾动脉可通过肾门进入肾脏,也可直接从肾实质进入肾脏,右肾下极的副肾动脉常经下腔静脉前方进入肾脏,两侧肾下极的副肾动脉常从肾盂输尿管前方进入肾脏引起肾盂输尿管交界处梗阻。异位肾的副肾动脉更多见,起源也多变,可发自腹腔干、肠系膜上动脉或髂动脉。多支肾静脉少见,最多见的是双支右肾静脉同时从肾门引流肾血液,肾极静脉极少见,左肾静脉可从腹主动脉后方或分成两支分别从腹主动脉前方和后方汇入下腔静脉。

(四)肾淋巴引流

肾内淋巴管大部分与肾血管伴行经肾柱在肾窦内汇成数根淋巴干,出肾门后来自肾包膜、肾周组织、肾盂和输尿管的淋巴管汇合在一起再进入肾门周围肾静脉旁淋巴结,再往近心端左右侧有所不同,左肾淋巴出肾门后汇入横膈和肠系膜下动脉之间的腹主动脉前面、后面和左侧淋巴结,偶见左肾淋巴引流到腿后部淋巴结或膈上胸导管内;右肾淋巴出肾门后进入髂总血管和横膈之间的腔静脉和腹主动脉之间及下腔静脉四周淋巴结,偶可到腿后部或腹主动脉左侧淋巴结。

(五)肾集合系统

肾集合系统起自肾皮质内的肾小囊,在这里肾小球滤出液从肾小球毛细血管滤出,由肾小囊流向近曲小管,近曲小管由覆以致密微绒毛的厚立方上皮组成,微绒毛大大增加了近曲小管的表面积,使滤出液在近曲小管内大部分被重吸收,近曲小管伸向皮质深部后变成髓袢,髓袢不同程度伸向肾髓质,髓袢在肾髓质内转向返回到肾的皮质部分时增粗变为远曲小管,返到各自肾小球的近曲小管部位,这里远曲小管再次转向肾深部变为集合小管,多个集合小管汇合成集合管伸向髓质深部,开口于髓质尖部的肾乳头。

位于肾髓质锥体尖端的肾乳头是肾集合系统第一个肉眼可见的结构,一般每个肾有 7～9 个肾乳头,但变异可有 4～18 个,肾乳头排列在互成 90° 的两个平面上,由于肾脏的旋转,前排肾盏朝向侧面,后排肾盏朝向正后方。肾两极常形成复合肾盏,复合肾盏是肾锥体融合的结果,易引起肾实质的反流,临床上易造成复合性肾盏外侧肾实质的严重瘢痕化。

正对每个肾乳头的是肾小盏,其后较细部分叫漏斗部,肾盏数目、漏斗部的直径和长度变异很大,数个肾小盏互相合并后成 2～3 个肾大盏,通常称作上盏、中盏和下盏,肾大盏最终汇入肾盂,肾盂大小变异也很大,可从小的肾内型肾盂到大的肾外型肾盂,肾盂出口变窄叫肾盂输尿管连接部,也是输尿管的起始部分。

（徐红愉）

第二节　肾脏发育与数目异常

一、双侧肾发育不良

(一)病因

输尿管芽的存在及正常分支可以刺激后肾组织完全分化为肾实质,这一过程在妊娠的第5～7周输尿管芽从中肾管中分离出来后发生。有学者认为,输尿管芽向肾盂和肾盏分化过程也需要正常后肾组织的存在。如果有影响双肾和输尿管发育的因素存在,将导致双侧肾不发育。

(二)临床表现

患儿肾脏通常完全缺如,偶尔可以在腹膜后发现小块包含初级肾小球的间质组织,构成未发育的器官,可见细小动脉从大动脉发出后穿入这些组织,输尿管可完全或部分缺如,超过50%的患儿输尿管完全闭锁。约50%的患儿体内有膀胱存在,但是膀胱大都发育不良。随着产前超声的应用,有此缺陷的胎儿已能产前诊断,并可同时发现其他伴发畸形。

患儿多为低体重儿,体重为1～2.5 kg。患儿出生时伴有面部及四肢发育畸形,表现出早衰面容(Potter面容):上睑有突出的皮肤皱褶,绕过内眦呈半环状下垂至脸颊,鼻子扁平,小下颌,下唇和下巴之间有一明显凹陷,耳朵较正常偏低、靠前,耳垂宽阔。患儿皮肤干燥松弛,多因严重脱水和皮下脂肪缺乏造成,手相对较大呈爪形手。患儿下肢呈弓状或杵状,髋部和膝关节过度屈曲,有时下肢肢端融合成并腿畸形。通常认为这些面部特征及四肢畸形是羊水过少造成的,子宫壁在没有任何羊水缓冲的情况下压迫胎儿是造成这些表现的直接原因。在妊娠的后几个月90%的羊水来源于胎儿自身产生的尿液,而在妊娠前14周还没有尿液产生的时候,皮肤、消化道和中枢神经系统则是羊水的主要来源地,因此肾脏缺如导致妊娠后期羊水量严重缺乏。

肺发育不全和钟形胸也是常见的伴发畸形,研究发现无肾患儿体内不能产生吡咯氨酸,因而不能合成细支气管树形成所必需的胶原纤维,肾是产生吡咯氨酸的源头,因此肺发育不全的原因是肾缺如而非羊水过少。

男性患儿阴茎发育一般正常,偶有阴茎发育不全病例出现,伴发尿道下裂者也很少见。

女性较少发病,发病患儿多伴有生殖器畸形,卵巢发育不良或缺如,子宫发育不良或为双角子宫,阴道短小或为盲袋甚至完全缺如。

较少出现肾上腺异位和不发育,但产前超声可以发现肾上腺扁平、融合呈马蹄状等。另外50%以上的新生儿有心血管系统和消化系统畸形。身体其他器官的畸形不常见,偶尔可出现脊膜膨出。

(三)诊断

新生儿如果出现Potter面容并存在羊水过少时应考虑双侧肾脏不发育的可能,羊膜表面发现多个小的白色角化结节也提示双侧肾脏不发育。90%的正常新生儿出生后第1天会排尿,如果出生24小时后不排尿并且膀胱没有充盈就应该考虑肾脏不发育的可能。但是由于肺发育不全,患儿出生24小时内常出现呼吸窘迫,人们往往关注呼吸窘迫而忽略了无尿的情况。

超声是检查肾脏和膀胱最简单的方法,超声图像中肾脏缺如,其位置上方有一条索状影为扁平的肾上腺。如超声不能确诊,可行肾脏核素扫描检查,如果在肾窝位置没有观察到放射性核素浓聚则更加支持双侧肾脏不发育的诊断。

(四)治疗

随着产前检查的普及和超声技术的应用,大多数此类畸形都可以在妊娠中后期通过超声发现,一旦发现往往会选择终止妊娠。

预后:大约40%的患儿是死产,出生时存活的患儿亦因肺发育不全导致呼吸窘迫而在24～48小时内死亡,个别存活数天者,最终死于肾衰竭。由于合并肺发育不全,不适宜做肾移植。

二、单侧肾脏不发育

(一)病因与分类

Magee等根据胚胎期损伤发生的时段不同对URA进行分类:①损伤出现在妊娠第4周以前为Ⅰ型URA,此时生肾嵴完全未分化,Wolffian管和Mullerian管也没有开始发育,直接导致一侧泌尿及生殖系统器官的完全缺如,患者仅有孤立肾和单角子宫。②如果损伤发生在第4周则为Ⅱ型URA,主要影响了输尿管芽和中肾管的分化,中肾管发育不良影响了Mullerian管的交叉、融合,导致同侧子宫角及子宫发育的异常。③如果损伤在第4周以后发生为Ⅲ型URA,此时中肾管和Mullerian管都已分化成熟,而输尿管芽和后肾胚组织会受到影响,临床上只表现为单侧肾脏不发育,而生殖腺发育正常。

(二)临床表现

超过一半的患者同侧输尿管缺如,其余患者的输尿管大多部分发育,几乎没有输尿管完全发育正常的病例。部分发育的输尿管可能完全或部分闭锁,膀胱镜下可以观察到半个膀胱三角(输尿管完全缺如)或不对称的膀胱三角(输尿管部分发育)。对侧肾往往只会发生异位或旋转不良,很少有其他畸形同时发生,而对侧输尿管肾盂连接处和输尿管膀胱连接处狭窄的发病比例却分别高达11%和7%,30%的患者还会伴有膀胱输尿管反流。

生殖系统畸形的发生率很高,女性患者更为常见,25%～50%女性患者伴有生殖系畸形,而男性仅为10%～15%。无论男性或女性,性腺发育多正常,而由Wolffian管和Mullerian管分化而来的器官多受累,在男性,附睾尾、输精管、精囊、壶腹及射精管经常缺如,女性最常见的畸形是单角子宫。

此外,URA患者心血管系统、消化系统和骨骼肌肉系统畸形的发生率分别为30%、25%和14%。

(三)诊断

URA患者大多没有任何自觉症状,随着产前超声检查的普及,多数URA患儿产前便可诊断。

肾脏超声和肾脏核素扫描已经取代肾动脉造影成为诊断肾缺如的首选检查。

临床上如果发现男性输精管、附睾体或尾缺如,女性有单角子宫或双角子宫伴阴道隔膜或发育不全时,就应该考虑URA的可能。行肾脏B超检查或排泄性尿路造影便可确诊。

膀胱镜检查可以观察到膀胱三角区不对称或半个三角区,提示输尿管完全或部分闭锁。由于其他更尖端和非侵袭性放射检查技术的发展,膀胱镜逐渐成为更次要的检查手段。

(四)治疗

本病无须治疗,临床随访。

三、附加肾

出现附加肾的患者两个主肾位置、大小、功能均正常,附加肾较正常肾脏小,但有完整的结构和独立的集合系统,有时独立存在,有时通过疏松结缔组织与主肾相连其同侧输尿管分叉或完全重复。

(一)病因

必须有系列因素同时影响了输尿管芽和后肾芽胚的发育,才会引起附加肾的发生。

(二)临床表现

附加肾为特殊的肾实质,可以独立存在,也可以通过疏松结缔组织与同侧主肾相连,附加肾多数位于主肾的尾部,也有位于主肾后方、头部,个别情况附加肾位于中线附近大血管的前方并与两侧肾脏相连。附加肾形态正常,但较同侧主肾小。附加肾一侧输尿管的走行多种多样,约 50% 附加肾的输尿管会在远端汇入主肾输尿管共同开口于膀胱,另外 50% 的患者两条输尿管分别走行、分别开口于膀胱,其中 10% 的患者其附加肾输尿管在主肾输尿管下方汇入膀胱三角区。

通常情况下附加肾患者两侧的主肾都是正常的,除了少数患者附加肾输尿管可能异位开口外,几乎没有泌尿生殖系统其他畸形报道。

(三)诊断

虽然该畸形在出生时就已存在,但很少能在儿童时期发现甚至成年早期大多都无明显症状。临床报道中患者被明确诊断的平均年龄为 36 岁。尿路感染或梗阻或两者同时存在是就诊的主要原因。

如果附加肾发育正常且没有任何临床症状,患者往往是在因为其他疾病进行排泄性尿路造影或腹部超声时发现附加肾的存在。

附加肾也可发生结石或者肾积水,此时肾盂扩张可能会压迫同侧肾或其输尿管,这种情况经超声检查可发现;如果患侧的集合系统是分支型的,那么同侧的主肾很可能也同时存在结石或积水;如果输尿管各自独立则互不干扰。病情较复杂难以诊断时,排泄性尿路造影、超声、CT 增强及逆行性肾盂造影等检查都对明确诊断有帮助,放射性核素显像可了解附加肾和主肾的功能。膀胱镜检查可以了解患侧是否存在两个输尿管开口。

(四)治疗

附加肾无并发症时无须处理,密切随访。如果肾功能正常,附加肾失功能或有严重并发症时,可以行肾切除术。

四、髓质海绵肾

髓质海绵肾的特征是远端集合管扩张,伴有许多囊性或憩室改变,扩张的集合管在 IVU 上可以逐个数清,呈刷子上的鬃毛样改变,扩张更加明显的集合管充满小结石后呈花束样外观。

(一)病理

典型的病理改变是肾乳头内集合管扩张、$1 \sim 8\ mm$ 大小的髓质多发囊肿,肾脏横切面呈海绵样外观,囊肿内是集合管上皮常与集合小管相通,囊肿与扩张的集合管内结石最多见的是磷酸钙,其次是磷酸钙和草酸钙;囊肿内有黄褐色液体和脱下的上皮细胞或钙乳。

(二)临床表现

许多髓质海绵肾患者没有症状,有症状者大部分在 20 岁以后出现,最常见的症状是肾绞痛,其次是尿路感染和肉眼血尿。许多患者往往因为类似肾占位、前列腺增生症和高血压等病症行 IVU 而偶然发现。有 1/3～1/2 的髓质海绵肾患者有高钙血症，机制可能是肾丢失钙引起钙吸收增加和甲状旁腺激素增高。没有尿路感染的髓质海绵肾患者排出的结石成分是草酸钙或草酸钙和磷酸钙混合结石。

(三)诊断

IVU 比 CT 发现轻度髓质海绵肾更加敏感，有 75% 的患者是双侧同时患病，但也有部分病例仅 1 个肾乳头受累，IVU 的特征性改变：①肾脏增大，常伴肾乳头部钙化。②肾乳头区小管变长伴囊肿，并充满造影剂。③肾乳头区造影剂呈刷毛样改变和持续髓质显影。有时需与 ARPKD 相鉴别，后者伴有肝脏病变。也要与集合管不扩张的肾钙质沉着疾病相鉴别，如甲状旁腺功能亢进、肉瘤样病、维生素 D 中毒、多发性骨髓瘤、肾结核和乳碱综合征等。

(四)治疗

髓质海绵肾的并发症结石和尿路感染需要治疗。髓质海绵肾常伴高钙血症，噻嗪类用来治疗髓质海绵肾的高钙和结石，噻嗪类不适合于伴有尿路感染的结石，这时也可用无机磷酸盐。ESWL 和 PCNL 也可用于治疗髓质海绵肾的结石。髓质海绵肾常伴尿路感染，这类患者应定期或不定期经常作尿细菌培养和药物敏感性检查，调整抗生素，部分患者要预防性抗生素治疗。

(徐红愉)

第三节 肾脏位置异常

一、异位肾

成熟的肾脏未能达到正常肾窝的位置称为异位肾。异位肾与肾下垂不同，肾下垂患者的肾脏开始位于正常的位置，后来向下移动造成了下垂，而异位肾患者肾脏位置变异是先天性的。

异位肾通常的位置包括盆腔、骨盆边缘、腹部、胸腔及两侧交叉等。异位肾左侧较右侧稍多，双侧异位肾罕见。

(一)病因和发病机制

输尿管芽在胚胎第 4 周末从 Wolffian 管分化出来，并向尿生殖嵴生长，在第 5 周与后肾胚组织结合，不断发育，向头侧移行并沿轴线向内侧旋转，整个过程在妊娠第 8 周完成。输尿管芽发育不成熟、后肾胚组织有缺陷、基因异常及妊娠妇女患病等都有可能导致肾脏上升不完全从而形成异位肾。

(二)临床表现

异位肾一般较正常小，可能也不像正常的蚕豆形，肾轴往往偏向中线，有时肾向侧面倾斜甚至呈水平。由于肾脏旋转不完全，肾盂多朝向前方，56% 异位肾会出现肾积水，其中一半是由于肾盂输尿管连接部或输尿管膀胱连接处梗阻造成，1/4 是因为尿液反流，另外的 1/4 可能是因为肾旋转不良。

异位肾的输尿管膀胱开口的位置一般与正常无异，在膀胱镜下很难区分。异位肾的血供与其所在位置有关，可能有 1～2 支来源于主动脉或其分支的主要动脉供血，以及一些发自髂外动脉或肠系膜动脉的小动脉分支提供血供,也可能完全由多条不是来源于主动脉的畸形血管提供血液。

患者对侧肾脏可以完全正常,也可以伴发对侧肾脏发育不全、肾积水或尿液反流等其他畸形,很少发生双侧肾脏同时异位。

15%～45%的患者同时存在不同程度的生殖器畸形。20%～66%的女性患者会伴发双角子宫、单角子宫、子宫缺如、阴道闭锁或重复阴道等畸形。10%～20%的男性患者会发生睾丸下降不全、重复输尿管、尿道下裂等畸形。

肾上腺畸形较少见,21%的患者会伴发骨骼、心血管及其他系统的畸形。

(三)诊断

异位肾大多无明显临床症状,最常见的症状是梗阻引起的肾绞痛。由于肾脏位置不同、疼痛性质难以判断,可能被误诊为阑尾炎,女性患者还可能被误诊为盆腔附件炎。异位肾的患者也可能因尿路感染或腹部包块而就诊。

目前常用的诊断方法为排泄性尿路造影、超声检查、核素扫描及 MRI,动脉造影可以描绘异位肾的血供情况,有助于指导手术,尤其是异位孤立肾的患者。曾报道有盆腔异位孤立肾患者被误诊为盆腔肿瘤而切除肾脏,所以临床医师应该对此类患者进行详细的检查,明确诊断,以防止此类事故的发生。

(四)治疗

异位肾合并尿路结石和肾积水时,应手术治疗。

二、头侧异位肾

肾脏的位置上升过度更靠近头部称为头侧异位肾头侧异位肾,多发生在有脐膨出病史的患者,此类患者肝脏和肠突入疝囊,肾脏上升没有阻挡直到横膈膜处才停止,导致其位置高于正常,已报道的病例双侧肾脏都位于横膈膜下 T_{10} 水平。输尿管较正常长,也可能正常。血管造影可以观察到双侧血管位置偏高,但是一般不会伴随其他的血管畸形。患者大多没有任何的临床表现,排尿也不会受到任何影响。

三、胸内肾

肾脏部分或全部穿过横膈膜进入后纵隔,很罕见,其发病率仅占所有异位肾的5%,同时应该根据有无腹腔其他脏器突入胸腔鉴别外伤造成的横膈膜疝。男女患者的比例为2:1,左侧多于右侧。

(一)病因和发病机制

肾脏在妊娠第8周末到达其正常位置,此时膈肌小叶仅发育为胸腹隔膜分隔胸腔和腹腔,间充质组织联合这层膜最终会形成横膈膜的肌部。横膈膜原基关闭延迟、肾脏上升超过正常水平或者肾脏上升速度加快在横膈膜关闭前上升至胸腔,究竟是哪种原因尚不明确。中肾管退化延迟也可能是引起胸内肾的原因。

(二)临床表现

胸内肾一般位于后纵隔,横膈膜的后外侧,旋转无异常,肾脏形状和集合系统正常。肾脏通常位于横膈后外侧膜 Bochdalek 孔的位置,其突出到胸腔部分横膈膜变薄,仅呈一层薄膜覆盖在肾脏表面,因此肾脏并不是游离在胸腔内。由于肾脏占据了胸腔的位置,邻近的肺下叶往往发育不良。肾血管和输尿管通过 Bochdalek 孔出入胸腔。

大多数患者没有任何临床表现,呼吸系统症状很少见,泌尿系统症状更少见,多在行常规胸片检查或因纵隔肿瘤开胸手术时偶然发现。

输尿管增长,但膀胱开口的位置一般无异常。一侧胸内肾患者的对侧肾脏多正常,其他系统器官的畸形很少见。

(三)诊断

患者在常规胸透检查时发现横膈膜隆起应怀疑胸内肾的可能,在前后位胸片中可以看到1个光滑、圆形的肿块突出到胸腔,侧位胸片可以观察到肿块位于横膈膜靠后的部分。排泄性尿路造影或肾脏核素扫描可以明确诊断,有的病例还需行逆行性肾盂造影。有少数患者是在患肺或心血管系统畸形而行动脉造影检查时发现胸内肾畸形。

(四)治疗

胸内肾一般不会引起呼吸或泌尿系统的严重并发症,大多数患者没有任何临床表现,多为偶然发现患有该病,确诊后患者也无须接受任何治疗。

四、交叉异位肾

交叉异位肾是指一侧肾脏由原位跨过中线移位到对侧,而输尿管开口于膀胱的位置仍位于原侧,90%的情况下异位肾会和对侧肾脏相融合。1957 年 McDonald 和 McClellan 将交叉异位肾分为四种类型:①交叉融合异位肾。②交叉未融合异位肾。③孤立交叉异位肾。④双侧交叉异位肾。

交叉未融合异位肾男女发病比为 2∶1,左向右移位是右向左移位的 3 倍。孤立交叉异位肾男女比为 2∶1,其中 2/3 为左侧肾脏移位到右侧,多数异位肾脏上升位置不够且伴有旋转不良。双侧交叉异位肾是最少见的。交叉融合异位肾发病率为 1/1 000,其中肾脏一侧融合并向下方移位是最常见的一种,而一侧融合并向上方移位则较少见,男性发病率高,左向右移位居多。

(一)病因和发病机制

引起肾脏交叉异位的原因不确定,有人认为脐动脉位置异常压迫肾脏,改变其上升路线导致交叉移位的发生。Potter 和 Alexander 认为输尿管芽游走到相反方向导致了肾脏交叉移位,Cook 和 Stephens 认为胚胎尾部的排列错乱和旋转异常导致肾脏交叉异位,脊柱远端由一侧移位到对侧,导致泄殖腔和 Wolffian 管位于脊柱的同一侧,可以允许输尿管交叉到对侧进入对侧的生肾原基,或者肾脏和输尿管在上升过程中移位到了对侧。

(二)病理

交叉异位的肾脏一般位于对侧肾脏的下方并与其融合,两侧的肾脏同时开始上升,可能由于交叉异位肾行走距离远的缘故,往往位于对侧肾的下方,因此通常情况下正常肾的下极会与异位肾脏的上极相融合,直到未异位的肾脏到达其正常位置或融合的肾脏被腹膜后结构阻挡时才会停止上升,融合肾脏最终的形状决定于双肾融合的时间和程度及其旋转的程度,而当交叉异位肾与正常肾融合后,旋转就会停止,因此融合肾最后的形状受到交叉肾上升位置和旋转程度的影响。肾盂的方向可以提示双肾融合的时间,肾盂方向朝前提示融合时间较早,如果肾盂朝向中线提示在肾脏旋转结束后才发生融合。

90%的交叉异位肾会与对侧肾融合,当两者未融合时,对侧肾一般位于其正常位置,旋转和形状均正常,而对侧肾位置不定,肾盂方向多朝前,两者之间有一定距离,各自有包膜包裹。所有的交叉未融合肾其输尿管开口均与正常无异,异位肾输尿管在骨盆边缘通过中线在对侧进入膀胱。

孤立交叉异位肾移位至对侧位置通常偏低，$L_1 \sim L_3$ 水平，肾盂方向多朝前提示其旋转不完全，当肾脏还在骨盆内或仅上升到较低腰椎水平时，患肾可能呈水平且肾盂朝向前方，同样说明其旋转不良。输尿管则会在 S_2 水平越过中线，汇入膀胱，而肾缺如一侧也可能残存闭合的输尿管。双侧交叉异位肾患者的双侧肾脏及肾盂都与正常无异，而输尿管则在 $L_4 \sim L_5$ 的水平交叉到对侧。动脉造影检查可以观察到血管畸形，提示该畸形的存在，还有一部分患者会形成结石或由于肾盂输尿管连接部梗阻导致肾盂积水。

不管融合情况如何，双肾的血供来源都变化多样，交叉肾的血供可能是来源于主动脉或髂动脉的 1~2 个分支，正常一侧肾脏的血供变异性更大，可以是来自不同水平的主动脉的多条血管分支。而孤独交叉异位肾的患者血供多来源于肾脏所在位置一侧的主动脉或髂动脉分支。

伴发畸形：所有融合肾畸形患者其输尿管多不会发生异位，除孤立交叉异位肾患者膀胱三角区仅有一半或发育有畸形外，大多数其他患者三角区与正常无异，输尿管在膀胱开口也发生异常的病例仅占 3%，20% 的交叉肾会发生尿液反流，而双侧交叉异位肾尿液反流发生率高达 71%。儿童孤立交叉异位肾的患者骨骼系统和生殖系统的伴发畸形发病率较高，分别为 50% 和 40%，在男性常见隐睾或输精管缺如；女性多为阴道闭锁或单角子宫。肛门闭锁在孤立交叉异位肾患者的发病率为 20%。

(三)临床表现

交叉异位肾患者一般没有任何症状，多数是在尸检或因其他原因做腹部超声检查时发现。有症状多在中老年时出现，常见的有下腹痛、血尿、脓尿和尿路感染症状等，已发现部分有肾盂积水和结石的患者因以上症状就诊。学者们认为由于肾脏位置异常及变异的血供系统会导致排尿不畅，从而引发尿路感染和结石形成等。

大约 1/3 的患者是发现无痛性腹部包块而就诊，有的患者首发症状为高血压，进行全身检查发现交叉异位肾。

(四)诊断

以往诊断异位肾以排泄性尿路造影为主，而腹部超声和放射性核素扫描可以更准确诊断交叉异位肾的存在；膀胱镜和逆行尿路造影可以描绘出尿路通道的走行；动脉造影可以揭示双侧肾脏的血供来源，对需要手术的患者有重要指导作用；超声检查常提示肾盂处没有肾窦回声，如果有则说明肾盂肾盏位于肾脏外；而 MRI 可以更详细的了解畸形的形态、融合部位等细节，因此临床医师现在多采用 MRI 作为交叉异位肾的检查手段之一。

(五)治疗

交叉异位肾一般不会威胁到患者的生命，部分输尿管梗阻的患者则容易发展到尿路感染或结石形成，大约 1/3 有症状的患者最终需要手术去除结石，常采用体外震波碎石和经皮肾镜取石。

(徐红愉)

第四节　肾融合与旋转异常

一、肾融合畸形

Wilmer 首次对肾融合畸形进行了分类：①单侧融合肾伴下肾异位。②S 形融合肾。③块状肾(蛋糕肾)。④L 形融合肾。⑤圆盘肾(环状肾)。⑥单侧融合肾伴上肾异位。

单侧融合肾伴下肾异位:2/3 的单侧交叉融合异位肾都是向下方移位,异位肾的上部与正常肾的下部融合,而两个肾脏的肾盂均朝前方,说明融合时间较早。

乙状肾(S 形肾):该种类型发病率仅次于第一种,异位肾位于正常肾脏下方,两个肾脏在相连处融合。由于融合时间较迟,双侧肾脏旋转已完成,所以两个肾脏肾盂的朝向是相反的,正常肾脏朝向中线,异位肾则朝向对侧,两肾边缘便组成 S 状外形。异位肾输尿管与另一输尿管发生交叉并越过中线汇入对侧膀胱。

团块肾:该类型较少见,两肾边缘广泛连接并融合,整个肾脏呈块状,形状不规则,分多个小叶。通常团块肾会上升到骶岬位置,有时位于盆腔内,肾盂均朝向前方,输尿管分别注入一侧膀胱,不会发生交叉。

L 形肾:异位肾呈横向且头部与对侧肾脏尾部相连时组成 L 形称为 L 形肾,交叉肾位于中线前方或侧前方 L4 水平,因为肾脏旋转程度不同肾盂方向可能向前也可能向后,输尿管依然各自汇入一侧膀胱。

盘状肾:盘状、环状、盾牌和煎饼肾指两个肾脏内侧边缘相互融合形成环状或圆圈,如果内侧更广泛地融合则成圆盘形或似盾牌。两肾的外形轮廓没有明显改变,与团块肾不同,盘状肾由于融合程度稍轻,单个肾脏仍呈蚕豆形。肾盂相对,输尿管各自汇入一侧膀胱没有交叉,集合系统之间没有交通。

单侧融合肾伴上肾异位:这是最罕见的一种类型,交叉肾异位到对侧位于正常肾脏的上方,其下极与正常肾脏上极相互融合,肾脏定位方向与胎儿期相同,两肾盂均朝向前方,提示两者融合时间较早。

二、马蹄肾

马蹄肾是最常见的肾融合畸形,此类患者两侧肾脏在中线通过肾实质或纤维组织形成的峡部相连,相连部位多为下极。该病由 DeCarpi 于 1521 年进行尸检时首次发现,此后马蹄肾成了所有肾脏畸形中报道最多的一种,而几乎所有的肾脏疾病都在马蹄肾患者中报道过。

马蹄肾在人群中的发病率约为 0.25%,男女之比约为 2:1,可在任何年龄段出现症状而被发现,但是根据尸检统计以儿童居多,因为马蹄肾患者经常伴发多种畸形,往往幼年就死亡。

(一)病因和发病机制

妊娠第 4～6 周出现异常,此时输尿管芽已经插入后肾组织,在第 4、5 周时双侧后肾胚相距很近,此时受到任何干扰都会导致两者的下极相连形成马蹄肾。脐血管或髂动脉位置的改变也会影响肾脏的旋转和迁移导致部分融合,还有的人认为胚胎尾部发育或盆腔内其他器官的异常都可以引起两侧肾脏融合。Domenech-Mateu 和 Gonzales-Compta 通过研究 16 mm 阶段的人胚胎后认为后肾细胞移行异常形成了峡部或在两侧发育中的肾脏之间形成连接导致了马蹄肾的形成。

两侧肾脏在绕长轴旋转以前便相互连接发生融合,因此马蹄肾的肾盂多朝向前方,如果融合时间延迟,肾盂会朝向前内侧,此外肾脏一般不能上升到其正常位置,通常认为肠系膜前动脉阻挡了峡部的上升,导致其位置低于正常。

(二)病理

95% 的马蹄肾是在下极相连,其峡部可由大块的肾实质组成,有单独的血液供应,少数情况下峡部是由少许纤维组织构成。马蹄肾一般位于 L3～L4 水平,肠系膜下动脉自腹主动脉分出的位置,较正常偏低,亦有位于髂骨隆突水平甚至盆腔内膀胱后者。峡部一般位于大血管前方,偶尔有的位于动、静脉之间或大血管后。

肾盏数目正常,由于肾旋转不完全,肾盏均指向后方,肾盂轴仍保持在垂直或倾斜的侧平面上。肾下盏收集峡部所分泌的尿液。

输尿管从较高的位置进入肾盂,位于肾脏侧面,在峡部前下方形成成角畸形,但其膀胱开口无异常。马蹄肾的血供来源较多变,30%病例每个肾由一条动脉供血,更多是由 2 条甚至 3 条动脉供血,峡部有独立的血供,可直接来源于肾动脉、腹主动脉、肠系膜下动脉、髂动脉等的分支。

马蹄肾可以单独发生,也可以与其他泌尿生殖系畸形同时发生,Boatman 等统计了 96 名患者发现 1/3 以上的患者同时还伴发至少 1 种其他畸形,许多有多发生殖器畸形的新生儿也同时有马蹄肾。马蹄肾患者还可以同时发生心血管系统、骨骼、神经系统等的畸形,相反有神经系统畸形的患儿 3%会同时发生马蹄肾,20%的 18 三体综合征患者及 60%的 Turner 综合征患者都会发生马蹄肾。

马蹄肾患者生殖器畸形的发生率有所增高,男性尿道下裂、隐睾的发生率均为 4%,女性双角子宫和阴道隔膜的发生率则为 7%。

10%的患者会发生重复输尿管,有的患者还有异位输尿管囊肿,而超过一半的患者会出现尿液反流。UPJ 扩张的发生率为 20%,但是通过核素扫描却发现不到 20%的患者存在梗阻现象。囊性疾病,包括一侧上极多囊性发育不良和成人多囊肾均有报道发生。DMSA 扫描显示 63%患者双肾功能不对称。因为此类患者发生结石的报道已经很多,检查 37 名患者发现 50%的患者钙、草酸盐、尿酸和枸橼酸盐的排泄都有不同程度改变,提示存在潜在的代谢病因,因此结石的形成不仅与畸形导致的尿液排泄延迟有关,还存在其他的病因。

(三)临床表现

超过一半的马蹄肾患者没有任何症状,多数在尸检时才发现畸形存在,其他的表现多为尿路梗阻、结石或尿路感染等症状,也会有下腹痛及胃肠道症状,当峡部压迫其后方的神经时会出现 Rovsing 征:腹痛、恶心、呕吐。30%的患者会出现尿路感染症状,而结石的发生率在 20%~80%之间不等。5%~10%的患者因触诊时发现腹部肿块而发现马蹄肾存在,还有患者因为肾动脉瘤行动脉造影时发现马蹄肾。

如果 UPJ 梗阻则会出现严重的肾积水,其发生率高达 1/3,异位输尿管在跨过峡部时成角,往往会引起狭窄。

(四)诊断

马蹄肾患者有时可以在腹中部触及包块,除此之外与正常肾脏没有任何区别。患者往往是在因为其他原因行腹部超声或静脉尿路造影时偶然发现,产前超声检查可以在患儿出生前发现马蹄肾的存在。其影像学特点包括双肾位置偏低且更靠近脊柱;肾轴方向由正常的内上至外下改变为外上至内下或垂直;双肾下极在中线处相连;肾盂朝前,肾盏指向后方,下极肾盏朝内且位于输尿管内侧;输尿管连接肾盂的位置较高,上段位于前方像包绕着中线处的肿块等,如果检查中观察到以上特点可以确诊马蹄肾。结石或 UPJ 引起的梗阻会导致造影图像模糊,难以判断,此时逆行肾盂造影和 CT 扫描可以明确诊断。

(五)治疗

如出现肾盂积水、肾盂输尿管连接处梗阻可行肾盂整形手术治疗。而峡部切开术因不能改善引流、矫正肾脏旋转,已被弃用。如果发生结石,体外震波碎石可以治愈 68%的患者,而经皮肾镜的治愈率则可达到 87.5％。

预后：马蹄肾发生肿瘤的易感性会增高，其中一半以上为肾细胞癌，其次为肾盂肿瘤和 Wilms 瘤。慢性感染、梗阻和结石形成等发病率的增高使肾盂肿瘤的发病率较正常人偏高。马蹄肾患者发生肿瘤的生存率由肿瘤的病理和分期决定，而与畸形本身无关。

三、肾旋转不良

正常肾脏最终会上升到肾窝位置，通过绕自身长轴旋转使肾盏指向侧面，肾盂朝向中线，肾旋转异常时肾脏不能完成旋转，通常在其他肾脏畸形如肾异位融合或马蹄肾时肾脏会发生旋转异常。Turner 综合征的患者常伴发肾脏旋转不良。

(一)病因和发病机制

肾脏在其上升的同时发生旋转，大约第 6 周开始直到第 9 周完成 90°的旋转并达到肾窝的位置。

有理论认为输尿管芽分支不对称导致其旋转，每个分支都会诱发其周围的后肾组织分化，前侧较后侧发展更快，肾盂也向中线方向旋转。肾脏血供不是旋转不良的原因或限制性因素。

(二)病理

正常肾脏上升过程中需要旋转 90°，Weyrauch 根据最终肾盂指向的方向不同把旋转异常分成四类。

1.腹侧位

肾盂朝向腹侧，肾盏指向背侧，肾脏与初始相比完全没有旋转，这也是最常见的一种旋转异常。偶尔这种位置会是一种过度的内侧旋转，即肾脏旋转了 360°。

2.腹中线位

由于肾脏旋转不完全，肾盂朝向内前方，肾盏指向后外方。

3.背侧位

肾脏旋转 180°导致肾盂朝向背侧，血管从侧面绕到前方进入肾门，这是最少见的一种旋转异常畸形。

4.侧向

肾脏旋转超过 180°但没有达到 360°，导致肾盂朝向身体外侧，而肾实质靠近中线位置，根据血管在肾周的绕行方向可以判断肾的旋转程度。血管绕经腹侧到达肾脏，进入侧面或背面的肾门，提示逆向旋转，而经背侧途径到达肾脏则提示过度腹侧旋转。

旋转异常的肾脏形状也可能发生异常，呈圆形、椭圆形或三角形，前后表面扁平，肾门周围被纤维组织包裹导致肾盂输尿管连接部扭曲，上段输尿管最初从侧面绕行，也有可能被包绕在这个纤维组织丛中。肾盂被拉长、变窄，肾盏(尤其是上部肾盏)亦被拉伸。肾脏血供多变，与肾脏的方向及旋转程度有关，可以是单一的血管供应血液，也可有多条分支血管同时提供血供。另外，在与肾脏主要动脉连接部分可能存在 1 个血管分支。血管围绕肾脏旋转的方向和程度是判断肾旋转异常类型和程度的主要依据。

(三)临床表现

旋转异常通常不会有特殊的临床表现，但过多的纤维组织包绕导致肾盂输尿管连接部和输尿管上段狭窄，严重者出现肾盂积水。附属或主要肾动脉压迫扭曲的上段输尿管或肾盂输尿管连接部，可影响排泄功能。在尿液生成增加时，肾积水症状(钝性胁腹部疼痛)更加明显，也是引起症状的最常见原因。结石和感染及其伴随症状可能继发于排尿障碍之后。

(四)诊断

患者往往在因为结石、积水等原因行超声、排泄性尿路造影检查时发现肾脏旋转异常,影像学特征包括肾盂、肾盏指向异常,肾盂拉长、扁平等。可揭示肾盂、肾盏的异常起源、扁平或被拉长的肾盂、被拉伸的带有残余闭塞部分的上部肾盏、侧面移位的输尿管上 1/3 段。双侧肾脏同时旋转异常不常见,但造影检查时容易与马蹄肾混淆,注意检查有无连接两肾下极的峡部存在可以鉴别诊断。

(五)治疗

旋转异常不会影响肾脏功能,对患者的正常存活没有影响。有的病例肾盂输尿管连接部狭窄、排尿异常导致结石、感染或肾盂积水者,可行手术矫正治疗。

(徐红愉)

第五节 肾集合系统异常

一、肾盏憩室

肾盏憩室是肾实质内覆盖移行上皮细胞的囊腔,经过狭窄通道与肾盏或肾盂相连通,憩室无分泌功能,但尿液可反流入憩室。该病由 Rayer 在 1841 年首次报道,可为多发性,位于肾的任何部位,但肾上盏更容易受累。排泄性尿路造影发现其发病率约为 0.45%,儿童与成人发病率相似,无性别差异,可发生于任何年龄,常见 20～60 岁,双肾受累概率均等。

(一)病因和发病机制

肾盏憩室的病因仍不清楚,有人认为是胚胎发育异常造成的,输尿管芽一般在长到 5 mm 时,其第3、4 节会退化,如持续存在就可能导致憩室形成。局部的皮质脓肿破溃并与肾盏相通也可以形成憩室,而结石继发感染、梗阻,漏斗狭窄,肾脏损伤,肾失弛缓症及痉挛等都可以形成憩室。

肾盏憩室常见两种类型,Ⅰ 型憩室较常见,常位于肾盏杯口内,与肾小盏相连,多在肾的一极,以肾上极最常见,通常较小,多无临床症状。Ⅱ 型憩室与肾盂或邻近的肾大盏相连,多位于肾的中央部位,形状较大,常有明显临床症状。

(二)临床表现

多数小憩室没有任何临床症状,仅在排泄性尿路造影或超声检查时偶然发现,随着时间的推移、尿液的潴留,这些小憩室可渐进扩张。但是当憩室继发感染或结石时,便可出现血尿、腰痛、尿频、尿急、尿痛等症状。曾有报道憩室内结石的发生率高达 39%。

(三)诊断

肾盏憩室的诊断主要靠排泄性尿路造影和 CT,逆行性肾盂造影、CT 增强和 MRI 有时对明确诊断和确定憩室的解剖位置有帮助。超声检查可以发现在肾集合系统周围有充满液体的区域,有时可以发现憩室内有结石存在,并且可以随患者改变体位而移动。而大约 2/3 的儿童患者会出现尿液反流,这可能也是儿童患者易发尿路感染的原因。

(四)治疗

无症状的患者无须任何治疗,持续疼痛、尿路感染、血尿及结石形成的患者往往需要手术治疗。对于继发结石的患者,可以采用 ESWL、经皮肾镜、输尿管镜和腹腔镜等手术治疗,情况复杂的可采用开放手术。

二、肾盏扩张(肾盏盏颈狭窄)

较罕见,可为先天性或获得性,多由出口梗阻造成。上盏内憩室受血管压迫或结石堵塞导致梗阻,常引起肾盏积水扩张,感染或外伤继发的瘢痕形成也是常见原因。还有部分积水患者没有明显病因,有学者认为这是肾盏口周围环绕的肌组织引起的功能性梗阻造成。

由部分漏斗阻塞引起的中度上组肾盏扩张相对常见,但通常无症状。最常出现的症状是上腹或胁腹痛。偶可触及包块。阻塞可导致血尿和/或尿道感染。

肾盏扩张应该与输尿管梗阻、肾结核、反复发作的肾盂肾炎等引起的多肾盏扩张相鉴别,造影、细菌学检查及组织活检对鉴别有帮助。针对病因采用手术方法解除梗阻是最有效的治疗方法。

三、巨肾盏(肾盏盏颈不狭窄)

巨肾盏是非梗阻性肾盏扩张,由肾乳头畸形引起,该症由 Puigvert 在 1963 年首先报道。全部肾盏扩张,数目也增加,但是肾盂正常,壁没有增厚,肾盂输尿管连接部没有梗阻。围绕巨肾盏的肾皮质厚度正常,也无瘢痕和慢性炎症征象,但髓质发育不全,不似正常的椎体形而似新月形。集合系统没有扩张,较正常缩短,且多为横向而非垂直。肾脏的正常功能一般不受影响。

巨肾盏症为先天性,产前便可诊断,仅见于白种人,男女比为 6∶1,双肾发病只发生在男性,单侧局灶性发病仅发生在女性,提示该病可能为 X 染色体连锁的伴性遗传疾病。有学者认为在输尿管芽与后肾胚组织结合后,输尿管会有短暂的不通畅,肾小球分泌的尿液不能排出,导致了肾盏扩张。还有学者认为近髓肾小球发育不良是其发病的可能原因,这一理论很好地解释了患者肾脏收集尿液能力下降的原因,但还未得到确证。

在儿童通常是因为尿路感染行 X 线检查时发现。成人常因结石、血尿行尿路造影检查时确诊。患侧肾肾盏扩张,数目增加,肾盂正常,虽然 UPJ 没有梗阻,但输尿管的远端可发生节段性扩张,有人曾报道12 例巨肾盏症儿童伴发节段性巨输尿管症,多为男童,主要在左侧。行利尿肾扫描显示核素的吸收和排泄图形正常,对患者长期随访发现患肾在解剖和功能损害方面都没有任何进展。

四、异常肾盏(肾假瘤)

位于上组肾盏和中组肾盏之间漏斗区的局限性肿块,称为肥大 Bertin 柱。体积大时压迫邻近的肾盏和肾盂使之变形,在造影影像中形似肾脏肿瘤,因而称之为假瘤。与真正肾实质肿瘤的鉴别非常重要,核素扫描假瘤能正常吸收放射性核素,超声检查假瘤的回声与正常肾实质相同。

五、分支肾盂

大约 10% 正常的肾盂会在进入肾脏的位置分裂为两部分,形成两个大的主肾盏,这种情况应被视为正常的变异。虽然有些腰痛的患者在影像上可见双肾盂,但并不会引起肾脏患病概率增加。

(徐红愉)

第六节 肾脏囊性疾病

肾脏囊性疾病是指在肾脏出现单个或多个内含液体的良性囊肿的一大组疾病分类,在临床上非常常见。其原因可为先天性、遗传性、获得性等,发生部位可为肾皮质、髓质、皮髓质或肾外。其中以单纯性囊肿和多囊肾最为常见。单纯性肾囊肿绝大多数为非遗传性疾病,占囊性肾疾病的70%左右。多囊肾为遗传性疾病,分为常染色体显性及隐性遗传两种。获得性多囊肾不属于上述两种类型,常见于肾衰竭而行长期透析疗法的患者。

Bosniak提出了基于CT检查的肾脏囊性疾病的实用分类(表4-1)。Ⅰ型囊肿为单纯性囊肿,具有透声好、囊肿内无回声和边缘光滑锐利等特点。Ⅱ型囊肿主要为良性表现但影像学发现有分隔、小钙化灶和密度增高。Ⅲ型囊肿表现复杂,不能确定良恶性,囊内分隔明显或壁厚,近50%为恶性。Ⅳ型囊肿恶性病变明显,具有结节性成分,边缘不规则;有血管成分。其中Ⅰ型和Ⅳ型囊肿一般在诊断上没有问题,而Ⅱ型和Ⅲ型囊肿(特别是Ⅲ型)在除外恶性肿瘤上常常比较困难。因此,疾病的诊断不能完全依赖影像学手段,有时需要手术切除以明确是否存在恶变。

表 4-1 单纯和复杂性肾囊肿的 Bosniak 分类

分型	囊壁	分隔	钙化	密度	增强
Ⅰ	薄	无	无	0~20	无
Ⅱ	薄	无或少见	可见小钙化灶	0~20	无
Ⅲ	增厚	较多	具有较多钙化灶	0~20	无
Ⅳ	厚	多见	多见,且粗糙	>20	有

一、单纯性肾囊肿

单纯性肾囊肿是最常见的肾脏良性疾病,发病率在肾脏囊性疾病中居首位。可分为孤立性及多发性。常见于50岁以上成人而罕见于儿童,发病率随年龄的增加而增加。患病者男性多于女性,男女比约为2∶1。绝大多数为非遗传性疾病,仅极少数为遗传病,可能是常染色体显性遗传。单纯性肾囊肿的发病机制尚不十分明确。囊肿可能是由肾小管憩室发展而来。随年龄增长,远曲小管和集合管憩室增加,所以单纯性肾囊肿的发生率亦随之增加。

(一)病理

单纯性囊肿一般为单侧、单发,位于肾下极的皮质内,也有多发或多极性者,双侧发生很少见。囊肿一般孤立呈球形,囊壁很薄,内衬单层扁平上皮,外观呈淡蓝色,约95%含有清亮的琥珀色液体。偶可见囊壁钙化。约5%的囊肿含血性囊液,其中半数囊壁上可能有乳头状癌,应予重视。

单纯性肾囊肿好发于肾脏表面,但也可位于深部。当一囊肿位于深部时,其囊壁易与肾盂及肾盏的上皮内壁紧连,要将它们分开十分困难,但囊肿并不与肾盂相通。囊肿较大时可压迫邻近肾组织,使肾外形发生改变。镜检可发现囊壁有重度的纤维变性及玻璃变性,还可见到钙化区域,邻近肾组织也受压发生纤维变性。

（二）临床表现

多数囊肿无明显症状，为偶然发现。由于 B 超及 CT 的广泛应用，年度健康体检的逐渐普及，单纯性肾囊肿的发现率明显增加。其往往是因其他原因而做检查或在体检时被发现。囊肿可引起胃肠道迷走神经症状。囊肿内突然出血可引起急性腰痛。患者亦可出现血尿。囊肿位于肾下极并紧贴输尿管时，可加重肾盂积水，而尿液对肾盂的压迫可引起背痛。这种梗阻还可以使肾脏发生感染。自发性感染在单纯性肾囊肿中罕见，而一旦发生就难以同肾痛鉴别。感染后可有腰痛和发热。当囊肿较大时可引起腰背部疼痛，但较少见。个别情况因囊肿压迫邻近血管，造成局部缺血和肾素增加而出现高血压。偶尔还可伴发红细胞增多症。本病不会导致肾功能减退。如伴有血尿和高血压，应全面检查是否伴有肾腺癌，少数情况下良性囊肿的囊壁可发生腺癌。

（三）诊断

（1）腹平片表现为肾脏轮廓变形或肾轴改变。IVU 表现为界限清楚的无功能的球形肿物，有薄的外壁。肿物可使得一个或多个肾盏和漏斗移位、梗阻或闭塞。正常肾实质伸展到囊壁上形成鸟嘴征，是良性肾囊肿的表现。当囊肿占据了肾下极，输尿管上段可向脊柱移位。

（2）B 超对诊断有极大帮助，应作为首选检查方法。B 超鉴别囊性和实质性占位病变的准确率可达 98%。典型的超声表现为内部无回声的空腔，囊壁光滑而边界清楚，回声增强。当这3个标准都存在时，超声诊断良性肾囊肿的准确率为 95%。继发感染时囊壁增厚，病变区内有细回声。囊内有血性液体时，回声增强。当囊壁显示不规则回声或有局限性回声增强时，应警惕恶性病变。

（3）CT 对 B 超检查不能确定者有价值。典型表现为边界锐利的球形肿物，壁薄而光滑，均质，边缘整齐，CT 值低（平扫 CT 值为 $-10\sim+20$），静脉注射造影剂后不增强。囊肿伴出血或感染时，呈现不均质性，CT 值增加。偶见肾实质肿瘤内血管较少，从而易与囊肿相混淆。少数情况下，囊肿壁也可发生肿瘤，因此有必要做更进一步的鉴别诊断检查。

（4）MRI 主要用于对碘造影剂过敏或有肾功能不全的患者。同时，MRI 对明确囊液性质有意义，必要时可选择应用。单纯肾囊肿在 T_1 加权像上为低信号，在 T_2 加权像上为高信号。注射 Gd-DTPA 后不增强也是良性肾囊肿的重要特点。

（5）放射性核素检查在鉴别囊肿和肿瘤上没有作用。但锝扫描若确定肿物是无血管的，则倾向于良性。

当上述检查对鉴别囊肿及肿瘤仍不明确时，可行 B 超或 CT 引导下穿刺。除观察囊液物理性状外，还应进行细胞学及生化检查。炎性囊肿的囊液色暗、浑浊，脂肪及蛋白含量中度增加，淀粉酶和 LDH 显著增高，细胞学检查有炎性细胞，囊液培养可确定病原体。囊壁继发肿瘤时，囊液为血性或暗褐色，脂肪及其他成分明显增高，细胞学阳性，肿瘤标志物 CA-50 水平增高。

（四）鉴别诊断

单纯性囊肿须与肾癌、多囊肾、肾积水等疾病进行鉴别。

（1）肾癌呈占位性病变，但易发于深部，从而引起更明显的肾盏弯曲。肾癌常见血尿，而囊肿则极少发生血尿。当肾实质肿瘤压在腰大肌上面，在腹平片上就看不到肌肉的边缘，而囊肿则依旧可见。出现转移的证据、红细胞增多症、高钙血症及血沉加快都提示为肾癌。若肾静脉发生癌栓，IVU 可显示不清甚或不显影。但需注意的是，囊肿壁也有发生癌变的可能。肾癌和单纯性囊肿的超声及 CT 表现截然不同，易于鉴别。

（2）多囊肾几乎均是双侧性的，弥漫的肾盏及肾盂发生扭曲为其影像学特点。单纯性肾囊肿则多为孤立性单发性。多囊肾往往伴有肾功能损害及高血压，而肾囊肿则多没有此表现。

（3）肾积水的症状和体征可与单纯性肾囊肿的表现完全一致，急性或亚急性肾盂积水由于肾盂内压的增高常产生更为局限的疼痛，并因感染而易于使其表现复杂化。单纯性囊肿和肾积水的尿路造影表现截然不同：囊肿主要引起肾脏变形，而肾积水则表现为由于梗阻所致的肾盏和肾盂的扩张。

（五）治疗

单纯性肾囊肿发展缓慢，对肾功能常无明显影响，治疗趋于保守。

如囊肿直径＜4 cm，可定期随诊，观察其大小、形态及内部质地的变化。超声为首选方法。无肾实质或肾盂肾盏明显受压，无感染、恶变、高血压，或上述症状不明显时，即使囊肿较大，亦不主张手术，而采取定期随访。

当继发感染时，由于抗生素可穿透囊壁进入囊腔，可先采用抗生素治疗和超声引导下穿刺引流，失败无效时再考虑开放手术。

如囊肿直径＞4 cm，可于超声引导下，穿刺引流囊液。也可用95％乙醇作为硬化剂注入囊内，但有可能被吸收而影响肾实质，若发生外溢亦可引起不良反应。四环素具有硬化和预防感染双重作用，不良反应小。B超引导下经皮穿刺抽吸囊液后注射硬化剂治疗，虽然仅有暂时性的疗效，复发率可达30％～78％，但对于高龄患者，仍可作为一种治疗的选择。

巨大囊肿（直径＞8 cm，囊液超过500 mL），可能需要手术治疗。有条件者可行腹腔镜下囊肿切除术。若证实囊壁癌变或同时伴发肾癌，则应尽快手术治疗。

随着腹腔镜在泌尿外科的普及，因单纯性肾囊肿而行开放性手术的患者日益减少。而腹腔镜肾囊肿去顶术公认对患者创伤小、疗效确实，术后患者恢复快，已成为治疗有手术指征的单纯性肾囊肿的"金标准"方法。

若怀疑囊肿有恶性可能，影像学检查不能确诊，应做B超引导下穿刺病理活检，甚或手术探查。

单纯性囊肿的治疗需综合考虑囊肿对肾脏和全身的影响，并视囊肿的发展变化而定。大多数囊肿预后较好。

二、肾盂旁囊肿

肾盂旁囊肿指发生于肾门肾窦附近的囊肿，起源于肾实质，长大后可进入肾窦。肾盂旁囊肿约占肾脏囊性疾病的1％～3％，发病年龄多为50岁以上。

（一）病理

肾盂旁囊肿的囊壁与肾盂及肾盏的上皮内壁紧密相连，但大多数囊肿与肾盏并不相通。囊肿内通常含清亮的琥珀色囊液。囊壁很薄，囊肿常呈"蓝色圆顶"状，也可见囊壁钙化。约5％的囊肿含血性囊液，其中半数以上囊壁上可能有乳头状癌。镜检可发现囊壁有重度的纤维变性及玻璃变性，还可见到钙化区域，邻近肾组织也受压发生纤维变性。

（二）临床表现

肾盂旁囊肿常见的症状有腰部疼痛，这是由于囊肿压迫肾盂输尿管使平滑肌痉挛、囊肿生长牵拉包膜以及继发性肾积水所致。平滑肌痉挛可引起镜下或肉眼血尿，囊肿破裂并与肾盂相通后则成为肉眼血尿。囊肿压迫肾盂梗阻后致使肾缺血，引起肾素、血管紧张素分泌增加，可导致高血压。囊肿较大或致肾积水巨大者还可触及腹部包块。合并感染者可有寒战、高热、肾区叩痛等症状。

（三）诊断

IVU 可显示肾门旁或肾窦内有一圆形肿物压迫肾盂、肾盏或上端输尿管,出现弧形压迹、变形、移位或拉长,如囊肿与肾盂肾盏无交通,则囊肿不显影。较小的囊肿可无上述改变。B 超可见肾门附近有一液性暗区。当囊肿进入肾窦内引起肾盂肾盏积水或囊肿在肾窦深处时,易被误认为肾盂积水。CT 为最可靠的诊断方法,可显示肾盂旁边界清楚、均匀低密度的椭圆形包块,CT 值为 0～20 Hu,增强前后无明显变化。肾盂旁囊肿位于肾窦内,较大的囊肿可向肾门突出,而单纯性囊肿多位于肾皮质,呈圆形,可为单发或多发。MRI T_1 加权像囊肿呈圆形或椭圆形低信号,与肾实质的交界面光滑锐利,信号强度均匀。T_2 加权像成高信号。增强扫描无变化。

（四）治疗

肾盂旁囊肿为良性病变,如囊肿较小且无症状,可等待观察。如囊肿较大出现症状,或发生破裂出血则需行手术治疗。手术方法可选择经腹腔镜囊肿切除术、囊肿去顶减压或囊肿切除术。由于肾盂旁囊肿毗邻肾血管,故不提倡采用 B 超定位下穿刺抽吸囊液。

三、多囊肾

多囊肾是一种遗传性疾病,其特点是双侧肾脏有多个囊肿致使肾脏体积增大而其功能性肾组织减少。一般分为常染色体显性遗传型多囊肾(AD-PKD)和常染色体隐性遗传型多囊肾(ARPKD)。

多囊肾的病因是在胚胎发育过程中,肾小管和集合管间连接不良,使尿液排出受阻,形成肾小管潴留性囊肿。病变绝大多数为双侧,肾脏明显增大,布满大小不等的囊肿,囊内液为浅黄色。随着病程的进展,肾实质逐渐受压变薄,最终不能维持正常的肾功能。肾脏受累的特点是肾单位各部包括 Bowman 囊呈囊性扩张。囊肿沿上皮排列,所含囊液来自肾小球滤过液,受肾小管上皮细胞的作用变更。多囊肾的发生及囊肿进行性增大的机制尚不清楚。两种类型的肾脏囊肿在子宫亦有发现。

（一）常染色体显性遗传型多囊肾

ADPKD 是最常见的遗传疾病之一,主要表现为多发双侧肾囊性病变。发病率约为 1/1 000,其外显率近乎 100%,这使得所有活到 80 岁以上的携带者均显示出本病的某些征象。5%～10%终末期肾衰竭是由 ADPKD 导致。ADPKD 按基因定位不同分为 Ⅰ、Ⅱ、Ⅲ 型。约 85%的 APDKD 家族中,与疾病相关 ADPKD1 基因突变定位于 16p 上。它具有两个特异性标志:α 球蛋白复合体及磷酸甘油酸激酶的基因。其余的家族中大多数可发现在 4 号染色体(ADPKD2)上有基因缺陷,占所有 ADPKD 家系的 5%～10%。ADPKD3 基因型的患者所占比例更少。

1.临床表现

ADPKD 起初常无症状,但可在童年时经超声检查而被发现。随着年龄的增长,囊肿的数目和大小均逐步增加。但多年内进展缓慢,一般在 30～40 岁出现症状,也有的直到尸检时才被发现。患者年轻时,肾脏的功能尚能维持机体需要,无明显症状和体征。囊肿随年龄增长可进行性增大,进一步压迫本已缺乏的肾实质,从而使患者逐渐出现肾衰竭。症状常与囊肿的影响有关,主要有腰痛或不适、血尿、腰部肿块及尿路感染。腰痛常由肾和囊肿增大、肾包膜张力增加或牵引肾蒂血管神经引起。20%～30%的患者发生肾结石,常是腰痛的原因。血尿常呈发作性,可为镜下或肉眼血尿,主要原因是囊壁血管牵扯破裂所致,发作时腰痛常加重。女性患者易发生急性肾盂肾炎,肾实质和肾囊肿均可继发感染。肾功能不全可有尿毒症症状。往往并存慢性感染,并加重肾功能不全进展。临床表现除泌尿系统外,可有心血管及消化等系统的症状。疾病早期即可出现高血压,血压水平可直接影响预后。ADPKD常合并多种脏器异常。约33%的患者肝脏也有囊肿,但不影响肝功能。25%～30%的ADPKD患者由心脏超声检查可发现瓣膜异常,最常见的是二尖瓣脱垂及主动脉反流。虽然多数心脏受累的患者无症状,但心脏损害可逐渐进展,并严重到需要换瓣。伴瓣膜脱垂者可合并脑栓塞,亦可合并感染性心内膜炎。

查体时可触及双侧腹部肿物,为肿大的肾脏。

2.诊断

早期患者尿常规无异常,中、晚期可见不同程度的血尿,但红细胞管型不常见,部分患者可出现轻度蛋白尿。如伴结石和感染时,也可有脓尿出现。白细胞尿比较多见,不一定意味着尿路感染。由于囊肿破裂或结石移动也可有发作性的明显肉眼血尿。在病程早期即可出现肾浓缩功能受损表现,此表现的出现要早于肾小球滤过率降低。当囊肿数目增多,肾脏增大,肾浓缩功能受损更加明显。最大尿渗透压测量是肾功能受损的敏感指标,与肾功能不全程度一致。

腹平片显示肾影增大,外形不规则。若囊肿感染或有肾周围炎,肾影及腰大肌影不清晰。IVU检查具有特征性,表现为有多个囊肿,及由此引起的肾脏肿大,外形不规则,并且因为囊肿压迫肾盏、漏斗和肾盂,呈蜘蛛状,肾盏扁平而宽,肾盏颈拉长变细,常呈弯曲状。B超示双肾有为数众多的液性暗区。CT显示双肾增大,外形呈分叶状,有多数充满液体的薄壁囊肿。由于囊肿取代功能性组织,故在肝、肾的超声检查和CT扫描中可显示典型的"虫蚀"状。因此在静脉尿路造影未显示典型改变之前,这些检查可作为该病早期诊断的手段。家族史可以协助诊断。应尽量避免尿路器械检查,以免继发感染。

3.治疗

本病治疗应采用对症及支持疗法,主要是控制高血压和预防感染。早、中期多囊肾患者可采用囊肿去顶减压手术。对肾衰竭终末期患者可考虑长期透析,晚期多囊肾患者有条件的应做同种异体肾移植。

(1)对症及支持治疗:无症状患者可以如正常人饮食起居,不必过多地限制活动。肾明显肿大者,应注意防止腰、腹部外伤,以免发生肾囊肿破裂。高血压时,应限制钠盐摄入,选择降压药物治疗。血管紧张素转换酶抑制剂是首选的降压药物。高血压的控制情况在保护肾功能中能起决定性作用。当有血尿时,首先应减少活动或卧床休息,尽快明确血尿原因,并给予相应治疗。严重血尿不能控制时可采用肾动脉栓塞。发生肾实质或囊内感染,应采取积极的抗感染等措施。病原菌以大肠埃希菌、葡萄球菌为主,也有可能为厌氧菌感染。应用广谱抗生素如青霉素、头孢菌素类、喹诺酮类药物,感染严重时,可以联合用药。若确定为囊内感染,施行B超引导下穿刺引流及囊液细菌学检查,确定病原菌,有利于抗生素的选用。多囊肾合并梗阻性结石难以单独处理结石,由于囊肿的压迫、囊肿的数目多,肾盏扩张程度和肾内的通道不如所希望的那样通畅,碎石或内镜取石都有技术上的困难。任何器械操作都可能引起囊肿感染,结石是反复感染的主要原因,使感染不易控制。因此,患者不能自行排出结石则应考虑手术治疗。

(2)囊肿减压术:囊肿减压术曾被较广泛采用,但对这种手术能否改善肾功能和延长生命,一直有争论。囊肿减压术保护了余下的正常肾单位免遭挤压和进一步损害,使肾缺血状况有所改善,部分肾单位的功能得到恢复,延缓了疾病的发展。它对表浅而较大的囊肿,尤其伴有顽固性疼痛、进展性高血压或进展性肾功能不全者,疗效不错。其优点为对早、中期患者有降低血压、减轻疼痛、改善肾功能、提高生命质量、延缓进入肾衰竭终末期等作用。手术效果取决于病例的选择,对无意中发现的无症状者一般不作手术治疗,应定期检查和随访。如病情进展加快、症状明显、肾功能下降、血压持续性增高,应及早施行手术。手术时用冰盐水局部冲洗降温以减轻灼热对肾脏的损害。囊肿减压时大囊肿必须减压,小囊肿和深层囊肿也不摒弃。晚期患者减压治疗已无意义,手术可加重肾功能损害。两侧手术间隔时间以 3～6 个月为宜。多囊肝不宜同时处理。近年亦有采用腹腔镜囊肿减压术治疗多囊肾者,由于多囊肾布满大小不等、数目甚多的囊肿和微创手术范围的限制,不能彻底减压所有囊肿,故不宜常规采用,仅适合处理多囊肾大或较大的囊肿,以改善部分肾功能和症状。

(3)透析与移植:患者如进入肾衰竭终末期,应按尿毒症相应的治疗原则处理,透析治疗是必需的。本病的血液透析存活率以及肾移植后患者和肾的存活率都与非 ADPKD 非糖尿病患者相同。由于肾和肝大,不宜腹膜透析,而应采用血液透析。多囊肾囊壁能产生多量红细胞生成素,患者一般没有贫血,因此血透能维持较长时间,疗效较佳。患者的血细胞比容和血黏度相对较高,易形成血栓,故应采取相应措施避免瘘管堵塞。晚期多囊肾患者适宜时可做同种异体肾移植术。若供肾来自亲属,必须确定供者不是风险患者,最好应用基因诊断技术确定。多囊肾患者同时伴发的疾病如脑动脉瘤、结肠憩室、胰腺囊肿或瘤等,增加了术后处理的困难,影响移植效果。患肾是否切除至今仍有分歧。大多数学者认为以下情况应考虑肾移植前切除患肾:①严重的出血或感染;②伴重度高血压;③伴发肾肿瘤;④压迫下腔静脉;⑤难以控制的疼痛。

(4)预后:有无症状及发病年龄对患者的预后有较大关系。女性患者在病程早期并不妨碍妊娠及生育过程,但病程较晚则易并发高血压。约 50% 的具有 PKD1 基因突变的患者在 55～60 岁发展到尿毒症。而非 PKD1 基因突变的要到 70 岁才发生。少数 ADPKD 患者在少儿时就出现临床表现,但其父母可能为成年后方才发病的患者。预示该病进展较快的因素包括年幼时即诊断、男性、肾脏体积较大、高血压、肝囊肿(女性患者)、肉眼血尿及尿路感染(男性)。如未进行透析或肾移植,患者常死于尿毒症或高血压并发症,约 10% 的患者死于动脉瘤破裂引起的颅内出血。多囊肾属遗传病,患者的子女出生时携带致病基因的可能性为 50%,在青年期以后宜做各种非侵入性检查,包括家属调查及基因诊断,以及早发现风险患者。

(二)常染色体隐性遗传型多囊肾

常染色体隐性遗传型多囊肾又称婴儿型多囊肾(IPKD),主要发生于婴幼儿,临床上少见,可同时见于兄弟姐妹中而父母则无表现。多数患儿在生后不久死亡,极少数较轻类型的患者可存活至儿童期或成年。

1.分型

ARPKD 是常染色体隐性遗传性疾病,其致病基因位于 6 号染色体。Blyth 和 Ochenden 将ARPKD 分为围产期型、新生儿型、婴儿型及少年型四种类型。常伴发门静脉周围纤维增殖性病变,随着年龄的增长而加重。发病年龄越小肾损害越重,而肝损害则相对越轻。症状出现越晚,发展相应越慢。

(1)围产期型:围产期时已有严重的肾囊性病变,90% 集合管受累,并有少量门静脉周围纤维增殖。死亡于围产期。

(2)新生儿型:出生后 1 个月出现症状,肾囊肿病变累及 60% 集合小管,伴轻度门静脉周围纤维增殖。几个月后由于肾衰竭而死亡。

(3)婴儿型:出生后 3～6 个月出现症状,肾囊性病变累及 25% 肾小管,表现为双肾肿大,肝脾大伴中度门静脉周围纤维增殖。于儿童期因肾衰竭死亡。

(4)少年型:肾损害相对轻微,仅有 10% 以下的肾小管发生囊性变,肝门静脉区严重纤维性变。一般于 20 岁左右因肝脏并发症、门静脉高压死亡,偶见肾衰竭。

2.临床表现

因发病时期及类型而不完全相同。主要病变在肝和肾,表现为不同程度的肾集合管扩张、肝纤维化和胆管扩张。起病极早者,出生时即肝、肾明显肿大,腹部膨胀。肾体积相对巨大,质硬,表面光滑。在新生儿期常因巨大的肝、肾妨碍横膈活动造成呼吸困难而死亡。有时也伴有肺发育不全。肾衰竭也是此阶段死亡的原因。患儿往往死于肾和呼吸联合衰竭。婴儿期除患肾程度进展外,常有贫血、肾性胃萎缩和高血压,生长发育不良。6 月龄前确诊者,大多数死亡,预后极不佳。存活到学龄儿童,则肝损害明显,门静脉周围纤维化程度增加,可发生门脉高压症、肝功能不全和食管、胃底静脉曲张明显。继发于门静脉高压的脾肿大和脾功能亢进表现为白细胞、血小板减少和贫血。有时伴有肝内主要胆管扩张(Caroli 征)。

3.诊断

通过病史、体检及影像学检查,一般均能作出诊断,其中当怀疑 ARPKD 时,应仔细询问三代家族史,应符合常染色体隐性遗传的特点。

B 超显示围产期型子宫内羊水过少,对胎儿和新生儿显像可见增大的肾脏,呈均质的高回声,尤其与肝回声比较更明显。正常新生儿肾、肝内回声相同。随患病时间延长,肾功能损害加重,ARPDK 肾脏会缩小,而不是增大。IVU 表现为肾影延迟显像,而肾盏、肾盂、输尿管不显影。

应与双肾积水、多囊性肾发育异常、先天性肝纤维增殖和肾母细胞瘤鉴别。双肾积水在儿童常因肾、输尿管、膀胱或尿道畸形为多见。多囊性肾发育异常不伴有肝病变;先天性肝纤维增殖症无肾病变;而肾母细胞瘤大多为单侧,双侧仅占 5%～10%,肾功能存在,B 超表现为不均质肿块,髓质为低回声。为进一步明确诊断可 CT 证实。

4.治疗

本病至今无特殊治疗方法,预后极为不良。出现高血压及水肿时应限制钠盐摄入,应用降压药、袢利尿剂等。门静脉高压症引起上消化道出血常危及生命。由于患儿常有肾功能不全和感染,不宜施行引流术。由于肾、肝同时损害,血液透析和肾移植往往亦不能达到预期的治疗效果。

四、多房囊性肾细胞癌

多房囊性肾细胞癌(MCRCC)是囊性肾癌中的一种类型,具有低分期、低分级和预后良好的特点。发病率占肾癌的 2.3%～3.1%。男性较女性多见。囊性肾癌患者的发病年龄较高,罕有低于 30 岁者。而 MCRCC 患者发病的平均年龄比非 MCRCC 患者低,且 MCRCC 男性患者的平均年龄比女性患者低。由于肾囊肿的发病率是随年龄的增长逐渐增高的,因此高龄尤其是男性患者多房囊性肾肿物良性可能性大。

Hartaman 根据囊性肾癌的形成情况将其分为肾癌囊性坏死、单房囊肿性肾癌、多房囊肿性肾癌和单纯性囊肿癌变 4 种类型。MCRCC 是囊性肾癌中的一种特殊类型,偶发肾癌多见。

MCRCC 多发于肾脏两极,病理表现为大小不一的多房性肿物,房间互不相通,囊内充满新鲜和陈旧的血液。囊壁覆以一层或多层肿瘤细胞,囊间也为肿瘤细胞。病理类型多为肾透明细胞癌。但 MCRCC 的相同形态学变化是否由相同病因引起,这些病因对患者预后的影响目前尚不清楚。

（一）临床表现

MCRCC 的临床表现与普通肾癌相似，但也可无典型"三联症"，甚至无明显症状。

（二）诊断

MCRCC 诊断时需要结合患者的临床特点和检查结果综合分析。对于男性、年龄偏低的肾囊性肿物患者，需加强监测。

MCRCC 在 B 超下表现为囊性或囊实性肿物，囊壁不光滑，低回声或中低回声，内部回声不均匀，有时可见分隔及囊壁上的结节。肿瘤为少血流性，彩色多普勒超声可见少量或无血流信号。CT 表现为囊性或囊实性肿物、囊壁不规则、较厚，肿物实性部分、囊壁或分隔在 CT 增强扫描后不均匀强化，囊壁上可有钙化。如果发现粗大钙化或新月形钙化，可能对诊断更有意义。由于只有少数肿物能够发现呈多囊性改变，有分隔，所以术前的影像学检查结果往往只能鉴别肾脏囊性肿物的良恶性。

当良、恶性肾囊性肿物鉴别困难，MCRCC 不能确诊时，可行 MRI 检查，如果在 T_1 加权像中囊肿液呈高信号，则不论囊壁是否增厚或囊内有无分隔，均考虑为良性囊肿。亦可行肾囊肿穿刺检查。此检查不但可以获得囊液进行分析，做细胞学检查，还可以注入造影剂，观察囊壁是否光滑，囊内有无结节。若穿刺检查发现其中蛋白、乳酸脱氢酶及脂肪成分异常增高，提示恶性可能性大。但由于通过穿刺获得的组织较少，对诊断的帮助也有限。经皮肾镜检查不但可以直接观察囊腔内结构，还可以取囊液及囊壁组织进行检查，据报道效果较好。

术前 MCRCC 不易与肾癌出血和坏死所形成的假性囊腔、Wilms 瘤囊性坏死、囊肿并发出血和感染、结节性硬化症所致的肾损害、多房囊性肾瘤、肾脓肿、获得性肾囊性改变和黄色肉芽肿性肾盂肾炎等鉴别。

（三）治疗

诊断明确的恶性肾囊性肿物或 MCRCC 可以直接进行手术治疗。对于诊断困难的患者，如 Bosniak 分类在Ⅲ级或以上者，可以积极于术中行冷冻病理检查或行保留肾组织的手术而使患者获益。

MCRCC 外科治疗效果好。保留肾脏的手术安全可靠，较易实行，适用于肿瘤直径＜3 cm 并位于肾脏边缘的肾癌。但也有学者认为当肿瘤直径≤4 cm 时，保留肾组织的术式与根治性肾切除术的预后一致。因 MCRCC 多发于肾脏两极，且肿瘤较小时不易确诊，所以对 MCRCC 或疑似患者应行保留肾单位的外科手术治疗。

多房囊性肾细胞癌一般预后良好。肿瘤的预后主要与分级和病理分期有关，而与肿瘤大小无关。判断多房囊性肾细胞癌预后良好的因素可能为：患者多为偶发癌，肿瘤病理分期与分级低，细胞核多是双倍体。

（徐红愉）

第七节　肾脏非特异性感染

一、急性肾盂肾炎

急性肾盂肾炎是女性的常见病。

(一)病因

急性肾盂肾炎的细菌感染有上行感染和血行感染两种途径。

大多数进入尿路的细菌是肠道细菌,通过尿道进入膀胱,并沿输尿管上行到肾盂,到达肾盂的细菌能进入肾乳头的集合管,进而到达肾皮质。细菌黏附在尿路上皮黏膜对上行感染起了重要作用。革兰阴性菌及其内毒素、妊娠和输尿管梗阻能抑制输尿管蠕动,有助于细菌上行。

血行感染比较少见。有时可见口腔的金黄色葡萄球菌血症和念珠菌血症患者继发肾脏感染。上尿路梗阻时,感染机会增加。

上尿路梗阻和反流影响正常尿液排泄,危害尿路黏膜的防御机制,是发生急性肾盂肾炎的重要易感因素。尿液淤滞导致细菌生长,且增强细菌对上皮细胞的黏附能力。

女性糖尿病患者尿路感染的发病率增加,且感染更为严重。糖尿病导致女性急性肾盂肾炎的住院率是男性的 3 倍。妊娠女性出现菌尿的比例为 4%～7%,未治疗者急性肾盂肾炎发病率25%～35%。

(二)病理

急性肾盂肾炎可侵犯单侧或双侧肾脏,肾盂肾盏黏膜充血、水肿。于一个或几个肾乳头可见尖端指向肾乳头,基底伸向肾皮质的楔形炎症病灶。病灶内肾小管腔中有脓性分泌物,小管上皮细胞肿胀、坏死、脱落。间质内有白细胞浸润和小脓肿形成。肾小球一般物形态改变。

(三)临床表现

急性肾盂肾炎的泌尿系统症状包括尿频、尿急、尿痛等膀胱刺激征,可伴有腰疼、下腹部疼痛、肋脊角及输尿管点压痛及肾区叩击痛等体征。全身症状包括寒战、发热、头疼、恶心、呕吐等。

(四)诊断

急性肾盂肾炎的诊断主要依靠病史和体征。以下检查有助于诊断。

1.实验室检查

考虑急性肾盂肾炎者,应进行血常规、尿常规和细菌学检查。

(1)血液学检查:血常规呈现以中性粒细胞为主的白细胞增多。血沉快,C 反应蛋白增高。

(2)尿常规检查:尿液中可见大量白细胞,通常呈团块状。在尿沉渣中见到大量的颗粒管型或白细胞管型提示急性肾盂肾炎。可出现红细胞和少量蛋白。

(3)细菌学检查:尿沉渣涂片革兰染色可见到致病细菌。为了选择合适的抗生素,应进行尿细菌培养及药物敏感试验。如尿培养菌落数少于 105 cfu/mL 时,尿沉渣涂片革兰染色可能为阴性。70%的细菌为革兰阴性细菌,其中大肠埃希菌最为常见,其次为变形杆菌、克雷伯杆菌、产气杆菌和铜绿假单胞菌等。革兰阳性细菌约占 20%,常见的是链球菌和葡萄球菌。医院内感染以大肠埃希菌、克雷伯杆菌等为多见。常规需氧菌培养没有微生物生长时,应怀疑厌氧菌的感染。有菌血症和败血症表现时,应做血培养。

2.影像学检查

对大多数急性肾盂肾炎病例,临床表现、体征和实验室检查已能得到诊断,影像学检查并非必须。影像学检查有助于发现上尿路梗阻、结石、肿瘤、先天畸形等促进感染的因素。对于可疑梗阻者,复杂的肾盂肾炎病例,抗生素治疗无效的或反复发作的急性肾盂肾炎病例,影像学检查是必要的。影像学检查有助于急性肾盂肾炎和急腹症、肾周围脓肿等疾病的鉴别。

(1)B超检查:可见肾脏肿大,肾皮纸髓质界限不清,可见散在的低回声区。可诊断结石,分辨肾积水、肾积脓和肾周脓肿。

（2）X线检查：急性肾盂肾炎患者的腹部平片没有特异性表现，有时可见尿路结石影，如腰大肌影或肾轮廓异常，提示肾脓肿或肾周脓肿；静脉尿路造影经常是经过充分治疗，患者症状消退后进行的，因此大部分急性肾盂肾炎患者排泄性尿路造影是正常的。如果在急性肾盂肾炎期间检查，最常见的影像学异常是肾脏增大，这是广泛肾水肿的结果。炎症反应可以引起肾皮质血管收缩，有时可发现肾盂显影延迟并减弱，偶见输尿管上段和肾盂轻度扩张积水，可能是由于细菌内毒素抑制输尿管蠕动造成的。急性肾盂肾炎禁忌逆行尿路造影检查。

（3）CT和MRI：急性肾盂肾炎患者的CT显示患侧肾外形增大，增强扫描可见楔形低密度区域，从集合系统向肾包膜放散。MRI对肾脏炎症的评估不如CT，但对肾周炎症的诊断有优势。

3.鉴别诊断

急性肾盂肾炎需要与急性膀胱炎、肾脓肿或肾周围炎、急性胰腺炎、急性胆囊炎、肺底部炎症鉴别。急性胰腺炎者血清淀粉酶增高，尿中不含脓细胞。肺底部肺炎刺激胸膜引起肋缘下疼痛，拍摄胸片可明确诊断。急性胆囊炎疼痛在腹部，伴有右上腹部肌肉紧张和反跳痛，尿中无脓细胞。

4.并发症

急性肾盂肾炎如诊治不及时，可导致菌血症和中毒性休克。如治疗不适当，可引起慢性肾盂肾炎，导致肾衰竭。如引起败血症，可造成对侧肾感染及多发肾皮质脓肿，并可引起多脏器转移性脓肿。

（五）治疗

病情较轻的急性肾盂肾炎患者可以门诊治疗。有明显中毒表现者需留院观察、治疗。上尿路严重梗阻者需使用安全、简单的方法解除梗阻。急性肾盂肾炎的治疗包括全身支持治疗和抗菌药物治疗。

1.全身支持治疗

包括卧床休息，给予足够营养，补充液体，保持体内水电解质平衡。尿量应维持在每天1 500 mL以上，利于促进体内毒素排出。

2.抗菌药物治疗

应用抗菌药物前，应做尿液沉渣涂片染色、尿细菌培养和抗生素敏感试验。在细菌培养结果尚未得到前，可选用广谱抗生素治疗。尿沉渣涂片革兰染色对指导经验性抗生素治疗有所帮助。如为革兰阳性球菌，可选用万古霉素；革兰阴性杆菌，可选用头孢菌素、广谱青霉素、氨基糖苷类抗生素或复方磺胺甲唑、喹诺酮类合成药物。病情较重者，可联合使用几种抗菌药物。根据尿液细菌培养和抗生素敏感试验结果，选用有效抗生素，最终需杀灭尿路中的细菌。选择抗生素除对尿路病原菌有效外，还应在肾组织和尿液里能达到杀菌浓度。抗生素的疗效取决于其在尿液中的浓度和持续时间，浓度应维持感染细菌的最小抑菌浓度以上。

抗生素治疗之前，尿液除存在对抗生素敏感的细菌外，还可能存在很低浓度的耐药细菌。应用抗生素后，敏感细菌被消灭，重复尿培养可以发现耐药突变细菌计数很高，即抗生素治疗筛选了耐药突变细菌。尿液中抗生素浓度接近或低于最小抑菌浓度时，最可能发生这种现象。用药剂量不足、依从性不好或液体摄入增加导致尿液稀释，都会导致耐药突变细菌出现。因此，应该选择在尿液中显著超过最小抑菌浓度的药物，足量用药，并注意患者用药的依从性。

有的患者在治疗过程中，原发细菌经治疗后消失，但又产生一种新的细菌，或者细菌本身发生突变,对正在应用的抗菌药物产生耐药性,故应反复进行细菌培养和药物敏感试验,根据结果调整药物。

伴有肾功能不全者,应使用对肾脏毒性小的抗生素。如药物主要从肾脏清除,则应减小剂量。慎用氨基糖苷类抗生素。肾衰竭时,肾脏无法在尿中浓聚抗生素,因而细菌很难被消灭。上尿路梗阻也降低了抗生素在尿液中的浓聚。

抗生素应维持应用到体温正常,全身症状消失,细菌培养阴性后2周。若治疗后症状未好转,应考虑并发肾内或肾周围脓肿,需行B超或CT检查,以明确炎症发展情况。

二、肾脓肿

肾脓肿是化脓性物质积聚并局限肾实质形成的。

(一)病因

过去,大多数肾脓肿是由葡萄球菌血行播散引起。抗生素广泛应用以来,革兰阳性菌引起的脓肿逐渐减少,革兰阴性菌成为主要的病原菌。尿路上行感染是革兰阴性菌引起肾脓肿的主要途径,血行感染并非常见原因。多数革兰阴性菌的感染与肾损伤或肾结石有关。与梗阻、结石、妊娠、神经源性膀胱和糖尿病相关的复杂性尿路感染者易发生肾脓肿。有关的复杂性泌尿道感染(UTIs)同样容易使患者得肾脓肿。

(二)临床表现和诊断

综合临床表现、实验室检查和影像学检查可作出诊断。

患者可以表现为发热、寒战、腹部或季肋部痛,也可出现下尿路刺激征。肾区可有叩击痛。

患者的尿液检查多有显著白细胞增多。血培养常为阳性。当脓肿含有革兰阴性菌时,尿培养结果通常与脓肿中分离的细菌一致。革兰阳性菌常为血行感染,因此,尿液中往往无细菌生长,或培养结果不同于脓肿中分离出来的细菌。

静脉尿路造影对于区分早期肾脓肿和急性肾盂肾炎帮助不大,B超和CT对鉴别肾脓肿和其他肾脏感染性疾病很有价值。B超是发现脓肿的最便捷的方法。在急性期,脓肿的边界不清,内有散在回声,且周围肾实质水肿。脓肿形成后,可见边界清楚的团块,内部形态多样,回声强度取决于脓肿内碎屑的量。CT可极好地显示脓肿的轮廓,脓肿在增强前后都特征性地表现为边界清楚的占位。脓肿早期,CT显示肾脏增大和圆形低密度区,几天后脓肿周围形成厚壁,增强时显示"指环征",反映了脓肿壁新生的血管。

(三)治疗

肾脓肿的治疗原则是外科引流,静脉应用抗生素是基础治疗。如早期静脉应用抗生素治疗,在密切观察下,直径<3 cm的脓肿可以保守治疗。B超引导下穿刺针吸进行细菌培养可以指导用药。对抗生素治疗无反应的小脓肿或直径3~5 cm的脓肿应在B超引导下穿刺引流。直径>5 cm的脓肿应考虑手术切开引流。治疗期间应连续进行B超或CT检查,直至脓肿消退。疗效不佳者,除应考虑抗生素敏感问题外,还应想到肾脓肿发展到肾周脓肿的可能。

三、肾周脓肿

(一)病因

肾周脓肿多由急性肾皮质脓肿溃破入肾周或其他部位感染经血行性播散形成。伴有结石的肾盂积脓比较容易形成肾周脓肿。糖尿病患者容易发生肾周脓肿。病原菌多为大肠埃希菌、变形杆菌和金黄色葡萄球菌。肾周脓肿穿破 Gerota 筋膜可形成肾旁脓肿。

(二)诊断

肾周脓肿的临床表现与急性肾盂肾炎类似，但发病较为缓慢和隐匿。1/3 以上的患者无发热。约半数患者的腹部或季肋部可触及肿块。

实验室检查可发现血白细胞计数增多、脓尿和血清肌酐增高。血细菌培养的阳性率＞尿培养，但仅 40％的患者能够被确定致病菌。肾周脓肿治疗的最大障碍是诊断的滞后。如治疗得当，急性肾盂肾炎一般 4～5 天后症状好转，肾周脓肿则需要更长时间。因此，诊断急性肾盂肾炎的患者如腹部或季肋部有肿块，或抗生素治疗 4 天后发热不缓解，应考虑肾周脓肿的可能性。

肾周脓肿在 B 超下表现多样，可为整个肾脏被无回声团块占据，也可为肾周脂肪囊强回声混合的强回声团。典型的 X 线影像学特征为腰大肌影消失，肾脏轮廓模糊及肾周包块，膈影增高。产气细菌导致的肾周脓肿，可见肾脏周围出现气泡。CT 对肾周脓肿的诊断有特殊的价值，能够清楚地显示感染灶扩散到肾周组织的路径。

(三)治疗

外科引流是肾周脓肿的主要治疗手段。对无功能肾或感染严重的肾行手术切开引流或肾造瘘，或在 B 超或 CT 引导下经皮穿刺引流。抗生素能有效地控制败血症，防止感染的扩散，但不能代替引流。可使用两种抗生素，兼顾革兰染色阴性和阳性细菌。应注意肾周脓肿的并发症，如肠瘘。如同时存在肾盂积肿和肾周脓肿，患者情况良好时可同时引流，否则先引流肾周脓肿，当患者情况改善后再行肾造瘘。

四、肾盂积脓

肾盂积脓指与肾实质化脓性破坏有关的肾积水感染，且出现全部或几乎全部肾功能丧失。

(一)诊断

及时诊断和治疗肾盂积脓是挽救肾功能和防止败血症的关键。患者病情通常危重，高热、寒战、季肋部疼痛和压痛。有时患者仅有体温增高和胃肠道不适。患者常有尿路结石、感染或手术史。输尿管完全梗阻时可无菌尿。静脉尿路造影患肾可不显影。B 超、CT 有助于诊断。

(二)治疗

诊断肾盂积脓后应立即开始抗生素治疗并引流患肾。如置入输尿管导管失败可在 B 超引导下经皮行肾穿刺造瘘引流。患者病情稳定后，应进一步查明上尿路梗阻的原因。

五、黄色肉芽肿性肾盂肾炎

黄色肉芽肿性肾盂肾炎是一种罕见、严重的慢性肾脏感染。黄色肉芽肿性肾盂肾炎的病理特征是充满脂质的泡沫状巨噬细胞积聚，开始于肾盂和肾盏，随后弥漫到肾实质和邻近的组织并产生广泛的破坏。大部分病例为单侧肾脏受累。在影像学表现上，该病与肾细胞癌相似；在冷冻病理切片检查中，该病也容易与肾透明细胞癌相混淆。

(一)病因

黄色肉芽肿性肾盂肾炎的主要发病因素有尿石症、梗阻和感染等。80％以上患者有尿石症，半数结石为鹿角状结石。上尿路梗阻和大肠埃希菌杆菌感染可以导致组织破坏，巨噬细胞吞噬，脂质物沉积。

（二）病理

肾脏通常明显增大，轮廓正常。绝大多数病例的病变是弥漫的，也可以是局灶的。镜下特征是充满了脂质的泡沫状巨噬细胞，与淋巴细胞、肥大细胞和浆细胞混合。

（三）诊断

任何年龄均可患本病，但 50～70 岁最常见，女性及糖尿病患者多见，两侧肾脏受累机会一致。反复尿路感染的患者发现单侧肾脏增大，无功能或功能很差，伴有结石，有与肾癌难以鉴别的肿块时，应考虑到本病。大部分患者有季肋部疼痛、发热和寒战；体检可触及肾区的包块；高血压、血尿或肝大是少见的表现。

尿常规检查可见脓细胞和蛋白。血常规检查可见贫血。半数患者有肝功能异常。46％的患者可出现持续的菌尿。最常见的致病菌是变形杆菌和大肠埃希菌。厌氧菌培养可能阳性。部分患者为混合感染，尿培养阴性的患者，其手术标本的组织细菌培养可为阳性。

B 超显示全肾增大，多发的、混有液体回声的低回声团块取代了正常的肾结构。局灶型病例可见肾实性占位。可见肾和输尿管结石。泌尿系统平片和静脉尿路造影表现为单侧肾影增大，肾影内有钙化，肾盂内有结石影，结石通常较大；少数患肾无功能或显影延迟，有肾积水。逆行肾盂造影可以显示梗阻部位，可见肾盂肾盏扩张及不规则的充盈缺损。CT 对诊断黄色肉芽肿性肾盂肾炎很有价值，提高了术前的诊断率。CT 扫描可见肾形大包块，肾盂紧密地包围着中心的钙化区域，肾实质内可见多发的液体占位，实际上是扩张的肾盏和脓腔。增强扫描时，由于肉芽组织内有大量血管，病灶内的脓腔壁明显强化。脓腔本身不增强，这与肿瘤和其他炎症病灶不同。

没有结石的局灶性黄色肉芽肿性肾盂肾炎的诊断比较困难，难与肾细胞癌鉴别，有时也与肾盂癌、肾盂鳞状细胞癌混淆，常导致术前的误诊。

（四）治疗

因黄色肉芽肿性肾盂肾炎在术前常被诊为肾肿瘤，故通常施行根治性肾切除术。如术前不能得到鉴别，应行肾切除术。如术前或术中诊断了本病，可行肾部分切除术。术前抗生素治疗是必需的。

六、肾软斑病

肾软斑病是一种少见的炎症性疾病，可发生于泌尿生殖道（肾盂、输尿管、膀胱、睾丸等）、胃肠道、皮肤、肺、骨骼和肠系膜淋巴结等。

（一）病因

发病机制不清，可能与大肠埃希菌感染和吞噬细胞功能异常有关。

（二）病理

本病的特点是柔软的黄褐色斑块伴有肉芽肿性损害，内含特殊嗜碱性染色的包涵体或 Michaelis-Gutmann 小体的组织细胞。肾脏和膀胱软斑块内的巨噬细胞含有大量免疫反应性 α1-抗胰蛋白酶，免疫组化染色对早期诊断软斑病有帮助。

（三）诊断

患者年龄多 50 岁以上，尿路受累的男女比例是 1∶4。患者通常体质较弱，处于免疫抑制状态，且患有其他慢性疾病。患者可有血尿。B 超可见肾脏增大，融合的肿块导致肾实质回声增强。静脉尿路造影的典型表现是肾影增大伴多发充盈缺损。CT 增强扫描显示软斑病灶增强低于周围实质的增强。动脉造影显示肿块血管减少，没有外周新生血管形成。本病应与囊性肾病、肾肿瘤、黄色肉芽肿性肾盂肾炎等鉴别。肾脏多发占位时应想到肾软斑病的可能。

（四）治疗

首选抗生素治疗，氟喹诺酮、磺胺类药、利福平等有效。如抗生素治疗不能控制疾病进展，则进行手术，单侧有症状的肾软斑病可选择肾切除术。

（徐红愉）

第八节 肾脏特异性感染

一、肾结核

（一）病因

泌尿系统结核是最初结核分枝杆菌原发感染时结核分枝杆菌血行播散的结果，肾脏是泌尿系统结核原发感染部位，原发感染时结核分枝杆菌经血行到达肾皮质，绝大部分原发感染被控制而不发展成临床肾结核，但结核分枝杆菌可在肾皮质内形成肉芽肿而潜伏长达数十年，当局部免疫力不足时潜伏感染被激活，结核分枝杆菌生长繁殖形成干酪性肉芽肿，朗格汉斯细胞周围包围着淋巴细胞和成纤维细胞，结核分枝杆菌感染的病理过程取决于结核分枝杆菌的毒力和宿主的抵抗力。结核的愈合过程形成纤维组织和钙盐沉积。

（二）病理

肾结核可发展为肾乳头坏死、盏茎部或肾盂输尿管交界部狭窄。若形成广泛肾实质钙化、肾实质毁损，最终形成所谓的"肾自截"。结核分枝杆菌在这些钙化病灶内可以休眠潜伏很多年，当机体遇到疾病、外伤、应用皮质激素或免疫抑制剂、患糖尿病或 AIDS 等免疫力降低的情况时，结核分枝杆菌被激活而发展成临床肾结核。

（三）临床表现

肾结核常发生于 20～40 岁的青壮年，男性较女性多见。儿童和老人发病较少，儿童发病多在 10 岁以上，婴幼儿罕见。约 90% 为单侧性。

肾结核症状取决于肾脏病变范围及输尿管、膀胱继发结核病变的严重程度。肾结核早期常无明显症状及影像学改变，只是尿液检查有少量红细胞、白细胞及蛋白，呈酸性，尿中可能发现结核分枝杆菌。随着病情的发展，可出现下列典型的临床症状表现。

1.尿频、尿急、尿痛

尿频、尿急、尿痛是肾结核的典型症状之一。尿频往往最早出现，常是患者就诊时的主诉。最初是因含有结核分枝杆菌的脓尿刺激膀胱黏膜引起，以后当结核病变侵及膀胱壁，发生结核性膀胱炎及溃疡，尿频加剧，并伴有尿急、尿痛。晚期膀胱发生挛缩，容量显著缩小，尿频更加严重，每天排尿次数达数十次，甚至出现尿失禁现象。

2.血尿

血尿是肾结核的重要症状，常为终末血尿。主因是结核性膀胱炎及溃疡，在排尿终末膀胱收缩时出血所致。少数肾结核因病变侵及血管，也可以出现全程肉眼血尿；出血严重时，血块通过输尿管偶可引起肾绞痛。肾结核的血尿常在尿频、尿急、尿痛膀胱刺激征发生以后出现,但也有以血尿为初发症状者。

3.脓尿

脓尿是肾结核的常见症状。肾结核患者均有不同程度的脓尿,严重者尿如洗米水样,内含有干酪样碎屑或絮状物,显微镜下可见大量脓细胞。也可以出现脓血尿或脓尿中混有血丝。

4.腰痛和肿块

肾结核虽然主要病变在肾,但一般无明显腰痛。仅少数肾结核病变破坏严重和梗阻,发生结核性脓肾或继发肾周感染,或输尿管被血块、干酪样物质堵塞时,可引起腰部钝痛或绞痛。较大肾积脓或对侧巨大肾积水时,腰部可触及肿块。

5.男性生殖系统结核

肾结核男性患者中有 50%～70%合并生殖系统结核。

6.全身症状

肾结核患者的全身症状常不明显。晚期肾结核或合并其他器官活动结核时,可以有发热、盗汗、消瘦、贫血、虚弱,食欲缺乏和血沉快等典型结核症状。严重双肾结核或肾结核对侧肾积水时,可出现贫血、水肿、恶心、呕吐、少尿等慢性肾功能不全的症状,甚至突然发生无尿。

(四)诊断

肾结核是慢性膀胱炎的常见原因,因此,凡是无明显原因的慢性膀胱炎,症状持续存在并逐渐加重,伴有终末血尿;尤其青壮年男性有慢性膀胱炎症状,尿培养无细菌生长,经抗菌药物治疗无明显疗效;附睾有硬结或伴阴囊慢性窦道者,都应该考虑有肾结核的可能。下列检查有助于诊断。

1.尿检查

尿呈酸性,尿蛋白阳性,有较多红细胞和白细胞。尿沉淀涂片抗酸染色 50%～70%的病例可找到抗酸杆菌,以清晨第一次尿的检查阳性率最高,至少连续检查 3 次。若找到抗酸杆菌,不应作为诊断肾结核的唯一依据,因包皮垢杆菌、枯草杆菌也是抗酸杆菌,易和结核分枝杆菌混淆。尿结核分枝杆菌培养时间较长但可靠,阳性率可达 90%,这对肾结核的诊断有决定性意义。

2.影像学诊断

包括 B 超、X 线、CT 及 MRI 等检查。对确诊肾结核,判断病变严重程度,决定治疗方案非常重要。

(1)B 超:简单易行,对于中晚期病例可初步确定病变部位,常显示患肾结构紊乱,有钙化则显示强回声,B 超也较容易发现对侧肾积水及膀胱有无挛缩。

(2)X 线检查:泌尿系统平片(KUB)可能见到患肾局灶或斑点状钙化影或全肾广泛钙化。局限的钙化灶应与肾结石鉴别。静脉尿路造影(IVU)可以了解分侧肾功能、病变程度与范围,对肾结核治疗方案的选择必不可少。早期表现为肾盏边缘不光滑如虫蛀状,随着病变进展,肾盏失去杯形,不规则扩大或模糊变形。若肾盏颈纤维化狭窄或完全闭塞时,可见空洞充盈不全或完全不显影。肾结核广泛破坏肾功能丧失时,患肾表现为"无功能",不能显示出典型的结核破坏性病变。根据临床表现,如果尿内找见结核分枝杆菌,静脉尿路造影一侧肾正常,另一侧"无功能"未显影,虽造影不能显示典型的结核性破坏病变,也可以确诊肾结核。逆行尿路造影可以显示患肾空洞性破坏,输尿管僵硬,管腔节段性狭窄且边缘不整。

(3)CT 和 MRI:CT 对中晚期肾结核能清楚地显示扩大的肾盏肾盂、皮质空洞及钙化灶,三维成像还可以显示输尿管全长病变。MRI 水成像对诊断肾结核对侧肾积水有独到之处。在双肾结核或肾结核对侧肾积水，静脉尿路造影显影不良时，CT 及 MRI 有助于确定诊断。

延误肾结核的诊断，临床上常见有下列两种情况：其一是满足于膀胱炎的诊治，长时间使用一般抗感染药物而疗效不佳时，却未进一步追查引起膀胱炎的原因。其二是发现男性生殖系统结核，尤其附睾结核，而不了解男性生殖系统结核常与肾结核同时存在，未作尿检查和尿找抗酸杆菌检查，有时还应作静脉尿路造影检查。

3.鉴别诊断

肾结核主要需与非特异性膀胱炎和泌尿系统其他引起血尿的疾病进行鉴别。

肾结核引起的结核性膀胱炎，症状常以尿频开始，膀胱刺激征长期存在并进行性加重，一般抗生素治疗无效。非特异性膀胱炎主要系大肠埃希菌感染，多见于女性，发病突然，开始即有显著的尿频、尿急、尿痛，经抗感染治疗后症状很快缓解或消失，病程短促，但易反复发作。

肾结核的血尿特点是常在膀胱刺激征存在一段时间后才出现，以终末血尿多见，这和泌尿系统其他疾病引起血尿不同。泌尿系统肿瘤引起的血尿常为全程无痛性肉眼血尿。肾、输尿管结石引起的血尿常伴有肾绞痛；膀胱结石引起的血尿，排尿有时尿线突然中断，并伴尿道内剧烈疼痛。非特异性膀胱炎的血尿主要在急性阶段出现，血尿常与膀胱刺激征同时发生。但最主要的是肾结核的尿中可以找见抗酸杆菌或尿结核分枝杆菌培养阳性，而其他疾病的尿中不会发现。

（五）治疗

肾结核是全身结核病的一部分，治疗时应注意全身治疗，包括营养、休息、环境、避免劳累等。临床肾结核是进行性、破坏性病变，不经治疗不能自愈，在有效抗结核药物问世之前，死亡率很高，主要治疗手段是切除患肾。随着链霉素、异烟肼、利福平、吡嗪酰胺(等抗结核药物相继应用于临床治疗以后，对肾结核的治疗效果有了很大提高。肾结核的治疗应根据患者全身和患肾情况，选择药物治疗或手术治疗。

1.药物治疗

适用于早期肾结核，如尿中有结核分枝杆菌而影像学上肾盏、肾盂无明显改变，或仅见 1～2 个肾盏呈不规则虫蛀状，在正确应用抗结核药物治疗后多能治愈。抗结核药物种类很多，首选药物有吡嗪酰胺、异烟肼、利福平和链霉素等杀菌药物，其他如乙胺丁醇、环丝氨酸、乙硫异烟胺等制菌药为二线药物。

药物治疗最好用三种药物联合服用的方法，并且药量要充分，疗程要足够长，早期病例用药6～9 个月，有可能治愈。实践证明，药物治疗失败的主要原因是治疗不彻底。治疗中应每月检查尿常规和尿找抗酸杆菌，必要时行尿路静脉造影，以观察治疗效果。连续半年尿中未找见结核分枝杆菌称为稳定阴转。5 年不复发即可认为治愈，但如果有明显膀胱结核或伴有其他器官结核，随诊时间需延长至 10～20 年或更长。

2.手术治疗

凡药物治疗 6～9 个月无效，肾结核破坏严重者，应在药物治疗的配合下行手术治疗。肾切除术前抗结核治疗不应少于 2 周。

（1）肾切除术：肾结核破坏严重，而对侧肾正常，应切除患肾。双侧肾结核一侧广泛破坏呈"无功能"状态，另一侧病变较轻，在抗结核药物治疗一段时间后，择期切除严重的一侧患肾。肾结核对侧肾积水，如果积水肾功能代偿不良，应先引流肾积水，保护肾功能，待肾功能好转后再切除无功能的患肾。

(2)保留肾组织的肾结核手术:如肾部分切除术,病灶局限于肾的一极。结核病灶清除术,适于局限于肾实质表面闭合性的结核性脓肿,与肾集合系统不相通。上述结核病变经抗结核药物治疗 3～6 个月无好转,可考虑做此类手术。近年这类手术已很少采用。

二、肾棘球蚴病

肾棘球蚴病又称为肾包虫病,是由细粒棘球绦虫的幼虫引起的寄生虫感染,是一种流行于畜牧业发达地区的人兽共患病。

(一)病理

细粒棘球绦虫成虫寄生在犬的小肠,虫卵随犬粪排出,羊、猪或人吞食虫卵后成为该虫的中间宿主。幼虫孵出后,穿透十二指肠壁小静脉,随血流进入肝脏,逃脱的幼虫接着进入肺,极少的病原体最终进入体循环感染肾脏。肾棘球蚴病的囊泡通常单一定位在皮质,棘球蚴囊充满了液体,有很强的抗原性;囊壁有三层,内层为生发层,生成生发囊并不断增加,在生发囊里长出大量从生发层发育成的原头蚴。

(二)诊断

含囊泡的包虫囊肿生长非常缓慢,大部分患者无症状,可有上腹部包块、钝痛,偶有血尿。罕有囊泡破入集合系统,出现严重肾绞痛,尿液中有葡萄皮样的囊皮。

如在尿液里能检查出子囊或囊泡的碎片即可确诊。少半患者有血嗜酸性粒细胞增多。酶联免疫吸附试验检测金葡萄球菌 A 蛋白(SPA-ELISA)阳性率 92%,敏感性高,准确性好。

B 超通常显示多囊或多房的团块。静脉尿路造影可能见到厚壁囊性团块,有时可见钙化。CT 典型表现是一个囊性占位中有分散的圆形子囊以及边界清楚的强化的膜;不典型表现是一个壁厚的多房囊性占位。

(三)治疗

外科手术是肾棘球蚴病的主要治疗方法。应完整摘除囊泡,避免破裂以减少种植和再发的机会。为预防手术前后的种植和再发,可使用甲苯达唑、吡喹酮、阿苯达唑等。

(徐红愉)

第九节　肾脏损伤

一、病因与分类

(一)闭合性损伤

造成肾脏闭合性损伤的外力因素可以是直接外力,也可以是间接外力。直接外力引起的闭合性损伤往往是钝性外力直接撞击腹部、腰部或背部造成的肾实质损伤。由交通事故、体育活动撞击或暴力冲突等产生的外力挤压肾脏,并导致肾脏与脊柱、肋骨相撞引起肾实质损伤或裂伤。

间接外力引起的闭合性损伤主要是指身体剧烈运动或体位变化导致的肾实质损伤。机动车突然减速、高处坠落等可以诱发瞬间的肾脏过度活动,进而导致肾实质裂伤、肾血管内膜撕脱或肾盂输尿管连接部断裂等。由于轻微外力引起肾损伤的患者往往提示其肾脏可能存在某种先天性或病理性改变,如肾盂输尿管连接部狭窄导致的肾积水、肾肿瘤等。

（二）开放性损伤

开放性肾脏损伤主要以刀刺伤、枪击伤多见。刀刺伤引起的肾损伤往往为肾脏贯通伤,严重时可以同时穿透肾实质、集合系统及肾血管。此外,肾损伤的程度与刀具或匕首的长短、粗细、刺入部位和深度密切相关。枪击伤引起的肾脏贯通伤通常伴有延迟性出血、尿外渗、感染及脓肿形成等表现。这是由于子弹穿过肾脏可产生放射性或爆炸性能量,其气流冲击作用使软组织呈洞状损坏,其组织破坏程度与发射子弹的速度相关,并易出现延迟性组织坏死。

（三）医源性损伤

医源性损伤是指在疾病诊断或治疗过程中发生的肾损伤。如体外冲击波碎石、肾盂输尿管镜、经皮肾镜及腹腔镜检查或治疗时造成的损伤。常见的医源性肾损伤是肾血管损伤引起的大量出血、肾实质损伤引起的肾周血肿、肾裂伤及肾脏集合系统损伤引起的尿外渗等。

（四）自发性肾破裂

自发性肾破裂是指在无明显外伤情况下突然发生的肾实质、集合系统或肾血管的损伤,临床较罕见。自发性肾破裂的发生往往由肾脏本身病变所致,如巨大肾错构瘤或肾癌、肾动脉瘤、肾积水及肾囊肿等疾病引起。

二、发病机制

肾损伤的发生机制和肾损伤的分类密切相关。

对于闭合性肾损伤的患者来讲,直接外力和间接外力引起损伤的机制也有所不同。直接外力引起的闭合性肾损伤是由于肾脏局部承受的压力突然增加导致肾脏移位并撞击邻近骨骼,或肾被膜破裂而产生。间接外力引起的闭合性肾损伤主要是由于肾脏随呼吸正常活动的范围突然加大导致肾脏过度活动而产生。

显而易见,开放性肾损伤的发生就是肾脏直接受到外界创伤的结果。一般认为贯通性肾损伤约 80% 同时合并多处脏器的损伤。肾损伤的发生机制也与是否发生泌尿系统以外的脏器损伤相关,腹部贯通伤涉及肾脏的占 6%～17%。文献报道贯通性肾损伤合并胸腔或腹腔脏器损伤的比例高达 85%～95%。而贯通性肾损伤的发生与体表受伤的部位相关。当刀刺进入部位在腋前线或腋后线时,肾损伤同时合并其他脏器损伤的仅占 12%。

肾蒂血管损伤的发生主要见于开放性肾损伤的患者,但是也有 20% 左右闭合性肾损伤的患者可以表现为肾血管损伤。国内外的文献报道显示在肾蒂血管损伤的患者中,肾动脉、肾静脉均损伤者占 47%,肾静脉损伤者占 34%,而肾动脉损伤者仅占 19%。

三、诊断

在肾损伤的诊断中最主要的一项内容就是创伤或外伤史的了解,同时配合全面的体格检查和各种辅助检查对患者进行全面的评估,获得明确的诊断。

（一）创伤史

创伤史的了解应该首先考虑患者的受伤程度和病情的危急状况,尽可能在较短的时间内了解外伤或创伤现场的情况,有无体表创伤的发生,体表创伤的部位,深度和利器的种类。无论损伤是来自钝器直接暴力或刀刺贯通伤,根据体表解剖特点,如果受伤部位是从后背、侧腰部、上腹部或下胸部,均可能导致肾损伤。贯通伤的利器或子弹类型等也是询问并记录的重要内容,这不仅可评估损伤程度,也有助于考虑对失去血供组织清创术的范围。如因机动车交通事故所致,需了解机动车车速、伤者是司机、乘客或是行人。高处坠落伤应了解坠落高度及坠落现场地面情况。无论是机动车或高处坠落突然减速致伤,虽然未出现血尿也不能忽略有肾损伤的可能,必须进一步检查以明确有无肾损伤和是否需要外科治疗。

(二)临床表现

患者受到各种创伤后的临床表现非常复杂,同时临床表现会随时发生变化,因此在了解创伤史的同时应该掌握其临床表现的特征,做到不延误治疗时机的目的。

1.休克

患者受到各种创伤后发生的休克分为创伤性休克和失血性休克。创伤性休克是由于创伤后腹腔神经丛受到创伤引起的强烈刺激,导致血管张力下降和心排血量下降出现暂时性血压下降所致,一般情况下经输液治疗后可以获得恢复。而失血性休克是因为肾损伤伴随的大量出血和血容量的减少导致血压下降,需要及时输血补充患者的血容量,并同时采用各种方法止血,迅速达到救治目的。

2.血尿

尽管血尿被认为是肾损伤最常见,也是最重要的临床表现,但是不能忽略的是有5%～10%肾损伤的患者可以暂时没有血尿的表现。出现肉眼血尿通常预示患者有较严重的肾损伤,但是血尿的严重程度并不完全和损伤机制及肾损伤的程度相关。某些重度肾损伤如肾血管断裂、肾盂输尿管连接部破裂、输尿管断裂或血块阻塞输尿管,可能表现为镜下血尿,甚至无血尿。而在受到创伤前明确有肾脏疾病的患者如肾肿瘤、肾血管畸形、肾囊肿等,有时较轻的创伤也会出现不同程度的血尿。

3.疼痛

疼痛往往是患者受到外伤之后的第一个症状。一般情况下,疼痛部位和程度与受创伤的部位和程度是一致的。疼痛症状可以由肾被膜下出血导致的张力增加引起,表现为腹部或伤侧腰部的剧烈胀痛等疼痛症状。输尿管血块梗阻引起的疼痛常表现为钝痛。血块在输尿管内移动可导致痉挛,出现肾绞痛症状。肾损伤后出现的肾周血肿和尿外渗通常伴随明显的进行性的局部胀痛,在部分患者可以触及腰部或侧腹部肿块。

如果肾损伤引起的出血仅局限于腹膜后,疼痛症状以腰肌紧张、僵直及较剧烈的疼痛为主。如果腹膜后血肿或尿液刺激腹膜或后腹膜破裂,血肿进入腹膜腔就会出现明显的腹痛和腹膜刺激征。同时合并腹腔脏器损伤的患者也会表现为明显的腹膜刺激征,但是应该注意的是出现腹膜刺激征并非一定有腹腔脏器损伤。在我国一项250例肾损伤中有腰痛症状者占96%,有腹膜刺激者占30%,而合并有腹腔脏器损伤者仅占8.8%。

4.多脏器损伤

肾损伤合并其他脏器损伤的发生率和创伤部位与创伤程度有关。与肾损伤同时出现的合并伤主要涉及与肾相邻的脏器如肝、脾、胰腺、胸腔、腔静脉、主动脉、胃肠道、骨骼及神经系统等。有合并伤的肾损伤患者其临床表现更为复杂。合并腹腔内脏器损伤者主要表现为急腹症及腹胀等症状。合并胸腔脏器损伤者多表现为呼吸循环系统症状。合并大血管损伤的患者可以表现为失血性休克,合并不同部位骨折及神经系统损伤的患者也会出现相应的临床表现。国内近期多篇报道肾损伤合并其他脏器损伤占14%～41%,而国外报道明显高于国内,闭合性损伤合并其他脏器损伤者44%～100%。贯通性肾损伤合并腹腔胸腔脏器损伤者80%～95%,其中枪伤全部合并其他脏器损伤。

（三）体格检查

对所有创伤患者首先应该积极监测各项生命体征的变化。定时监测患者的血压、脉搏、呼吸及意识等。如果患者的收缩压＜12.0 kPa（90 mmHg）应该考虑有发生休克的可能。在进行全面体格检查时，注意观察创伤的部位和创伤程度。如果受伤部位在下胸部、上腹部、腰部并伴随有血尿等症状时，应考虑有肾损伤的可能。腰部或腹部触及肿块表明有严重肾损伤和腹膜后出血的可能。对于体表或体内有利器残留的患者，应该观察利器扎入体内的深度，是否伴随有出血或尿液样体液的流出，以及利器是否随呼吸移动等特征。

因肾损伤同时合并腹部脏器损伤发生率高达 80%，临床检查时要除外是否合并腹部脏器损伤。对于已经明确有腹部脏器损伤的患者，应该注意有无同时发生肾损伤的可能。

（四）尿液检查与分析

对于疑有肾损伤的患者应尽早获取尿液标本进行检测，判断有无血尿的发生。血尿的判断分为肉眼血尿和镜下血尿两种，出现肉眼血尿的患者同时还应该通过血尿的状况，如有无血块等初步判断出血量的多少及是否需要留置尿管进行膀胱冲洗等。尿液标本收取过程中应该特别注意收集伤后第一次尿液进行检测，因为有些伤者在受伤后第一次排尿为血尿，而之后的几次排尿由于输尿管血块堵塞的原因出现暂时性血尿消失的现象。

（五）影像学检查

影像学检查包括腹部平片、静脉尿路造影、计算机断层扫描（CT）、肾动脉造影、超声检查、磁共振成像（MRI）及逆行造影等各种类型检查手段。

1.B 超

由于 B 超检查的普及及快捷方便的特点，对于怀疑有肾损伤，尤其是闭合性损伤的患者应该尽早进行 B 超检查。必要时可以反复进行 B 超检查进行动态对比，目的就是对肾损伤获得早期诊断。由于方便可靠的特点，在肾损伤的影像学检查中 B 超检查被认为是首选检查手段。

B 超检查可以判断肾脏体积或大小的变化，有无严重肾实质损伤的存在，肾血管的血流是否正常等，同时也能够对肾脏有无积水，肿瘤占位等病变作出判断。对造影剂过敏、不能接受 X 线检查的患者（如妊娠妇女）及有群体伤员时可以作为一种筛查性手段。

2.腹部平片与静脉尿路造影

腹部平片应包括双肾区、双侧输尿管及膀胱区。在获得腹部平片后应该首先观察骨骼系统有无异常、伤侧膈肌是否增高等泌尿系统之外的变化，以及时判断有无多脏器损伤的可能。对于开放性肾损伤的患者，通过腹部平片还可以了解体内有无金属利器，断裂刀具及子弹或碎弹片的残留。

静脉尿路造影通常采用大剂量造影剂快速静脉推入后连续观察的手段。当静脉尿路造影显示患肾不显影表明功能严重受损，可能为肾损伤严重或肾动脉栓塞，而肾动脉栓塞的可能性约占 50%。

3.CT

CT 对肾周血肿及尿外渗范围的判断能力均优于静脉尿路造影。采用增强扫描可观察肾实质缺损部位、程度，辨别有无肾动脉或分支的损伤和栓塞。采用螺旋 CT 可更清晰地显示复杂肾损伤的生理解剖学图像。CT 应包括全腹及盆腔，必要时口服对比剂或灌肠以排除胃肠道的破裂，达到了解腹膜内脏器有无合并伤的目的，为重度肾损伤患者是否能采用非手术治疗提供更多信息,避免过多开放手术导致肾切除的风险,尤其是孤立肾及双肾损伤患者。

CT平扫对创伤部位、深度、肾血管损伤,有无尿外渗及肾功能的判断效果差,常需增强扫描补充。临床经验认为无论是闭合性还是贯通性损伤常常以CT作为首选,减少过多地搬动患者,并能为医师对病情判断提供更快更有价值的信息。

四、分级

肾损伤的分级在肾损伤的诊断与治疗中意义重大,对肾损伤严重程度的正确评估是制订合理的进一步检查和处理措施的基础。而根据肾损伤的分级判断患者能否进行进一步检查,选择何种治疗手段,最大限度地达到救治患者及保护患肾的目的。

最初肾损伤按其损伤机制进行分类,即分为闭合性损伤及贯通性损伤,其中包括医源性损伤及自发性肾破裂等。

为了临床诊治的方便,有学者提出肾损伤只分轻度和重度。轻度损伤为肾挫伤、被膜下少量血肿、肾浅表裂伤。重度损伤为肾深层实质裂伤、裂伤深达髓质及集合系统、肾血管肾蒂损伤、肾破碎、肾周大量血肿。并认为轻度损伤占70%,破碎肾和肾蒂损伤占10%～15%。也有学者将肾损伤分为轻度、中度、重度。轻度为肾挫伤和小裂伤占70%,中度为较大裂伤,约占20%,重度为破碎伤及肾蒂损伤,约占10%。

然而,这些分级及分类方法只是根据肾脏本身的损伤程度限定的,并不完全反映伤者的整体状况。创伤患者的特点和整体状况密切相关,如肾损伤常常同时合并多脏器的损伤。然而,目前关注更多的问题是对肾损伤的评估应该建立在对患者全身状况正确评估的基础上,尤其是合并多脏器损伤的患者,在进一步的临床检查和治疗过程中常常需要多个科室医师的密切配合。因此,不论何种肾损伤的分级方法都不能替代对患者全身状况的评估。

五、肾脏损伤的治疗

在肾损伤的临床治疗中,如何选择手术时机和手术方法一直都是泌尿外科医师关注的问题。在决定治疗方式之前,更重要的一点就是需要判断患者是否具有手术适应证。而手术适应证的判断主要是根据患者的创伤史、损伤的种类与程度、送入急诊室后的临床表现及全面检查的结果决定。

(一)急诊救治

实际上,对送入急诊室的创伤患者来讲,临床治疗和检查是同步进行的。通过对血压、脉搏、呼吸及体温等生命体征的监测,需要立即决定患者是否需要输血、输液或复苏处理。在询问创伤史的同时,完成各项常规检查。根据创伤的分类即闭合性或开放性损伤,初步判断患者是单纯肾损伤还是多脏器损伤。对于仅怀疑为单纯肾损伤的患者,应该根据患者有无血尿及血尿常规检查和B超等辅助检查的结果决定患者进一步的治疗计划。如果是多脏器损伤需要与相关科室的医师取得联系,共同决定下一步临床检查的内容和救治方案。

(二)保守治疗

肾脏闭合性损伤的患者90%以上可以通过保守治疗获得治疗效果。近年来随着影像技术的进展与普及,尤其是CT检查,对闭合性肾损伤患者肾脏损伤的程度能够获得明确的判断,手术探查发生率明显下降。手术探查往往会出现难以控制的出血而导致患肾切除,因此,需要严格把握手术探查的适应证。一般认为接受保守治疗的患者应该具备以下条件:①各项生命体征平稳。②闭合性损伤。③影像学检查结果显示肾损伤分期为Ⅰ、Ⅱ期的轻度损伤。④无多脏器损伤的发生。

在保守治疗期间应密切观察各项生命体征是否平稳,采取输液,必要时输血补充血容量和维持水电解质平衡等支持疗法,并给以抗生素预防感染。注意血尿的轻重腹部肿块扩展及血红蛋白、血细胞比容的改变。患者尿量减少,要注意患者有无休克或伤后休克期过长发生急性肾衰竭可能。患者有先天性畸形或伤前有病理性肾病如先天性孤立肾,对侧肾有病理性肾功能丧失而发生肾血管栓塞,尿路血块梗阻等均可导致尿量减少或无尿。必要时进行影像学检查或复查,随时对肾损伤是否出现进展或并发症进行临床判断和救治。在观察期间病情有恶化趋势时应及时处理或手术探查。

接受保守治疗的患者需要绝对卧床2周以上,直到尿液变清,并限制活动至镜下血尿消失。因伤后损伤组织脆弱,或局部血肿,尿外渗易发生感染,因此往往在伤后1～3周内因活动不当常可导致继发出血。

(三)介入治疗

随着血管外科介入治疗的发展,越来越多的肾损伤患者可以通过介入治疗获得明确的效果。当肾损伤合并出血但血流动力学平稳,由于其他损伤不适宜开腹探查或延迟性再出血,术后肾动静脉瘘及肾动脉分支损伤,均可采用选择性动脉插管技术,在动脉造影的同时栓塞出血的肾动脉。由于介入治疗失败后还存在外科治疗的可能,因此对暂时不具备外科治疗适应证,同时存在出血风险的患者可以考虑进行血管造影及介入治疗。目前介入治疗可以达到超选择性血管栓塞的效果,对止血及保护肾功能都具有临床意义。介入治疗尤其适用于对侧肾缺如,或对侧肾功能不全的肾损伤患者。肾损伤患者介入治疗后需要卧床休养和观察,在此期间一旦病情发生变化需要外科治疗时应该积极准备下一步外科治疗的实施。

(四)外科治疗

对于肾损伤患者,在决定外科治疗时应该考虑的几个问题是该患者是否需要手术治疗,手术治疗的目的是外科探查还是目标明确的肾修补术。在外科治疗之前一定要明确对侧肾脏的状况,同时要告知患者及其家属伤侧肾脏有切除的可能。因为不论是手术探查还是肾修补术,手术前都很难判断伤侧肾脏的具体情况,必要时术者需要术中和向患者家属交代病情,决定手术方式。

1.外科探查

外科探查主要见于下列几种状况。

(1)难以控制的出血:由于肾外伤导致大量的持续性显性出血或全身支持疗法不能矫正休克状态的患者,应立即手术止血挽救生命。可以在手术中进行静脉尿路造影了解双肾功能。

(2)腹部多脏器损伤:腹部脏器损伤是手术适应证。肾损伤往往伴有腹部多脏器损伤。腹部多脏器损伤采用CT、超声波等综合诊断后可以进行手术,同时探查肾脏损伤状况。

(3)大量尿外渗:尿外渗是由于肾损伤导致肾脏集合系统包括肾盂、输尿管连接部损伤断裂所致。少量的尿外渗大部分可以自然愈合,大量的尿外渗可形成尿性囊肿,若继发感染后导致脓肿及肾出血。肾损伤后出现大量尿外渗的患者,应该积极进行手术探查尽早修补集合系统的损伤。

2.外科探查原则

(1)外科探查前或打开腹膜后血肿前未作影像学检查者应手术中行大剂量静脉尿路造影,了解肾损伤严重程度及对侧肾功能。对侧肾脏有病理性改变及先天缺如者应尽力保留伤肾。对侧肾功能正常者原则上也需尽力保留,不能轻易切除伤肾。

(2)在打开后腹膜清除肾周血肿暴露肾脏前必须控制肾脏的血液循环,以避免出现难以控制的出血而导致生命危险及患肾切除。

(3)探查时肾血管控制温缺血时间不应超过 60 分钟,如超时需用无菌冰降温并给予肌苷以保护肾功能的恢复。

(4)暴露整个肾脏并仔细检查肾实质、肾盂、输尿管及肾血管,并评估损伤程度,注意有无失去活力组织及尿外渗。

(5)需彻底清创,尤其是因枪伤所致的肾损伤。清除因子弹爆炸效应出现的组织缺血坏死,可减少术后感染、出血及高血压等并发症。

(6)腹膜后留置导管引流。因肾损伤常累及集合系统,术后尿外渗及渗血可经引流管导出,避免术后尿性囊肿及感染等并发症。

3.外科探查手术入路

(1)急性肾创伤的手术探查最好采取经腹途径,以便探查腹腔脏器和肠管。通常取剑突下至耻骨的腹正中切口,此入路能在打开肾周筋膜清理血肿前较易游离并控制双肾的动脉及静脉。

(2)迅速进入腹腔,在出血不严重时探查腹腔脏器并可修补。在探查肾脏之前,如有必要,应先对大血管、肝脏、脾脏、胰腺和肠管创伤进行探查及处理。当出血证实主要来自肾脏应尽快暴露肾血管及肾脏控制出血。

(3)由于腹膜后有大量血肿使正常解剖关系破坏变形,需仔细辨别标志。可提起小肠暴露后腹膜,在肠系膜下动脉、主动脉前壁向下剪开后腹膜。血肿过大难以辨认主动脉时可以肠系膜静脉作为标志,去除血肿找到主动脉前壁向下剪开后腹膜。

(4)从左肾静脉与下腔静脉连接处提起左肾静脉较易暴露双侧肾动脉和腹主动脉。游离双肾的动脉静脉,注意约 25% 患者双侧有多个肾动脉而 15% 患者有多个肾静脉。多个肾静脉者约 80% 发生在右侧肾脏。

(5)将游离的肾脏血管分别用橡皮带提起或用无损伤血管钳夹住。确保肾血管已得到控制后,提起伤肾侧结肠,剪开侧腹膜并打开肾周筋膜清理肾周血肿并完全暴露肾脏,观察肾脏损伤程度及范围。也可分别从升结肠或降结肠外侧腹膜处剪开上至肝区或脾区,将结肠推向中线,暴露肾脏血管。

4.肾修补缝合术和肾部分切除术

当肾裂伤比较限局时可行肾脏修补缝合术控制出血。在肾上极或下极有严重裂伤也可采用肾部分切除术。在控制肾血管及暴露肾脏之后,剥离肾包膜并尽可能保留肾包膜,锐性清除破碎及无活力组织。肾创伤断面有撕裂肾盏或肾盂及较大血管可用蚊式钳夹住并以 4-0 可吸收铬制线间断缝扎关闭破碎集合系统及止血。再以 2-0 铬制缝线通过肾包膜贯穿褥式缝合裂开肾实质,以游离的包膜遮盖肾裂伤处,避免术后出血。结扎缝线时应松紧适度,于裂伤及缝线处置垫备好的脂肪或可吸收的吸收性明胶海绵,避免结扎缝线用力过度,撕裂肾实质。包膜短缺也可用带蒂网膜或邻近裂伤处腹膜遮盖创面并缝合止血。网膜中间切开勿损伤主要血管。将其网膜片由外侧裹向前方,可用 1-0 可吸收肠线绑扎数道避免大网膜滑脱。开放肾循环观察无出血后,冲洗伤口并腹膜后留置引流管一根,缝合伤口。大网膜包裹伤肾,取材方便,能增加伤肾血供,可促进其恢复。

肾脏损伤后的修复技术可影响损伤的愈合。过多的缝合肾实质可能导致局部压迫性坏死，破坏肾实质的结构。因此尽可能缝合肾包膜而少缝肾实质。包膜不够时可用腹膜或大网膜移植皮片或特殊结构网套（polyglycolic，聚乙醇酸网）包绕肾脏。应用该网套 60 天可完全吸收。肾被膜重建完整而用肠线缝合 3 个月仍有肠线残留且伴炎性反应。因此采用合成缝线较铬制肠线更佳。

5.肾切除术

术中发生难以控制的出血，肾蒂损伤，集合系统断裂无法修复与吻合，或肾栓塞时间过长，功能难以恢复时，在对侧肾功能良好的情况下可考虑肾切除术。以肾蒂钳双重钳夹肾蒂，剪断肾蒂血管，用 10 号丝线双重结扎及缝扎肾蒂血管，钳夹及剪断上段输尿管，以 7 号丝线结扎输尿管远端。切除伤肾后清除血肿并冲洗肾窝，如止血充分可不置引流管。如放置引流可于术后 1～3 天去除。

6.肾切除术的适应证

肾创伤修补术受很多因素影响。体温低、凝血功能差的病情不稳定患者，如果对侧肾脏功能良好则不应冒险进行肾修补术。如前所述，24 小时内有计划的紧急处理（包扎伤口、控制出血和纠正代谢和凝血异常）为治疗提供了选择机会。对于广泛肾创伤，如行肾修补术危及患者生命时，应立即采取完整肾切除术。Nash 和同伴回顾由于肾创伤行肾切除术的病例时发现，77％的肾切除是因为肾实质、血管创伤和严重的复合伤，其余的 23％ 是在肾修补术中因血流动力学不稳定而被迫施行肾切除术。

7.肾损伤外科治疗术后观察要点

（1）注意观察生命体征，包括血压、脉搏、体温、尿量、尿颜色、伤口出血、血红蛋白、血细胞比容等变化，必要时可用止血药物。

（2）保持卧床 2 周以上，直到尿液变清。

（3）引流管无血性液体或尿外渗等分泌物排出可于术后 5～10 天去除。

（4）采用抗感染治疗 1 个月。

（5）定期检测肾功能及影像学检查。

（6）观察可能发生的并发症如延迟性出血，局部血肿，尿性囊肿，脓肿形成及高血压等，必要时应用超声及 CT 检查。根据不同情况选用穿刺引流，选择性肾动脉栓塞或再次手术肾切除等方法治疗。

（五）医源性损伤的救治

在医源性损伤的救治过程中，以及时明确诊断非常重要。由于医源性损伤主要是由于各种腔镜操作不当引起，因此规范化的腔镜操作是预防医源性损伤的唯一途径。一旦发生医源性损伤，应该及时进行治疗，以免延误最佳治疗时机。

1.肾血管损伤引起的大量出血

腔镜操作引起肾血管或腔静脉损伤并继发的大量出血往往来势迅猛，突然之间腔镜的视野全部被出血掩盖。这时就需要迅速判断可能的出血部位。经过迅速的腔内处理仍然达不到止血效果时应该及时改开放手术，在清晰的视野下完成损伤血管的修复手术。

腹腔镜操作引起肾静脉或腔静脉损伤的另一个特点是由于气腹的高压状态，即使发生了损伤也有可能无明显的出血。当解除或降低气腹压力后，才能表现出明显的出血。对于这类状况最好的处理也是及时发现出血，可以在降低气腹压力后再次观察，或及时观察引流管的引流液，一旦确认有活动性出血应该积极处理。

2.肾周血肿、肾裂伤或尿外渗

腔镜操作引起的肾周血肿、肾裂伤或尿外渗一般通过手术中的缝合处理都能够达到救治的目的,但是需要引起重视的是手术后应该按照肾外伤的处理原则观察引流液的状况、必要的卧床休息和追加的抗感染治疗。

六、肾脏损伤的并发症

(一)尿外渗和尿性囊肿

国外报道,闭合性肾损伤尿外渗发生率为 $2\%\sim18\%$,而贯通伤为 $11\%\sim26\%$ 。未处理的尿外渗一般伤后 $2\sim5$ 天可在腹膜后脂肪组织蓄积,随着尿液蓄积增多,周围组织纤维化反应,形成纤维包膜或囊壁而成尿性囊肿。尿性囊肿可在伤后数周内形成,也可在数年后形成,尿外渗或尿性囊肿的出现表明肾的集合系统损伤,也可能因血块、输尿管壁及周围血肿压迫导致尿液引流不畅而外渗。

持久的尿外渗可以导致尿囊肿、肾周感染和肾功能受损。这些患者应早期给予全身抗生素治疗,同时严密观察病情。在多数情况下,尿外渗会自然消退。如果尿外渗持续存在,那么置入输尿管支架常常可以解决问题。尿性囊肿可采用在超声或 CT 引导下的穿刺引流,将 22 号穿刺针,经腰部皮肤进入囊腔,抽取液体标本做常规检查、培养,用扩张器逐个扩张通道至使 $12\sim16F$ 导管等进入囊内,排空渗出的尿液。长期引流尿液不能减少或消失,应考虑损伤严重或远端输尿管有狭窄或梗阻因素。尿性囊肿长期刺激和梗阻可使肾周组织纤维化,影响肾脏功能,当肾已失去功能,破坏严重,在对侧肾功能良好情况下可考虑肾切除术。

(二)延迟性出血

迟发的肾脏出血在创伤后数周内都有可能发生,但通常不会超过 3 周。最基本的处理方法为绝对卧床和补液。迟发性出血的处理应该根据患者全身状况,出血严重程度及影像学检查结果而定,大量出血危及生命应急诊手术。如果表现为持续性的出血,可以进行血管造影确定出血部位后栓塞相应的血管。

(三)肾周脓肿

肾创伤后肾周脓肿极少发生,但持续性的尿外渗和尿囊肿是其典型的前兆。肾周脓肿可有急性及慢性表现两种。急性表现可在伤后 $5\sim7$ 天出现高热、腰背疼痛、叩击痛,甚至腹胀、肠梗阻症状。慢性特点仅表现为低烧、盗汗、食欲下降、体重下降,出现感染迹象时应特别注意有可能发生继发性出血。其诊断主要根据超声与 CT 检查。

早期可以经皮穿刺引流,必要时切开引流。应注意肾周脓肿往往是多房性,当引流不畅时,应手术将其间隔破坏,保证引流通畅,或切除已破坏的肾脏。根据感染细菌类型及敏感性选用相应抗生素控制感染。

(四)肾性高血压

创伤后早期发生高血压很少有报道,多数患者出现肾损伤后高血压,一般在伤后一年内。然而临床发现有早在伤后一天内就有高血压表现,也有在 20 年后才出现高血压。创伤后发生肾性高血压的机制:①肾血管外伤直接导致血管狭窄或阻塞。②尿外渗压迫肾实质。③创伤后发生的肾动静脉瘘。在以上因素的作用下,肾素-血管紧张素系统由于部分肾缺血而受到刺激,进而引起高血压。

(牛心慧)

第十节 肾 结 石

尿路结石是泌尿系统的常见疾病之一。随着我国经济的发展和饮食结构的改变,我国尿路结石的发病率呈逐年上升的趋势。近年来,微创技术的发展使得尿路结石的治疗发生了革命性的进步。尿路结石按部位可分为上尿路(肾和输尿管)结石和下尿路(膀胱和尿道)结石。其中上尿路结石约占80%。肾结石是尿路结石中最常见的疾病,本节重点介绍肾结石。

我国尿路结石总的发病率为1%～5%。结石的发生率与患者的性别、年龄、种族、体质指数、职业、水的摄入量、水质、气候和地理位置有关。

尿路结石多发于中年男性,男女比为(2～3):1。男性的高发年龄为30～50岁,女性有两个发病高峰,35岁和55岁,近年来女性的尿路结石发病率有增高趋势。肥胖患者容易患尿酸结石和草酸钙结石,可能与胰岛素抵抗造成低尿pH和高尿钙有关。从事高温作业的人员尿路结石的发病率高,与其出汗过多、机体水分丢失有关。南方地区和沿海诸省市区的发病率可达5%～10%,在这些地区,尿路结石患者可占泌尿外科住院患者的50%以上,这与日照时间长、机体产生较多维生素D_3和高温出汗水分丢失有关。水的硬度高低与尿路结石的发生率之间没有定论,但大量饮水确实可以降低尿路结石发生的风险。经济发达地区居民饮食中蛋白和碳水化合物比例较高,其肾结石的发生比例较高。

一、肾结石的种类

肾结石由基质和晶体组成,晶体占97%,基质只占3%。由于结石的主要成分为晶体,通常按照结石的晶体成分将肾结石主要分为含钙结石、感染性结石、尿酸结石和胱氨酸结石。不同成分的结石的物理性质、影像学表现不同。结石可以由单一成分组成,也可以包含几种成分。

二、肾结石的病因

肾结石的形成原因非常复杂。包括4个层面的因素:外界环境、个体因素、泌尿系统因素及尿液的成石因素。外界环境包括自然环境和社会环境,流行病学中提到的气候和地理位置属于自然环境,而社会经济水平和饮食文化属于社会环境。个体因素包括种族和遗传因素、饮食习惯、代谢性疾病和药物等。泌尿系统因素包括肾损伤、泌尿系统梗阻、感染、异物等。上述因素最终都导致尿液中各种成分过饱和、抑制因素的降低、滞留因素和促进因素的增加等机制,导致肾结石的形成。

与肾结石形成有关的各种代谢性因素包括尿pH异常、高钙血症、高钙尿症、高草酸尿症、高尿酸尿症、胱氨酸尿症、低枸橼酸尿症等。其中常见的代谢异常疾病有甲状旁腺功能亢进、远端肾小管性酸中毒、痛风、长期卧床、结节病、皮质醇增多或肾上腺功能不全、甲状腺功能亢进或低下、急性肾小管坏死恢复期、多发性骨髓瘤、小肠切除、克罗恩病、乳-碱综合征等。

药物引起的肾结石占所有结石的1%左右。药物诱发结石形成的原因有两类。一类为能够诱发结石形成的药物,包括钙补充剂、维生素D、维生素C(每天超过4 g)、乙酰唑胺(利尿剂)等,这些药物在代谢的过程中导致了其他成分结石的形成。另一类为溶解度低的药物,在尿液浓缩时析出形成结石,药物本身就是结石的成分,包括磺胺类药物、氨苯蝶啶、茚地那韦(抗病毒药物)等。

尿路梗阻、感染和异物是诱发肾结石的主要局部因素,而梗阻、感染和结石等因素可以相互促进。各种解剖异常导致的尿路梗阻是肾结石形成的重要原因,临床上容易引起肾结石的梗阻性疾病包括机械性梗阻和非机械性梗阻两大类。其中机械性梗阻原因包括肾小管扩张(髓质海绵肾)、肾盏盏颈狭窄(包括肾盏憩室、肾盏扩张)、肾盂输尿管连接部狭窄、马蹄肾及肾旋转不良、重复肾盂输尿管畸形、输尿管狭窄(包括炎症性、肿瘤、外压性因素)、输尿管口膨出等。非机械性梗阻原因包括神经源性膀胱、膀胱输尿管反流和先天性巨输尿管等。反复发作的尿路感染、肾盂肾炎是导致感染性肾结石的常见原因。

了解结石的成分和病因,对于肾结石的治疗和预防有重要的指导意义。

三、症状

肾结石的临床表现多样。常见症状是腰痛和血尿,部分患者可以排出结石,此外还可以出现发热、无尿、肾积水、肾功能不全等表现。不少患者没有任何症状,只在体检时偶然发现。应当注意,无症状并不意味着患者的肾功能正常,临床上常发现症状与疾病的严重程度不成正比。

(一)疼痛

40%～50%的肾结石患者有腰痛症状,发生的原因是结石造成肾盂梗阻。通常表现为腰部的酸胀、钝痛。如肾结石移动造成肾盂输尿管连接部或输尿管急性梗阻,肾盂内压力突然增高,可造成肾绞痛。肾绞痛是上尿路结石的典型症状,表现为突然发作的脊肋角和腰部的刀割样疼痛,常伴有放射痛,受累部位为同侧下腹部、腹股沟、股内侧,男性可放射到睾丸和阴茎头,女性患者放射至阴唇。发作时,患者表情痛苦、坐卧不宁、辗转反侧、排尿困难、尿量减少,可以出现面色苍白、出冷汗、恶心、呕吐、低热等症状,甚至脉搏细速、血压下降。肾绞痛发作持续数分钟或数小时,经对症治疗可缓解,也可以自行缓解,缓解后可以毫无症状。肾绞痛可呈间歇性发作。部分患者疼痛呈持续性,伴阵发性加重。

(二)血尿

血尿是肾结石的另一常见临床表现,常常在腰痛后发生。血尿产生的原因是结石移动或患者剧烈运动导致结石对集合系统的损伤。约80%患者可出现血尿,但大多数患者只表现为镜下血尿,其中只有10%左右的患者表现为全程肉眼血尿。部分患者可以只出现无痛性全程肉眼血尿,需要与泌尿系统肿瘤等其他疾病进行鉴别诊断。

(三)排石

患者尿中排除结石时,可以确诊尿路结石诊断。应收集排出的结石并进行成分分析,以发现可能的代谢因素,利于结石的治疗和预防。排石常在肾绞痛发作后出现,也可以不伴有任何痛苦。

(四)发热

肾绞痛时可能伴或不伴低热。由于结石、梗阻和感染可互相促进,肾结石造成梗阻可继发或加重感染,出现腰痛伴高热、寒战。部分患者可表现为间断发热。感染严重时可造成败血症。出现发热症状时,需要引起高度重视,以及早进行抗感染、引流尿液处理,以预防全身严重感染的发生。

（五）无尿和急性肾功能不全

双侧肾结石、功能性或解剖性孤立肾结石阻塞造成尿路急性完全性梗阻，可以出现无尿和急性肾后性肾功能不全的表现，如水肿、恶心、呕吐、食欲缺乏等。出现上述情况，需紧急处理，引流尿液。无尿患者可以伴或不伴腰痛。

（六）肾积水和慢性肾功能不全

单侧肾结石造成的慢性梗阻常不引起症状，长期慢性梗阻的结果可能造成患侧肾积水、肾实质萎缩。孤立肾或双侧病变严重时可发展为尿毒症，出现贫血、水肿等相应临床表现。对于有肾结石病史，特别是孤立肾伴肾结石患者，一定要定期检查，早发现、早治疗，从而避免恶化为终末期肾病。

四、体征

肾结石造成肾绞痛、钝痛时，临床表现为"症状重、体征轻"。典型的体征是患侧肾区叩击痛。脊肋角和腹部压痛可不明显，一般不伴腹部肌紧张。肾结石慢性梗阻引起巨大肾积水时，可出现腹部包块。

五、肾结石的诊断原则

（一）诊断依据

为病史、症状、体征、影像学检查和实验室检查。

（二）通过诊断需要明确

是否存在结石、结石的位置、数目、大小、形态、可能的成分、肾脏功能、是否合并肾积水、是否合并尿路畸形、是否合并尿路感染、可能的病因及既往治疗等情况。这些因素都在肾结石的治疗和预防方法选择中起重要作用。

（三）鉴别诊断

肾结石应当与泌尿系统结核、各种可能出现肾脏钙化灶的疾病、各种引起上尿路梗阻的疾病相鉴别。

六、病史

对于所有怀疑尿路结石诊断者，都应当全面采集病史，包括家族史、个人史和既往结石症状的发作和治疗等。25％的肾结石患者存在结石家族史。了解患者的居住和工作环境、饮食习惯、水摄入量，以及是否存在痛风、甲状旁腺功能亢进、远端肾小管性酸中毒、长期卧床、结节病、维生素D中毒、皮质醇增多或肾上腺功能不全、甲状腺功能亢进或低下、急性肾小管坏死恢复期、多发性骨髓瘤等各种代谢性疾病。既往结石发作情况、排石情况、治疗方法及结局、结石成分分析结果等。

七、影像学检查

明确肾结石的主要影像学检查为B超、泌尿系统平片（plain film of kidneys ureters and bladder，KUB）及静脉尿路造影（intravenous urography，IVU）和腹部CT。通过影像学检查不但要明确是否存在肾结石，还需明确肾结石的位置、数目、大小、形态、可能的成分、是否合并肾积水、是否合并尿路畸形等情况。当然，诊断肾结石的同时，还应当明确尿路其他部位是否存在结石。

磁共振成像、逆行造影、顺行造影和放射性核素检查在肾结石及其相关诊断中也有一定的作用。

(一)B超

由于B超简便、快捷、经济、无创,对肾结石的诊断准确性较高,是《CUA尿路结石诊疗指南》推荐的检查项目。B超可以发现2 mm以上的肾结石,包括透X线的尿酸结石。B超还可以了解是否存在肾积水。肾结石的B超表现为肾脏集合系统中的强回声光团伴声影,伴或不伴肾盂肾盏扩张(图4-1)。肾结核的钙化在B超上的部位在肾实质,同时可能发现肾实质的破坏和空洞。但B超检查的不足之处是对于输尿管结石的诊断存在盲区,对肾功能的判断不够精确,对肾脏的钙化和结石的鉴别存在一定困难。

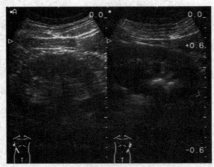

图4-1 肾结石伴肾盂肾盏积水

(二)泌尿系统平片

KUB是《CUA尿路结石诊疗指南》推荐的常规检查方法。摄片前需要排空肠道,摄片范围包括全泌尿系统,从11胸椎至耻骨联合。90%左右的肾结石不透X线,在KUB平片上可显示出致密影。KUB平片可初步判断肾结石是否存在,以及肾结石的位置、数目、形态和大小,并且初步地提示结石的化学性质(图4-2)。在KUB平片上,不同成分的结石显影程度从高到低依次为草酸钙、磷酸钙和磷酸镁铵、胱氨酸、含钙尿酸盐结石。纯尿酸结石和黄嘌呤结石能够透过X线,在KUB平片上不显影,称为透X线结石或阴性结石。胱氨酸结石的密度低,在KUB平片上的显影比较浅淡。应当注意,KUB片上致密影的病因有多种,初诊时不能只根据KUB平片确诊肾结石,更不能只凭KUB就进行体外碎石、手术等治疗。需要结合B超、静脉尿路造影或CT等与肾结核钙化、肿瘤钙化、腹腔淋巴结钙化、胆囊结石等其他致密影相鉴别。KUB可用于肾结石治疗后的复查。

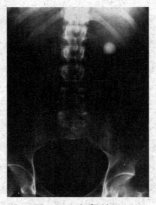

图4-2 左肾结石

(三)静脉尿路造影

又称静脉肾盂造影(intravenous pyelography,IVP)。IVU 是《CUA 尿路结石诊疗指南》推荐的检查方法。在非肾绞痛发作期,KUB 和 IVU 是诊断尿路结石的"金标准"。IVU 应与 KUB 平片联合进行(图 4-3),通常在注射造影剂后 10 分钟和 20 分钟摄片。通过 IVU 可了解肾盂肾盏的解剖结构,确定结石在集合系统的位置,还可以了解分侧肾功能,确定肾积水程度,并与其他 KUB 平片上可疑的致密影相鉴别。KUB 平片上不显影的尿酸结石在 IVU 片上表现为充盈缺损。如一侧肾脏功能受损严重而不显影时,延迟至 30 分钟以上拍片常可以达到肾脏显影的目的,也可应用大剂量造影剂进行造影。应当注意,肾绞痛发作时,急性尿路梗阻可能会导致患侧尿路不显影或显影不良,对分肾功能的判断带来困难,应尽量避免在肾绞痛发作时行 IVU。

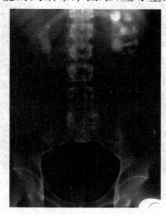

图 4-3 IVU

在使用造影剂时,应当注意以下问题:①使用前应进行造影剂过敏试验,对于有过敏史或可能存在造影剂过敏风险时,可在检查前应用糖皮质激素和/或抗组胺药物,并且避免使用离子型造影剂。②静脉使用造影剂可能导致肾脏灌注减低和肾小管损害。使用造影剂 3 天内血清肌酐增高超过 44 $\mu mol/L$,如无其他合理解释,则考虑出现造影剂损害。危险因素包括血清肌酐异常、脱水、超过 70 岁、糖尿病、充血性心力衰竭、应用非甾体抗炎药物或氨基糖苷类药物(应停药 24 小时以上)等。应当避免在 48 小时内重复使用造影剂。③糖尿病患者如服用二甲双胍,造影剂可能会加重其乳酸酸中毒。应在造影后停服二甲双胍 48 小时,如肾功能异常,还应在造影前停服 48 小时;如怀疑出现乳酸酸中毒,应检测血 pH、肌酐和乳酸。④未控制病情的甲状腺功能亢进者,禁用含碘造影剂。

(四)逆行造影

通过膀胱镜进行输尿管逆行插管进行造影,为有创检查,不作为肾结石的常规检查手段。在 IVU 尿路不显影或显影不良或对造影剂过敏、不能明确 KUB 片上致密影的性质又无条件行 CT 检查时,可行逆行造影。逆行造影可以清晰直观地显示上尿路,判定是否同时存在肾盂输尿管连接部狭窄等解剖因素。传统的逆行插管双曝光已很少应用。

(五)顺行造影

已行肾穿刺造瘘者,可通过造瘘管顺行造影了解集合系统的解剖及与结石的关系。

(六)CT

CT 是《CUA 尿路结石诊疗指南》可选检查方法。CT 在尿路结石诊断中的应用越来越普及。螺旋 CT 平扫(图 4-4)对肾结石的诊断准确、迅速,其准确率在 95% 以上,高于 KUB 和

IVU,能够检出其他影像学检查中可能遗漏的小结石。而且不需要肠道准备、不必使用造影剂、不受呼吸的影响。CT 片上结石的不同的 CT 值可以反映结石的成分、硬度及脆性,可以为体外碎石、经皮肾镜取石术、逆行肾内输尿管软镜碎石术等治疗方法的选择提供参考。增强 CT 能够显示肾脏积水的程度、观察肾实质的血供和造影剂的排泄情况、测算肾实质的体积,从而反映肾脏的形态和功能。CT 还能明确肾脏的解剖、结石的空间分布和周围器官的解剖关系,指导经皮肾镜等治疗。此外,CT 还可以发现其他腹腔内的病变。CT 增强及三维重建可以进行 CT 尿路显像(CT urography,CTU,图 4-5),可以代替 IVU。由于 CT 的诸多优势,有逐步代替 KUB/IVU 成为尿路结石的首选检查方法的趋势。

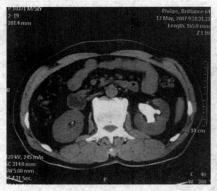 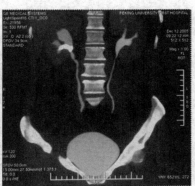

图 4-4　螺旋 CT 平扫　　　　　　　　　图 4-5　CT 尿路显像

(七)磁共振成像(MR)

MR 对尿路结石的诊断不敏感,结石在 MR 的 T_1、T_2 加权像上都表现为低信号。但磁共振尿路成像(MR urography,MRU)能够了解上尿路梗阻的形态(图 4-6),而且不需要造影剂即可获得与静脉尿路造影同样的效果,不受肾功能改变的影响。适合于对造影剂过敏者、肾功能受损者、未控制的甲亢患者及儿童和妊娠妇女等。

(八)放射性核素检查

肾图和肾动态显像可以评价肾功能,并不受肾功能异常的影响,在肾功能异常时可以进行该检查。肾动态显像可以了解肾脏血流灌注状况、测定分肾肾小球滤过率及判断是否存在尿路梗阻及梗阻性质等信息,因此对手术方案的选择及手术疗效的评价具有一定价值。此外,甲状旁腺 ^{99m}Tc-MIBI(^{99} 锝-甲氧异丁基异腈)显像是甲状旁腺功能亢进的定位诊断的最佳检查方法。

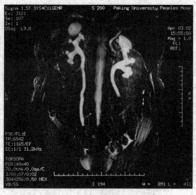

图 4-6　左肾结石

八、实验室检查

通过实验室检查可以辅助结石的诊断、了解患者的肾功能、是否合并感染、是否合并代谢性疾病等。

(一)尿常规

尿常规可以提供多种信息,在肾结石诊断中具有非常重要的意义。全部结石患者都应行尿常规检测。肾结石患者在绞痛发生后和运动后常出现镜下血尿。尿 WBC 增多和亚硝酸盐阳性表明结石合并细菌感染。尿 pH 与某些结石有关,如尿酸和胱氨酸在酸性尿中容易产生,用碱化尿液的方法进行溶石治疗时需要监测尿 pH;感染性结石患者的尿液呈碱性;如晨尿 pH 过高超过 5.8,应怀疑远端肾小管酸中毒的可能。尿中出现各种成分的结晶有助于结石的诊断。

(二)尿培养及细菌敏感药物试验

尿 WBC 增多者,应行此项检查,以指导临床进行敏感抗生素的选择。

(三)血常规

肾绞痛时可伴血 WBC 短时轻度增高。结石合并感染或发热时,血 WBC 可明显增高。结石导致肾功能不全时,可有贫血表现。

(四)血生化检查

血清肌酐、尿素氮和肾小球滤过率反映总肾功能。肾功能不全时可出现高血钾或二氧化碳结合力降低。远端肾小管酸中毒时,可出现低钾血症和血氯增高。甲状旁腺功能亢进时骨溶解增加,可导致血碱性磷酸酶增高。

(五)尿液代谢因素的检测

24 小时尿的尿量、钙、磷、镁、钠、钾、氯、草酸、枸橼酸、磷酸、尿酸、尿素、胱氨酸等。标本最好留两次。标本中加入适量盐酸可以预防尿液储存过程中析出草酸钙和磷酸钙沉淀,避免维生素 C 氧化成草酸,并预防尿液中细菌生长而改变尿液某些成分。在酸化尿液中尿酸和胱氨酸发生沉淀,如需检测其中的尿酸和胱氨酸,则必须加碱使其尿酸盐沉淀溶解。添加了叠氮化钠的尿液可以进行尿酸盐分析;由于尿液存放一段时间后其 pH 可能发生改变,检测尿 pH 时需要收集新鲜晨尿。

(六)血液代谢因素的有关检查

包括血钙、磷、钾、氯、尿酸、清蛋白等。测定血钙可以发现甲状旁腺功能亢进或其他导致高钙血症的原因,测定清蛋白可以矫正结合钙对血钙浓度的影响。如血钙浓度≥2.60 mmoL/L,应怀疑甲状旁腺功能亢进的可能,可以重复测定血钙并测定甲状旁腺激素(parathyroid hormone,PTH)水平。尿酸结石患者血尿酸可能增高。肾小管酸中毒可以表现为低钾血症、高氯性酸中毒。

(七)尿酸化试验

早餐后服用氯化铵 0.1 g/kg 体重,饮水 150 mL,上午 9:00 开始每小时收集尿液测定 pH 并饮水150 mL,共进行 5 次。如尿 pH≤5.4 则不存在肾小管酸中毒。

(八)结石成分分析

自发排出的结石、手术取石和体外碎石排出的结石应进行结石成分分析,以明确结石的性质,为溶石治疗和预防结石复发提供重要依据,还有助于缩小结石代谢异常的诊断范围。结石成分分析方法包括物理方法和化学方法两类。物理分析法比化学分析法精确,常用的物理分析法是 X 线晶体学和红外光谱法。红外光谱法既可分析各种有机成分和无机成分,又可分析晶体和非晶体成分,所需标本仅为 1 mg。化学分析法的主要缺点是所需标本量较多,而且分析结果不很精确,但该法简单价廉,可以基本满足临床需要。

九、肾结石的治疗原则

(1)肾结石治疗的总体原则:解除痛苦、解除梗阻、保护肾功能、有效去除结石、治疗病因、预防复发。

(2)保护肾功能是结石治疗的中心。

(3)具体的治疗方法需要个体化,根据患者的具体情况选择适宜的治疗方法。

影响肾结石治疗的因素多样,包括患者的具体病情和医疗条件两大类。其中患者的病情包括结石的位置、数目、大小、形态、可能的成分、发作的急缓、肾脏功能、是否合并肾积水、是否合并尿路畸形、是否合并尿路感染、可能的病因、患者的身体状况及既往治疗等情况,都影响结石治疗具体方法的选择。此外,医疗因素包括医师所掌握的治疗结石的技术和医院的医疗条件、仪器设备,也影响了结石的治疗方法的选择。

肾结石的治疗主要包括以下内容:严重梗阻的紧急处理、肾绞痛的处理、合理有效去除结石、病因治疗等方面。

十、严重梗阻的紧急处理

结石引起的梗阻,如果造成肾积脓、肾功能不全、无尿等严重情况,危及患者生命,需要紧急处理。

梗阻合并感染可造成肾积脓、高热甚至感染中毒性休克。体外冲击波碎石后输尿管"石街"形成时,容易造成急性梗阻感染。患者具有明显的腰部疼痛,体征出现明显肾区叩痛、腰大肌压迫征阳性,血白细胞明显增高。如广谱抗生素不能控制感染,需要紧急行超声或 CT 引导下经皮肾穿刺造瘘,充分引流,同时根据血培养或脓液的细菌培养、药物敏感试验结果,选择敏感抗生素。此时留置输尿管导管或双猪尾管亦有一定效果,但由于脓液黏稠,引流可能不充分,甚至脓液堵塞管腔。如未能留置双猪尾管,或留置双猪尾管 3 天体温仍得不到有效控制,此时需行肾穿刺造瘘。如引流及时充分,感染通常可以得到控制。待病情稳定后,再处理结石。

孤立肾或双肾肾后性完全梗阻,可造成少尿、无尿甚至肾功能不全及尿毒症。有时患者并无明显疼痛,以无尿、恶心呕吐等症状就诊,影像学检查发现肾积水,如患者无感染表现,可行留置输尿管双猪尾管引流,如逆行插管失败,行超声引导肾穿刺造瘘。如病变为双侧,通常急诊只需处理肾实质好的一侧即可。如为急性肾后性梗阻,影像学显示肾实质厚度正常,梗阻解除后肾功能可能恢复,不必行急诊血液透析,待肾功能恢复后再处理结石。如为慢性梗阻,影像学显示肾脏萎缩、肾实质结构紊乱,则肾功能是否能恢复及恢复的程度,需要持续引流观察,而且,在这种情况下,通常需要行双侧肾脏引流。如充分持续引流肾功能不恢复,则按照慢性肾功能不全处理。应当注意,在急性肾后性梗阻解除后,可出现多尿期,一般持续2~4 天,尿量可能每天超过4 000 mL,需要注意维持水电解质平衡。

十一、肾绞痛的治疗

肾绞痛是泌尿外科的常见急症,需紧急处理。结石导致肾绞痛的原因通常为较小结石移动到肾盂输尿管连接部或进入输尿管所导致的上尿路急性梗阻。肾绞痛治疗前应与其他急腹症相鉴别。肾绞痛的主要治疗方法为药物镇痛、解痉。

肾绞痛急性发作期可以适当限制水的入量,利尿剂的应用和大量饮水可以加重肾绞痛的发作。

肾绞痛的镇痛药物的使用遵循三级镇痛原则。一级镇痛药物为非甾体镇痛抗炎药物。常用药物有双氯芬酸钠(扶他林 50 mg,口服)、布洛芬(芬必得 0.3 g,口服)和吲哚美辛栓(消炎痛 100 mg,肛塞)等,具有中等程度的镇痛作用。双氯芬酸钠还能够减轻输尿管水肿,双氯芬酸钠 50 mg 口服每天 3 次可明显减少肾绞痛的反复发作。但双氯芬酸钠会影响肾功能异常者的肾小球滤过率,但对肾功能正常者不会产生影响。二级药物为非吗啡类中枢镇痛剂,常用药物有曲马朵(50 mg,口服),该药无呼吸抑制作用,无便秘,耐受性和依赖性很低。三级镇痛药物为较强的阿片类受体激动剂,具有较强的镇痛和镇静作用,常用药物有布桂嗪(50~100 mg,肌内注射)、盐酸哌替啶(杜冷丁 50 mg,肌内注射)、盐酸吗啡(5 mg,皮下或肌内注射)等。阿片类药物具有眩晕、恶心、便秘、呼吸抑制等不良反应,对于慢性肺通气功能障碍、支气管哮喘患者禁用。该类药物可加重肾绞痛患者的恶心呕吐,在治疗肾绞痛时避免单独使用阿片类药物,一般需要配合硫酸阿托品、氢溴酸山莨菪碱(654-2)等解痉类药物一起使用。

常用解痉药物如下。①M 型胆碱受体阻滞剂:常用药物有硫酸阿托品(0.3~0.5 mg,皮下、肌肉或静脉注射)和氢溴酸山莨菪碱(654-2 10 mg,口服、肌内或静脉注射),可以松弛输尿管平滑肌、缓解痉挛。青光眼患者禁用该类药物。②黄体酮(20 mg,肌内注射):可以抑制平滑肌的收缩而缓解痉挛,对止痛和排石有一定的疗效,尤其适用于妊娠妇女肾绞痛者。③钙通道阻滞剂:硝苯地平(10 mg,口服或舌下含化),对缓解肾绞痛有一定的作用。④α 受体阻滞剂(坦索罗辛 0.2 mg 口服、多沙唑嗪 4 mg 口服等):近期国内外的一些临床报道显示,α 受体阻滞剂在缓解输尿管平滑肌痉挛,治疗肾绞痛中具有一定的效果。

如经上述治疗肾绞痛不缓解,则可进行留置输尿管引流或急诊体外碎石、输尿管镜手术取石等处理。

十二、排石治疗

去除肾结石的方法包括排石、溶石、体外冲击波碎石(extracorporeal shock-wave lithotripsy, ESWL)、输尿管镜碎石、经皮肾镜取石(percutaneous nephrolithotomy,PCNL)、腹腔镜或开放手术取石等方法。由于各种微创方法的不断发展和推广,ESWL、输尿管镜碎石、PCNL 等技术的应用越来越普及,大多数肾结石可以通过上述微创方法得到有效治疗。传统的开放手术在肾结石的治疗中应用已逐步减少,但对那些需要同时解决解剖异常的结石患者,仍为一种有效治疗。具体采用何种方法治疗肾结石,主要取决于结石的大小、位置、数目、形态、成分。对于某位患者来说,应选择损伤相对更小、并发症发生率更低的治疗方式。此外,还要考虑肾脏功能、是否合并肾积水、是否合并尿路畸形、是否合并尿路感染、可能的病因、患者的身体状况及既往治疗等情况。

(一)排石

排石治疗的适应证:肾结石直径≤6 mm、未导致尿路梗阻或感染、疼痛症状可以得到有效控制。直径≤4 mm 的结石自然排石率为 80%,再辅以排石药物,可进一步提高排石率。直径≥7 mm的结石自然排石率很低。

排石治疗的措施：①每天饮水 3 000 mL 以上，保持 24 小时尿量 2 000 mL，且饮水量应 24 小时内均匀分配。②服用上述非甾体类药物或 α-受体阻滞剂、钙通道阻滞剂。③服用利湿通 淋的中药，主要药物为车前子，常用成药有排石颗粒、尿石通等；常用的方剂如八正散、三金排石 汤和四逆散等。④辅助针灸疗法，常用穴位有肾俞、中脘、京门、三阴交和足三里等。

较小肾盏结石可长期滞留，无临床表现。应严密观察，定期复查。如果结石增大或引起的严 重症状或造成肾积水或肾盏扩张、继发感染时，应行其他外科治疗。

(二)溶石

溶石治疗是通过化学的方法溶解结石或结石碎片，以达到完全清除结石的目的，是一种有效 的辅助治疗方式，常作为体外冲击波碎石、经皮肾镜取石、输尿管镜碎石及开放手术取石后的辅 助治疗。主要用于尿酸结石和胱氨酸结石的治疗。溶石手段包括口服药物、增加尿量、经肾造瘘 管注入药物等。其他结石也可尝试溶石治疗。

1.尿酸结石

(1)碱化尿液：口服枸橼酸氢钾钠 6～10 mmoL，每天 3 次，使尿液 pH 达到 6.5～7.2。尿液 pH 过高可能导致感染性结石的发生。

(2)大量饮水，使 24 小时尿量超过 2 500 mL。

(3)口服别嘌醇 300 mg，每天 1 次，减少尿酸排出。

(4)减少产生尿酸的食品的摄入，如动物内脏等，每天蛋白质入量限制在 0.8 g/(kg·d)。

(5)经皮溶石可选用三羟甲基氨基甲烷(tris hydroxymethyl aminomethane，THAM)液。

2.胱氨酸结石

(1)碱化尿液：口服枸橼酸氢钾钠或 $NaHCO_3$，使尿液 pH 维持在 7.0 以上。

(2)大量饮水，使 24 小时尿量超过 3 000 mL，且饮水量在 24 小时内保持均匀分配。

(3)24 小时尿胱氨酸排出高于 3 mmoL 时，可应用硫普罗宁(α-巯基丙酰甘氨酸)或卡托 普利。

(4)经皮溶石可选用 0.3 mol/L 或 0.6 mol/L 的三羟甲基氨基甲烷(tris hydroxymethyl aminomethane，THAM)液，以及乙酰半胱氨酸。

3.感染性结石

磷酸镁铵和碳酸磷灰石能被 10% 的肾溶石酸素(pH 3.5～4.0)及 Suby 液所溶解。具体的 方法是在有效的抗生素治疗的同时，溶石液从一根肾造瘘管流入，从另一根肾造瘘管流出。溶石 时间的长短取决于结石的负荷，完全性鹿角形结石往往需要比较长的时间才能被溶解。冲击波 碎石后结石的表面积增加，增加了结石和溶石化学液的接触面积，有利于结石的溶解。该疗法的 最大优点是不需麻醉即可实施，因此，也可作为某些高危病例或者不宜施行麻醉和手术的病例的 治疗选择。口服药物溶石的方案：①短期或长期的抗生素治疗。②酸化尿液，口服氯化铵 1 g，每 天 2～3 次，或者甲硫氨酸 500 mg，每天 2～4 次。③对于严重感染者，使用尿酶抑制剂，如乙酰 羟肟酸或羟基脲。建议使用乙酰羟肟酸 250 mg，每天 2 次，服用 3～4 周。如果患者能耐受，则 可将剂量增加到 250 mg，每天 3 次。

(三)有效去除结石

去除结石适应证包括结石直径≥7 mm、结石造成尿路梗阻、感染、肾功能损害等。去除结石 的方法包括体外冲击波碎石 ESWL、输尿管镜碎石、经皮肾镜取石 PCNL、手术取石等。CUA 尿 路结石诊疗指南对这些方法的选择提出了推荐性意见。下面分别对这些方法进行介绍。

1.体外冲击波碎石(extracorporeal shock wave lithotripsy,ESWL)

20世纪80年代初体外冲击波碎石的出现,为肾结石的治疗带来了革命性变化。其原理是将液电、压电、超声或电磁波等能量,会聚到1个焦点上,打击结石,实现不开刀治疗肾结石。曾经ESWL几乎用于治疗全部肾结石,包括鹿角形肾结石。但随着经验积累,人们发现了ESWL的各种并发症,如肾被膜下血肿、肾破裂、肾萎缩、输尿管"石街"形成、肾积脓、大结石的治疗时间长等。多年来,随着临床经验的积累和碎石机技术的发展,对ESWL的适应证、治疗原则及并发症的认识有了新的改变。第3代碎石机与早期碎石机相比,碎石效率提高,更安全,费用降低,而且更灵巧,还实现了多功能化。现代体外碎石机可具备X线定位和B超定位双重方式。由于ESWL具有创伤小、并发症少、可门诊进行等优点。

(1)ESWL的适应证:直径≥7 mm的肾结石。对于直径7~20 mm大小的各种成分的肾结石,并且不合并肾积水和感染者,ESWL是一线治疗。对于直径>20 mm的肾结石,ESWL虽然也能够成功碎石,但存在治疗次数多时间长、排石问题多等缺点,采用PCNL能够更快更有效地碎石。ESWL可与PCNL联合应用于较大肾结石。

(2)ESWL的禁忌证:妊娠妇女、未纠正的出血性疾病、未控制的尿路感染、结石远端存在尿路梗阻、高危患者如心力衰竭和严重心律失常、严重肥胖或骨骼畸形、腹主动脉瘤或肾动脉瘤、泌尿系统活动性结核等。

(3)治疗过程和复查:现代碎石机都采用干式碎石方式,患者平卧在碎石机上碎石。对于痛觉敏感或精神紧张者,可给予静脉镇痛药物。儿童患者,可给予全身麻醉。碎石后患者可出现血尿。可给予排石药物进行辅助。应收集尿液中的结石,进行结石成分分析。患者停止排石2~3天复查KUB,以观察碎石效果,严密观察是否形成输尿管"石街"。残余结石较大者,可再次行ESWL。残余结石较小者,应进行跟踪随访。

(4)ESWL治疗次数和治疗时间间隔:ESWL治疗肾结石一般不超过3~5次(具体情况依据所使用的碎石机而定),如结石较大或硬度较大,应该选择经皮肾镜取石术。ESWL治疗肾结石的间隔时间目前无确定的标准,公认不能短于1周。通过研究肾损伤后修复的时间,现认为两次ESWL治疗肾结石的间隔以10~14天为宜。

(5)影响ESWL效果的因素:碎石效率除了与碎石机的效率有关,还与结石的大小、数目、位置和硬度有关。

结石的大小:结石越大,需要再次治疗的可能性就越大。直径<20 mm的肾结石应首选ESWL治疗;直径>20 mm的结石和鹿角形结石可采用PCNL或联合应用ESWL。若单用ESWL治疗,建议于ESWL前插入双J管,防止"石街"形成阻塞输尿管。

结石的位置:肾盂结石容易粉碎,肾中盏和肾上盏结石的疗效较下盏结石好。对于下盏漏斗部与肾盂之间的夹角为锐角、漏斗部长度较长和漏斗部较窄者,ESWL后结石的清除不利。可结合头低脚高位进行体位排石。

结石的成分:磷酸铵镁和二水草酸钙结石容易粉碎,尿酸结石可配合溶石疗法进行ESWL,一水草酸钙和胱氨酸结石较难粉碎。

解剖异常:马蹄肾、异位肾和移植肾结石等肾脏集合系统的畸形会影响结石碎片的排出,可以采取辅助的排石治疗措施。

ESWL的效果还与操作医师的经验有关:由于通常碎石治疗需要持续30分钟左右,患者可以发生体位的变化,所以在碎石过程中,操作者需要经常校正碎石机焦点以对准结石,并且根据监测的碎石效果,调整碎石机的能量输出和打击次数。ESWL 是一项非常专业的技术,需要经过培训的泌尿外科医师进行操作。

(6)ESWL 并发症:ESWL 可能出现肾绞痛、肾被膜下血肿、肾破裂、局部皮肤瘀斑、输尿管"石街"形成、肾积脓、败血症等。长期并发症有肾萎缩。

对于出现肾绞痛的患者,按前述药物治疗方法进行治疗。局部皮肤瘀斑可以自愈,一般不需处理。

如患者出现较剧烈的腰部胀痛,怀疑肾被膜下血肿、肾破裂时,行 CT 检查明确。确诊者,严密监测腰部症状、体征、血红蛋白和影像学,通常卧床休息 1～2 周,对症治疗好转。对于不能控制的出血,可行选择性肾动脉栓塞。

输尿管"石街"形成、肾积脓、败血症者,应紧急行肾穿刺造瘘,同时应用敏感抗生素,输尿管"石街"的处理见输尿管结石章节。为避免这几种并发症,重点在于预防。尽量不对直径>20 mm 的肾结石行 ESWL 治疗,如需进行 ESWL,事先留置输尿管支架管。对于感染性结石,有发热历史或尿 WBC 增高者,ESWL 前预防性应用抗生素,并持续到碎石后至少 4 天。

2.经皮肾镜取石

经皮肾镜取石术(percutaneous nephrolithotomy,PCNL)于 20 世纪 80 年代中期开始在欧美一些国家开展。它是通过建立经皮肾操作通道,击碎并取出肾结石。由于可以迅速有效的去除肾结石,很快得到推广。但是,早期的 PCNL 由于并发症较多、碎石效率低,经历了数年的低谷。随着各种肾镜的改进、激光、超声气压弹道碎石技术的开发,PCNL 在 20 世纪 90 年代以来,得到了更广泛的应用。1997 年国外学界提出微创经皮肾镜取石术(minimally invasive percutaneous nephrolithotomy,MPCNL),以减少手术并发症与肾实质的损伤,但仅用于治疗直径<2 cm 的肾结石、小儿肾结石或需建立第 2 个经皮肾通道的病例。我国学者从 1992 年开始采用"经皮肾微造瘘、输尿管镜碎石取石术",随着手术技巧日趋熟练与腔镜设备的改进,1998 年提出有中国特点的微创经皮肾镜取石术(Chinese mPCNL),并逐步在全国推广应用,使经皮肾镜取石技术的适应证不断扩大,并应用于大部分 ESWL 和开放手术难以处理的上尿路结石。近年来大宗回顾性临床报道表明此方法较标准 PCNL 更易掌握和开展,成功率高,并发症较国外技术低。现在,经皮肾镜取石技术在肾结石的治疗中发挥着越来越重要的作用。

(1)PCNL 适应证:各种肾结石都可经 PCNL 治疗,对于直径>2 cm 的肾结石和>1.5 cm 的肾下盏结石是一线治疗(无论是否伴有肾积水)。还包括 ESWL 难以击碎的直径<2 cm 的肾结石、肾结石合并肾积水者,胱氨酸结石,有症状的肾盏或憩室内结石,蹄铁形肾结石,移植肾合并结石,各种鹿角形肾结石等。

(2)禁忌证。①凝血异常者:未纠正的全身出血性疾病;服用阿司匹林、华法林等抗凝药物者,需停药 2 周,复查凝血功能正常才可以进行手术。②未控制的感染:合并肾积脓者,先行肾穿刺造瘘,待感染控制后,行Ⅱ期 PCNL。③身体状态差,严重心脏疾病和肺功能不全,无法承受手术者。④未控制的糖尿病和高血压者。⑤脊柱严重后凸或侧凸畸形、极度肥胖或不能耐受俯卧位者为相对禁忌证,可以采用仰卧、侧卧或仰卧斜位等体位进行手术。⑥盆腔异位肾:无安全穿刺区域。⑦左侧患肾被脾脏遮挡,或右侧患肾被肝脏遮挡,无安全穿刺区域。⑧肾后位结肠,无安全穿刺区域。⑨造影剂过敏者,考虑术中使用 X 线定位穿刺。⑩造影剂过敏且无法接受大出血者,可选择数字减影血管造影(DSA)下的选择性动脉栓塞治疗。

(3)PCNL 技术特点:PCNL 技术的核心是建立并维持合理的经皮肾通道。合理的经皮肾通道的基本组成:皮肤-肾皮质-肾乳头-肾盏-肾盂。皮肤穿刺点多选在腋后线,经肾的背外侧少血管区域(Brodel线)进入肾实质,出血的风险较低。至于穿刺肾的上、中、下盏,要便于操作、能最大限度地取出肾结石。

PCNL分为Ⅰ期和Ⅱ期。Ⅰ期PCNL是建立通道后马上进行碎石,适用于各种肾结石;Ⅱ期PCNL是在建立通道5~7天后再行碎石,适用于合并感染、肾后性肾功能不全者需要引流者;Ⅰ期操作出血明显或残余结石者。Ⅰ期的优点是一次操作、患者痛苦小、住院时间短、费用低,结石是否合并肾积水都可进行;缺点是容易出血、视野不清,由于窦道未形成,操作鞘脱出后容易失败。Ⅱ期手术的优点是窦道已经形成,出血少、视野清晰;缺点是患者治疗时间长,对于不积水的肾结石不易建立通道,而且由非手术医师建立的皮肾通道可能不是最佳通道,不利于术者操作。

通道的大小可以14~30F。一般将14~20F称为微造瘘mPCNL,22~24F称为标准通道,26~30F称为大通道。大多数肾结石可以通过单个通道治疗,对于复杂肾结石可以建立两个或多个通道。

(4)术前准备。①影像学检查:术前需要进行必要的影像学检查,包括KUB/IVP加CT平扫,或KUB加CT增强。术前需要明确肾结石的数目、大小、分布,并对肾脏及周围器官的解剖进行仔细评估,以选择最佳穿刺通道,以避免并发症的发生。②控制感染:尿常规异常、结石有关的发热者,需要控制感染。治疗前应根据尿培养药敏试验选择敏感的抗生素,即使尿培养阴性,手术当天也应选用广谱抗生素预防感染。③签署患者知情同意书:虽然PCNL是一种微创手术,但它仍然存在一定风险,手术前应将残余结石、出血、周围器官损伤、情况严重时需中转开放手术甚至需要行肾切除等情况以书面的形式告知患者及其家属。

(5)Ⅰ期PCNL手术步骤如下。①麻醉:连续硬膜外麻醉,或蛛网膜下腔麻醉联合连续硬膜外麻醉,或全麻。②留置输尿管导管:膀胱镜下留置5~7F输尿管导管,作用是向肾盂内注水造成人工"肾积水",利于经皮肾穿刺,对于不积水的肾结石病例更有作用;注入造影剂使肾盂肾盏显影,指导X线引导穿刺针;指导肾盂输尿管的位置;碎石过程中防止结石碎块进入输尿管;碎石过程中,通过输尿管导管加压注水,利于碎石排出。③体位:多采用俯卧位,但俯卧位不便于施行全麻。也可采用侧卧位、斜侧卧位。④定位:建立经皮肾通道需要B超或X线定位。X线的优点是直观;缺点是有放射性,而且不能观察穿刺是否损伤周围脏器。B超的优点是无辐射、可以实时监测穿刺避免周围脏器损伤、熟练掌握后穿刺成功快;术中还能明确残余结石位置,指导寻找结石,提高结石取净机会;缺点是不够直观,需要经过特殊培训才能掌握。⑤穿刺:穿刺点可选择在12肋下至10肋间腋后线到肩胛线之间的区域,穿刺经后组肾盏入路,方向指向肾盂。对于输尿管上段结石、肾多发性结石及合并输尿管肾盂的接合处UPJ狭窄需同时处理者,可首选经肾后组中盏入路,通常选11肋间腋后线和肩胛下线之间的区域作穿刺点。穿刺上、下组肾盏时,须注意可能会发生胸膜和肠管的损伤。穿刺成功后,有尿液溢出。将导丝经穿刺针送入肾盂。该导丝在PCNL中具有重要作用,在随后的操作中,必须保持导丝不脱出。撤穿刺针,记住穿刺针的方向和穿刺深度。⑥扩张:用扩张器沿导丝逐级扩张至所需要的管径。扩张器进入的方向要与穿刺针进入的方向一致。扩张器进入的深度不能超过穿刺针进入的深度。否则,进入过深容易造成肾盂壁的损伤或穿透对侧肾盂壁,造成出血,而且无法用肾造瘘管压迫止血。扩张器可使用筋膜扩张器、Amplatz扩张器、高压球囊扩张器或金属扩张器扩张,具体使用哪种扩张器及扩张通道的大小,必须根据医师的经验及当时具备的器械条件决定。扩张成功后,将操作鞘置入肾盏。⑦腔内碎石与取石：较小结石可直接取出，较大结石可利用钬激光、气压弹道、超声、液电器械等击碎。碎石过程中需保持操作通道通畅，避免肾盂内压力增高，造成水中毒或菌血症。碎石可用冲洗和钳取方式取出。带吸引功能的超声气压弹道碎石器可在碎石同时吸出结石碎片，使肾内压降低，尤其适用于体积较大的感染性结石患者。根据情况决定是否放置双J管。手术结束时留置肾造瘘管可以压迫穿刺通道、引流肾集合系统、减少术后出血和尿外渗，有利于再次处理残石，而且不会增加患者疼痛的程度和延长住院的时间。有些医师尝试术后不留置造瘘管，对于初学者不适用。⑧术后处理：监测生命体征和引流液颜色，防治水中毒、感染等。术后1天复查KUB，如无残余结石，可于术后1～2天拔除肾造瘘管。如存在残余结石，根据情况进行Ⅱ期PCNL或多通道PCNL或联合ESWL，残余尿酸胱氨酸结石可通过造瘘管进行溶石治疗。

(6)常见并发症及其处理如下。①肾实质出血：是Ⅰ期经皮肾镜操作的常见并发症。通常为静脉性出血。术中肾实质出血常可通过操作鞘压迫控制，如术中出血严重，应停止手术，用气囊导管压迫控制，择期行Ⅱ期手术。术后出血可夹闭肾造瘘管，通常出血可得到控制。如出血较多，需要及时输血。动脉性出血较严重，如出血不能得到控制、血红蛋白进行性下降者，可行动脉造影检查，必要时行选择性肾动脉栓塞，若出血凶险难以控制，应及时改开放手术，以便探查止血，必要时切除患肾。②邻近脏器损伤：肋间穿刺可能损伤胸膜、肝、脾，利用超声引导穿刺可以避免。一旦发现患者出现胸痛、呼吸异常、怀疑气胸或液气胸，应立即停止手术，留置肾造瘘管并保持引流通畅，留置胸腔闭式引流。穿刺位点偏下或偏前，可能损伤肠管。重在预防和及时发现，并作出符合外科原则的处理。③集合系统穿孔：操作中器械移动幅度过大、碎石器械损可造成集合系统穿孔，如保持操作通道通畅，小的穿孔可不必处理。如穿孔造成出血、水吸收等应停止手术，放置输尿管支架管及肾造瘘管，充分引流。择期行Ⅱ期手术。④稀释性低钠血症：手术时间过长、高压灌注造成水吸收过多所致。停止手术，急查电解质，予高渗盐水、利尿、吸氧等治疗可缓解。⑤感染和肾周积脓：重在预防，术前控制尿路感染，肾积水明显者予充分引流。手术后保持输尿管导管、肾造瘘管通常非常重要，并予抗生素治疗。

(7)开展PCNL注意事项：PCNL是一项技术要求很高的操作，需要术者具有相当的专业技术和经验，应在有条件的医院施行。开展PCNL前，应利用模拟器械、动物手术等进行模拟训练。开展手术早期宜选择简单病例，如单发肾盂结石合并中度以上肾积水，患者体形中等，无其他伴随疾病。复杂或体积过大的肾结石手术难度较大，应在经验丰富的医师指导下手术。合并肾功能不全者或肾积脓先行经皮肾穿刺造瘘引流，待肾功能改善及感染控制后再Ⅱ期取石。完全鹿角形肾结石可分期多次多通道取石，但手术次数不宜过多(一般单侧取石不超过3次)，每次手术时间不宜过长，需视患者耐受程度而定。

3.逆行肾内输尿管软镜碎石术

输尿管软镜碎石术(retrograde intrarenal surgery, RIRS)最早出现在20世纪80年代后期，用来治疗ESWL后的残留结石。这些被ESWL击碎的结石通常零散停留在肾下盏，RIRS可通过套石篮或抓钳取出下盏残留结石。后来，一些肾盏憩室结石(多数在上盏和中盏)患者在行ESWL失败后，也选择了RIRS，并获得成功。随着镜体设计的小型化(7.5F替代10.4F)，新碎石能源(钬激光)的发展，以及更适合于在肾内操作的取石工具(无尖端套石篮、输尿管送达鞘)的出现，使得RIRS成为越来越多肾结石患者的一种常规术式。

随着设备和技术的进步，输尿管软镜在治疗上尿路结石方面具有以下优势：①能在直视下粉末化结石;②能同时处理合并的上尿路梗阻;③在碎石的同时能取尽结石碎片;④能将肾下盏结石移至肾上盏,以利于碎石取石;⑤能用钬激光击碎任何成分的结石。

4.开放手术或腹腔镜手术取石

近年来,随着体外冲击波碎石和腔内泌尿外科技术的发展,特别是经皮肾镜和输尿管镜碎石取石术的广泛应用,开放性手术在肾结石治疗中的运用已经显著减少。在某些医院,肾结石病例中开放手术仅占 1%～5.4%。但是,开放性手术取石在某些情况下仍具有极其重要的临床应用价值。

(1)适应证:①ESWL、PCNL、URS 手术或治疗失败,或上述治疗方式出现并发症须开放手术处理。②骨骼系统异常不能摆 ESWL、PCNL、URS 体位者。③肾结石合并解剖异常者,如肾盂输尿管连接部狭窄、漏斗部狭窄、肾盏憩室等。这些解剖异常需要在取石同时进行处理。④异位肾、马蹄肾等不易行 ESWL、PCNL、URS 等手术者。⑤同时需要开放手术治疗其他疾病。⑥无功能肾需行肾切除。⑦小儿巨大肾结石,开放手术简单,只需一次麻醉。

(2)手术方法包括肾盂切开取石术、肾盂肾实质联合切开取石术、无萎缩性肾实质切开取石术、无功能肾切除术和肾脏部分切除术、肾盂输尿管连接部成形术等。这些手术方式现在基本可以通过腹腔镜手术来完成。一般来说,腹腔镜手术比开放手术出血少、并发症少、住院时间短、恢复快,但手术时间较长。腹腔镜手术需要经过专门培训,还需要完善的设备支持。

(四)特殊情况的治疗

1.鹿角形肾结石

鹿角形肾结石是指充满肾盂和至少 1 个肾盏的结石。部分性鹿角状结石仅仅填充部分集合系统,而完全性鹿角状结石则填充整个肾集合系统。新发的鹿角形肾结石都应该积极地治疗,患者必须被告知积极治疗的益处与相关的风险。在大多数的情况下,PCNL 应作为首选的治疗手段;若肾解剖正常,体积小的鹿角形肾结石可考虑单用 ESWL 治疗,碎石前应先保证充分的引流;若结石无法通过合理次数的微创技术处理,可考虑采用开放手术。

鹿角形肾结石以单通道的经皮肾取石术有时无法清除所有结石,可以建立第 2、第 3 条微创经皮肾通道,进行多通道碎石取石术。多通道的建立时间,通常在第一通道变为成熟通道的基础上才可以进行,一般在 Ⅰ 期手术后 5～7 天。对于操作熟练者如手术顺利,可一期进行多通道穿刺。由于第 2、3 通道仅需扩张至 14～18F,损伤和出血的危险较小,安全性较高。多通道形成后可加快取石的速度,提高对鹿角形肾结石的清除能力。

完全性鹿角形肾结石可分期多次取石,对巨大的结石可采用多通道取石,但手术的次数不宜过多(一般单侧取石≤3 次),每次手术的时间不宜过长。必要时需视患者的耐受程度和医师的经验,联合应用 ESWL 辅助或 PCNL-ESWL-PCNL"三明治疗法"。

若无很好的条件和经验开展 PCNL,鹿角形结石可采用开放性手术治疗。可以选择的手术包括扩大的肾盂肾盏切开取石术、无萎缩性肾实质切开取石术、复杂的放射状肾实质切开术和低温下肾脏手术。

2.马蹄肾肾结石

马蹄肾肾结石可采用 PCNL,也可采用开放手术取石。马蹄肾的两肾下极多在脊柱前方融合成峡部,输尿管与肾盂高位连接,伴有肾旋转不良,各组肾盏朝向背侧。因肾脏位置较正常低,肾上极更靠后外侧,故穿刺时多从背部经肾上盏或中盏入路。由于输尿管上段在峡部前侧位跨越行走并与肾盂连接,UPJ 处成坡状,肾盏漏斗部狭长,造成术后残石很难自行排出,尤其是肾下盏结石,所以手术中应尽量清除所有结石,必要时进行多通道碎石取石术。如果 UPJ 的高位连接未造成明显的功能性梗阻,一般可不予处理。

马蹄肾结石如需行 ESWL,应根据肾在体表的投影,取俯卧位行 ESWL 治疗(即冲击波从前腹进入体内)。

3.孤立肾肾结石

孤立肾肾结石孤立肾患者由于代偿性肾增大,肾皮质厚,在 PCNL 手术中,穿刺、扩张时容易出血。可采用微造瘘 mPCNL,建立 14~18F 皮肾通道,对肾皮质的损伤减少、出血的概率较低。另外,分两期手术较安全。手术的关键在于解除梗阻,改善肾功能,采用合理的通道大小和取石次数。对于难以取净的残石可术后结合 ESWL 治疗。每次治疗后必须监测肾功能的变化,治疗间隔的时间适当延长。

若无很好的条件和经验开展 PCNL,也可采用开放手术取石。

4.移植肾肾结石

移植肾为孤立功能肾,患者长期服用免疫抑制剂,抵抗力低下,合并肾结石时应采取创伤小、效果确切的治疗方法。推荐肾移植伴肾结石的患者采用 ESWL 和 PCNL 治疗。由于移植肾位于髂窝,位置表浅,经皮肾穿刺容易成功。

移植肾及输尿管均处于去神经状态,因此,可以在局麻+静脉镇痛下进行手术。一般来说,患者采用仰卧位。但是,如果合并输尿管狭窄,则采用截石位。

移植肾的输尿管膀胱吻合口多位于膀胱顶侧壁,输尿管逆行插管不易成功。术中可先 B 超定位,穿刺成功后注入造影剂,然后在 X 线定位下穿刺目标肾盏。

手术时间不宜过长,出血明显时应待 II 期手术取石。

5.肾盏憩室结石

肾盏憩室结石可采用 PCNL 或逆行输尿管软镜来处理。后腹腔镜手术也可用于治疗肾盏憩室结石。通常不采用 ESWL 治疗,因为肾集合系统和憩室之间的连接部相对狭窄,即使碎石效果较好,结石仍有可能停留在原处而无法排出。

mPCNL 治疗时,术中经预置的导管逆行注入亚甲蓝帮助寻找狭小的漏斗部开口,取石后将狭窄部切开或扩张,并放置一根 F6 双 J 管,并留置 30 天。

腹侧的肾盏憩室可以经腹腔镜下切除,去除结石、缝合憩室口。

6.盆腔肾肾结石

对于肾脏位于盆腔的患者,推荐使用 ESWL 治疗。PCNL 的难度大,一般不宜采用,必要时可采取开放手术或腹腔镜手术。

7.髓质海绵肾结石

海绵肾表现为部分肾髓质集合管的囊状扩张,形成的结石一般位于肾乳头的近端,结石细小呈放射状分布。只要结石不引起梗阻,一般不需处理其肾结石。经皮肾取石术难以处理此类结石,而且极易损伤肾乳头,日后形成的瘢痕会造成集合管的梗阻。较大的结石或结石排至肾盂或肾盏引起梗阻时,可采用 ESWL、RIRS 或 PCNL 治疗。口服枸橼酸制剂及维生素 B_6、增加液体的摄入以抑制结石的生长。

8.小儿肾结石

小儿肾结石一般可用 ESWL 治疗,因小儿的代偿能力较强,排石能力较成人强,单纯碎石的指征较成人稍宽。若结石较大而梗阻不严重,应先置双 J 管后碎石;如碎石效果不佳或结石梗阻严重,则可采取微创经皮肾取石解决。一般情况下不宜双侧同时碎石或经皮取石。

9.过度肥胖的患者

对于过度肥胖的患者,患者皮肤至结石的距离过大,ESWL定位困难,因而不易成功,推荐选用PNL或开放手术。标准经皮肾取石术使用的肾镜太短,不适合这类患者的手术操作,过去曾被认为是手术的禁忌证。但是,微创经皮肾取石术由于使用了长而纤细的内镜,只需在扩张通道时使用加长的工作鞘。

肥胖患者对俯卧位耐受差,易发生通气障碍,体位可采用患侧垫高45°的斜仰卧位,患者相对更易耐受手术。必要时可采取气管插管全麻。

由于皮肾通道较长,留置的肾造瘘管术后容易脱出,可以放置14～16F的末端开口的气囊导尿管,向外轻轻牵引后皮肤缝线固定。X线透视下注入造影剂,确保气囊位于肾盏内。

(五)结石治疗的注意事项

1.双侧上尿路结石的处理原则

双侧上尿路同时存在结石约占结石患者的15%,传统的治疗方法一般是对两侧结石进行分期手术治疗,随着体外碎石、腔内碎石设备的更新与泌尿外科微创技术的进步,对于部分一般状况较好、结石清除相对容易的上尿路结石患者,可以同期微创手术治疗双侧上尿路结石。

双侧上尿路结石的治疗原则:①双侧输尿管结石,如果总肾功能正常或处于肾功能不全代偿期,血肌酐值<178.0 μmol/L,先处理梗阻严重一侧的结石;如果总肾功能较差,处于氮质血症或尿毒症期,先治疗肾功能较好一侧的结石,条件允许,可同时行对侧经皮肾穿刺造瘘,或同时处理双侧结石。②双侧输尿管结石的客观情况相似,先处理主观症状较重或技术上容易处理的一侧结石。③一侧输尿管结石,另一侧肾结石,先处理输尿管结石,处理过程中建议参考总肾功能、分肾功能与患者一般情况。④双侧肾结石,一般先治疗容易处理且安全的一侧,如果肾功能处于氮质血症或尿毒症期,梗阻严重,建议先行经皮肾穿刺造瘘,待肾功能与患者一般情况改善后再处理结石。⑤孤立肾上尿路结石或双侧上尿路结石致急性梗阻性无尿,只要患者情况许可,应及时外科处理,如不能耐受手术,应积极试行输尿管逆行插管或经皮肾穿刺造瘘术,待患者一般情况好转后再选择适当治疗方法。⑥对于肾功能处于尿毒症期,并有水、电解质和酸碱平衡紊乱的患者,建议先行血液透析,尽快纠正其内环境的紊乱,并同时行输尿管逆行插管或经皮肾穿刺造瘘术,引流肾脏,待病情稳定后再处理结石。

2.合并尿路感染的结石的处理原则

由于结石使尿液淤滞易并发感染,同时结石作为异物促进感染的发生,两者可相互促进,对肾功能造成严重破坏。在未去除结石之前,感染不易控制,严重者可并发菌血症或脓毒血症,甚至危及生命。

所有结石患者都必须进行菌尿检查,必要时行尿培养。当菌尿试验阳性,或者尿培养提示细菌生长,或者怀疑细菌感染时,在取石之前应该使用抗生素治疗,对于梗阻表现明显、集合系统有感染的结石患者,需进行置入输尿管支架管或经皮肾穿刺造瘘术等处理。

上尿路结石梗阻并发感染尤其是急性炎症期的患者不宜碎石,否则易发生炎症扩散甚至出现脓毒血症,而此类患者单用抗生素治疗又难以奏效,此时亦不宜行输尿管镜取石。通过经皮肾微穿刺造瘘及时行梗阻以上尿路引流可减轻炎症,使感染易于控制,避免感染及梗阻造成肾功能的进一步损害。经皮肾微穿刺造瘘术的应用扩大了体外冲击波碎石及腔镜取石的适应证,可减少并发症,提高成功率,两者合并应用是上尿路结石梗阻伴感染的理想治疗方法。

结石并发尿路真菌感染是临床治疗的难点,常见于广谱抗生素使用时间过长。出现尿路真菌感染时,应积极应用敏感的抗真菌药物。但是,全身应用抗真菌药物毒副作用大,可能加重肾功能的损害,采用局部灌注抗真菌药治疗上尿路结石并发真菌感染是控制真菌感染的好方法。

3.残石碎片的处理

残石碎片常见于 ESWL 术后,也可见于 PCNL、URS 术及复杂性肾结石开放取石术后,最多见于下组肾盏。结石不论大小,经 ESWL 治疗后都有可能形成残石碎片。结石残余物的直径不超过 4 mm,定义为残余碎片,直径≥5 mm 的结石则称为残余结石。

残石碎片可导致血尿、疼痛、感染、输尿管梗阻及肾积水等并发症的发生。无症状的肾脏残余结石增加了结石复发的风险,残石可以为新结石的形成提供核心。感染性结石的患者在进行治疗后,如伴有结石残留,则结石复发的可能性更大。对于无症状、石块不能自行排出的患者,应该依据结石情况进行相应的处理。有症状的患者,应积极解除结石梗阻,妥善处理可能出现的问题;同时应采取必要的治疗措施以消除症状。有残余碎片或残余结石的应定期复查以确定其致病因素,并进行适当预防。

关于"无临床意义的残石碎片"的定义存在很多争论。对伴有残余结石碎片的患者,长期随访研究表明:随着时间延长,残片逐渐增大,结石复发率增加,部分患者需重复进行取石治疗。

对下组肾盏存在结石或碎片且功能丧失的患者,下极肾部分切除术可以作为治疗选择之一。对于上、中组肾盏的结石,可采用输尿管软镜直接碎石。经皮化学溶石主要适用于含有磷酸镁铵、碳酸盐、尿酸及胱氨酸和磷酸氢钙的结石。

对于残余结石直径>20 mm 的患者,可采用 ESWL 或 PCNL 治疗,在行 ESWL 前,推荐置入双 J 管,可以减少结石在输尿管的堆积,避免出现"石街"。

4."石街"的治疗

"石街"为大量碎石在输尿管与男性尿道内堆积没有及时排出,堆积形成"石街",阻碍尿液排出,以输尿管"石街"为多见。

输尿管"石街"形成的原因:①一次粉碎结石过多。②结石未能粉碎为很小的碎片。③两次碎石间隔时间太短。④输尿管有炎症、息肉、狭窄和结石等梗阻。⑤碎石后患者过早大量活动。⑥ESWL 引起肾功能损害,排出碎石块的动力减弱。⑦ESWL 术后综合治疗关注不够。如果"石街"形成 2 周后不及时处理,肾功能恢复将会受到影响;如果"石街"完全堵塞输尿管,6 周后肾功能将会完全丧失。

在对较大的肾结石进行 ESWL 之前常规放置双 J 管,"石街"的发生率大为降低。无感染的"石街"可继续用 ESWL 治疗,重点打击"石街"的远侧较大的碎石。对于有感染迹象的患者,给予抗生素治疗,并尽早予以充分引流,常采用经皮肾穿刺造瘘术,通常不宜放置输尿管支架管。待感染控制后,行输尿管镜手术,可联合 PCNL。

5.妊娠合并结石的治疗

妊娠合并尿路结石较少见,发病率<0.1%,其中,妊娠中、晚期合并泌尿系统结石较妊娠早期者多见。妊娠合并结石的临床表现主要有腰腹部疼痛、恶心呕吐、膀胱刺激征、肉眼血尿和发热等,与非妊娠期症状相似,且多以肾绞痛就诊。

鉴于 X 线对胎儿的致畸等影响,妊娠合并结石患者禁用放射线检查包括 CT。MRI 检查对肾衰竭患者及胎儿是安全的,特别是结石引起的肾积水,采用磁共振泌尿系统尿路成像(MRU)能清楚地显示扩张的集合系统,能明确显示梗阻部位。B 超对结石的诊断准确率高且对胎儿无损害,可反复应用,为首选的方法。通过 B 超和尿常规检查结合临床表现诊断泌尿系统结石并不困难。

妊娠合并结石首选保守治疗,禁止行 ESWL(无论是否为 B 超定位)。应根据结石的大小、梗阻的部位、是否存在着感染、有无肾实质损害及临床症状来确定治疗方法。原则上对于结石较小、没有引起严重肾功能损害者,采用综合排石治疗,包括多饮水、适当增加活动量、输液利尿、解痉、止痛和抗感染等措施促进排石。

对于妊娠的结石患者,保持尿流通畅是治疗的主要目的。通过局麻下经皮肾穿刺造瘘术、置入双 J 管或输尿管支架等方法引流尿液,可协助结石排出或为以后治疗结石争取时间。妊娠期间麻醉和手术的危险很难评估,妊娠前 3 个月(早期)全麻会导致畸胎的概率增加,但是,一般认为这种机会很小。提倡局麻下留置输尿管支架,建议每 2 个月更换 1 次支架管以防结石形成被覆于支架管。肾积水并感染积液者,妊娠 22 周前在局麻及 B 超引导下进行经皮肾造瘘术为最佳选择,引流的同时尚可进行细菌培养以指导治疗。与留置输尿管支架管一样,经皮肾穿刺造瘘也可避免在妊娠期进行对妊娠影响较大的碎石和取石治疗。

十三、尿路结石的预防

(一)含钙尿路结石的预防

由于目前对各种预防含钙结石复发的治疗措施仍然存在着一定的争议,而且,患者往往需要长期甚至终身接受治疗,因此,充分地认识各种预防措施的利弊是最重要的。对于任何一种预防性措施来说,不仅需要其临床效果确切,同时,还要求它简单易行,而且没有不良反应。否则,患者将难以遵从治疗。

含钙尿路结石患者的预防措施应该从改变生活习惯和调整饮食结构开始,保持合适的体质指数、适当的体力活动、保持营养平衡和增加富含枸橼酸的水果摄入是预防结石复发的重要措施。只有在改变生活习惯和调整饮食结构无效时,再考虑采用药物治疗。

1.增加液体的摄入

增加液体的摄入能增加尿量,从而降低尿路结石成分的过饱和状态,预防结石的复发。推荐每天的液体摄入量在 4 L 以上,使每天的尿量保持在 2.0～2.5 L。建议尿石症患者在家中自行测量尿的比重,使尿的比重低于 1.010 为宜,以达到并维持可靠的尿液稀释度。

关于饮水的种类,一般认为以草酸含量少的非奶制品液体为宜。饮用硬水是否会增加含钙结石的形成,目前仍然存在不同的看法。应避免过多饮用咖啡因、红茶、葡萄汁、苹果汁和可口可乐。推荐多喝橙汁、柠檬水。

2.饮食调节

维持饮食营养的综合平衡,强调避免其中某一种营养成分的过度摄入。

(1)饮食钙的含量:饮食钙的含量低于 20 mmoL/d(800 mg/d)就会引起体内的负钙平衡。低钙饮食虽然能够降低尿钙的排泄,但是可能会导致骨质疏松和增加尿液草酸的排泄。摄入正常钙质含量的饮食、限制动物蛋白和钠盐的摄入比传统的低钙饮食具有更好的预防结石复发的作用。正常范围或者适当程度的高钙饮食对于预防尿路含钙结石的复发具有临床治疗的价值。但是,饮食含钙以外的补钙对于结石的预防可能不利,因为不加控制的高钙饮食会增加尿液的过饱和水平。通过药物补钙来预防含钙结石的复发仅适用于肠源性高草酸尿症,口服 200～400 mg 枸橼酸钙在抑制尿液草酸排泄的同时,可以增加尿液枸橼酸的排泄。推荐多食用乳制品(牛奶、干酪、酸乳酪等)、豆腐等食品。成人每天钙的摄入量应为20～25 mmoL(800～1 000 mg)。推荐吸收性高钙尿症患者摄入低钙饮食,不推荐其他患者摄入限钙饮食。

(2)限制饮食中草酸的摄入:虽然仅有 10%～15% 的尿液草酸来源于饮食,但是,大量摄入富含草酸的食物后,尿液中的草酸排泄量会明显地增加。草酸钙结石患者尤其是高草酸尿症的患者应该避免摄入诸如甘蓝、杏仁、花生、甜菜、欧芹、菠菜、大黄、红茶和可可粉等富含草酸的食物。其中,菠菜中草酸的含量是最高的,草酸钙结石患者更应该注意忌食菠菜。低钙饮食会促进肠道对草酸盐的吸收,增加尿液草酸盐的排泄。补钙对于减少肠道草酸盐的吸收是有利的,但仅适用于肠源性高草酸尿症患者。

(3)限制钠盐的摄入:高钠饮食会增加尿钙的排泄,每天钠的摄入量应少于 2 g。

(4)限制蛋白质的过量摄入:低碳水化合物和高动物蛋白饮食与含钙结石的形成有关。高蛋白质饮食引起尿钙和尿草酸盐排泄增多的同时,使尿的枸橼酸排泄减少,并降低尿的 pH,是诱发尿路含钙结石形成的重要危险因素之一。推荐摄入营养平衡的饮食,保持早、中、晚 3 餐营养的均衡性非常重要。避免过量摄入动物蛋白质,每天的动物蛋白质的摄入量应该限制在 150 g以内。其中,复发性结石患者每天的蛋白质摄入量不应该超过 80 g。

(5)减轻体重:研究表明,超重是尿路结石形成的至关重要的因素之一。建议尿路结石患者维持适度的体质指数(bodymass index,BMI)。

(6)增加水果和蔬菜的摄入:饮食中水果和蔬菜的摄入可以稀释尿液中的成石危险因子,但并不影响尿钾和尿枸橼酸的浓度。因此,增加水果和蔬菜的摄入可以预防低枸橼酸尿症患者的结石复发。

(7)增加粗粮及纤维素饮食:米麸可以减少尿钙的排泄,降低尿路结石的复发率,但要避免诸如麦麸等富含草酸的纤维素食物。

(8)减少维生素 C 的摄入:维生素 C 经过自然转化后能够生成草酸。服用维生素 C 后尿草酸的排泄会显著增加,形成草酸钙结晶的危险程度也相应增加。尽管目前还没有资料表明大剂量的维生素 C 摄入与草酸钙结石的复发有关,建议复发性草酸钙结石患者避免摄入大剂量的维生素 C。推荐他们每天维生素 C 的摄入不要超过 1.0 g。

(9)限制高嘌呤饮食:伴高尿酸尿症的草酸钙结石患者应避免高嘌呤饮食,推荐每天食物中嘌呤的摄入量少于 500 mg。富含嘌呤的食物:动物的内脏(肝脏及肾脏)、家禽皮、带皮的鲱鱼、沙丁鱼、凤尾鱼等。

3.药物预防性治疗

用于含钙结石预防性治疗的药物虽然种类很多,但是,目前疗效较为肯定的只有碱性枸橼酸盐、噻嗪类利尿剂和别嘌醇。

(1)噻嗪类利尿药:如苯氟噻、三氯噻嗪、氢氯噻嗪和吲达帕胺等,可以降低尿钙正常患者的尿钙水平,降低尿液草酸盐的排泄水平,抑制钙的肠道吸收。另外,噻嗪类药物可以抑制骨质吸收,增加骨细胞的更新,防止伴高钙尿症结石患者发生骨质疏松现象。因此,噻嗪类利尿药的主要作用是减轻高钙尿症,适用于伴高钙尿症的含钙结石患者。常用剂量为氢氯噻嗪 25 mg,或者三氯噻嗪 4 mg/d。

噻嗪类利尿药的主要不良反应是低钾血症和低枸橼酸尿症,与枸橼酸钾一起应用可以减轻不良反应,并且可以增强预防结石复发的作用。部分患者长期应用后可能会出现低血压、疲倦和勃起障碍,应该注意用药后发生低镁血症和低镁尿症的可能性。

（2）正磷酸盐：能够降低 $1,25(OH)_2$-D_3 的合成，主要作用是减少钙的排泄并增加磷酸盐及尿枸橼酸的排泄，可以抑制结石的形成。其中，中性正磷酸盐的效果比酸性正磷酸盐好。

正磷酸盐主要应用于伴有高钙尿症的尿路含钙结石患者，但是，目前还缺乏足够的证据来证明其治疗的有效性。因此，临床上可选择性地应用于某些尿路结石患者，不作为预防性治疗的首选药物。

（3）磷酸纤维素：和磷酸纤维钠可以通过与钙结合形成复合物而抑制肠道对钙的吸收，从而降低尿钙的排泄。主要适用于伴吸收性高钙尿症的结石患者，但临床效果还不肯定。由于用药后可能会出现高草酸尿症和低镁尿症，因此目前不推荐将磷酸纤维素用于预防结石复发的治疗。

（4）碱性枸橼酸盐：能够增加尿枸橼酸的排泄，降低尿液草酸钙、磷酸钙和尿酸盐的过饱和度，提高对结晶聚集和生长的抑制能力，能有效地减少含钙结石的复发。

临床上用于预防含钙结石复发的碱性枸橼酸盐种类包括枸橼酸氢钾钠、枸橼酸钾、枸橼酸钠、枸橼酸钾钠和枸橼酸钾镁等制剂。枸橼酸钾和枸橼酸钠都具有良好的治疗效果，但是，钠盐能够促进尿钙排泄，单纯应用枸橼酸钠盐时，降低尿钙的作用会有所减弱。临床研究也表明枸橼酸钾盐的碱化尿液效果比钠盐好，而且，钾离子不会增加尿钙的排泄。因此，枸橼酸钾预防结石复发的作用比枸橼酸钠强。枸橼酸氢钾钠（友来特）具有便于服用、口感较好等优点，患者依从性较高。

尽管碱性枸橼酸盐最适用于伴低枸橼酸尿症的结石患者，但是，目前认为其适应证可能可以扩大至所有类型的含钙结石患者。常用剂量为枸橼酸氢钾钠（友来特）$1\sim2$ g，每天 3 次，枸橼酸钾 $1\sim2$ g 或者枸橼酸钾钠 3 g，每天 $2\sim3$ 次。

碱性枸橼酸盐的主要不良反应是腹泻，患者服用后依从性较差。

（5）别嘌醇：可以减少尿酸盐的产生，降低血清尿酸盐的浓度，减少尿液尿酸盐的排泄。此外，别嘌醇还可以减少尿液草酸盐的排泄。

推荐别嘌醇用于预防尿酸结石和伴高尿酸尿症的草酸钙结石患者，用法为 100 mg，每天 3 次，或者 300 mg，每天 1 次。

（6）镁剂：镁通过与草酸盐结合而降低草酸钙的过饱和度，从而抑制含钙尿路结石的形成。补充镁剂在促进尿镁增加的同时，可以增加尿枸橼酸的含量，并提高尿的 pH。因此，镁剂能有效地降低草酸钙结石的复发。适用于伴有低镁尿症或不伴有低镁尿症的草酸钙结石患者。由于含钙结石患者伴低镁尿症者并不多（$<4\%$），因此，除枸橼酸盐以外，目前不推荐将其他的镁盐单独用于预防含钙尿路结石复发的治疗。

（7）葡胺聚糖：可以抑制草酸钙结石的生长，适用于复发性草酸钙结石的治疗，但目前还缺乏关于合成的或半合成的葡胺聚糖应用于预防含钙尿路结石复发的依据。

（8）维生素 B_6 是体内草酸代谢过程中的辅酶之一，体内维生素缺乏可以引起草酸的排泄增高。大剂量的维生素 B_6（$300\sim500$ mg/d）对于原发性高草酸尿症患者有治疗作用。维生素 B_6 主要用于轻度高草酸尿症和原发性高草酸尿症的患者。

（9）中草药：目前认为对含钙结石具有一定预防作用的中草药包括泽泻、胖大海、金钱草、玉米须及芭蕉芯等。但是，尚缺乏临床疗效观察的报道。

（二）感染结石的预防

推荐低钙、低磷饮食。氢氧化铝或碳酸铝凝胶可与小肠内的磷离子结合形成不溶的磷酸铝，从而降低肠道对磷的吸收和尿磷的排泄量。对于由尿素酶细菌感染导致的磷酸铵镁和碳酸磷灰石结石,应尽可能用手术方法清除结石。

推荐根据药物敏感试验使用抗生素治疗感染。强调抗感染治疗需要足够的用药疗程。在抗生素疗法的起始阶段,抗生素的剂量相对较大(治疗量),通过1~2周的治疗,使尿液达到无菌状态,之后可将药物剂量减半(维持量)并维持3个月。要注意每月作细菌培养,如又发现细菌或患者有尿路感染症状,将药物恢复至治疗量以更好地控制感染。

酸化尿液能够提高磷酸盐的溶解度,可以用氯化铵 1 g,2~3 次/天或蛋氨酸 500 mg,2~3 次/天。严重感染的患者,应该使用尿酶抑制剂。推荐使用乙酰羟肟酸和羟基脲等,建议乙酰羟肟酸的首剂为250 mg,每天 2 次持续 4 周,如果患者能耐受,可将剂量增加 250 mg,每天 3 次。

(牛心慧)

第十一节 急性肾衰竭

急性肾衰竭(ARF)是肾小球滤过率突然减少,导致内源或外源代谢产物急性潴留的一种综合征。这些代谢废物正常是由肾脏排泄的,如尿素、钾、磷酸盐、硫酸盐、肌酐,有时还有一些服用的药物等,急性肾衰竭尿量通常在 400 mL/d 以下。如果肾脏浓缩功能受损,则每天的尿量可以在正常范围,甚至是多于正常(称为多尿型或非少尿型肾衰竭)。在所有的急性肾衰竭患者中,没有尿的排出(无尿)是很少见的。肾功能的减退可能经历几个小时或几天,以致不能将体内含氮废物排出,维持正常的体内容量和电解质稳定。

"少尿",从文字上讲是指尿量减少,其尿量不足以排出体内代谢产生的内源性可溶性终末产物。如果患者肾浓缩功能在正常范围,其尿量在<400 mL/d 或<6 mL/(kg·d)称为少尿。如果患者的肾浓缩功能受到损害,且尿的比重低于 1.010,少尿则表现为尿量少于 1 000~1 500 mL/d。

肾前性功能肾衰竭,如果治疗及时一般是可逆的。但是如果延误治疗,可使其进一步发展成实质性肾衰竭,如急性肾小球坏死(ATN)。导致急性肾衰竭的其他原因,可根据血管受损、肾脏本身问题、肾后原因进行分类。

ARF 的主要特点为肾小球滤过率(GFR)的降低,临床表现为血清肌酐(Cr)和尿素氮(BUN)增高。但是,在某些情况下,Cr 和 BUN 也会增高,如处在高分解代谢状态、机体大范围创伤(手术导致)等。

ARF 的处理应当根据导致肾衰竭的病因。如 ARF 为肾前性因素,应当积极去除肾前性的诱发因素,恢复肾脏的有效灌注,这些处理通常能够使肾功能得到恢复。药物导致的 ARF,原则上应当撤掉与肾毒性有关的药物。维持正常的循环容量十分重要。术后的患者要根据中心静脉压的监测结果及时补充晶体、胶体和血液成分。对于肾后性因素导致的 ARF,要迅速解除梗阻,同时也应注意尿液外渗的情况。

有时,在临床上要鉴别 ARF 的三种病因并非易事,往往要结合临床检查和实验室结果,甚至还需要有创的中心血流动力学监测和尿路影像学检查。在诊断检查前初步估计 ARF 的病因十分重要,对于检查手段的选择有重要的指导意义。

一、肾前性肾衰竭

肾前性是指肾灌注不足或有效的动脉循环减少。其最常见的原因是由于肾性或肾外性液体丢失引起的脱水,如腹泻、呕吐和利尿剂的过度使用等。肾前性原因的特点是病因纠正能够使肾功能得到恢复,并少有肾脏结构的破坏。这种状态对补液比较有效,一旦治疗得当,肾功能能够在 24~72 小时得以恢复。少见原因有败血症性休克,血管外液体潴留导致的所谓"第三腔隙"(如胰腺炎)。抗高血压药物的过量应用也可以出现这种情况。心功能衰竭导致心排血量的减少也可降低有效的循环血量。根据临床表现,仔细分析可以判断出引起急性肾衰竭的主要原因,但多数情况下是多种病因共同作用的结果。在住院治疗过程中,患者循环系统的异常,常常导致实质性的急性肾衰竭,如急性肾小管坏死。

肾前性 ARF 与肾血流灌注减少有关。肾脏的低灌注能够刺激交感神经和肾素-血管紧张素系统,导致肾血管收缩。同时,低血压可以有力地刺激抗利尿激素的释放,这样使水的重吸收加强。临床表现为尿量减少,尿钠浓度降低,尿液肌酐水平增加,尿液渗透压上升。

急性肾小球滤过率下降,也可见于肝硬化患者(肝-肾综合征),或者服用环孢素、FK506、非甾体抗炎药、血管紧张素转化酶抑制剂等。上述情况往往容易出现明显的肾内血流动力学功能紊乱。在这些情况下,尿的检查可类似肾前性肾衰竭,但患者临床表现并不符合常见的急性肾衰竭。在停止服用药物或有肝-肾综合征的患者进行肝病的治疗或肝移植后,会出现肾小球滤过率的改善。

(一)临床表现与诊断

1.症状和体征

除了非常少见的心脏病或泵衰竭的患者,最常见也是首先的主诉是身体站立时头晕(直立性晕厥)或口渴感,可以有明显的体液丢失的病史,体重减低的多少可以反映出脱水的程度。

体检常显示皮肤干瘪、颈静脉塌陷、黏膜干燥,更重要的是,可出现直立性血压、脉搏变化。

2.实验室检查

(1)尿常规:尿量通常减少,精确的评估需要留置尿管测量每小时的尿量(也可通过这个方法除外有无下尿路的梗阻)。要注意的是在急性肾衰竭情况下尿可以是高比重(>1.025)和高渗透压(>600 mOsm/kg)。常规尿分析一般没有异常。

(2)尿和血的生化检查:血液中的尿素氮和肌酐的比率正常是 10∶1,在肾前性肾衰竭通常是增高的。因为甘露醇、造影剂和利尿剂都会影响肾脏对尿素、钠和肌酐的转运与处理,所以在这些因素的影响下,尿和血的生化检查会出现让人误解的结果。

(3)中心静脉压:中心静脉压降低预示着血容量不足,如果严重的心力衰竭是肾前性肾衰竭(多数不是唯一原因)的主要原因,明显的表现是心排血量降低和中心静脉压增高。

(4)水负荷:在肾前性肾衰竭的病例中,小心地增加入量可以使尿量增加。在这种情况下,既有诊断意义,也有治疗意义。最常用的首要治疗手段是快速静脉滴入 300~500 mL 生理盐水。一般要超过 1~3 小时以后测量尿的排出。在尿量超过 50 mL/h 时,被认为对连续的静脉输液有良好的效果。如果尿量不增加,则内科医师应仔细地回顾患者的血和尿的化验检查,再次评估患者的水容量状态,并重新进行体检,以确定继续补充液体(用或者不用呋塞米)的合理性。

(二)治疗

对于脱水的患者,必须快速补充液体的丢失。不恰当的液体治疗可能会使肾血流动力学进一步恶化和最终导致肾小管的缺血(不可逆的急性肾小管坏死)。在液体补足的患者,若仍有少尿和持续性低血压,应使用血管加压药物来有效纠正由败血症和心源性休克引起的低血压。升压药物对恢复全身的血压,同时对维持肾内的血流量和肾功能是非常有益的。应用多巴胺 $1\sim5~\mu g/(kg \cdot min)$,可以在不改变收缩压的情况下增加肾血流量。如果容量纠正后,全身血压还持续偏低,则可加大多巴胺剂量 $5\sim20~\mu g/kg$。对于肾前性急性肾衰竭停用降压和利尿药,对治疗是有利的。

二、血管性肾衰竭

常见的血管疾病导致的急性肾衰竭包括动脉血栓性疾病、夹层动脉瘤、恶性高血压。在 60 岁前如果患者没有进行过经血管的操作或造影检查则很少出现血栓性疾病。夹层动脉瘤和恶性高血压通常临床诊断比较清楚。

快速评估肾动脉血流情况的方法需要动脉造影或其他非造影血流检查(如核磁或多普勒超声),恶性高血压的病因可以通过体检发现(如硬皮病),对导致或影响急性肾衰竭的血管性因素的及早治疗是必要的。

三、肾内疾病因素与肾性急性肾衰竭

大多数的急性肾衰竭是由于肾实质病变所致,其中包括急性肾小球肾炎(AGN)、急性间质性肾炎(AIN)和急性肾小管坏死(ATN)。

该类疾病可以分为特异性和非特异性实质损害过程。

(一)特异性肾内疾病

导致急性肾内性肾衰竭的最常见原因是急性进行性肾小球肾炎、急性间质性肾炎、中毒性肾病和溶血性尿毒症综合征。

引起急性间质性肾炎的药物:非甾体抗炎药物、青霉素、头孢菌素、利福平、磺胺类药物、西咪替丁、别嘌醇、环丙沙星、5-氨基水杨酸盐。

1.临床表现与诊断

(1)症状和体征:通常病史中会出现有很明显的资料,如咽喉痛和上呼吸道感染、腹泻、应用抗生素或静脉用药(经常违规用药)。反复并时有加重的双侧腰背部疼痛应引起注意。肉眼血尿也可能出现。肾盂肾炎很少出现急性肾衰竭,除非伴有脓毒血症、梗阻或牵扯孤立肾患者。引起急性肾衰竭的系统性疾病包括过敏性紫癜、系统性红斑狼疮和硬皮病等。人体免疫缺陷病毒感染(HIV)也可以出现 HIV 肾病导致的急性肾衰竭。

(2)实验室检查。①尿液分析:尿沉渣分析可见许多红细胞或白细胞及多种类型细胞和颗粒管型。红细胞位相检查,常显示尿中可看到异常形态的红细胞。在过敏性间质性肾炎中,嗜酸性粒细胞应常可看到,尿钠浓度范围可表现为从 $10\sim40~mmol/L$。②血液检查:血清补体常见减少。许多情况下,循环系统中的免疫复合物常可以被检出,其他化验可以揭示出系统性疾病,如系统性红斑狼疮。在溶血性尿毒症综合征中,外周血涂片中常出现血小板计数减少和红细胞的形态结构变异。急进性肾小球肾炎,可以通过检测 ANCA(抗中性粒细胞质抗体)和抗-GBM(抗肾小球基底膜抗体)值的阳性来确诊。③肾活检:活检检查可以显示肾小球肾炎、急性间质性肾炎或肾小球毛细血管血栓(溶血性尿毒症综合征)分别所特有的变化,另外在包曼氏囊肿中可见大量的新月体形成。

(3)X线表现:造影剂检查应尽量避免,因其可造成肾损伤。基于上述原因,超声检查最适合排除梗阻问题。

2.治疗

治疗目的在于控制感染,清除体内抗原、毒性物质和药物,抑制自身免疫、清除自身免疫性抗体,降低效应器与炎症的应答。免疫治疗应包含药物或短时间应用血浆置换,有时支持性透析治疗是需要的。

(二)非特异性肾性疾病

导致急性肾衰竭的非特异性肾性疾病包括急性肾小管坏死和急性肾皮质坏死。后者主要与肾的血管内凝血有关,而且预后较前者更差。这些情况常产生于医院治疗中,败血症综合征常有不同的病情改变,类似于生理性紊乱。

远端肾小管退行性变(低位肾单位肾病)被认为是因为局部缺血引起。假如这些患者不发生肾内的血管内凝血和皮质坏死,他们中的大多数在透析治疗下是可以恢复的,通常是完全恢复。

在低血压的情况下,老年患者更易出现肾前性的急性肾衰竭。应用某些药物,如非甾体抗炎因子,可增加急性肾小管坏死的危险性,虽然典型的低位肾单位肾病改变尚未出现,在某些汞中毒(特别是氯化汞)和使用造影剂的病例中,尤其是伴有糖尿病或骨髓瘤的患者,可出现类似的非特异性的急性肾衰竭。

四、急性肾小管坏死

绝大多数需要住院治疗的 ARF 是由 ATN 所致。肾脏的血流灌注不足和缺血是引起 ATN 的主要原因。

(一)临床表现

其临床特征通常与相关疾病有关。脱水和休克可同时出现,但尿量及急性肾衰竭在静脉补液后无改善,与肾前性肾衰竭不同。另一方面,造影剂导致急性肾衰竭的患者表现为液体潴留。尿毒症症状(如精神改变及胃肠道症状)在急性肾衰竭中并不常见。

(二)诊断

1.尿液

尿比重常偏低或固定于 1.005~1.015。尿渗透压也降低(<450 mOsm/kg;尿/血浆渗透压<1.5:1)。尿检查见肾小管细胞及颗粒管型;尿色混浊。如果尿潜血阳性必须考虑到血红蛋白尿或肌红蛋白尿的可能。鉴别肌红蛋白尿的化验是容易完成的。

2.中心静脉压

常常正常至轻度增高。

3.液体负荷

静脉滴注甘露醇或生理盐水并不能增加尿量,有时应用呋塞米或小剂量多巴胺[1~5 μg/(kg·min)]可使少尿转为多尿(少尿型肾衰竭转为多尿型肾衰竭)。

(三)治疗

如果静脉补液或滴注甘露醇并无效果,则应立即减少液体入量。观察血清肌酐、尿素氮及电解质浓度对于估计透析的作用是十分重要的。适当调整液体入量,补充葡萄糖与必需氨基酸,以保证 126~147 kJ/kg(30~35 kcal/kg)的热量。这样能够纠正和降低伴有急性肾小管坏死的机体分解代谢的严重性。

血钾须密切监测,以及早发现高血钾。高钾血症可予以如下治疗:①静脉给予硫酸氢钠;②聚苯乙烯磺酸钠,25～50 g(合用山梨糖醇),口服或灌肠;③糖、胰岛素静脉点滴;④准备静脉钙剂以防心脏应激。

血液透析或腹膜透析的及时应用可预防或纠正尿毒症、低钾血症或液体超负荷。血液透析可间断或持续进行(持续动静脉或静静脉血滤技术)。用经皮中心静脉插管建立血管通路。在重症监护病房持续透析治疗更适用于血流动力学不稳定的患者。多数患者于 7～14 天内恢复。在特殊的老年患者中,会有残余肾功能的损伤。

五、肾后性急性肾衰竭

尿路梗阻可以导致急性肾衰竭。只有在双肾都出现梗阻的情况下才可引起 ARF。患者可有血尿、腰痛、腹痛和尿毒症的症状。这样的患者可能有既往腹部、盆腔手术史、肿瘤病史和局部放射治疗(简称放疗)病史等。

下腹部手术后的急性肾衰竭应考虑尿道与输尿管梗阻的可能性。双侧输尿管梗阻的原因:①腹膜或腹膜后肿瘤侵犯,伴有肿块或结节;②腹膜后纤维化;③结石;④术后或创伤后的尿路梗阻。对于孤立肾,输尿管结石可产生整个尿路梗阻引起急性肾衰竭。尿道或膀胱颈梗阻是常见的肾衰竭原因,尤其老年人。

(一)临床表现

1.症状和体征

肾区痛和紧张感经常出现。如果手术造成输尿管损伤,尿液可以从伤口渗出,由于液体超负荷引起水肿也可出现。腹胀及呕吐可由肠梗阻引起。

2.实验室检查

尿检查无重要意义。如果插管后出现大量尿液,则可以诊断并治疗下尿路梗阻。

3.X 线表现

放射性核素检查可显示尿液渗漏现象,对于梗阻患者,可见核素在肾盂的蓄积。超声检查常可发现肾盂积水的上部集合系统扩张现象。

4.器械检查

膀胱镜与逆行肾盂造影可显示输尿管梗阻。

(二)治疗

治疗原则为尽快解除梗阻。

(牛心慧)

第十二节　慢性肾衰竭

一、病因

多种疾病与终末期肾病有关,包括原发性肾脏疾病(如肾小球肾炎、肾盂肾炎、先天发育不良)及继发性肾脏疾病(如糖尿病性肾病或系红斑狼疮)。继发于脱水、感染及高血压等的综合生理改变,常使慢性肾衰竭患者病情迅速进展。

二、临床表现

慢性肾衰竭常出现的症状:瘙痒、全身不适、疲劳、健忘、性欲下降、恶心及易疲劳感,这些症状往往轻重不一。经常有肾脏病家族史,青春期前发病,往往主诉发育不良。多个系统损害的症状可同时出现(系统性红斑狼疮)。多数患者出现容量依赖性或肾素依赖性高血压。但是,如果患者有明显尿钠丢失倾向(如髓质囊肿病),血压可以正常或偏低。由于贫血与代谢性酸中毒,呼吸和脉搏可加快。临床表现还有尿毒症臭味、心包炎、扑翼样震颤的神经系统症状表现、精神改变及周围神经病变等。触诊可及的肾脏,常提示多囊肾。眼底镜检查,常显示高血压或糖尿病性视网膜病变,包括角膜的这些病变与代谢性疾病有关(如弥漫性体血管角质瘤、胱氨酸病、Alport综合征等)。

三、诊断

(一)实验室检查

1.尿沉渣

肾病种类的不同,表现出不同的尿量。尿中的正常水和盐丢失与多囊性肾病和肾间质病变类型有关。当 GFR 低于正常的 50% 时,尿量通常有减少。每天盐丢失倾向较固定,并且,如果钠排泄减少则很快会出现钠潴留。蛋白尿多少不一。尿检查可见单核细胞(白细胞),有时可见宽的蜡样管型,但通常尿检查并无特异性。

2.血检查

伴有正常血小板的贫血是其特征。出血时间的异常,常反映血小板功能异常。当 GFR 降至 30 mL/min 以下时,血电解质及矿物质代谢异常变得很突出。体内缓冲剂储备减少及肾泌酸功能下降可引起进展性酸中毒,表现为血碳酸氢盐下降及代偿性过度通气。尿毒症代谢性酸中毒的特点是正常的阴离子间隙、高氯血症及血钾正常。除非 GFR<5 mL/min,高钾血症并不常见。在间质性肾脏疾病、尿酸肾病及糖尿病性肾病中,伴有高钾血症的高氯性代谢性酸中毒(Ⅳ型肾小管酸中毒)会经常出现。这些病例中,酸中毒与高钾血症与肾素、醛固酮潴留有关,而与肾衰竭程度不成比例。多种因素可引起高磷血症与低钙血症。高磷血症是由于肾排泄磷减少引起的。由于肾中维生素 D_2 转化为活性的维生素 D_3 减少,导致活性维生素 D 减少。这些变化可引起继发性甲状旁腺功能亢进,并伴有骨软化或纤维性骨炎的骨骼变化。在慢性肾衰竭中,尿酸可增高但很少引起尿酸结石或痛风。

(二)X 线表现

对肾功能减退的患者应避免使用造影剂的检查。超声检查在肾脏大小及皮质厚度测量及肾穿刺定位中有重要作用。骨骼 X 线可显示生长延迟、骨软化(肾性佝偻病)或纤维化骨炎,并可出现软组织或血管钙化。

(三)肾脏活检

除了非特异性间质纤维化及肾小球硬化外,肾脏活检并无重要意义。可疑出现血管病变,如中膜肥厚、弹性纤维断裂、内膜肥厚,这些改变可能继发于尿毒症高血压或由于原发的肾小动脉硬化。经皮或开放肾活检会有较高的死亡率,这主要是由于出血造成的。

四、治疗

(一)保守治疗

在病情不影响日常生活时,应采取保守治疗方法。保守治疗方法包括低蛋白饮食[0.5 g/(kg·d)]、限钾、限磷及饮食中维持钠平衡,以防止体内低钠或高钠。因此应经常密切监测体重变化。在中度酸中毒时,应用碳酸氢钠是有效的。贫血的治疗是应用重组红细胞生成素。保持钙磷平衡,是防止尿毒症骨病和继发甲状旁腺功能亢进的关键。磷结合剂、钙剂和维生素 D 的使用有助于维持这种平衡。

(二)透析治疗

建议开始透析的标准:①少尿(<200 mL/12 hr);②无尿(<50 mL/12 hr);③高钾血症(>6.5 mmol/L);④严重酸中毒(pH<7.1);⑤氮质血症(尿素>30 mmol/L);⑥明显的脏器水肿(特别是肺脏);⑦尿毒症性脑病;⑧尿毒症性心包炎;⑨尿毒症性神经和/或肌肉病变;⑩严重血钠异常(Na^+>160 mmol/L或<115 mmol/L)。

1.腹膜透析

腹膜透析是可选择的一种透析方式,有时在不能进行血液透析的情况下(如血管通路不能建立)可选择该方式。不断改进的柔软的腹膜透析管可反复灌洗腹腔。相对于血液透析,腹膜透析对小分子物质(如肌酐和尿素)的清除少于血液透析,但对于大分子物质清除较充分,因此,可达到良好的治疗效果。每周3次的间断腹膜透析(IPPD)、持续性腹膜透析(CCPD)及维持性便携式腹膜透析(CAPD)都是可行的。在 CAPD 中,需用 1～2 L 的透析液每天交换 3～5 次。随着腹膜透析技术的改进,细菌污染及腹膜炎的发病率越来越少。

2.血液透析

目前,利用半透膜原理的维持性血液透析治疗得到了广泛应用。其血管通路主要有动静脉内瘘、移植内瘘(包括大隐静脉或人工合成材料血管)及锁骨下静脉插管(通过外科手术置入或透视下插入)。透析器有不同的形状。体内溶质及多余的水分可通过化学成分已知的透析液很容易地清除。近年来,一种新的高通量透析膜使治疗时间明显缩短。

透析治疗是间歇性的,通常是每周 3 次,每次 3～5 小时。利用尿素动力学模型可为透析治疗提供更精确的处方。透析治疗可在透析中心、透析单元或家中进行。家庭透析是较理想的,因为这种治疗使患者更觉舒适、方便,但目前只有约 30% 的透析患者达到了家庭透析条件。

透析技术的广泛应用增大了患者的活动时间,假期或因生意外出而需要异地透析治疗,可预先得到安排。

慢性透析的常见并发症包括感染、骨病、操作失误、持续性贫血等。长期透析的患者经常发生动静脉粥样硬化性疾病。目前认为,慢性尿毒症患者尽管进行了透析治疗,仍可发生废用综合征、心肌病变、多发神经病变、继发性透析相关性淀粉样变。因此,应及时进行肾脏移植,同时尽量避免双侧肾切除,因为这样可增加患者输血的需求。对于透析患者,只有当出现顽固性高血压、感染性反流、多囊肾出血及疼痛时才进行肾切除。透析患者有时会患透析获得性肾囊肿病。这些患者须密切监视,以防发生肾内细胞癌。

家庭透析每年花费约是 35 000 美元,而在透析中心的年花费是 35 000～60 000 美元。如果无其他系统性疾病(如糖尿病),患者一旦开始透析治疗,则年死亡率是 8%～10%。尽管存在医疗的、心理的、社会的或经济方面的问题,大多数透析患者的生活是丰富多彩的。

（三）肾移植

随着免疫抑制技术与基因匹配技术的发展，肾移植有逐渐取代血液透析的趋势。由于免疫抑制剂的发展，肾移植的效果有目共睹。

（牛心慧）

第十三节 肾血管性高血压

世界卫生组织定义为在成人中收缩压高于 21.3 kPa（160 mmHg）和/或舒张压高于12.7 kPa（95 mmHg）。12～15 岁少年血压正常值是 17.3/10.7 kPa（130/80 mmHg）。仅仅发现肾动脉病变并不能充分证明其导致了患者的高血压，这种病变必须引起显著的功能改变（它必须降低肾脏供血以致能激活肾素的释放，产生肾血管性高血压）。所以，一个更具实际意义的肾血管性高血压的定义是，高血压由肾动脉病变引起并可在修补血管病变后或者切除病变肾脏后而缓解。

一、病因

引起肾动脉疾病的两种主要的病理类型是动脉粥样硬化（ASO）和纤维增生异常（FD）。

大约 70% 的肾血管病变是由动脉粥样硬化造成。这种疾病可能局限于肾动脉但更常见的是全身动脉粥样硬化的表现，可累及腹主动脉、冠状动脉、脑血管和下肢血管。粥样硬化的狭窄常发生于肾动脉近端 2 cm 处，远端动脉或者分支累及并不常见。由于这些病变位于血管近端，主动脉的斜位观常常可以充分地显露狭窄部位。病变累及动脉内膜，在 2/3 的病例中有偏心性的斑块。血管环状受累，管腔变窄，内膜被破坏。脱落的血块常常使疾病变得复杂，有时会栓塞整个血管。在肾动脉粥样硬化的患者中，有 42%～53%将发生进展的动脉阻塞，常常是在影像学随访的前两年内发生。研究中，进展为完全肾动脉阻塞的发生率为 9%～16%，在一开始就存在高度狭窄的动脉中其发生率更高。

发生于儿童和年轻人中的原发内膜纤维组织增生大约占了纤维性病变总数的 10%。这种病变以内弹性层被胶原沉积为特征。原发的内膜纤维组织增生的血管造影显示出平滑但相当局限的狭窄，常常累及血管的近端或中部或它的分支。其血肿可能扭曲狭窄区域。进行非手术治疗时，病变会进展为肾动脉梗阻和肾的缺血性萎缩。严重的内膜纤维组织增生可能随之在对侧肾动脉出现。尽管原发内膜纤维组织增生最常见于肾动脉，但它也可能累及全身如颈动脉、上下肢血管及肠系膜血管。

中层纤维组织增生是最常见的纤维病变，占总数的 75%～80%。它往往发生于 25～50 岁之间的女性并常累及双侧肾动脉。它也可能累及其他血管，最常见的是颈动脉、肠系膜动脉和髂动脉。在非常严重的病变中，可以看到巨大的动脉瘤。

中层外纤维组织增生主要发生于 15～30 岁年轻女性。它占纤维化病变总数的 10%～15%，仅发生于肾动脉。这是一种严重的狭窄病变，病理学上由高密度的胶原环组成，以不同的长度和厚度包裹肾动脉。还可形成继发性内膜纤维组织增生，使动脉内腔进一步被压缩。

纤维肌性增生是一种非常罕见的疾病，仅占纤维病变的 2%～3%，常发生于儿童和年轻人。它是唯一一种平滑肌细胞真性增生的肾动脉疾病。增厚的肾动脉血管壁可见大量增生的平滑肌和纤维组织。血管造影上,纤维肌性增生可见肾动脉及其分支平滑狭窄,但无法与内膜纤维组织增生相区分。

二、病理生理

(一)肾素-血管紧张素-醛固酮系统生理学

肾素-血管紧张素-醛固酮系统对于维持动脉血压和细胞外液容量有着重要作用。该系统的主要成分是血管紧张素原、肾素、血管紧张素转化酶和不同的血管紧张素,其中最重要的是血管紧张素Ⅱ。血管紧张素Ⅱ是一种通过增高外周血管阻力从而增高血压的强效血管收缩剂。而且,血管紧张素Ⅱ通过刺激醛固酮的合成进而直接刺激钠的重吸收。肾素-血管紧张素-醛固酮系统的首要作用是维持组织灌流,尤其是在低血压的情况下。血管紧张素转化酶作用于血管紧张素Ⅰ产生血管紧张素Ⅱ,血管紧张素Ⅱ产生广泛多样的对血管和肾的即刻和延迟作用并刺激肾上腺皮质产生醛固酮。

(二)肾血管性高血压的病理生理学

在动物模型中证实,1个肾脏的肾动脉被钳夹将导致肾缺血。由于肾低灌注导致肾素-血管紧张素-醛固酮系统活化,导致广泛的血管收缩和全身性高血压。肾上腺皮质同样被激活,导致继发性的高醛固酮血症并通过血管狭窄的肾脏增加钠潴留。这是肾血管性高血压的早期反应并完全由高循环水平的血管紧张素Ⅱ介导。对侧正常的肾受到高于正常的灌注压作用使肾素分泌减少及"压力性"尿钠增多,排出比正常水平更高的水和钠。来自对侧正常肾脏的肾静脉肾素(RVR)与动脉中的肾素量相等,表明没有肾脏分泌肾素。在这种方式下,两肾作用互相对抗,正常的肾脏阻止全身性血压和钠容量增高到足以抑制血管狭窄肾脏肾素分泌的程度。单侧缺血的肾脏肾素释放增加而对侧正常的肾脏肾素释放受抑制,血管狭窄的肾脏导致钠潴留,而对侧正常肾脏钠排出增多;依赖血管紧张素Ⅱ诱导血管收缩产生高血压。因此,松开被钳夹的缺血肾脏的血管,或使用血管紧张素转化酶抑制剂(ACEI)、血管紧张素Ⅱ拮抗剂都会引起显著的血压下降。

人体中单侧肾动脉狭窄引起肾素-血管紧张素-醛固酮系统活化时,一系列相似的事件跟着发生,包括导致高血压和继发性醛固酮增高症,有时还能导致低钾血症。慢性期时血压增高由对侧肾脏的肾实质损害造成,在进入慢性期前通过血管再造或肾切除术解除狭窄病变,可以使缓解高血压的机会明显增加。

由肾动脉狭窄引起的第2个同样重要的问题是肾功能恶化,称为缺血性肾病。这是一种通过不同的病理生理学机制发生的临床综合征,在血压不高的情况下也能发生。缺血性肾病是所有有功能的肾组织长期低灌注的结果。它发生于双侧严重的动脉狭窄以及功能上或解剖上的孤立肾脏的动脉狭窄。作为慢性缺血结果的肾损伤的病理生理学机制现在还知之甚少。这种损伤不是简单的由于缺乏氧和营养物质引起的细胞死亡,因为肾的需氧量从来不会超过它的供应量。研究急性肾缺血效应的实验不能用来解释慢性缺血性肾损伤。缺血性损伤要发生,肾血流量的减少必须超过肾脏的代偿能力。当肾灌注压降低至 $9.3 \sim 10.7$ kPa(70~80 mmHg)时,肾脏的自我调节不能维持正常的肾小球滤过。这种情况发生于肾动脉管腔狭窄程度达到原管腔直径的70%以上时。此时,狭窄变得具有血流动力学的显著性意义,引起 GFR 的逐渐衰退并伴有血清肌酐水平增高。

肾血流量减少使 RAAS 活化产生血管紧张素Ⅱ,后者通过使出球小动脉收缩来维持毛细血管静水压和肾小球滤过。肾血流量减少同样可以导致血流在肾脏内重新分配,即减少肾皮质的血流量以防止肾髓质缺氧。

肾脏慢性缺血性损伤发生的确切机制还不清楚,但肾脏慢性缺血导致的肾脏结构的改变已有所认识。肾小管改变常常比较显著,表现为斑片样的小管坏死和萎缩。肾小球体积变小及皱缩和 Bowman 帽增厚,常可见局部或整体的肾小球硬化及肾小球旁器细胞增多。另外像高血压、糖尿病和高脂血症都可以引起血管病变,出现小动脉壁增厚和透明变性。

三、临床表现

高血压发病年龄在 30 岁以前或者在 55 岁以后更常见与肾血管性疾病相关,典型的是年轻患者出现 FD 和年龄＞55 岁患者出现 ASO。

高血压突然发病和持续时间短常常和肾血管性高血压相关;它们可能同样与治疗后更容易痊愈相关。使用了 2～3 种药物后高血压仍难以控制更可能与肾血管性疾病相关。高血压突然加重或者以前轻度或易控制的高血压突然变得难以控制同样提示在已有的原发性高血压的基础上产生了肾血管性高血压。进展性的、恶性高血压或者高血压危象更常与肾血管性高血压而不是与原发性高血压相关。高血压伴发肺水肿发作,有全身性的粥样硬化性疾病的证据或肾功能逐渐受损同样提示肾血管性高血压。

体格检查时,提示肾血管性高血压的线索包括严重的高血压,上腹部杂音(包括收缩期和舒张期的双相杂音),严重的高血压性视网膜病(Ⅲ级或Ⅳ级)。

四、诊断

肾动脉狭窄的诊断应该根据主要的临床特征。强烈怀疑肾动脉疾病的患者应该直接进行动脉血管造影(碘化造影剂或者二氧化碳)。而轻度或者中度可疑肾动脉狭窄的患者应该进行非侵入性影像学检查,如多普勒超声,MRA 或者 CTA。诊断程序的选择应根据患者肾功能的水平(氮质血症患者多普勒超声比 CTA 更适合)和不同中心各种检查方法的费用。对非侵入性检查的阳性发现应该进行确定性的检查,并通过动脉血管造影得出治疗方案。对阴性结果应该用各种技术方法的局限性来解释,如果怀疑是技术性原因那么再选择进一步的非侵入性检查,但临床上轻度可疑的患者如果检查方法非常完善,就无须进一步的检查。

怀疑肾血管性高血压患者有不同的诊断方法,对肾素-血管紧张素-醛固酮系统(RAAS)的功能性评估是可行的,并通常作为在解剖学诊断之前的第一步。这些用来筛查或选择需要进一步检查的步骤根据不同的中心而不同,这些年来检查步骤已经发生了改变,主要是归功于可靠的非侵入性影像学检查的出现。

根据临床发现,怀疑有肾血管性高血压的患者应该分为低、中和高度怀疑。像缺血性肾病患者,如果高度怀疑肾血管性高血压应该直接进行血管造影检查,即使其他检查结果阴性也需要进行血管造影检查。在双侧病变的情况下,肾静脉肾素分析能够用来定位更加缺血的一侧。

轻度或中度怀疑肾血管性高血压的患者较为复杂,在这种情况下,进行卡托普利肾图检查作为初步检查应该是合理的。阳性结果就应该进一步检查,通过血管造影来做最后诊断。临床上低度怀疑并且技术也很满意的阴性结果就无须进一步检查。如果技术上不满意,就应该采用另一种无创的检查(如多普勒超声)。这些检查(多普勒超声,MRA,CTA)不提供功能上的信息和介入治疗后能否治愈的预测。目前,对病变解剖上的证实和治疗方案的制订仍需要动脉血管造影。

肾素分析的作用已经显著下降。卡托普利试验几乎很少用于肾血管性高血压的诊断。在非侵入性检查显示出狭窄所在之前,肾静脉肾素分析几乎不用来诊断肾血管性高血压,其作用是当双侧病变时定位那一侧肾脏更加缺血。

(一)实验室检查

轻度蛋白尿的存在也常见于肾血管性高血压。在全身性 ASO 中氮质血症伴有或不伴有高血压时都强烈提示肾动脉原因。低钾血症(血清钾<3.4 mEq/L)尤其是在缺乏利尿剂时强烈提示肾血管性高血压导致的继发性高醛固酮血症。16%的肾血管性高血压患者可发现有低钾血症。

(二)特殊检查

常用的检查包括静脉肾盂造影,超声,外周肾素活性测定,卡托普利试验,放射性核素肾扫描(用或不用 ACEI)。目前出现了一些新的非侵袭性的检查方法,很大程度上可以替代上述提到的方法,包括多普勒超声成像、磁共振血管成像、CT 动脉成像,但主动脉和肾血管造影仍然是诊断肾动脉狭窄的"金标准"。

对怀疑肾血管性高血压患者的诊断性评价是不同的,有一些方法可以对肾血管性高血压提供功能性的诊断,这些检查(血肾素活性、卡托普利试验、肾静脉肾素分析)可以诊断肾素-血管紧张素-醛固酮系统的高活性,但对于肾动脉的受损不能提供解剖上的信息。通过动脉造影得到肾动脉受损程度的信息可以指导治疗方案的制订。一些非侵袭性的检查(多普勒超声、磁共振动脉成像和螺旋 CT 动脉成像)对于那些怀疑肾血管性高血压而功能性检查没有异常的患者可以在血管造影之前使用。

1.外周血浆肾素活性

外周血浆肾素活性(PRA)检测是一项用来诊断 RAAS 活性的功能性检查。最初用来筛查肾血管性高血压,但是它不提供解剖学信息并对诊断缺血性肾病没有价值。为了从这项检查中得到有用的信息,所有的抗高血压药物都应该停止使用 2 周,并且应该标注出患者的摄钠量。患者早晨起床活动 4 小时后中午采血。当这项检查如上述标准化后,它的灵敏度和特异度分别可以达到 80%和 84%。这项检查有着很大的局限性,限制了它的广泛运用,16%原发性高血压的患者 PRA 是增高的,而 20%有肾血管性高血压的患者 PRA 却是正常的。

卡托普利试验:在口服卡托普利前后测量外周血浆肾素活性即为卡托普利试验。这个检查的原理是在服用 ACEI 类药物后,肾血管性高血压的患者比原发性高血压的患者有着更高的 PRA。患者可以继续服用 β 受体阻滞剂类药物,但是所有的利尿剂和 ACEI 类药物在试验前必须停服 1 周,同时需要正常或者高盐饮食。在测量血压稳定后,在服用卡托普利前后抽血位置要相同。通常使用 25 mg 卡托普利口服,服用药物 1 小时后再抽 1 次血。

符合以下所有标准作为阳性结果:服用卡托普利后 PRA>12 ng/(mL·h),绝对增高值>10 ng/(mL·h),并且比基线增高 4 倍[如果基线 PRA>3 ng/(mL·h),那么增高 150%]。这个检查通常是安全的,最大的危险是那些高肾素血症同时又血容量不足的患者可能会出现血压的骤降。总的灵敏度和特异度为 74%和 89%。由于该试验的低灵敏度使得它不能作为肾血管性高血压的筛查试验。卡托普利主要的作用是用来排除肾血管性高血压,适用于临床上需要排除此类疾病的患者。

2.肾静脉肾素

肾血管性高血压功能性诊断最初的标准是患侧肾脏与对侧相比肾素分泌较多,而对侧肾素分泌则被抑制。任何一侧肾脏净肾素的计算是肾静脉肾素减去肾动脉肾素含量。因为主动脉和下腔静脉内肾素的含量是一样的,因此下腔静脉肾素的含量被用来代替肾动脉的含量。在单侧或双侧肾动脉狭窄中肾静脉肾素分析对确定缺血或者相对缺血严重的肾脏有帮助。在采集血样时要采用仰卧位,并保持中等程度的钠摄入量,双肾静脉和下腔静脉同时采集血样。缺血肾脏肾素的分泌＞外周肾素的50％即可诊断肾血管性高血压。对侧肾脏肾素的抑制(肾静脉-下腔静脉＝0)是正常肾脏对血压增高的适当反应,并可预测血管复通后高血压可以治愈。

3.多普勒超声

肾动脉多普勒超声是一种非侵入性并能够提供解剖信息的检查,能够很好地诊断肾动脉狭窄。联合实时肾脏B型超声和彩色脉冲多普勒可以得到腹腔内主要血管的血流速度。肾门处和肾脏实质内的血流速度也可以测量。肾动脉收缩期流速峰值＞180 cm/s提示肾动脉狭窄[正常收缩期流速峰值平均在(100±25) cm/s]。收缩期流速峰值(PSV)被认为是提示肾动脉狭窄最重要的指标。肾动脉和主动脉收缩期流速峰值之比称为肾-主动脉比(RAR)。比值＞3.5提示重度狭窄(＞60％)。通过多普勒超声得到的诊断分级为:正常,轻度狭窄(＜60％),重度狭窄(＞60％)及观察欠满意(不能看到肾动脉等)。

随着多普勒超声仪器和技术的不断进步,诊断的准确性和实用性也将随之提高。这些进步包括能量多普勒成像、三维成像、谐波成像以及超声造影剂。能量多普勒成像更加敏感,特别在探查低血流速度时。三维成像使用了计算机技术对于感兴趣的区域形成三维图像。谐波成像能提高那些正在移动的结构的成像,如近端肾动脉。在血液循环中使用可以生物降解的微泡可以提高回声也能增强肾血管的可视性。

4.磁共振血管成像

磁共振血管成像(MRA)是一种非侵入性的能为肾动脉狭窄提供解剖学诊断的方法。MRA使用的技术为飞行时间和相差。钆-DTPA可以增强血流信号,从而可以提高主动脉和近端肾动脉的成像。MRA的优势:非侵入性、非放射性、技术上失败率很低、不使用碘化造影剂。这使得MRA也适合于肾功能不全的患者,它可以获得多个方向的影像,还能评估肾脏的大小和功能上的信息,如个体的肾血流和肾小球滤过率。

MRA成像的质量仅次于血管造影,主要是肾动脉的近端显影而远端却不能成像。身体内有磁性植入物和幽闭恐惧症的患者禁忌该项检查。由于所使用的仪器精密昂贵,它还没有广泛应用。

随着MRA技术的进步和经验的积累,准确性和实用性也在不断提高。时间解析成像的运用减低了人工伪影和静脉重叠,增加了空间解析度,反差增强也有所提高。为了增加血管的可视性,钆被尝试着注射入血管。据报道MRA的多回波阶梯技术降低了肠管的干扰,提高了血管在三维成像中的对比度。

5.CT血管成像(CTA)

螺旋CT技术的应用使得肾动脉成像成为可能。在注射造影剂后的动脉期,嘱患者屏气,用2 mm的层厚扫描肾动脉区域,然后进行轴位三围重建,显示腹主动脉和它的主要分支。主动脉和肾动脉的粥样硬化病变、肾脏外观以及实质的损伤都可以看到。螺旋CT不具备确定肾动脉主干远端病变的能力,并且一次操作需要大量的碘化造影剂。但是,相对于MRA,CTA在费用、便利及广泛应用上更有优势。

6.动脉血管造影

血管造影血管造影仍然是肾动脉血管疾病诊断的"金标准",其他各种检查方法都与之比较。现代介入技术(血管成形和动脉内支架)的使用使得血管造影成为一项把诊断与治疗结合起来的操作。但是,血管造影不适宜作为怀疑有肾动脉狭窄患者的初步筛查方法。它费用昂贵,并且不能在门诊实施。它是一项有创性检查,有电离辐射,需要动脉穿刺、动脉导管操作和注射碘化造影剂。

动脉穿刺和操作的并发症包括出血、血肿、夹层、血栓形成、远端动脉粥样硬化斑块栓塞和胆固醇栓塞。碘化造影剂的使用可以增加变态反应和血容量负荷过重的危险。造影剂还可以引起一过性的肾功能损害,特别是在先前存在肾功能不全和糖尿病的患者。

7.DSA(数字减影血管造影)

具有造影剂用量少,导管直径减小的优势。虽然DSA的空间解析度不如传统造影,但是相差解析度是有优势的。可以减去骨组织和软组织是1个重要的优势,使DSA成为目前最常用的技术。

为了尽量减少碘化造影剂的肾毒性,二氧化碳被用来作为造影剂。静脉一次推注二氧化碳替换了需要成像血管里的血液,使用DSA技术和后期增强处理,二氧化碳可以为恰当的成像提供足够的相差。静脉推注的二氧化碳没有毒副作用,可以被肺脏清除。二氧化碳对肾功能没有影响,对于肾功能不全的患者是1个理想的选择。二氧化碳没有变态反应,价格便宜,不会加重液体容量负荷。更细更软的导管就能用来注射,使得导管对动脉的创伤更小。这项技术还能看到标准碘化造影剂看不到的信息,包括小的动静脉瘘,小的肿瘤血管,微小的动脉出血。虽然二氧化碳通常被认为是一种良性的造影剂,但报道在使用二氧化碳血管造影后可能会出现一种致命的并发症(横纹肌溶解症和小肠梗死)。

五、治疗

继发于纤维增生不良的肾血管性高血压患者,通过血管造影发现病变的类型和相应发展过程来指导治疗方案的确定。血管中膜纤维增生的患者更偏向于选择药物控制高血压作为首选,因为由这种疾病逐渐发展引起梗阻而导致肾衰竭的很少见。血管成形术适用于那些使用多种药物都不能控制高血压的患者。相反,继发于血管内膜或中层外纤维增生的肾动脉狭窄一般会逐步发展并常常最终引起缺血性肾脏萎缩。而且,这些病变更好发于年轻的患者,出现药物难以控制的高血压。因此,为了保护肾功能和减少使用降压药物的需要,这些患者早期进行干预治疗是必要的。

在挑选的纤维增生不良患者准备手术行肾血管成形术时,也需考虑经皮腔内血管成形术(PTA)的效果。对主要的肾动脉,纤维增生不良的血管成形术效果非常好,可以和手术血管成形术的效果媲美。因此,在这些患者中,血管成形术可以作为治疗的首选,但是由于有30%的纤维增生不良患者有肾动脉分支病变,增加了手术的难度。

在有肾血管性高血压的患者中,可以使用更积极的药物治疗,因为这些患者常常是年老并有肾血管外的血管病变。因此,可以选择能控制血压的多种药物联用的治疗方法。新的β受体阻滞剂和转化酶抑制剂增加了药物降压的效果。对于药物不能很好控制血压的患者或者肾功能被晚期的血管疾病所威胁时,可以考虑手术或者经皮腔内血管成形术治疗。

在血管造影诊断动脉粥样硬化性肾动脉狭窄后,并对该病自然的发展过程有所了解时,就能确定本病对整个肾功能有严重威胁的患者。这项检查适用于那些动脉狭窄＞75％，影响到整个肾实质，或者这些狭窄存在于双侧肾或者孤立肾。在这些患者中，肾动脉完全闭塞的危险性是相当大的，如果一旦发生，临床结局是肾功能逐渐下降，并最终导致肾衰竭。为了保持正常的肾动脉血流，保护肾功能，对这些患者进行干预是必要的。

对于只有单侧动脉粥样硬化性肾血管狭窄和未闭塞的肾动脉，为了保护肾功能，实行外科血管成形术的价值还未确定。如果对侧肾脏在解剖和功能上都是正常的，不适合行血管成形术。如果对侧肾脏有功能但是有某种实质性病变，缺血肾脏血管成形术可能使某些患者受益，但是这种方法具体的指征还没有被很好地确定。

(一)外科血管成形术

当肾动脉疾病需要做外科血管成形术时，准确掌握患者基本的内科情况非常重要，因为它决定了患者进行大的血管手术的风险。大多数肾动脉纤维增生不良的患者很年轻，其他方面较为健康，这样的患者手术风险较小。有动脉粥样硬化性肾血管疾病的患者，术前评价应该包括全面的冠状动脉疾病的检查，因为它是术后患者死亡的首要原因。

有肾动脉疾病的患者，外科肾血管重建和抗血压药物已经使很多患者不必行肾全切和次全切除手术。只有在严重小动脉性肾硬化、严重的肾萎缩、不能纠正的肾血管损害及肾梗死时才偶尔使用。

治疗有严重肾动脉疾病的患者，可以使用的外科血管成形术很多。有健康完好的腹主动脉的患者，使用自身的腹壁下动脉或者大隐静脉来行主-肾动脉搭桥是1个很流行的方法。当自身的移植物不能利用时，一些学者采用聚四氟乙烯主-肾动脉搭桥移植物成功地进行了手术。肾动脉内膜切除术偶尔会被采用来治疗动脉粥样硬化性肾动脉疾病。有复杂肾动脉分支病变的患者可以采用体外微血管重建和自体肾移植。

老年患者，严重的腹主动脉粥样硬化致使主-肾动脉搭桥术或者动脉内膜切除在技术变得非常困难。这种情况下，一些学者更倾向于采用使手术能安全有效地完成同时又避免在糟糕的主动脉上手术的其他手术方法。最有效的搭桥方法是左肾采取脾-肾动脉搭桥和右肾采取肝-肾动脉搭桥，这种手术的先决条件是腹腔干起始处无闭塞性疾病。

腹主动脉及其主要腹腔分支有严重粥样硬化的患者，采用腹腔动脉上段或者胸主动脉下段来进行肾血管重建术是近期出现的另一种手术方式。这些患者，腹腔动脉上方的主动脉会受病变累及，可以通过植入大隐静脉来达到肾血管重建。如果同期行主动脉置换和肾血管重建术会增加手术的死亡率，该方法最好仅仅选择于有主动脉置换适应证的患者，如严重的主动脉动脉瘤，或者有症状的腹主动脉与髂动脉闭塞的疾病。

外科肾血管成形技术有很高的成功率。纤维增生不良的患者其他方面常常很健康，这类患者术后的死亡率和发病率都是最低的。动脉粥样硬化性肾动脉疾病行肾血管成形的手术死亡率为2.1％～6.1％。当双侧同时进行肾血管重建或者肾血管重建与另1个大的血管手术如主动脉置换联合进行时，手术死亡率明显增加。大多数的研究显示外科血管重建术的成功率高，术后血栓形成或者血管狭窄率小于10％。

在评价外科血管成形术对肾血管性高血压的治疗效果时，大多数的研究认为若患者术后血压≤18.7/12.0 kPa(140/90 mmHg)即为治愈。若患者舒张压下降＞2.0 kPa(15 mmHg)或者使用降压药物后血压正常都被认为是有所改善。若不具备以上任何一项即是失败。手术治疗肾血管性高血压的效果根据病理结果的不同而不同。纤维增生不良的患者，50％～60％的患者可以治愈,30%～40%有所改进,失败率小于10%。对动脉粥样硬化性肾血管性高血压患者失败率大致相同,但是更少的患者被治愈,相对多的患者有所改善。对该现象的解释是肾血管性高血压通常是在原发性高血压的患者基础上添加的。

外科血管成形术后复发肾动脉狭窄是典型的晚期并发症,可发生于术后数周,数月甚至数年。如果受累肾脏其功能还能挽救,有进行另一次恢复肾脏正常血供手术尝试的指征。在这种情况下,经皮腔内动脉成形术或者支架术缺乏足够的经验。再次手术常常需要在纤维瘢痕组织影响的手术野里进行解剖,避开原手术部位进行二次血管重建在技术上是最有效的。腹腔主-肾动脉搭桥术后复发肾动脉狭窄的患者,可供选择的二次重建手术方法有肝-肾动脉搭桥,脾-肾动脉搭桥,胸主-肾动脉搭桥,髂-肾动脉搭桥和自体肾移植。

(二)经皮腔内血管成形术

1964年,Dotter和Judkins最先介绍了动脉狭窄的经皮扩张术(血管成形术)。1978年,由Gruntzig和他的同事们对球囊式导管的发展改进使得血管成形术在肾动脉、冠状动脉以及几乎所有其他内脏动脉扩张方面得到了广泛应用。自从该项技术发明以来,随着人们对技术的不断改进,目前可通过多种入路实施肾血管的经皮腔内血管成形术经皮腔内血管成形术(PTA)。

为了对病变进行准确的评估并且对所需设备和操作入路进行准确的判断,所有的血管成形术在行扩张术前都需要行血管造影。根据在血管造影上测得的肾动脉原始直径来选择合适大小的球囊导管。因为在血管造影片上血管直径有15%～20%的放大效应,所以有可能造成1 mm左右的过度扩张。血管成形术时,要随时监控球囊导管的扩张。扩张术后的血管造影片可以用来评估扩张效果及诊断并发症的发生。目前随着对技术及球囊导管的不断改进,临床医师现在可以利用5F的股动脉穿刺针,应用Seldinger技术,5F的诊断性导管可通过穿刺处到达肾动脉。选用与病变部位相适应的导丝,5F的球囊导管就可以替换诊断性导管,实施血管成形术。

对于闭塞性动脉硬化症(ASO)的患者,经皮腔内血管成形术(PTA)后动脉管径增加的主要机制是动脉粥样硬化斑块的破裂。由于动脉管壁中层及外膜的撕裂而引起的动脉壁的伸展同样起到一定作用,但相对于FD患者,这种效应在ASO患者中小得多。这种伸展效应可能发生于动脉粥样硬化斑块破裂之后,并且可能随着斑块周径的不断增加和未受累管壁区周径的不断减小而更加显著。

PTA的并发症包括标准血管造影术的并发症(与动脉穿刺及应用碘化造影剂有关的并发症)以及涉及肾动脉有关操作的特殊并发症。一过性肾功能恶化是最常见的并发症,这一并发症可能与术中使用造影剂有关。充分的水化,尽量减少造影剂的用量,将诊断过程与PTA分开进行(相隔数天)以及尽可能地应用二氧化碳或无肾毒性的造影剂可能减少这一并发症的发生。

在PTA术中的技术性失误可导致肾动脉内膜剥脱甚至肾动脉血栓形成。小的内膜剥离瓣不会引起后遗症,一般可自愈。但较大的内膜剥离瓣会影响血流,一般需在剥离处放置动脉支架。肾动脉血栓可以通过经肾动脉注射溶栓药物或急诊手术来处理。肾动脉破裂,是一种较少见的并发症,可在球囊导管再次扩张控制腹膜后出血后急诊手术处理。总体上来说,并发症发生率在5%～10%。

纤维性结构不良PTA的技术性成功率已超过90%。80%～100%的患者在术后高血压得到控制(包括高血压的治愈和改善)。在纤维性结构不良患者中PTA的主要并发症发生率≤6%。在中短期的随访中,大约1/3的病例出现了经治动脉的再次狭窄,绝大部分患者成功地实施了再次扩张。

在闭塞性动脉硬化症(ASO)的患者中,动脉粥样硬化性肾动脉狭窄不同于FD。在ASO患者中,肾动脉狭窄通常是双侧的,并且在肾动脉开口处或非常接近开口处。在大多数开口处狭窄的患者中,这是原发于腹主动脉的动脉粥样硬化斑块侵及肾动脉开口处的表现而不是原发于肾动脉的疾病。ASO患者通常年龄较大并且有许多并发疾病,而且全身性的动脉粥样硬化还会累及冠状动脉、颈动脉或者外周血管网。通常会表现出与其相关的特发性高血压和肾硬化。由于上述因素以及ASO患者全身性动脉粥样硬化栓塞的危险倾向,使PTA在ASO患者中的治疗效果较FD患者差,并且有较高的并发症(或死亡率)发生率。较多ASO患者存在肾功能不全或临界正常肾功能,这也使造影剂肾毒性的发生率大为增加。

PTA治疗ASO的治愈率较FD低,一般在15%左右,并且在双侧行PTA的患者中更低。在不同的报道中,有15%～85%的患者未能改善高血压。血管成形术的技术成功率为57%～92%。在关于肾动脉开口处狭窄的单独报道中显示血管成形术的成功率更低(62%～72%)。需要外科手术干预的主要并发症发生率为5%～24%,死亡率为1%～2%。越来越多的近期报道显示越来越高的技术成功率以及越来越低的并发症发生率,反映了设备的改进及经验的不断增加。尽管如此,主要并发症发生率和死亡率还是反映了PTA治疗ASO是一种需要严格选择的操作,具有显著的伴发危险。肾动脉支架在肾动脉PTA中的应用提高了PTA对ASO患者的治疗效果。

(三)血管内支架

随着PTA经验的不断增加,这种技术的局限性,尤其是考虑到动脉粥样硬化斑块时的局限性已得到明确的认识。这些局限性主要涉及由于主动脉动脉粥样硬化斑块侵及肾动脉开口处的病变。这些病例代表了ASO-RAS病例中的一大部分,斑块的弹性回缩以及频繁地发生再狭窄导致了较差的初期治疗效果。肾动脉支架是PTA的有效补充,它可以对抗病变的弹性回缩,从而使PTA得到更好的治疗效果,尤其在肾动脉开口处的病变。在文献报道中,几乎所有的肾动脉支架均在治疗肾动脉粥样硬化闭塞症时被放置(大约97%),少量的支架被放置在FD患者、移植肾动脉以及其他肾动脉异常。

动脉支架是一种放射学可显影的、可扩张的金属线圈管,被广泛地应用于外周血管。支架可从传输导管挤出的同时自动撑开(自动撑开型)或者由于支架预置在球囊型导管上随着球囊的膨胀撑开(球囊撑开型)。

血管影像学资料对每1个患者都是必需的,血管造影可以精确地描述病灶并且可以估计球囊和支架的长度和直径。术中用到的支架应该足够长,以通过整个病变部位,并且还应考虑支架在扩张过程中长度会有一定的缩短。也不必超过病灶太多,因为支架会刺激血管内膜增生反应,从而使正常的血管存在狭窄的风险,同时也会堵塞以后用来实施外科分流手术的血管的合适位置。肾动脉开口狭窄的病例,动脉支架的放置应有1～2 mm突出于主动脉内腔,用来预防由于主动脉斑块回缩引起的再狭窄。

目前动脉支架置入的适应证为PTA术中即时治疗效果差以及PTA术后的再狭窄。动脉支架同样可用于治疗血管成形术的并发症(动脉内膜剥脱及内膜瓣形成)。对于仅行PTA治疗效果可能不理想的病例,一期支架置入越来越流行(尤其是开口处病变)。

支架置入术成功率超过95%,并且大部分研究甚至达100%。短期随访显示支架置入术后的再狭窄率在6%～38%。支架区发生再狭窄主要因为内膜增生反应。放置支架的动脉内膜大约有1 mm厚的内膜层覆盖支架。被扩张及支撑的内腔直径低于6 mm的肾动脉更易形成再狭窄。

肾动脉支架置入术的并发症与肾动脉 PTA 的并发症相同,但增加了与支架有关的并发症。由于需要更粗的动脉穿刺,穿刺点并发症的发生率高于 PTA。支架置入术内膜损伤及内膜剥离的发生率较低。因为支架置入术需要更大剂量的造影剂负荷,因此造影剂肾毒性发生率更高,但随着二氧化碳作为造影剂应用的不断增加,这种并发症会逐渐减少。主要并发症(包括死亡)发生率为 0~20%。次要并发症发生率为 0~40%。在绝大多数的报道中,与操作直接相关的死亡发生率在 3%左右。这些均证明联合支架置入的 PTA 并不是 1 个绝对安全的操作,它存在一定的风险。

(牛心慧)

第十四节　肾脏上皮来源肿瘤

一、嗜酸细胞瘤

嗜酸细胞瘤是一种肾脏良性上皮性肿瘤,占所有肾脏实质肿瘤的 3%~7%。肿瘤由胞质嗜酸性的大细胞构成,其内线粒体丰富。

嗜酸细胞瘤一般为单发,约 6%可为双侧病变。很少发生转移,但复发率较高(4%~13%)。发病年龄范围较广,高峰在 70 岁前后,男性为女性的 2~3 倍。大多数为散发病例,但也有明确的家族性聚集发病现象。

(一)病理

嗜酸细胞瘤大体表现为境界清晰,质地均一,无包膜。多数呈棕色,少数呈褐色或淡黄色。约 33%的肿瘤中央有放射状瘢痕,多见于较大的肿瘤。约 20%的肿瘤有出血。大体罕见坏死。光镜下,肿瘤细胞排列呈实性巢索状,或呈腺泡、小管或微囊结构。间质细胞少,并常有透明变性。大多数肿瘤细胞呈多角形或圆形,胞质中含有丰富的嗜酸性颗粒。罕见核分裂象,无病理性核分裂象。偶见肿瘤组织长入肾周脂肪组织,或有血管浸润。超微结构显示细胞内含有大量线粒体,它们的形状和大小正常,仅有极少数具有多形性。胞质内其他细胞器稀少且不明显,无嫌色肾细胞癌所见的细胞质内的微囊泡。

由于嗜酸细胞瘤和嫌色肾细胞癌都起源于集合管,故两者在组织学上具有一定程度的共性,可以存在组织过渡性表现,称为 Birt-Hogg-Dube 综合征。患者表现为同时发生肾嗜酸细胞瘤和嫌色肾细胞癌,并伴有特征性皮肤病变。

(二)临床表现

几乎 80%的患者没有症状,为偶然发现。不典型的临床表现包括血尿、可以扪及的肿块或腰痛、腹痛。

(三)诊断

绝大多数嗜酸细胞瘤都不能通过临床或影像学方法与肾细胞癌进行鉴别。两者可以在同一病灶中或者同一肾脏中共存。嗜酸细胞瘤 CT 检查可以表现为肿瘤中央星状低密度区域(由瘢痕造成)。血管造影可有提示性发现,如"辐轮"征,即血管向中心辐射,界限光滑锐利,边缘透明,肿瘤无动静脉瘘、血管池聚现象,但与血供少的肾癌不易区分。MRI的特征性表现为具有完整的包膜、中央星形瘢痕及 T_1 加权像上的均质低信号肿瘤。这些表现对诊断有一定的提示意义,但不能作为确诊的依据。

穿刺活检对术前诊断具有一定意义。免疫组化显示 $CD7^-$、$CD14^+$、$CD20^+$,组织蛋白酶 H 染色阳性是嗜酸细胞瘤的特征。

(四)治疗

由于影像学检查的不确定性和非特异性,以及同一肿瘤中可能存在恶性成分,根治性肾切除术是最为安全的治疗方法,除非患者为孤立肾、肿瘤体积很小或患者肾功能不全。若术前能明确诊断,由于肿瘤可以多中心、双侧发生,故应考虑保留肾组织手术或肾肿瘤剜除术。如果肿瘤很大或位于肾门,须施行根治性肾切除术。如果肿瘤小,位于周边,实行肾部分切除术则较为合理。但是如果一侧病变,对侧肾功能良好,嗜酸细胞瘤又可能合并肾细胞癌,理想的还是根治性肾切除。如果是年轻人,肿瘤直径<4 cm,位于肾的一极,则可考虑肾部分切除术。如患者年老体衰,手术高危,可等待观察。

二、肾素瘤

肾素瘤又称血管外皮细胞瘤、肾球旁细胞瘤,是分泌肾素的良性肿瘤,起源于肾小球旁器的血管组织(血管外皮细胞)。肾素瘤多见于年轻人,尤好发于女性。发病平均年龄为 24 岁。男女发病比例为 1:2。

(一)病理

肾素瘤多为单侧发生,位于肾皮质。大体上,肿瘤为实性,边界清楚,包膜完整,呈黄褐色。通常肿瘤直径<3 cm。光镜下,肾素瘤由巢状和片状多角形和梭形细胞组成,细胞边界清楚,有颗粒状嗜酸性胞质。Bowie 染色、PAS 和甲苯胺蓝染色阳性。电镜下特征性表现为含有大量的菱形肾素原颗粒。免疫组化示Ⅷ因子及相关抗原强阳性,renin、Actin、Vimentin 和 CD34 阳性。

(二)临床表现

肾素瘤的临床表现为高血压、头痛、多饮、多尿、夜尿及神经肌肉症状。

(三)诊断

内分泌及生化检查示高肾素血症、高醛固酮血症及低钾血症。

高血压、高醛固酮血症、低钾血症容易误诊为原发性醛固酮增多症,其主要区别是原发性醛固酮增多症的血肾素水平降低,而肾素瘤血肾素水平增高。

肾动脉狭窄时也可能出现高血压、高肾素血症、高醛固酮血症和低钾血症,但一般肾动脉狭窄时血浆肾素活性增高比较少或不增高,而肾素瘤血浆肾素水平可以增高 $1\sim8$ 倍。此外,肾动脉狭窄的血醛固酮增高和血钾降低都比较轻,也没有低钾性碱中毒。去氧皮质酮试验可以鉴别肾动脉狭窄。肾动脉狭窄在给予去氧皮质酮后,其可抑制醛固酮分泌,而肾素瘤则无反应。

影像学上,B 超示中等回声团块,CT 表现为软组织密度肿物。分侧取肾静脉血测定肾素水平对肿瘤定位有一定意义,患侧血肾素水平常数倍于健侧。

术前可通过穿刺活检明确肾素瘤诊断。

所有出现明确的高肾素血症、高血压的患者,在排除肾动脉疾病后均须考虑肾素瘤的可能。

(四)治疗

肾素瘤一般为良性,肿瘤体积较小,确诊后应行肿瘤切除术。术后数小时血压即见下降。血浆肾素活性需经 2～3 周才恢复正常水平。有近 10% 患者在其手术后血压仍然偏高,可能与长期高血压导致肾脏血管的慢性改变有关。

三、后肾腺瘤

后肾腺瘤可发生于儿童和成人,女性多见,男女发病比例为 1:2,发病年龄多为 50～60 岁,但年龄跨度很大,从 15 个月～83 岁均有报道。

(一)病理

后肾腺瘤是一种细胞丰富的上皮性肿瘤,肿瘤细胞呈胚胎样,体积小且大小一致。肿瘤的大小差异很大,常见直径为 3～6 cm,平均为 5.5 cm。所有的病例都为单侧病变,绝大多数为单一病灶。典型者肿瘤境界清晰,无包膜,质地柔软或硬韧,常见灶状出血和坏死。光镜下,后肾腺瘤的肿瘤细胞非常丰富,排列紧密。肿瘤细胞小而密,呈腺泡状排列,似胚胎细胞。常见长的分支状和鹿角状小管结构或乳头状结构。核分裂象无或罕见。许多病例中的细胞形态与肾母细胞瘤相似。

后肾腺瘤的免疫组化特征与儿童或成人肾母细胞瘤及生肾嵴组织非常相似:肾母细胞瘤蛋白(WT1)和 CD57 强阳性,CD56 和结蛋白(Desmin)阴性,提示后肾腺瘤的组织来源与肾母细胞瘤可能相同。

56% 的后肾腺瘤 2p13 等位基因发生改变,而 WT 基因区(11p13)和乳头型 RCC 基因区(17q21.32)等位基因没有发生变化。这明显区别于其他肾脏肿瘤的特有遗传学表现,提示后肾腺瘤为一种具有显著特性的独立病种。

(二)临床表现

患者多以腹部或季肋部疼痛、肉眼血尿或肿块就诊。可伴有红细胞增多症,手术后即消失。

(三)诊断

鉴于不能通过临床表现和影像学方法在术前明确诊断及临床病例少见,后肾腺瘤目前还是一种病理诊断。

很难完全对后肾腺瘤与肾母细胞瘤进行鉴别。细胞形态单一、核分裂像少见及缺少芽基再生有助于后肾腺瘤的诊断。

(四)治疗

几乎所有后肾腺瘤患者均需接受手术治疗。

(罗照忠)

第十五节　肾脏非上皮来源肿瘤

一、肾母细胞瘤

肾母细胞瘤又称肾胚胎瘤、Wilms 瘤,是小儿泌尿系统中最常见的恶性肿瘤。该病绝大多数发生于小儿,少数成人及老年人亦可发生。男女发病无差别,双侧肾脏病发率相同。

（一）病理

此病有 2 种类型：一种是偶发的，其发病高峰年龄为 3.5 岁；另一种为遗传性的（呈常染色体显性遗传），发病高峰年龄为 2.5 岁。常伴有先天性无虹膜、偏身肥大、巨舌、多囊肾、神经纤维瘤。另外，有 5%～10% 的病例患有双侧肿瘤，但如果伴有先天性无虹膜，则发生双侧肿瘤的概率会有所增加。

肾母细胞瘤通常和多种临床综合征伴发，如 Denys-Drash 综合征、WAGR 综合征、Beckwith-Wiedemann 综合征等。其中最常伴发的症状为先天性无虹膜症（约 1.1% 的肾母细胞瘤患者有此症状）。发现此症状的患儿须每隔 3～4 个月进行一次检查，以使肿瘤能在早期被发现。

肿瘤起源于后肾母细胞。大多数肾母细胞瘤为单发，但是有 7% 呈单侧肾脏多发，5%～10% 累及双侧肾脏。肾母细胞瘤可发生于肾实质的任何部位，生长迅速，多为圆形实性肿块，周围包绕纤维性假包膜，与周围肾实质分界清楚。切面呈均一的灰白色或棕色，质地柔软。常有出血与坏死，间有囊腔形成。肿瘤原发于肾脏，可破坏并压迫正常肾组织，也可侵犯肾门、腹主动脉旁淋巴结和肾静脉，亦可侵入肾盂，但少见。肿瘤突破肾包膜后，可广泛浸润周围组织和器官。

肾母细胞瘤从胚胎性肾组织发生，是由间质、上皮和胚芽三种成分组成的恶性混合瘤。有些病例可仅呈现两种或一种成分。间质组织占肿瘤绝大部分，包括腺体、神经、分化程度不同的胶原结缔组织、平滑肌和横纹肌纤维、脂肪及软骨等成分。此外，偶尔可见纤毛上皮、黏液或移行上皮组织。

肾母细胞瘤的组织成分和预后有关，故目前按其组织结构将肿瘤分为两大类。

1.良好组织类型

包括上皮型、间叶型、胚芽型和混合型，以及囊性部分分化型肾母细胞瘤和胎儿横纹肌瘤型肾母细胞瘤。

2.不良组织类型

为未分化型，占肾母细胞瘤的 4.5%。

所有双侧性肾母细胞瘤及 15%～20% 的单侧肾母细胞瘤与遗传有关。和肿瘤相关的基因主要有 $WT1$ 和 $WT2$ 基因。$WT1$ 基因位于染色体 11p，与肾脏和性腺的正常发育有关。它的缺如主要见于肾母细胞瘤伴先天性无虹膜症，突变主要见于 Denys-Drash 综合征。$WT2$ 基因位于 11p15，主要与 Beckwith-Wiedemann 综合征有关。

（二）临床表现

肾母细胞瘤常在父母给孩子洗澡或穿衣服时触及腹部包块而被发现，肿块常位于上腹一侧季肋部，表面光滑，中等硬度，无压痛，有一定活动度。少数肿瘤巨大，超越腹中线则较为固定。其他临床症状主要有腹痛、血尿和高血压。20% 的患者亦可表现为恶心和呕吐。有时外伤引起肿瘤破裂继发急腹症可作为首发症状。偶见贫血和肿瘤产生的红细胞生成素所致的红细胞增多症。如果肿瘤发生转移，则可出现肝功酶学的异常。肾母细胞瘤最常见区域淋巴结、肺和肝转移，除此以外，偶见其他部位的转移（如骨和脑）。如果出现不合规律的转移，应考虑原发肿瘤并非肾母细胞瘤。

（三）诊断

小儿发现上腹部光滑肿块，即应想到肾母细胞瘤的可能。B 超、X 线、CT 及 MRI 对诊断有一定意义，但很难通过术前的影像学检查明确诊断。超声可检出肿物是否为来源于肾的实质性肿瘤,可发现肾静脉及下腔静脉是否被肿瘤侵犯,对手术有指导意义。IVU 所见与肾癌相似,显示肾盂肾盏受压、拉长、变形、移位和破坏。若肿瘤较大不显影,则可见大片软组织阴影。尿路造影的另一个重要作用是评价对侧肾脏的功能及发现先天尿路畸形。CT 和 MRI 可显示肿瘤范围及邻近淋巴结、器官、肾静脉和下腔静脉有无累及,有无转移及双侧病变。CT 对术前估计切除的可能性有很大帮助,对于肿瘤的临床分期也有一定作用。

肾母细胞瘤须与巨大肾积水、多囊肾、成神经细胞瘤等相鉴别。肾积水柔软、有囊性感,B 超下容易和肿瘤相鉴别。成神经细胞瘤为交感神经节肿瘤,多表现为腹部坚硬肿块,呈大结节状,常固定并超越腹中线。成神经细胞瘤可早期转移至颅骨和肝,IVU 可见被肿瘤向下推移的正常肾。尿 VMA 和骨髓穿刺检查有助于与成神经细胞瘤鉴别。

(四)治疗

肾母细胞瘤是小儿恶性实体肿瘤中应用手术、化学治疗(简称化疗)和放疗综合治疗最早、效果最好的。此病如在早期发现并治疗,生存率可达到 100%。不良组织类型者预后较良好组织类型者差。

手术切除是主要的治疗方法,并且为分期提供了重要信息。早期经腹行患肾切除术。术前静脉注射长春新碱等化疗,可代替术前照射。切除增大淋巴结活检有助于肿瘤分期。如静脉内有瘤栓,须取出瘤栓。腔静脉瘤栓的形成并不意味着预后不良。术后肿瘤局部复发的危险因素包括肿瘤生物学行为不良、肿瘤未被完整切除及未评价淋巴结情况。如肿瘤复发,则患儿的 2 年生存率约为 43%。

化疗:适用于所有的肾母细胞瘤患者。必要的术前化疗和坚持术后规律化疗是很重要的治疗手段。少数肿瘤过大,手术困难,宜先化疗 4~12 周,待肿瘤缩小后再行手术。无论肿瘤的组织学类型如何,放线菌素 D、环磷酰胺、长春新碱、多柔比星、顺铂都是有效的。术后放疗并配合放线菌素 D 15 μg/kg,自手术日起每天静脉点滴共 5 天,第 1 与第 2 疗程间隔 6 周,以后每 3 个月 1 个疗程,共 5 次。亦有用长春新碱 1.5 mg/m²,每周 1 次,共 10 次,以后每 2 周静脉注射 1 次作为维持量,可用至化疗完成。两药同时应用疗效更好。

放疗:术前放疗适用于曾用化疗而肿瘤缩小不明显的巨大肾母细胞瘤。6~8 天内给 800~1 200 cGy,2 周内肿瘤缩小再行手术。术后放疗开始时间应不晚于术后第 10 天,否则局部肿瘤复发机会增加。肿瘤局限于肾脏内的 2 岁以内的婴幼儿可不做放疗。对于肿瘤有较好组织学分化的患者来说,放疗适用于 III 期或更晚的患者。而对于肿瘤组织学分化不太好的患者来说,放疗适用于 II 期患者。

综合治疗后,肾母细胞瘤的 2 年生存率可达 60%~94%。2~3 年无复发应认为已经治愈。双侧肾母细胞瘤可配合上述辅助治疗行双侧肿瘤切除。

二、肾错构瘤

肾错构瘤又名肾血管平滑肌脂肪瘤,过去认为少见,随着医学影像学的发展,现已很常见。可以是单独的疾病,也可是结节性硬化的一种表现。其中,散发的肾错构瘤约占 80%。错构瘤也可发生在脑、眼、心、肺、骨,有时可误认为转移病灶。

(一)病理

肾错构瘤常发生于肾皮质,单发或多发,约 15% 的病例可以发生于双肾。散发的肾错构瘤多为单侧发生的单个肿瘤,体积较小。而与结节性硬化伴发的肿瘤则常双侧、多中心发生,体积较大,且易发生出血。肿瘤呈灰白色至灰红色,杂以不同程度的黄色区,有时有出血坏死灶形成。其组织学构成为血管、脂肪及平滑肌成分。脂肪组织可占肿瘤体积的80%。瘤组织与肾组织间无明确界限,血管大小不一、异常扭曲,管壁不规则增厚,大血管常缺乏弹性纤维板。平滑肌组织分化程度差别较大。脂肪成分则均为分化成熟的脂肪组织。罕见肉瘤样变、局部浸润和转移。上皮样血管平滑肌脂肪瘤有侵袭性。

免疫组化:HMB-45、Actin及CD68阳性,上皮标记细胞角蛋白阴性。其中,HMB-45在肾癌中不表达,可用于鉴别肾错构瘤和肾癌。除肾错构瘤外,HMB-45也可以在黑色素瘤、结节性心横纹肌瘤和大脑结节中表达。

肾错构瘤一般为良性病变,不会发生转移,但已证实有局部的侵袭性病变,应引起重视。有报道肾外蔓延的病例,如肾门淋巴结侵犯、瘤栓侵犯肾静脉及下腔静脉。

(二)临床表现

约80%的患者为女性,常在40岁以后出现症状。目前临床上见到的患者多为体检时偶然发现,症状不明显。大的错构瘤可压迫十二指肠、胃,引起消化道症状。如发生局部疼痛,可能为肿瘤内出血所致。大的错构瘤可以突然破裂,出现腹内大出血、休克、急性腹痛、腹部有肿物,必须立即急诊手术切除或介入性肾动脉栓塞。

国外报道约50%患者有结节性硬化,也称Bourneville病,是一种常染色体显性遗传病,有家族发病倾向。特点是癫痫、智力发育迟缓、面颊部皮质腺瘤、视网膜晶状体瘤及肾脏、脑等脏器错构瘤。腹膜后淋巴结、肝或脾也可含有此肿瘤,提示为多中心性而不是转移。我国肾错构瘤合并结节性硬化者较少见。

(三)诊断

肾错构瘤的诊断一般不困难。腹部平片可发现肿瘤部位有透明区,可被误认为是肠气。肾盂肾盏拉长变形或肾无功能时,不易与肾癌鉴别,必须通过超声、CT进一步区分。肾错构瘤内含大量脂肪组织和血管、平滑肌。脂肪与周围组织声阻差很大,在B超检查时可产生强回声反射。因此,肾错构瘤典型的B超表现为边缘清晰、均匀的回声明显增强的肿物。但肿瘤也可以没有强回声,原因是瘤内肌肉成分多或瘤内有出血。肾癌不含脂肪组织,B超下多表现为低回声,但小的肾细胞癌有8%~47%也可以有强回声,必须注意。肾细胞癌与肾错构瘤极为相似。B超鉴别强回声的肾细胞癌和肾错构瘤较困难。声影的存在往往提示为肾错构瘤,而边缘低回声和肿瘤内部的囊性病灶往往怀疑肾细胞癌。

脂肪组织在CT检查时表现为低密度,CT值为负值。所以,肾错构瘤CT表现为低密度区,CT值为负。肾癌CT值为低于正常肾组织的正值。一般情况下两者容易鉴别。但如果肿瘤内没有脂肪组织或是密度更大的非成熟脂肪组织占主要成分,可出现CT假阴性结果,难与肾癌区分。肾癌内亦可有脂肪成分,可能是肿瘤生长将脂肪压到里边或组织坏死形成类脂。CT诊断错构瘤一般不必强化,CT中的脂肪密度实际上可以诊断肾错构瘤,如果影像中没有钙化灶出现,基本上可不考虑肾细胞癌。如肾内肿瘤有钙化,则应考虑肾癌。

肾错构瘤内的脂肪成分在MRI T_1加权像表现为强信号,T_2加权像表现为低强度信号。而肾癌在T_1加权像表现为低强度信号,T_2加权像表现为高强度信号,据此可以区分肾癌和错构瘤。

血管造影亦有助于鉴别肾错构瘤与肾癌:错构瘤血管呈囊状动脉瘤样扩张、葡萄状,肾癌则表现为血管丰富,分布紊乱、扭结,有血管池、动静脉短路,深静脉和下腔静脉可早期显影。在造影的肾实质期,肾错构瘤有明显的透明区,而肾癌则无此透明区改变。

(四)治疗

肾错构瘤的治疗有些争议,治疗方法主要依据症状、肿瘤大小、术前准确的诊断。怀疑恶性、肿瘤出血或破裂、疼痛者应手术治疗。但无论采用何种治疗方式,均须将保留肾功能放在首位考虑。

对于无症状的直径＜4 cm 的肿瘤,建议观察,监测肿瘤变化。对症状持续存在的直径＜4 cm的肿瘤,可行动脉栓塞治疗。对无症状或症状中度的、肿瘤直径＞4 cm 的患者每半年复查一次,如有增长应考虑局部切除或介入性动脉栓塞。对直径＞4 cm 的症状性肿瘤,应尽可能采用保留肾组织手术或选择性动脉栓塞。如肿瘤症状重,发生出血或破裂,应考虑手术或行选择性动脉栓塞。因肾错构瘤可能是双侧病变,且生长常不同步,因此肾切除必须慎重。肾切除的指征:①全肾侵犯。②肿瘤近肾门。③肿瘤生长快,可疑恶性。④不能控制的危及生命的出血。

在极少见的情况下,肾错构瘤可与肾细胞癌共同存在,因此,伴有钙化及缺乏肾错构瘤影像学特征的肿瘤必须切除。

三、平滑肌瘤

肾平滑肌瘤临床上较为少见,在肾脏良性肿瘤中所占比例有逐渐增高趋势。

(一)病理

最常见的发生部位为肾皮质(53％),其次为肾包膜(因此它常被认为是肾包膜肿瘤),再次为肾盂,偶见于肾静脉。

光镜下,肿瘤细胞似平滑肌细胞,细胞为梭形,排列呈长束,纵横交错作编织状。核分裂象罕见或无,此项是与平滑肌肉瘤鉴别的关键,如核分裂象＞5/10 HPF,则应考虑为平滑肌肉瘤。

免疫组化:至少呈现一种肌肉标志物阳性,如 SMA 或结蛋白(Desmin)等。

(二)临床表现

平滑肌瘤生长缓慢,临床上通常没有症状。有症状的患者可表现为疼痛、血尿、胃肠道症状。

(三)诊断

如肿瘤巨大,可在腹部触诊时触及包块。

CT 诊断价值相对较大,主要表现为软组织密度实性肿瘤,有中度强化。病变与周围组织界限清楚;没有肾外浸润或转移表现;病变位于肾包膜、肾包膜下或肾盂。

肿瘤可以为囊性、实性或囊实性,在临床表现和影像学检查上均无特异性,不易与平滑肌肉瘤或肾癌相鉴别。

(四)治疗

手术是治疗和诊断的唯一方法。根据肿瘤的大小和生长部位选择适宜的手术方式,手术切除后预后良好。

四、肾血管瘤

肾血管瘤为良性先天性肿瘤,少见。最常见于年轻人和中年人,男女发病率相似。

(一)病理

血管瘤最易侵犯肝,其次为肾。肿瘤一般体积较小,常为单侧、单发,双侧者为 12％。多数位于髓质黏膜下,肾盏和肾盂最常受累,罕见发生于肾皮质和肾被膜。肾血管瘤为遗传性病变,由病变部位血管或淋巴管聚集增生而形成肿瘤样结构,可以压迫周围组织,但不会与周围血管相通,因此不会像恶性肿瘤样侵犯邻近组织,所以为良性肿瘤。肾血管瘤分为海绵状血管瘤和毛细血管状血管瘤,以海绵状血管瘤多见,多数为柔软的海绵状、暗红色、无明显包膜的软组织肿物。肿瘤具有典型的血管瘤组织学特点:不规则的血管内充以血液,管内壁衬以单层内皮细胞,肿瘤呈浸润性生长,但无血管肉瘤中所见的核分裂象和细胞的多形性。

(二)临床表现

大多数肾血管瘤没有任何症状。患者可有反复血尿,血凝块流经尿路时可有腹部疼痛。除了散发病例外,还可作为 Sturge-Weber 综合征、Klippel-Trenaunay 综合征及系统性血管瘤病的一部分。

(三)诊断

凡 40 岁以下发生血尿的患者,如已排除肾肿瘤和尿石症,应考虑到可能为血管瘤。术前明确诊断非常困难。B 超及 CT 均缺乏特异性,很多肾血管瘤在术前误诊为肾癌。MRI 在诊断肾肿瘤意义不大。选择性肾动脉造影有助于确诊,特征性表现为造影剂早期向静脉分流和低血管区。也可表现为肾动脉分支增粗、分散、拉长,毛细血管期显示团状扩张,毛细动脉网呈卷发状、斑点状分布。

(四)治疗

较大的肾血管瘤,占据了大部或整个肾脏,应行肾切除术。严重血尿也可以作为手术治疗的指征。较小的肾血管瘤,如果血尿比较明显,可采用肾部分切除。对于小的肾血管瘤,选择性肾动脉栓塞是一种有效的、损伤较小的治疗方法。

五、肾纤维瘤

肾纤维瘤可以发生在肾实质、肾周组织和肾包膜,髓质纤维瘤多见于妇女。肿瘤常在体积较大时方被发现,有时不易与腹膜后纤维肉瘤鉴别。肾纤维瘤通常体积较小,质硬,色苍白,有包膜,与肾组织之间有明显的分界。光镜下,肿瘤内细胞多少不等,分化好的梭形细胞呈不规则状、席纹状或短束状排列。可见典型的血管周细胞瘤样生长排列方式。免疫组化 CD34、bcl-2 和 CD99 阳性。多数患者无临床症状,髓质纤维瘤患者可出现血尿。肿瘤内血管少,影像学检查与恶性肿瘤难以鉴别。尿路造影可显示充盈缺损。由于术前通常难以明确诊断,故治疗常采用根治性肾切除术,如术前明确为良性,也可行保留肾组织的手术。

六、肾平滑肌肉瘤

平滑肌肉瘤是具有平滑肌分化的恶性肿瘤。尽管平滑肌肉瘤是一罕见的肾原发性肿瘤,但它是最常见的肾脏肉瘤,占肾脏肉瘤的 50%～60%。该病多数见于成人,女性发病率高,发病年龄高峰集中于40～60 岁。肾平滑肌肉瘤具有生长速度快、转移率高及局部和全身复发率高的特点。

平滑肌肉瘤可发生于肾被膜、肾实质、肾盂肌肉组织和肾静脉。平滑肌肉瘤通常体积大,呈实性灰白色,质软或偏硬韧,有灶状坏死。发生于肾被膜者可包裹肾脏;发生于肾实质者可占据大部分肾脏达肾包膜和肾窦;发生于肾盂者,可充满集合系统并侵犯肾实质或肾门及肾周脂肪组织。

光镜下,平滑肌肉瘤内的梭形细胞呈栅栏状、丛状或杂乱地排列。分化好的平滑肌肉瘤形态学上似平滑肌瘤,而分化差的平滑肌肉瘤形态学上具有多形性,含有未成熟成分,需通过免疫组化与常见的肉瘤样癌和具有异形性的上皮样血管平滑肌脂肪瘤相鉴别。坏死、细胞核的多形性和核分裂象多见,提示恶性程度高。

患者常出现季肋部疼痛、血尿和包块的症状。平滑肌肉瘤具有侵袭性,5 年生存率为 29%~36%,多数患者在诊断后一年内死于该病。同其他肾脏肉瘤相似,肾平滑肌肉瘤发生远处转移的倾向高于局部浸润,全身转移出现早。肿瘤可转移至肺、肝和骨。放疗和化疗无效。因此,唯一的治疗方法就是手术完全切除。肿瘤体积小(直径<5 cm)、组织学分化好和肿瘤局限于肾脏者预后较好。

七、肾淋巴瘤

血液系统恶性肿瘤累及肾脏比较常见,但临床上,肾脏表现很少出现,或一般仅在全身疾病的终末期才出现。肾脏原发性淋巴瘤是指单独发生于肾脏,而非系统性发生的淋巴瘤累及肾脏。

系统性发生的淋巴瘤中,肾脏是第二个最常见的转移部位,发生率是肾原发性淋巴瘤的 30 倍,约 48% 的病例处于淋巴瘤的进展期。非霍奇金淋巴瘤的肾脏转移率要高于霍奇金淋巴瘤。

一般来说,淋巴瘤主要好发于服用免疫抑制剂、AIDS、自身免疫病、移植物抗宿主病或曾接受过放疗的患者。发生于移植肾的肾脏原发性淋巴瘤多为 EB 病毒相关的单形性或多形性 B 细胞增生,与患者使用免疫抑制剂有关。

(一)病理

原发性或继发性肾淋巴瘤的大体标本显示单个或多发结节,或肾脏弥漫性增大,可伴发肾盂积水。继发者常见双侧肾脏弥漫受累。肿瘤切面质地均一而硬韧,灰白色,可有坏死、出血、囊性变、钙化和肾静脉瘤栓形成。

光镜下,肾脏淋巴瘤有 3 种生长方式,最常见的是瘤细胞在肾单位间弥漫浸润,致肾脏显著增大。其次为肾脏内有一个或多个瘤块。最少见的是肾脏内所有血管均有瘤细胞。淋巴瘤的几乎所有亚型均可发生于肾脏,原发性和继发性肾脏淋巴瘤中最常见的是弥漫性大 B 细胞淋巴瘤及其亚型。

(二)临床表现

患者可以完全没有症状。如出现临床症状,常见的有季肋部和腹部疼痛、血尿及进行性肾衰竭。此外,淋巴瘤的 B 类症状(发热、乏力和体重下降)也较为常见。造成肾衰竭的原因可能是肿瘤对肾实质的直接浸润造成了肾单位的破坏,或者是肿大的腹膜后淋巴结压迫引起的双侧输尿管梗阻。但实际上,导致患者肾衰竭更常见的原因是药物,如全身化疗引起的高钙血症或高尿酸血症。因此,在分析肾衰竭原因时,须注意鉴别药源性与肿瘤源性。

(三)诊断

肾脏原发性霍奇金和非霍奇金淋巴瘤均非常少见,肾脏和骨髓活检及胸腹部 CT 有助于诊断。CT 可以为肾脏淋巴瘤的诊断提供影像学依据,并且可以监测肿瘤对治疗的反应。肾脏淋巴瘤在 CT 上可表现为多发肾脏肿物、孤立的肾脏肿物(很难与肾癌相鉴别)、肾脏弥漫性浸润或增大的腹膜后淋巴结伴肾脏浸润。对于有腹膜后淋巴结肿大、脾大或身体其他部位淋巴结肿大的患者,应注意考虑肾脏淋巴瘤。如怀疑患者患有肾淋巴瘤,则应进行淋巴结活检以获得病理诊断。

(四)治疗

继发性肾脏淋巴瘤,提示患者已到Ⅳ期,预后差。一般采用全身化疗。治疗非霍奇金淋巴瘤的最常用的化疗方案为 CHOP 方案。除非患者出现严重的临床症状,如难以控制的出血,一般不提倡采用肾切除术。原发性肾脏淋巴瘤常有肾外扩散,也提示预后差。值得注意的是,放、化疗可延长此类患者的生存期并改善其肾功能,因此,肾切除术联合全身化疗可能是比较理想的治疗方案。

八、肾转移瘤

转移瘤是最常见的肾脏恶性肿瘤,其发生率远高于肾脏原发恶性肿瘤。尸检显示,超过12％的癌症患者有肾脏转移。

肾脏的高血流量及丰富的血管分布,为恶性肿瘤细胞的沉着与生长提供了有利条件。几乎所有的肾脏转移瘤均为血行转移,仅有极少部分来源于邻近器官肿瘤(如胰腺、结肠、肾上腺)的直接侵犯。最常见的原发灶是肺,其后分别是乳腺、胃肠道、恶性黑色素瘤、血液系统恶性肿瘤和宫颈癌。

大多数肾转移瘤为双侧多发小肿瘤,并伴有全身其他器官的转移。一些原发于肺、乳腺和结肠的肿瘤在肾脏的转移灶可为单发结节,难以与肾癌相鉴别。

典型的肾转移瘤表现为肾脏多发结节,临床多无症状,偶见血尿或腰痛。

CT 是诊断肾转移瘤的首选影像学手段。典型表现为肾脏多发软组织密度结节,注射造影剂后不增强(5～30 Hu)。动脉造影表现为典型的无血管,而不表现为原发性肾癌的动脉造影特征。如诊断难以明确,可行 CT 或 B 超引导下穿刺活检。

治疗上,主要为全身治疗。除非患者发生严重的临床症状(如有难以控制的出血),一般不行肾切除术。

(罗照忠)

第十六节　肾　盂　癌

肾盂癌发病高发年龄为 75～79 岁,很少在 40 岁以前发生,发病率随年龄增长而增加。我国平均发病年龄为 55 岁。男性发病率高于女性,男：女为(2～3)：1。肿瘤多为单侧发生。肾盂癌以尿路上皮癌最为多见,鳞状细胞癌和腺癌少见。

肾盂癌的患者发生膀胱癌的概率较高,因此如发现肾盂肿瘤则须常规进行膀胱检查。

一、尿路上皮癌

尿路上皮癌是肾盂恶性上皮性肿瘤最常见的组织学类型,占肾盂肿瘤的 85％。常为多灶性,20％以上的患者在诊断时已有多处而不是一处病变。近 50％的患者同时发生膀胱癌。在单侧肿瘤患者中仅有 3％对侧形成肿瘤。

(一)病因

1.巴尔干肾病

巴尔干肾病是一种退行性间质性肾病,多发于巴尔干半岛。巴尔干肾病患者罹患肾盂癌的概率要远高于一般人群,但两者膀胱癌的发病率并没有显著差异。肿瘤多为多中心,且双侧病变的发生率也较高。由于巴尔干肾病本身已造成了不同程度的肾损害,多数患者手术时需尽量采用保留肾单位的术式。

2.吸烟

与膀胱癌相似,吸烟是引发肾盂肿瘤的最重要的可变危险因素。吸烟者的发病率约为非吸烟者的3倍。其危险率随吸烟时间的长短、数量的增加而增加。即便是已戒烟的人群,其发病率也是无吸烟史的人群的2倍左右。

3.镇痛药

长期大量使用镇痛药,特别是非那西汀,是肾盂癌的另一危险因素。服用镇痛药的男性发生肾盂肿瘤的概率可增加4～8倍,女性为10～13倍。组织学上,滥用镇痛药可导致基底膜增厚和肾乳头瘢痕形成。肾乳头坏死和滥用镇痛药既是独立的危险因素,又可产生协同效应。两者同时发生,可使危险度增加20倍。

4.职业接触

几种职业及职业接触可增加肾盂肿瘤的发病率。具有最高危险率的职业是化工、石油化工、塑料工业,此外还有接触焦炭、煤、沥青及焦油。肿瘤发生与职业接触之间可有较长的时间间隔,达15年甚至更长。

5.其他

其他危险因素包括应用二氧化钍、环磷酰胺治疗,乳头坏死,尿路感染和结石等。

(二)病理

1.组织分型

(1)乳头状型:肿瘤质脆,粉白色,有宽窄不同的蒂,多数标本可融合成直径>1 cm大小,表面细颗粒状或绒毛状。多个小肿瘤可融合成直径>2 cm的较大肿瘤,呈菜花状,充塞肾盂,使之扩张。此型向肾盂壁浸润性生长不明显,常推压肾盂肌层,形成弧形较清楚的边界。该型肿瘤常多灶性发生,甚至可出现几乎每一肾盏均见乳头状肿物。

(2)平坦型:肾盂局部黏膜增厚、粗糙、灰白色,病变处由于纤维组织增生、炎性细胞浸润,致使肾盂壁局部增厚、僵硬。

(3)结节肿块型:肿瘤呈球形突入肾盂,基底部向肾盂壁甚至肾实质浸润性生长,形成较大肿物,切面灰白色,颗粒状,质脆,有出血、坏死灶。部分病例癌瘤破坏,占据肾脏一半,甚至全肾。

2.转移方式

肾盂癌有多种转移方式,包括直接侵犯肾实质或周围组织、淋巴转移、血行转移和上皮种植。上皮种植既可发生于顺尿流方向,也可发生于逆尿流方向,但以前者最为常见。肾盂癌的淋巴转移主要取决于肿瘤的位置和浸润深度。最常见的血行转移部位为肝、肺和骨。在非常少见的情况下可出现肿瘤直接破入肾静脉或下腔静脉。

(三)临床表现

1.血尿

血尿为最常见的症状,可发生于56%～98%的患者。早期即可出现间歇无痛性血尿,可为肉眼或镜下血尿。镜下血尿常见于早期或分化良好的肿瘤,偶可出现蠕虫样血条。血尿严重程度与病变的良恶性无关。

2.疼痛

1/3 患者有腰部钝痛,疼痛的原因主要为继发于逐渐加重的尿路梗阻和肾盂积水。当血块通过输尿管部时可发生肾绞痛。

3.晚期症状

患者出现消瘦、体重下降、贫血、衰弱、下肢水肿、腹部肿物及骨痛等转移症状。如有膀胱刺激征,往往是伴发膀胱肿瘤。肿瘤局部扩散可能出现同侧精索静脉曲张、后腹膜刺激征。

4.无症状

约 15% 的患者可无症状,为偶然发现。

(四)诊断

1.尿细胞学检查

上尿路肿瘤的尿细胞学检查阳性率低于膀胱癌。分化良好的肿瘤细胞学检查常呈阴性。对于尿细胞学检查异常伴尿路造影充盈缺损的患者,诊断仍须谨慎。细胞学检查对 1 级肿瘤诊断的准确性为 20%,2 级和 3 级肿瘤为 45%~75%。输尿管导管引流尿发现瘤细胞诊断上尿路肿瘤的准确率相对较高。为提高阳性率亦可应用等渗盐水冲洗。在监视下用特制的刷子,通过输尿管导管于病变处刷取标本送检,敏感性可达 91%,特异性为 88%,准确性为 89%。一般来说,该技术比较安全,并发症不多,但有出现上尿路严重出血和穿孔的风险,脱落的肿瘤细胞尿路种植的可能性也存在。高渗离子造影剂可影响尿细胞学检查的准确性,因此,应在尿路造影之前收集检查标本。

2.尿路造影

尿路造影是肾盂癌诊断的基本方法。无论是排泄性或逆行性尿路造影都可以发现充盈缺损,上尿路上皮肿瘤 50%~70% 可发现充盈缺损,不规则,和集合系统管壁相连。肾盂内肿瘤有时发生肾盏不显影,有 10%~30% 上尿路肿瘤引起梗阻,使集合系统不显影,这是肿瘤有浸润的表现。检查上尿路肿瘤时必须双侧同时检查,尤其应注意健侧有无可疑病变,对决定治疗方案有重要参考价值。在逆行性尿路造影时,造影剂应稀释为 1:(2~3)浓度,过浓的造影剂可掩盖充盈缺损。

3.CT

可用于诊断和分期。尿酸结石有时可以在腹平片上不显影,但其 CT 值可 >100 Hu(80~250 Hu),而尿路上皮癌平均 CT 值为 46 Hu(10~70 Hu),易于鉴别。在与肾癌鉴别时,尿路上皮癌密度接近于肾实质,而肾癌密度则低于肾实质,CT 值相对低。但 CT 不能区分 T_a 和 T_1 期肿瘤。CT 对估计肿瘤的局限性、浸润范围及转移情况都有帮助,可能发现肾实质及输尿管周围软组织、静脉、淋巴结侵犯情况及肝转移灶。

CT 尿路造影也逐渐应用于肾盂癌的影像学诊断,其对肾实质损害的评价有较高准确性。

随着技术的不断进展,CT 尿路造影三维成像和尿路造影有相似的价值。其发现肿瘤的准确性接近 100%,特异度为 60%,具有较好的阴性预测价值。这种方法的主要缺点在于患者接受射线剂量较大。

4.B超

B 超诊断上尿路上皮肿瘤价值有限,但可以区分尿路上皮肿瘤与阴性结石。对于超声检查示肾积水的患者,若临床怀疑肾盂癌,必须进一步行尿路造影检查。

5.MRI

尚无优于 CT 的报道,但 MRI 水成像可代替逆行性尿路造影,尤其是尿路存在梗阻性病变时。MRI 亦有助于发现肿瘤是否侵入周围软组织器官及淋巴结,对肿瘤的分期有重要意义。

6.输尿管镜

可用于诊断上尿路肿瘤。在输尿管镜下取得的活检标本的病理结果与手术标本的病理结果有较好的一致性。但由于活检标本量较小,很难据此判断肿瘤的分期,需结合其他影像学资料进行综合分析。并非所有的患者均需行此检查。一般情况下,仅在尿路造影及其他影像学检查难于明确诊断,或行输尿管镜后可能改变治疗方案时,方采用此检查方法。由于检查时可能穿透输尿管,同时创伤尿路上皮黏膜,易于肿瘤种植,因此必须严格选择适应证。经皮肾镜一般不用于肾盂癌诊断,以免肿瘤种植。

需要注意的是,泌尿系统的肾盂、输尿管、膀胱和尿道都覆盖着尿路上皮,在解剖学上是既连续又分开的器官。尿路上皮接触的都是尿液,尿内如果有致癌物质,就可能引起任何部位的尿路上皮发生肿瘤。因此,尿路上皮肿瘤常为发生顺尿流方向多器官肿瘤。半数以上的肾盂癌可同时或先后发生对侧肾盂、输尿管、膀胱、尿道等一个或多个器官肿瘤。由此可见,在进行肾盂癌的检查时,一定要全面了解这个尿路的情况,避免遗漏病变。

(五)治疗

肾盂癌应积极治疗。治疗应根据肿瘤的分期和分级。低分期低级肿瘤无论保守手术还是根治性手术疗效都好。中等分化肿瘤根治手术效果好。高分期肿瘤不论选择保守、根治手术都预后不良。G1 肿瘤保留组织手术的复发率仅 7%,5 年生存率可达 75%,根治手术达 88%。G2 肿瘤保留组织手术复发率为 28%,2 年生存率 46%,根治手术 2 年生存率 90%。低分化肿瘤保留组织手术后生存时间很短,不能发现复发。

1.手术治疗

根治性肾输尿管全切除术是传统的基本的治疗方法,开放或腹腔镜手术均可采用,亦可行腹腔镜联合开放手术(腹腔镜下行肾切除术和输尿管切除术,开放手术行远端输尿管和输尿管开口切除)。手术切除必须包括患肾、输尿管全长及输尿管开口处的膀胱壁。如果保留一段输尿管或其在膀胱的开口,肿瘤在残留输尿管或其开口的复发率可达 33%~75%。如果肿瘤位置接近肾上极或有侵犯肾上腺的表现(影像学或术中探查),须同时进行肾上腺切除术,因为在进展期肿瘤患者中肾上腺转移并不罕见。手术可以分两切口进行,不要切断输尿管,以免肿瘤转移。

在开放手术的同时,一般均行区域淋巴结清除术。一般认为上尿路肿瘤如果已有淋巴结转移,往往存在远处转移灶,淋巴结清除术可否提高生存率存在疑问。但如果是高分期分化不良的肾盂癌,淋巴结清除术可能有好处。淋巴结清扫的范围主要包括同侧肾门淋巴结、邻近的主动脉旁淋巴结和腔静脉旁淋巴结。

肾输尿管全切除术可以有效地提高患者的 5 年生存率,尤其是对于高分级浸润性病变的患者。但对局部进展期的患者疗效相对较差。

2.保肾手术

适用于孤立肾、双侧病变或肾功能衰退者,尽可能保留原有功能。为避免肿瘤播散或种植,应选用开放手术而非腹腔镜手术。如果肿瘤侵犯肾实质,可同时行肾部分切除术。肾盂癌往往难于施行保守手术。术后复发率和肿瘤的分级相关:1 级肿瘤的复发率为 10%,2 级为 30%,3 级为 60%。

3.内镜治疗

主要适用于孤立肾、双侧病变及肾功能减退的患者。如患者健侧肾脏正常,患侧病变较小、分级低,亦可采用内镜治疗,但复发率较高。内镜下活检对确定肿瘤分级的准确性可达78%~92%。可以通过肿瘤分级来估计肿瘤的浸润深度:85%的1级、2级肿瘤为 T_a 或 T_1 期,67%的4级肿瘤为 T_2 或 T_3 期。输尿管镜下切除术对低分级低分期肿瘤的效果较好。对于浸润性病变,由于肿瘤的深度较深,进行切除时可导致严重出血或穿透输尿管,所以术前需谨慎评估病变。因此,高分级、高分期的患者应采取传统的开放或腹腔镜肾切除术。手术并发症为输尿管穿孔或狭窄。经皮肾镜治疗2级肿瘤后的生存率与开放手术相似,但对3级肿瘤则生存率不及开放手术。

4.放疗

在高分级的浸润性肿瘤,可在术后配合放疗,剂量一般为37~60 Gy。局部放疗可降低局部肿瘤复发率,可能会提高生存率。对骨转移灶的局部放疗可达到减轻疼痛的目的。

5.化疗

腔内化疗可以有效地降低肿瘤复发率,主要适用于肾功能不良和双侧性多发浅表肿瘤、原位癌及局部切除后的辅助治疗。给药途径可采取经皮置管、置入 D-J 管逆行灌注等。可选用的药物有 BCG、丝裂霉素、多柔比星和噻替哌。主要的并发症为败血症、BCG 感染引起的全身症状、肾盂输尿管纤维化和梗阻等。对晚期肿瘤,可行全身化疗。化疗方案主要为 MVAC 方案(甲氨蝶呤、长春新碱、多柔比星、顺铂)。

6.动脉栓塞

对存在难以治疗的转移灶或其他疾病而不适于立即手术切除的肾盂癌患者,动脉栓塞可以减轻症状并延缓肿瘤发展。

7.随访

肾盂癌的5年生存率根据肿瘤分期的不同存在很大差异,此外,肿瘤的预后也和患者的年龄有一定关系。

由于尿路上皮癌具有多中心复发的倾向,因此定期随访非常重要,并且应特别注意其余尿路上皮器官发生肿瘤的可能性。常规的术后评估应包括对膀胱、同侧(如采取保留肾单位治疗)及对侧泌尿道,以及泌尿系统外可能发生转移的器官。术后一年内每3个月须进行一次随访,内容包括查体、尿常规及膀胱镜检查。尿细胞学检查可能对发现肿瘤复发,特别是高分级肿瘤,有一定的帮助。

1%~4%的患者可出现双侧病变,所以均须进行 IVU 或逆行性尿路造影以评估同侧及对侧尿路情况。B超和CT可对肿瘤和隐性结石进行鉴别。如果造影出现充盈缺损,则需进一步行输尿管镜检查。检查的频率很大程度上取决于肿瘤的分级、分期,一般情况下,术后2~3年内每半年进行一次,之后可每年进行一次。

此外,还应行胸片、肝功酶学检查、骨扫描等评估有无远处转移。

二、肾盂鳞状细胞癌

肾盂鳞状细胞癌少见,占肾盂癌的14%。其组织来源仍然是尿路上皮。一般认为与慢性炎症刺激或滥用止痛药物有关,常伴有肾盂肾炎、肾结石及肾盂黏膜白斑。肾盂鳞状细胞癌通常为中低分化,易于早期浸润及转移。肾结石患者或结石取出后仍然有经常性严重血尿者,应警惕肾盂鳞状细胞癌的存在。CT对肾盂鳞状细胞癌的诊断很重要,因为肾盂鳞状细胞癌比尿路上皮癌更容易向外围扩展,并且可能合并结石。其5年生存率近乎0。

三、肾盂腺癌

肾盂腺癌少见,占肾盂癌的比例低于1%,主要见于妇女,与肾结石、梗阻和肾盂肾炎有关。单一性肾盂腺癌少见,常为肠型、黏液型或印戒细胞型混合存在。长期炎症刺激(结石和反复感染等)导致尿路上皮腺性化生,发生腺性或囊性肾盂炎是肾盂腺癌发生的原因和基础。大多数肾盂腺癌是高分级的,有广泛浸润,预后很差。

(罗照忠)

第十七节 肾 癌

一、病因

肾细胞癌是起源于肾实质泌尿小管上皮系统的恶性肿瘤,又称肾腺癌,简称为肾癌,占肾脏恶性肿瘤的80%~90%。包括起源于泌尿小管不同部位的各种肾细胞癌亚型,但不包括来源于肾间质及肾盂上皮的各种肿瘤。

吸烟被认为可能与肾癌有关,没有发现其他明确的环境因素。一些特殊类型的肾细胞癌有明确的遗传因素,染色体3p25-26的*VHL*基因与透明细胞癌,*c-met*基因与遗传性乳头状透明细胞癌有关。

二、病理

绝大多数肾癌发生于一侧肾脏,常为单个肿瘤,10%~20%为多发病灶。多发病灶病例常见于遗传性肾癌及肾乳头状腺癌的患者。肿瘤多位于肾脏上、下两极,瘤体大小差异较大,直径平均7cm,常有假包膜与周围肾组织相隔。双侧肾脏先后或同时发病者仅占散发性肾癌的2%~4%。

(一)WHO肾细胞癌病理分类

WHO共推出3版肾脏肿瘤分类标准,以往应用最广泛的是1981年第一版WHO分类标准。1998年WHO根据对遗传性肾细胞癌(RCC)的研究结果,结合RCC组织形态学、遗传学、肿瘤细胞起源等特点推出第二版肾实质上皮性肿瘤分类标准,根据形态学的改变肾乳头状腺癌分为Ⅰ型和Ⅱ型两型。由于在许多RCC组织中都可见到梭形细胞成分或细胞质内含有嗜酸颗粒,所以1998年分类中取消了以往分类中的肉瘤样癌和颗粒细胞癌这两种病理类型。2004年WHO依据RCC组织形态学、免疫表型、遗传学的特点结合RCC患者的临床表现及影像学改变对1997年的肾细胞癌病理组织学分类进行了修改,保留了原有肾透明细胞癌、肾乳头状腺癌(Ⅰ型和Ⅱ型)、肾嫌色细胞癌3个分型,2004年分类系统沿用了1998年未分类的RCC概念,使这一体系成为一个动态系统,将目前不能明确具体分型的RCC归为此类,有待今后进一步研究确定。2004年分类系统将集合管癌进一步分为Bellini集合管癌和髓样癌,此外增加了多房囊性肾细胞癌、Xp11 易位性肾癌、成神经细胞瘤伴发的癌、黏液性管状及梭形细胞癌分型,并将传统分类中的颗粒细胞癌归为高分级的透明细胞癌,对各亚型中的未分化癌成分在肿瘤组织中所占比例进行描述。与以往不同,这一新的分型和诊断标准是将每一类型的 RCC 视为一种独立疾病。

(二)常见肾细胞癌亚型病理特点

1.肾透明细胞癌

肾透明细胞癌(clear cell renal cell carcinoma,CCRCC)是最常见的肾癌病理亚型,占肾癌的60%~85%。既往曾使用的"肾颗粒细胞癌"因为在其他类型的肾癌亚型中也能见到胞质嗜酸性的细胞,胞质中的"颗粒"不再是肾颗粒细胞癌的专有特征,由于"肾颗粒细胞癌"中癌细胞核分级的级别高,现将它归为高分级的 CCRCC。

(1)大体检查:双侧肾脏发病率相等,少于 5%的病例可呈多中心性发生或累及双侧肾脏;肾皮质内实性球形结节,与周围肾组织界限清楚,可见假包膜;因癌细胞中含有丰富的脂质,切面呈金黄色。肿瘤中常见坏死、出血、囊性变,切面可呈现多彩状,偶见钙化或骨化。

(2)组织病理学:癌细胞胞质透明或嗜酸性,胞膜清楚;组织中可见小的薄壁血管构成的网状间隔;肿瘤细胞呈巢状和腺泡状结构;呈肉瘤样结构的肿瘤成分中可见到瘤巨细胞,提示预后不良;部分肿瘤中可见坏死、纤维黏液样间质及钙化、骨化。

(3)常用的免疫组化抗体:CK8、CK18、vimentin、CD10 和 EMA 阳性。

2.肾乳头状腺癌

肾乳头状腺癌(papillary renal cell carcinoma,PRCC)占肾癌的 7%~14%。国内有些专业书籍将其翻译成嗜色细胞癌。其发病年龄、性别、男女发病率比例、症状和体征与肾透明细胞癌相似。就诊时大多数病例处于Ⅰ期。大多数文献中报道肾乳头状腺癌患者预后良好。

(1)大体检查:病变累及双侧肾脏和多灶性者较透明细胞癌多见;大体多呈灰粉色,出血、坏死、囊性变多见。

(2)组织病理学:根据组织病理学改变将其分为Ⅰ型和Ⅱ型 2 个亚型。肿瘤细胞呈乳头状或小管状结构,乳头核心可见泡沫状巨噬细胞和胆固醇结晶;肿瘤细胞较小,胞质稀少(Ⅰ型)或肿瘤细胞胞质丰富嗜酸性,瘤细胞核分级高(Ⅱ型);可见大片坏死和肉瘤样区域,前者提示预后较好,而后者则是预后不良的指标。研究显示,Ⅰ型 PRCC 患者生存期长于Ⅱ型患者。

(3)常用的免疫组化抗体:与透明细胞性肾细胞癌相似,现有的研究认为,肾乳头状腺癌CK7 呈阳性,且Ⅰ型较Ⅱ型阳性率为高。

3.肾嫌色细胞癌

肾嫌色细胞癌(chromophobe renal cell carcinoma,CRCC)占肾癌的 4%~10%。平均发病年龄60 岁,男女发病率大致相等。与其他肾癌亚型相比无特殊的临床症状和体征。影像学上多显示瘤体较大,肿瘤密度或信号均匀,无出血、坏死和钙化。

(1)大体检查:肿瘤无包膜但边界清楚,大小 4~20 cm,切面呈质地均一的褐色,可见有坏死,但出血灶少见。

(2)组织病理学:肿瘤呈实体性结构,可出现灶状钙化及厚纤维间隔;与透明细胞肾细胞癌不同,瘤体中的血管为厚壁血管,而非薄壁血管;瘤细胞体积大,呈多角形,胞质透明略呈网状,细胞膜非常清晰(嫌色细胞),亦可见嗜酸性胞质的瘤细胞,瘤细胞核的核周空晕是此型的特征之一,并可见双核细胞;Hale 胶体铁染色示肿瘤细胞质呈弥漫阳性。

(3)常用的免疫组化抗体:CK 阳性,波形蛋白阴性,CMA 弥漫阳性,凝集素和小清蛋白阳性,肾细胞癌抗原弱阳性,CD10 阴性。另外胞质呈 Hale 胶体铁阳性反应。

4.集合管癌

Bellini 集合管癌(carcinoma of the collecting ducts of Bellini)是指来源于 Bellini 集合管的恶性上皮性肿瘤;肾髓质癌(renal medullary carcinoma)来源于近皮质区的集合管,患者几乎均伴有镰状细胞性血液病。集合管癌罕见,不到肾恶性肿瘤的 1%。预后差,患者平均生存期约 1 年。

(1)大体检查:两者均发生于肾中央部分,切面实性,灰白色,边界不清,可见坏死。

(2)组织病理学:需要指出的是,Bellini 集合管癌常为排除性诊断,肿瘤部位对于作出诊断很重要,组织学上可见不规则的小管状结构,细胞高度异型性;肾髓质癌镜下呈低分化的、片状分布的肿瘤,瘤细胞排列呈腺样囊性结构,瘤体内可见较多的中性粒细胞浸润,同时可见镰状红细胞。

(3)常用的免疫组化抗体:有关这方面的研究较少。Bellini 集合管癌低分子量角蛋白、高分子量角蛋白(如 34βE12、CK19)阳性,同时有波形蛋白阳性,与前述几种类型的肾细胞癌不同,CD10 阴性;肾髓质癌可表达低分子量角蛋白(CAM5.2),但不表达高分子量角蛋白(34βE12 等)。

(三)分级

以往最常用的是 1982 年 Fuhrman 四级分类。1997 年 WHO 推荐将 Fuhrman 分级中的 Ⅰ、Ⅱ级合并为一级即高分化、Ⅲ级为中分化、Ⅳ级为低分化或未分化。

(四)TNM 分期

肾肿瘤最大径≤4 cm 与肿瘤最大径在 4~7 cm 的患者手术后的肿瘤复发率和患者的 5 年生存率存在差别,为此 2002 年第 6 版 AJCC 癌症分期将第 5 版 AJCC 癌症分期中的 T_1 期分成 T_{1a} 和 T_{1b}。T_{1a} 肿瘤局限于肾内、最大径≤4 cm;T_{1b} 肿瘤局限于肾内,最大径＞4 cm,但≤7 cm。

2002 年 AJCC 病理分期中评价 N 分期时,要求所检测淋巴结数目至少应包括 8 个被切除的淋巴结,如果淋巴结病理检查结果均为阴性或仅有 1 个阳性,被检测淋巴结数目＜8 个,则不能评价为 N_0 或 N_1。但如果病理确定淋巴结转移数目≥2 个,N 分期不受检测淋巴结数目的影响,确定为 N_2。

三、临床表现

肾癌的临床表现是多样化的,早期的临床表现缺乏特异性,既往经典的血尿、腰痛、腹部肿块的"肾癌三联症"的临床出现率不到 15%,这些患者诊断时往往已为晚期。近十余年无症状肾癌的发现率逐年增高,国内文献报道其比例为 13.8%~48.9%,平均为 33%,国外报道高达 50%。10%~40% 的患者出现副瘤综合征,表现为高血压、贫血、体重减轻、恶病质、发热、红细胞增多症、肝功能异常、高钙血症、高血糖、血沉增快、神经肌肉病变、淀粉样变性、溢乳症、凝血机制异常等改变。30% 初诊患者为转移性肾癌,可由于肿瘤转移所致的骨痛、骨折、咳嗽、咯血等症状就诊。

四、诊断

肾癌的临床诊断主要依靠影像学检查,胸部 X 线片和腹部 CT 平扫加增强扫描是治疗前临床分期的主要依据,治疗方案的选择需参考治疗前的临床分期,如先选择手术治疗,应根据手术后病理检查结果进行病理分期,如病理分期与临床分期不符,应以病理分期为准对术前的治疗方案进行修订。

（一）实验室检查

实验室检查包括血、尿、便常规检查及病毒指标、血生化及血液肿瘤标志物检查，目前尚没有公认的、可用于肾癌诊断、鉴别诊断及预后判断的肿瘤标志物。只有极少数肾癌患者尿脱落细胞中可发现癌细胞，尿脱落细胞检查不作为常规检查项目。实验室检查结果一般不作为诊断肾癌的直接证据，但可为肾癌的诊断、决定治疗方案及预后判定提供参考依据。血清尿素氮、肌酐主要用于评价肾功能状况，而肝功能、全血细胞计数、血红蛋白、血钙、血糖、血沉、碱性磷酸酶和乳酸脱氢酶等指标的异常及治疗前后变化可为评价疗效、判断预后提供参考依据。

（二）影像学检查

各种影像学检查可为肾肿瘤的临床诊断、评价 RCC 的临床分期、决定治疗方案、疗效评价及治疗后的随访等提供重要的参考依据。

1.胸部 X 线片

为肾癌患者的常规检查项目，应摄胸部的正、侧位片，可以发现肺部结节、肺转移及其他肺部及胸部病变。胸部 X 线片是术前临床分期的主要依据之一。

2.B 型超声波检查

B 超检查在健康人群查体中是肾脏肿瘤筛查的主要手段，也是诊断肾肿瘤最常用的检查方法，B 超的回声可笼统反映出肿瘤内的组织学特点，大部分 RCC 的 B 超声像图表现为低回声或等回声，少部分表现为高回声；肿瘤内存在无回声区及周边有低回声声晕也被认为是判断恶性的指征。但有部分 RCC 不具备这些特点，需借助 CT 或 MRI 等进行鉴别诊断。B 超检查诊断 RCC 的敏感性及特异性与肾肿瘤的大小密切相关，对肿瘤最大径＜5 mm、5～10 mm、10～15 mm、15～20 mm、20～25 mm 与 25～30 mm 的肾肿瘤，B 超与 CT 检出敏感性分别为 0 与 47%、21% 与 60%、28% 与 75%、58% 与 100%、79% 与 100%、100% 与 100%。常规超声检查对肾脏小肿瘤的检出不如 CT 敏感，但在 10～35 mm 的病变中，超声与 CT 检查鉴别肿物为囊性或实性的准确率分别为 82% 与 80%。

B 超声像图表现：①小肿瘤肾轮廓可无明显改变，仅被膜稍隆起；较大的肾肿瘤其肾轮廓可局限性增大，肾结构失常，部分晚期肾癌与周围组织有粘连分界不清。②小肾癌常表现为高回声或低回声、均匀、光整；中等大的肿瘤多为低回声、不均匀；大的肾癌内回声极不均，由于肿瘤内有出血、坏死、液化，可出现不规则的无回声暗区。③肿瘤压迫肾盂时，可出现肾盂变形移位，甚至中断。④肾癌早期多无肾周血管受侵，中、晚期可出现肾静脉内或下腔静脉内瘤栓形成，表现为管腔阻塞，呈低回声。⑤中、晚期肾癌在肾门旁，腹膜后见有大小不等圆形或椭圆形低回声结节，均匀，多为淋巴结转移。

3.彩色多普勒检查

除具有 B 超的声像图表现外，彩色血流显示肾脏弓形血管环中出现彩色血流受压、中断，并有不规则的血管分支进入肿瘤，肿瘤内血流多较丰富，可测到高阻高速的动脉频谱。

4.超声造影检查

近年来超声造影剂的研究取得进展，静脉内注射超声造影剂能提高血流的回声，增强多普勒信号，提高低速细小血流的检出，同时，谐波超声造影能显示肿瘤的微血管，进行肿瘤微血管的实时成像，为肾脏肿瘤的评估提供了新的平台。超声造影能够很好显示肾脏内各级血管分支、肾组织及其肿瘤外周或内部微小血管灌注情况，提高了肾脏肿物的良恶性鉴别诊断率，尤其在囊性肾癌或囊肿内壁结节或囊肿恶变的诊断方面,其可明显改善普通彩超偏低的血流显示率,从而明确诊断,并增加了超声与病理诊断的符合率。

注射超声造影剂后,良、恶性肿瘤内血流的显示都相应增强,但增强程度和持续时间有显著差异,恶性肿瘤血流显像增强程度明显高于良性肿瘤(肾血管瘤除外),造影剂廓清也较良性肿瘤快,可根据这些特点来判断肿物的良恶性。超声造影在肾囊肿、脓肿等良性病灶中无血流信号增强;在胚胎性肾肿瘤、错构瘤表现为在动脉相明显增强,延迟相明显消退。RCC 和肾错构瘤彩色血流都可增强,但 RCC 增强程度较肾错构瘤高,且消退快。RCC 假包膜在灰阶超声上显示为肿瘤周围的低回声声晕,而在谐波超声造影后显示为肿瘤周围的缓慢增强带。对碘过敏及肾功能不全的患者也可通过超声造影检查获得满意的肾脏增强扫描结果。

5.腹部 X 线平片及静脉尿路造影

腹部 X 线平片(kidneys,ureters and bladder,KUB)和静脉尿路造影(intravenous urography,IVU)检查不是诊断肾癌常规的检查项目,而是在临床需要时进行的检查。KUB 可显示腹部及盆腔一些实质性脏器的轮廓、肾脏及肋骨的位置等,可为开放性手术选择手术切口提供帮助。

IVU 亦称排泄性尿路造影,以往称静脉肾盂造影,对观察病变重点在肾脏者现仍用此名称。在诊断集尿系统病变方面其使用价值仍未衰减:①造影前作腹部平片,可排除有无泌尿系统阳性结石及钙化。钙化常见于结核及肿瘤。结核钙化多呈弧形、斑片状。KUB 显示 14%～18%瘤体内有钙化,多呈斑片、斑点状,偶见大斑块状。②造影时,对比剂通过肾脏分泌进入尿路,静脉注药 5 分钟后可观察肾实质显影情况、有无占位病变,粗略地判断肾脏功能。肾功能减退者,对比剂分泌缓慢,肾实质显影不佳或不显影。③对比剂进入尿路后,显示全尿路充盈情况,有无充盈缺损及狭窄,管壁是否光整及柔软,有无移位。④造影观察肾脏形态,位置,效果较平片好。但其对≤2 cm 的肾肿瘤检出率仅 21%,2～3 cm 肾肿瘤的检出率约 52%,对肾癌诊断符合率为30%～60%。对未行 CT 增强扫描无法评价对侧肾功能者需行 IVU 或核素肾图检查,对碘过敏及肾衰竭患者需用其他方法检查。

肾肿瘤的 IVU 表现:①肿瘤较小,位于肾实质内或其腹侧及背侧时,组织密度对比差或前后重叠,不能显示,肾脏形态可表现正常。肿瘤位于肾边缘区或肿瘤大时可引起肾脏变形,表现为肾脏不规则增大或局部膨隆有肿块突出。②肿瘤可压迫肾盂肾盏使之移位、拉长、变窄或扩张。肿瘤可破坏肾盂肾盏,表现为肾盂肾盏边缘不光整、毛糙及消失。③肾肿瘤形态可呈圆形或不规则,多为低密度肿块,密度不均匀可有不规则钙化。④肾功能可表现正常、下降或消失。

6.CT

CT 具有密度及空间分辨率高的特点,对肾脏肿块的检出率近 100%,肿瘤诊断正确率在95%以上。

肾癌的 CT 表现:①肾脏形态可由于肿瘤的大小及所在部位不同而有不同表现。②肾盂、肾盏可表现为受压、破坏及梗阻扩张。③绝大部分肿瘤呈圆形、椭圆形及不规则的结节或肿块,可有分叶,位于肾实质内呈局限外凸性生长;增强前呈等密度、高密度或低密度,边缘不清楚;肿块较小时密度均匀,肿块大时常伴出血、坏死,造成密度不均匀。增强后,在动脉早期肿瘤周围及边缘可见纤曲的肿瘤血管呈结节、弧状或条状;在实质期大部分肿瘤有中～高度强化,密度不均匀增高。少部分肿瘤增强不明显或不增强。由于肿瘤血管常形成动静脉瘘,在增强早期肿瘤内对比剂已较早排出,因此增强后肾实质期时肿瘤密度低于肾实质呈低密度肿块。增强后显示肿瘤密度较增强前更加不均匀,坏死区增多及明显;显示肿瘤边界较增强前清楚或大部分清楚,但不锐利,少部分肿瘤边界模糊。有 2%～3%肿瘤呈浸润生长致肾脏体积增大,或沿着肾周浸润生长,肿瘤边界显示不清。增强后,肿瘤呈不规则片状,弥漫浸润分布,密度低及不均匀,或包绕肾脏。另有 5%～7%肿瘤呈囊状或囊实性,影像学诊断上称为囊型肾癌,肿瘤增强前呈低密度,密度不均匀,低密度区明显。增强后肿瘤实性部分有中～高度强化,表现为不规则片状、结节或块状,如有分隔,隔壁厚薄不均,囊壁厚且不规则。肿瘤与肾实质分界模糊。④CT 平扫显示 8%～18%瘤体内有钙化,钙化形态为不规则点状、小曲线、条状、斑片状或不规则大块状,散在分布在瘤体内或边缘部。⑤约 17%出现肾静脉或下腔静脉瘤栓。此时血管增粗,增强后血管内可见低密度软组织影,沿血管走行分布。瘤栓长者可达心房。⑥肾癌的淋巴结转移首先达肾周、肾门及腹膜后主动脉和下腔静脉周围。此区域出现软组织孤立结节或融合成团。

多层螺旋 CT(multislice spiral CT,MSCT)可在不影响影图像质量的前提下在任意平面重组图像,且通过多平面重建(multi-planar reformation,MPR)、最大密度投影(maximum intensity projective,MIP)及容积重建(volume Rendering,VR)技术等重建方式可清楚显示肾脏动脉及其分支、肾静脉及下腔静脉的情况,可增加囊性肾癌的分隔、结节的强化等恶性特征。MSCT 和 MRI 在 RCC 临床分期中的价值相似。MSCT 具有高的空间分辨力,显示静脉内微小癌栓时,其敏感度高于 MRI。但 MSCT 平扫无法区分血液和栓子的密度差别,对栓子的显示需行增强扫描。当癌栓阻塞、肿瘤或淋巴结增大压迫阻碍了对比剂流入时,MSCT 无法准确显示腔静脉癌栓的上缘范围,影响了分期的准确性。

多层螺旋 CT 血管造影(multislice spiral CT angiography,MSCTA)和对比剂增强磁共振血管成像(contrast enhanced magnetic resonance angiography,CEMRA)可以准确评价肾血管的数目、走行及肿瘤与其周围动脉分支的毗邻关系。MSCT 尿路成像能够获得类似于逆行肾盂造影的影像,可更加直观地显示肿瘤与集合系统的关系。

7.MRI

MRI 检查对肾肿瘤分期的判定的准确性略优于 CT,特别在静脉瘤栓大小、范围及脑转移的判定方面 MRI 优于 CT。MRI 的对比分辨力高于 CT,不需对比剂即可将血液与栓子区分开来。T_1WI 能很好地显示肾脏的解剖结构,与周围组织器官的关系,因肾脏的中低信号与周围高信号强度的肾周脂肪形成鲜明对比,肾皮、髓质常在 T_1WI 能清楚显示,皮质的信号强度高于髓质。矢状位和冠状位 T_2WI 对确定肾脏肿瘤的范围和肿瘤是否来源于肾脏很有价值,同时亦对肾癌外侵扩散的范围及分期有较大价值。

肾癌的 MR 信号变化多种多样,甚至与肾皮质的信号相似,且小的肾癌有时无法检出,因而 MRI 不宜作为肾癌诊断的首选影像方法,但当 CT 或其他检查难于确定肾脏肿瘤的性质时,MRI 对确定肿瘤的来源与性质有一定价值。肾细胞癌的信号强度在 T_1WI 与邻近的肾实质相比可呈较高信号或低信号,因瘤内常有出血和坏死,T_2WI 呈不均匀高信号。MRI 能清楚地显示肾周脂肪、肾静脉、下腔静脉有无受侵或瘤栓形成。冠状位或矢状位可较横断位更清楚地显示肾脏的上下极,比 CT 更容易确定肿瘤的侵犯范围。MRI 上血液的流空现象使血管呈低信号,而肾静脉、下腔静脉内瘤栓则表现为中等(T_1WI)或高信号(T_2WI),与之形成鲜明对比。对肿瘤是否包绕这些血管 MRI 亦可作出判断。鉴别肿大的淋巴结与小血管 MRI 常较 CT 更容易。研究认为,CT 和 MRI 对于在肾癌的 T_1、T_2 期和 T_{3b} 期的分期准确率基本相同,但 MRI 对 T_{3a}、T_4 期的准确率要高于 CT。

超高场强(＞2.0 T)磁共振设备、梯度回波(gradient echo,GRE)、平面回波成像(echo planar imaging，EPI)技术的发展及新的快速扫描序列的开发应用，使 MRI 图像单层成像时间甚至达亚秒级水平(10~50 帧/秒)，大大减少了脏器的运动伪影。磁共振血管造影(magnetic resonance angiography，MRA)对肾动脉主干的显示与数字减影血管造影(digital subtraction angiography，DSA)无差异，MRA 对肾动脉分支显示的特异性可达 100％，对肾动脉狭窄、肾动脉瘤及肾动静脉畸形的诊断及肾功能的评价都有重要作用。此外，弥散加权成像(diffusion weighted imaging，DWI)、表观扩散系数(apparent diffusion coefficient，ADC)、磁共振灌注成像(perfusion weighted imaging，PWI)、磁共振波谱分析(magnetic resonance spectroscopy，MRS)及 MRI 新型对比剂、介入磁共振成像技术等的开发和应用又可进一步提高 MRI 的诊断和鉴别诊断符合率。

8.肾血管造影

肾动脉造影检查单独作为肾癌的诊断方法应用并不普遍，多在行肾动脉栓塞术时同时进行，肾癌的血管造影可表现：肾动脉主干增宽、肾内血管移位、肿瘤新生血管、动静脉瘘等。在临床上怀疑静脉瘤栓时，可行下腔静脉、肾静脉造影，了解瘤栓的大小、范围，以利于制订手术方案。肾血管造影对诊断肾肿瘤的价值有限，不作为肾癌诊断的常规检查项目，但对需姑息性肾动脉栓塞治疗或保留肾单位手术前需了解肾血管分布及肿瘤血管情况者可选择肾血管造影检查。

(三)核医学检查

1.PET 和 PET-CT

PET 和 PET-CT 也用于 RCC 的诊断、分期和鉴别诊断。研究表明，肾脏肿瘤的恶性程度越高，细胞膜葡萄糖转运体-1(glucose transporter-1，GLUT-1)的表达增高，对 FDG 摄取增加。静脉注射氟-18 标记脱氧葡萄糖(^{18}F-FDG)后约 50％未经代谢直接由肾脏排泄，^{18}F-FDG 不被肾小管重吸收，放射性药物浓聚在肾集合系统，影响肾脏病变的显示，而淋巴结转移和远处转移不受影响。由于 RCC 血运较丰富，肿瘤组织缺氧较轻，GLUT-1 表达较低，线粒体内己糖激酶活性较低，故肿瘤组织葡萄糖代谢水平相对较低，此外肾细胞癌组织内 6-PO$_4$-脱氧葡萄糖(FDG-6-PO$_4$)分解酶过高，均可导致肿瘤组织摄取 FDG 较低或不摄取，可出现假阴性。

多组研究表明^{18}F-FDG PET 对肾脏原发肿瘤的诊断准确度不如 CT，但对 RCC 的淋巴结转移和远处转移的诊断要优于 CT、MRI、超声、X 线片及骨显像等其他传统影像检查方法，且转移淋巴结很少出现假阴性。

近年来有研究用对肾集合系统干扰较小的 C-11 标记醋酸盐(^{11}C-acetate)作为肾 PET 显像剂。RCC 与正常肾组织对^{11}C-acetate 的摄取率相同，但清除率明显低于正常或非肿瘤肾组织，故^{11}C-acetate 能很好地鉴别 RCC 与非肿瘤肾组织，提高 PET 对 RCC 的诊断准确率。氟-18 标记脱氧胸腺嘧啶(fluorine-18 fluorothymidine，^{18}F-FLT)是目前研究较为热门的一种核酸代谢 PET 显像剂，可反映肿瘤细胞的增殖。

2.核素骨显像检查

核素全身骨显像发现骨转移病变可比 X 线片早 3~6 个月。骨转移常见部位为躯干骨、四肢骨、颅骨。但须注意在有退行性骨关节病、陈旧性骨折等病变时，核素骨显像可出现假阳性。对孤立性的骨放射性浓聚或稀疏区需行 X 线摄片、CT 或 MRI 扫描证实确认是否有骨质破坏，以明确是否有骨转移。

3.肾显像

肾显像是肾小球滤过率测定、肾静态显像和肾断层显像的总称。它既能显示肾脏的血供、形态和在腹部的位置,又能提供多项肾功能指标。对肾肿瘤的定位准确率近似于 MRI 而优于 B 超和 CT。核素肾显像目前应用不普遍,用 ^{99m}Tc-DTPA 和 ^{99m}Tc-葡萄糖酸钙行核素系列肾显像,将其用于肾肿瘤诊断的研究,结果显示,核素系列肾显像有助于:①准确显示肾占位性病变的位置,对鉴别肾占位性病变的良恶性有参考价值。②鉴别腹膜后肿物为肾内或肾外。③明确尿漏的存在与否及其情况。④可对分肾功能做定量分析。

(四)组织学检查

在非肿瘤性肾病肾穿刺活检已成为常规检测手段。但由于 CT 和 MRI 诊断肾肿瘤的准确性高达 95% 以上,而肾穿刺活检有 15% 假阴性率及 2.5% 假阳性率,可能出现针吸活检的并发症(包括出血、感染、动静脉瘘、气胸,发生率<5%)、穿刺道种植(<0.01%)、死亡(<0.031%)等问题,故不推荐将肾穿刺活检作为肾癌诊断的常规检查项目,对影像学诊断难以判定性质的小肾肿瘤患者,可以选择行保留肾单位手术或定期(1~3 个月)随诊检查,不推荐对能够进行保留肾单位手术的肾肿瘤患者行术前穿刺检查。对不能手术治疗,需系统治疗或其他治疗的晚期肾肿瘤患者,治疗前为明确诊断,可选择肾穿刺活检获取病理诊断。

五、治疗

(一)局限性肾癌的治疗

1.局限性肾癌的定义

局限性 RCC 是指 2002 年版 AJCC 癌症分期中的 $T_{1\sim2}N_0M_0$ 期,临床分期为 Ⅰ、Ⅱ 期,通常称之为早期 RCC。

2.局限性肾癌的治疗原则

外科手术是局限性肾癌首选治疗方法,可采用根治性肾切除术或保留肾单位手术。对不适于开放性外科手术、需尽可能保留肾单位功能、有全身麻醉禁忌、肾功能不全、肿瘤最大径<4 cm 且位于肾周边的肾癌患者可选择射频消融、高强度聚焦超声、冷冻消融治疗。

根治性肾切除术可经开放性手术或腹腔镜手术进行。可选择经腹或经腰部入路。根治性肾切除术加区域或扩大淋巴结清扫术只有利于病理分期,疗效同根治性肾切除术相同。局限性 RCC 根治性肾切除术前无须常规应用肾动脉栓塞。手术后尚无标准辅助治疗方案。根治性肾切除术后 5 年生存率为 75%~95%,手术病死率约为 2%,局部复发率 1%~2%。

3.根治性肾切除术

根治性肾切除术手术入路和手术方式的选择:开放性根治性肾切除术的手术入路主要有经腰部、腹部和经胸腹联合切口三大入路。在开展经典根治性肾切除术的早期为了尽早结扎肾血管把经腹切口作为 RCC 外科手术的标准入路,但当瘤体较大、肿瘤位于肾门周围或肾脏周围粘连明显等状况下,在手术中有时很难先结扎肾血管。对 RCC 开放性手术入路的选择除参考肿瘤的分期、肿瘤的部位、患者的体型等因素外,更多的是取决于主刀医师对各种手术入路掌握的熟练程度,同时根据手术中具体情况决定是否能早期结扎肾血管。1990 年 Clayman 等完成首例腹腔镜根治性肾切除术,经过近 20 年的临床实践证明,腹腔镜根治性肾切除术和肾部分切除术治疗 RCC 的疗效与同期开放性手术相同,已成为治疗局限性肾癌的标准术式。

(1)区域或扩大淋巴结清扫:双侧肾脏的区域淋巴结包括肾门淋巴结、下腔静脉旁淋巴结(下腔静脉前淋巴结、下腔静脉后淋巴结、下腔静脉外侧淋巴结)、腹主动脉旁淋巴结(腹主动脉前淋巴结、腹主动脉后淋巴结、主动脉外侧淋巴结)、肾脏淋巴引流区域范围内的腹膜后淋巴结。区域淋巴结清扫范围包括:右侧从右膈肌脚,沿下腔静脉周围向下达腹主动脉分叉处的淋巴结及右侧肾脏淋巴引流区域范围内的腹膜后淋巴结;左侧从左膈肌脚,沿腹主动脉周围向下达腹主动脉分叉处的淋巴结及左侧肾脏淋巴引流区域范围内的腹膜后淋巴结。扩大淋巴结清扫范围在区域淋巴结清扫范围基础上加上腹主动脉和下腔静脉间淋巴结及患肾对侧腹主动脉或下腔静脉前后淋巴结。

对局限性 RCC 患者行区域或扩大淋巴结清扫术的意义可能仅仅起到了准确判定肿瘤分期的作用,而对远期疗效无明显提高。对局限性 RCC 患者在行 RN 时,不必常规进行区域或扩大淋巴结清扫术。

(2)保留同侧肾上腺的根治性肾切除术:经典 RN 切除范围包括患肾同侧肾上腺。2004 年 Siemer 等总结 1 635 例经病理证实 RCC 的临床资料,其中 1 010 例行经典的 RN,患者 5 年无病生存率 75%,而 625 例保留同侧肾上腺的患者 5 年无病生存率为 73%,统计学分析两组未见显著性差别($P=0.17$)。由于早期 RCC 的比例增高及术前的 CT、MRI 等检查可以明确绝大多数肾上腺转移,同时考虑到对侧肾上腺转移引起的肾上腺皮质功能低下也可导致患者死亡,许多学者认为常规切除同侧肾上腺对大部分 RCC 患者属于过度治疗。中华泌尿外科学会制订的《肾细胞癌诊治指南》中推荐符合下列 4 个条件者可以选择保留同侧肾上腺的 RN:①临床分期为 Ⅰ 或 Ⅱ 期。②肿瘤位于肾中、下部分。③肿瘤最大径<8 cm。④术前 CT 显示肾上腺正常。但在此种情况下如手术中发现同侧肾上腺异常,应切除同侧肾上腺。

(3)保留肾单位手术:保留肾单位手术(nephron sparing surgery,NSS)是保留肾脏的手术总称,包括肾部分切除术、肾脏楔形切除术、肾肿瘤剜除术等。大量的临床研究结果证明,对适当的患者选择 NSS 是可行的。以下是三种 NSS 的适应证。

适应证:肾癌发生于解剖性或功能性的孤立肾,根治性肾切除术将会导致肾功能不全或尿毒症的患者,如先天性孤立肾、对侧肾功能不全或无功能者及双侧肾癌等。

相对适应证:肾癌对侧肾存在某些良性疾病(如肾结石、慢性肾盂肾炎等)或其他可能导致肾功能恶化的疾病(如高血压、糖尿病、肾动脉狭窄等)的患者。

可选择适应证:临床分期 T_{1a} 期(肿瘤≤4 cm),肿瘤位于肾脏周边,单发的无症状肾癌,对侧肾功能正常者可选择实施 NSS。

目前对 NSS 的适应证、相对适应证学术界无争议,对符合这两个适应证的肾肿瘤大小及部位也无明确的限定,一般适用于 4 cm 以下的肿瘤。鉴于目前腹腔镜 NSS 手术中阻断肾蒂的时间长于开放性手术,手术中及手术后的并发症也高于开放性手术,故开放性手术仍是 NSS 的标准术式。NSS 肾实质切除范围应距肿瘤边缘 0.5~1.0 cm。

(4)腹腔镜手术:1990 年 Clayman 等完成首例腹腔镜根治性肾切除术(laparoscopic radical nephrectomy,LRN),腹腔镜手术现已被广泛应用于多种泌尿男性生殖系疾病的治疗,国内、外 LRN 也非常普及,已是局限性 RCC 外科治疗的常规术式。腹腔镜手术方式包括腹腔镜根治性肾切除术和腹腔镜肾部分切除术。手术途径分为经腹腔、腹膜后及手助腹腔镜。切除范围及标准同开放性手术。同开放性手术相比 LRN 具有减轻手术后切口疼痛、切口及瘢痕小、住院时间短、术后恢复快等优势,长期随访结果显示两种术式疗效相同。多数学者认为腹腔镜手术适用于 $T_{1\sim2}$ 期的局限性 RCC 患者,对熟练掌握腹腔镜技术的医师选择 T_{3a} 期肿瘤为腹腔镜手术适应证也是可行的;甚至有学者认为对瘤栓局限在肾静脉内的 RCC 患者行 LRN 也是可行的;也有学者主张对伴有远处转移的 RCC 患者应用腹腔镜手术切除原发病灶,这样将有利于患者手术后尽早进行系统治疗。随着临床研究的不断深入，现有的一些观念也将逐渐发生变化。

（5）微创治疗：射频消融（radio-frequency ablation，RFA）、高强度聚焦超声（high-intensity focused ultrasound，HIFU）、冷冻消融治疗肾癌处于临床研究阶段，尚无循证医学Ⅰ～Ⅲ级证据水平的研究结果，远期疗效尚不能确定，应严格按适应证慎重选择，一般不作为能采用外科手术治疗患者的首选治疗方案。如进行此类治疗需向患者说明。

适应证：不适于开放性外科手术者、需尽可能保留肾单位功能者、有全身麻醉禁忌者、肾功能不全者、肿瘤最大径<4 cm且位于肾周边的肾癌患者。

（二）局部进展性肾细胞癌治疗

1.局部进展性肾细胞癌定义

局部进展性肾细胞癌（locally advanced RCC）是指伴有区域淋巴结转移和/或肾静脉瘤栓和/或下腔静脉瘤栓和/或肾上腺转移或肿瘤侵及肾周脂肪组织和/或肾窦脂肪组织（但未超过肾周筋膜），无远处转移的RCC，2002年版AJCC癌症分期为$T_{3a\sim3c}$，临床分期为Ⅲ期，大家习惯上称之为中期RCC。肾周脂肪受侵者术后5年生存率为65%～80%，伴有下腔静脉瘤栓患者术后5年生存率为40%～60%。

2.局部进展性肾细胞癌治疗原则

局部进展性肾癌首选治疗方法为根治性肾切除术，对局部进展性肾细胞癌患者手术后尚无标准辅助治疗方案。由于淋巴结转移的肾细胞癌患者单纯行RN预后差，故主张对绝大多数淋巴结转移的肾细胞癌患者行RN后需要行辅助性内科治疗。而对转移的淋巴结或血管瘤栓需根据病变程度、患者身体状况、主刀医师的技术水平等因素选择是否切除。对未能彻底切净的Ⅲ期肾癌可选择术中或术后放疗或参照转移性肾癌的治疗。

3.肾细胞癌伴区域淋巴结转移的外科治疗

Blute等通过对临床资料的分析，提出肾癌淋巴结转移的高危因素包括：①肿瘤临床分期T_3或T_4。②肿瘤最大径>10 cm。③核分级为Ⅲ～Ⅳ级。④肿瘤组织中含有肉瘤样成分。⑤肿瘤组织中有坏死。如果低于2个危险因素的患者淋巴结转移的概率仅为0.6%，具有2～4个危险因素的患者淋巴结转移的概率为10%，如果同时具有以上5个危险因素的患者则淋巴结转移的概率为50%。

对肾细胞癌伴淋巴结转移的患者是否在行RN时加区域或扩大淋巴结清扫术尚缺乏多中心随机对照研究结果。一般主张对局部进展性肾细胞癌患者在行RN时应尽可能切除所有肉眼可见的肿大淋巴结。

4.肾细胞癌伴肾上腺转移的外科治疗

对局部进展性肾细胞癌患者行RN应考虑切除同侧肾上腺，但绝大多数肾上腺转移的患者伴有远处转移，治疗上应以内科治疗为主，单纯外科治疗仅适合于孤立性肾上腺转移的患者。需注意的是双侧肾上腺转移引起的肾上腺皮质功能低下就可导致患者死亡，所以慎重考虑对双侧肾上腺转移的患者实施手术治疗。

5.肾细胞癌伴静脉瘤栓的外科治疗

RCC一个特殊的生物学特点就是易侵及下腔静脉形成瘤栓，其发生率为4%～10%，远高于其他器官的肿瘤，而许多伴肾静脉或下腔静脉瘤栓的肾细胞癌患者影像学检查并无远处转移征象。对无淋巴结或远处转移的伴肾静脉或下腔静脉瘤栓的肾细胞癌患者行RN并能完整取出肾静脉及下腔静脉瘤栓者，手术后的5年生存率可达到45%～69%。手术方案需根据瘤栓侵及的范围制订。根据瘤栓侵及范围将静脉瘤栓程度分为五级。①0级:瘤栓局限在肾静脉内。②Ⅰ级:瘤栓侵入下腔静脉内,瘤栓顶端距肾静脉开口处≤2 cm。③Ⅱ级:瘤栓侵入肝静脉水平以下的下腔静脉内,瘤栓顶端距肾静脉开口处>2 cm。④Ⅲ级:瘤栓生长达肝内下腔静脉水平,膈肌以下。⑤Ⅳ级:瘤栓侵入膈肌以上下腔静脉内。

腔静脉瘤栓长度是否影响预后目前尚存有争议,而腔静脉壁受侵则是预后不良影响因素。Hatcher 等报道腔静脉瘤栓手术后 5 年生存率为 69%,如果腔静脉壁受侵则 5 年生存率为25%。多数学者认为伴肾静脉或下腔静脉瘤栓的局部进展性肾细胞癌患者如果伴有下列 3 个因素之一则手术治疗的效果不佳:①肿瘤侵及肾周脂肪。②瘤栓直接侵及腔静脉壁。③区域淋巴结转移。Ⅲ级和Ⅳ级下腔静脉瘤栓的外科手术需在低温体外循环下进行,腔静脉瘤栓取出术的病死率为 5%~10%。

多数学者认为 TNM 分期、瘤栓长度、瘤栓是否浸润腔静脉壁与预后有直接关系。对临床分期为 $T_{3b}N_0M_0$ 的患者行下腔静脉瘤栓取出术,不推荐对 CT 或 MRI 扫描检查提示有下腔静脉壁受侵或伴淋巴结转移或远处转移的患者行此手术。

6.局部进展性肾癌的术后辅助治疗

局部进展性肾癌根治性肾切除术后尚无标准辅助治疗方案。肾癌属于对放射线不敏感的肿瘤,单纯放疗不能取得较好效果。术前放疗一般较少采用,不推荐术后对瘤床区进行放疗,但对未能彻底切净的Ⅲ期肾癌可选择术中或术后放疗或参照转移性肾癌的治疗。

(三)转移性肾细胞癌的治疗

有 25%~30% 肾细胞癌患者在初次诊断时伴有远处转移,局限性 RCC 行 RN 后 20%~40%的患者将出现远处转移,在 RCC 患者中有 30%~50%最终将发展成为转移性 RCC。

1.转移性肾癌的定义

伴有远处转移的 RCC 称之为转移性肾细胞癌(metastatic renal cell carcinoma,mRCC),2002 年版 AJCC 癌症分期为Ⅳ期,包括 $T_4N_0M_0$ 期肾癌。

2.转移性肾癌的治疗原则

mRCC 应采用以内科为主的综合治疗,外科手术主要为 mRCC 辅助性治疗手段,极少数患者可通过外科手术而获得较长期生存。

3.转移性肾癌的外科治疗

对 mRCC 的原发病灶切除术被称为减瘤性肾切除术(cytoreductive nephrectomy,CRN)或辅助性肾切除术,故手术后对转移病灶需要内科治疗和/或放疗。远处转移患者单纯手术治疗后5 年生存率为0~5%。

中华泌尿外科学会制定的《肾细胞癌诊治指南》中推荐对 mRCC 应采用以内科为主的综合治疗。外科手术主要为 mRCC 辅助性治疗手段,极少数患者可通过外科手术而获得较长期生存。对体能状态良好、Motzer mRCC 预后评分低危险因素的患者应首选外科手术,切除肾脏原发灶可提高 IFN-α 和/或 IL-2 治疗 mRCC 的疗效。对根治性肾切除术后出现的孤立性转移瘤及肾癌伴发孤立性转移、行为状态良好的患者可选择外科手术治疗,上述转移灶切除手术可视患者的身体状况与肾脏手术同时进行或分期进行。

(1)减瘤性肾切除术:对 CRN 实际价值的评价一直存有争议,多数泌尿外科医师认为 CRN后有部分 mRCC 患者的转移灶可自然消退,同时切除原发病灶和转移灶可增加治愈的机会,减少肿瘤负荷有利于后续治疗,手术可缓解患者的症状。但有部分学者认为肾细胞癌术后转移灶自然消退的比例太低，不能作为选择手术的理由，此外手术可增加并发症及病死率、手术后可造成患者免疫功能降低不利于后续治疗，肾动脉栓塞或放疗同样可达到缓解症状的作用。研究结果显示 CRN＋IFN-α 可明显延长无疾病进展时间、改善患者的生存期。现在主流观点认为选择体能状态评分好的患者行 CRN＋免疫治疗可作为对 mRCC 治疗的标准模式。也有学者认为由于有相当数量的 mRCC 患者 CRN 后无法进行后续治疗或病变进展或死于手术过程中及术后的并发症，建议对 mRCC 患者先行全身治疗，仅在转移灶出现缓解之后再行辅助性 CRN，以避免手术相关的死亡。

对 mRCC 患者的选择 CRN 和手术的时机尚无统一的标准，多数人认为选择 CRN 的指征如下：①手术能够切除＞75％的瘤负荷。②无中枢神经系统、骨或肝脏的转移。③足够的心、肺功能储备。④ECOG 体能状态评分 0～1 分。⑤肿瘤的主要成分为透明细胞癌。但 mRCC 患者手术病死率为 2％～11％，仅有 0.8％的患者在行 CRN 后转移瘤会自然消退，不应仅以自然消退为目的选择 CRN。

（2）侵及邻近器官或组织的肾细胞癌外科治疗：肾细胞癌常呈膨胀性生长，极少数肾细胞癌呈浸润性生长，肿瘤浸润范围可超过 Gerota 筋膜，侵及后腹壁、腰大肌、腹膜后神经根及邻近脏器，相关的外科手术报道不多。多数报道认为如果肾细胞癌侵及邻近器官，很少有患者手术后能生存过 5 年。

（3）手术后复发肿瘤的外科治疗：RN 后局部复发率为 2％～4％，肾细胞癌患者手术后如能定期复查，加上影像诊断技术的进展，可较早发现局部复发的肿瘤，部分患者仍有再次手术根治的机会。

（4）伴有区域淋巴结转移的转移性肾细胞癌的外科治疗：局限性肾细胞癌伴淋巴结转移者预后不良，mRCC 患者伴有淋巴结转移也是预后不良的征兆。对于临床诊断 mRCC 伴区域淋巴结转移的患者行 CRN 时是否需要行区域或扩大淋巴结清扫术尚存有争议。

4.转移性肾癌的内科治疗

20 世纪 90 年代起，中、高剂量 IFN-α 和/或 IL-2 一直被作为 mRCC 标准的一线治疗药物，有效率约为 15％。以吉西他滨、氟尿嘧啶或卡培他滨、顺铂、多柔比星为主的化疗作为转移性非透明细胞癌的一线治疗方案。2005 年底美国 FDA 批准索拉非尼作为晚期肾癌的一线和二线用药，至 2008 年 NCCN 和 EAU 的《肾细胞癌诊治指南》中都推荐将分子靶向治疗药物（索拉非尼、舒尼替尼、西罗莫司、贝伐单抗联合干扰素）作为 mRCC 主要的一、二线治疗用药。2006 年 4 月至 2007 年 8 月间，索拉非尼在中国进行了Ⅲ期临床试验，结果证实索拉非尼对我国 mRCC 患者的疾病控制率同国外的Ⅲ期临床试验相同。为此中华泌尿外科学会制订的《肾细胞癌诊治指南》（2007 版和 2008 第一版）都推荐将索拉非尼作为 mRCC 治疗的一线和二线用药。舒尼替尼和西罗莫司也即将在中国进行治疗晚期肾癌的Ⅲ期临床试验，如果试验结果能证实这两个药物对中国的晚期肾癌患者有效，对晚期肾癌患者的治疗方案又将多两种选择。

（1）细胞因子治疗：干扰素-α(interferon-α，IFN-α)是治疗 mRCC 有效的药物之一，也是第一个用于临床的基因重组细胞因子，早在 1983 年就有应用 IFN-α 治疗 mRCC 的报道。临床上用于治疗 mRCC 的主要有 IFN-α$_2$a 和 IFN-α$_2$b。

文献中将 IFN-α 的用量分为低剂量（≤3 MIU/d）、中等剂量（5～10 MIU/d）和高剂量（≥10 MIU/d）。IFN-α 的最佳用药剂量及疗程目前尚无定论，常用治疗剂量是 9～18 MIU/d，皮下或肌内注射，每周 3 次。为增加患者对干扰素的耐受能力，可采用阶梯式递增方案，即开始时用 3 MIU 3 次/周×1 周,6 MIU 3 次/周×1 周,以后改为 9 MIU 3 次/周×(8～10)周。大多数学者建议 3 月为 1 个疗程,少数学者主张治疗持续用药时间为 1 年。

应用 IFN-α 治疗期间,应每周检查血常规 1 次,每月查肝功能 1 次,白细胞计数<$3×10^9$/L 或肝功能异常时应停药,待恢复后再继续进行治疗。如患者不能耐受每次 9 MIU 剂量,则应减量至每次 6 MIU,甚至每次 3 MIU。

白细胞介素-2:白细胞介素-2(interleukin 2,IL-2)是另一个治疗 mRCC 有效的细胞因子,文献上根据每天应用 IL-2 的剂量分为高剂量方案和中低剂量方案,一般认为对用药剂量达到患者需要住院监护的程度称为高剂量方案。

研究结果显示中低剂量 IL-2 治疗中国人 mRCC 的疗效与国外报道相同,且能延长患者生存,不良反应以轻、中度为主,患者能够耐受。推荐 IL-2 的用药剂量:18 MIU/d 皮下注射 5 天/周×(5～8)周。

(2)分子靶向治疗:指在肿瘤分子生物学的基础上,将与肿瘤相关的特异分子作为靶点,利用靶分子特异制剂或药物对肿瘤发生发展过程中关键的生长因子、受体、激酶或信号传导通路进行封闭或阻断,实现抑制肿瘤细胞生长、促进肿瘤细胞凋亡、抑制肿瘤血管生成等作用而达到抗肿瘤作用的方法或手段。

肾细胞癌具有独特的分子发病机制,针对这些异常发病机制的分子靶向药物在晚期肾癌的治疗中已经取得了突破性进展。2005 年 12 月和 2006 年 1 月美国 FDA 分别批准了将索拉非尼和舒尼替尼用于治疗 mRCC,标志着肾癌的治疗已经进入分子靶向治疗时代。2008 年 NCCN、EAU 的《肾细胞癌诊治指南》都将分子靶向治疗药物(索拉非尼、舒尼替尼、西罗莫司、贝伐单抗联合干扰素-α)作为 mRCC 的一、二线治疗用药。

索拉非尼:索拉非尼(Sorafenib)是 RAF 激酶的强效抑制剂,可以通过抑制癌细胞的信号传导而达到抑制肿瘤细胞增殖的作用,也可通过抑制促进肿瘤生长的 c-Kit 及 Flt-3 受体酪氨酸激酶活性而抑制癌细胞的增殖。此外索拉非尼通过抑制 VEGFR 和 PDGFR 酪氨酸激酶的活性,抑制肿瘤新生血管的形成而达到抗肿瘤作用。推荐索拉非尼用量 400 mg,每天 2 次。

舒尼替尼:舒尼替尼(Sunitinib)是另一多靶点酪氨酸激酶抑制剂(tyrosine kinase inhibitor,TKI),是一种口服的小分子药物,能够抑制 VEGF-R2、VEGF-R3、VEGF-R1 及血小板衍生生长因子(PDGFR-β)、K IT、FLT-3 和 RET 的酪氨酸激酶活性,通过特异性阻断这些信号传导途径达到抗肿瘤效应。

mTOR 抑制剂:磷脂酰肌醇-3-激酶(phos-phoinositide-3-kinase,PI3K)介导的丝氨酸/苏氨酸激酶(serine/threonine-protein kinase,Akt)信号传导系统参与肿瘤血管形成及癌细胞的生长和分化,mTOR 在 PI3K/Akt 信号传导通路中对调节细胞的新陈代谢和决定细胞生长或分化发挥重要作用。西罗莫司及其衍生物可特异地抑制 mTOR 活性,2007 年 5 月美国 FDA 批准将 mTOR 抑制剂西罗莫司(CCI-779)用于 mRCC 的治疗。

贝伐单抗:贝伐单抗(bevacizumab,BEV)是针对血管内皮生长因子(vascular endothelial growth factor,VEGF)的单克隆抗体,尚在临床试验中。

(3)化疗:吉西他滨(gemcitabine)、氟尿嘧啶(5-FU)或卡培他滨(capecitabine)、顺铂(cisplatin)主要用于 mRCC 的治疗,吉西他滨联合氟尿嘧啶或卡培他滨主要用于以透明细胞为主型的 mRCC;吉西他滨联合顺铂主要用于非透明细胞为主型的 mRCC;如果肿瘤组织中含有肉瘤样分化成分,化疗方案中可以联合多柔比星。化疗有效率 10%～15%。推荐将化疗作为转移性非透明细胞癌患者的一线治疗方案。

（4）肿瘤疫苗：肿瘤疫苗的早期制备方法是使用灭活的癌细胞或其裂解物，目前研究热点是利用树突状细胞（dendritic cell，DC）能呈递抗原的特点，引入肿瘤相关多肽、蛋白、基因或将整个肿瘤细胞与 DC 融合制备肿瘤疫苗。应用肿瘤疫苗治疗晚期肾癌处于Ⅰ～Ⅱ期临床试验阶段，尚无明确的疗效。

（5）过继细胞免疫治疗：在肿瘤病灶，常常发现有大量的淋巴细胞浸润，这些淋巴细胞被称为肿瘤浸润性淋巴细胞（tumor infiltrating lymphocyte，TIL）。体外实验结果表明，这些 TIL 活化后对自体肿瘤细胞有特异性杀伤功能，其杀伤肿瘤细胞的活性比 LAK 细胞强 50～100 倍。但临床试验研究的结果显示 TIL 细胞并没有表现出优于 LAK 细胞的体内抗瘤作用。

5.转移性肾癌的放疗

对局部瘤床复发、区域或远处淋巴结转移、骨骼或肺转移患者，姑息放疗可达到缓解疼痛、改善生存质量的目的。近些年开展的立体定向放疗（γ 刀、Χ 刀、三维适形放疗、调强适形放疗）对复发或转移病灶能起到较好的控制作用，尤其是对肾癌脑转移者放疗是重要的治疗方法，但应当在有效的全身治疗基础上进行。尸检结果显示，死于肾癌的患者中 15% 有脑转移，60%～75% 脑转移的患者有临床症状或体征，主要表现为头痛（40%～50%），局灶性神经症状（30%～40%）及癫痫（15%～20%）等症状和体征。肾癌脑转移应采用以内科为主的综合治疗，但对伴有脑水肿症状的患者应加用皮质激素；脑转移伴有其他部位转移的患者，激素和脑部放疗是治疗脑转移的重要手段。对行为状态良好、单纯脑转移的患者可选择脑外科手术（脑转移灶≤3 个）、立体定向放疗（脑转移瘤最大直径 3～3.5 cm）或脑外科手术联合放疗。

（四）遗传性肾癌的诊治原则

1.遗传性肾癌的诊断

遗传性肾癌（或称家族性肾癌）少见，占肾癌的 2%～4%。临床诊断时需参照以下 4 个基本原则：①患病年龄以中、青年居多，有无家族史。②肾肿瘤常为双侧、多发，影像学上具有各种肾细胞癌亚型的特点。③有相应遗传综合征的其他表现，如 VHL 综合征可合并中枢神经系统及视网膜成血管细胞瘤、胰腺囊肿或肿瘤、肾上腺嗜铬细胞瘤、附睾乳头状囊腺瘤、肾囊肿等改变。④检测证实相应的染色体和基因异常。

2.遗传性肾癌的治疗

文献报道的遗传性肾癌中以 VHL 综合征居多，其他类型的遗传性肾癌罕见，多为个案报道或小样本病例报道。大部分遗传性肾癌与 VHL 综合征的治疗方法和原则相近。

VHL 综合征肾癌治疗原则：肾肿瘤直径＜3 cm 者观察等待，当肿瘤最大直径≥3 cm 时考虑手术治疗，以 NSS 为首选，包括肿瘤剜除术。

（五）肾癌预后的影响因素

影响肾癌预后的最主要因素是病理分期，此外，组织学分级、患者的行为状态评分、症状、肿瘤中是否有组织坏死、一些生化指标的异常和变化等因素也与肾癌的预后有关。既往认为肾癌的预后与组织学类型有关，肾乳头状腺癌和嫌色细胞癌的预后好于透明细胞癌；肾乳头状腺癌Ⅰ型的预后好于Ⅱ型；集合管癌预后较透明细胞癌差。

1.pTNM 分期

pTNM 分期是目前肾细胞癌最重要的预后影响因素。2002 年 TNM 分期中 T_{1a}、T_{1b}、T_2 期之间的区别主要依据肾肿瘤的大小，T_{3a}～T_{3c} 期之间的区别依据肿瘤侵及的组织或器官。肿瘤的大小和肿瘤的侵及范围可以从一些方面反映出肾癌病变程度,但并不能充分反映出肾癌的生物学特点,所以肾癌的 TNM 分期标准也在不断地进行修订。将肿瘤侵及肾上腺的患者分在 T_4 期,并认为肾上腺受侵是局部进展性 RCC 患者独立的预后不良因素。

淋巴结转移显著影响 RCC 患者的预后,无论 T 或 M 分期如何,伴有淋巴结转移的 RCC 患者预后不良,淋巴结转移的 RCC 患者的 5 年肿瘤特异性生存率为 11%～35%。mRCC 中无淋巴结转移的患者的中位生存期明显长于伴有淋巴结转移的患者(14.7 个月和 8.5 个月)。CT 和 MRI 诊断淋巴结转移的假阴性率较低,但特异性较差,影像上提示淋巴结肿大但术后只有 30%～42% 病理证实有淋巴结转移。区域或扩大淋巴结清扫术的价值目前尚存有争议,一些学者认为根治性肾切除术加淋巴结清扫术有可能治愈部分只存在单纯淋巴结转移的患者,已经发生远处转移的 RCC 患者淋巴结清扫术无明确价值。

2.癌细胞分级

按 1997 年国际抗癌协会(UICC)的 TNM 分期,Ⅰ～Ⅳ级的 T1 期 RCC 患者 5 年肿瘤特异性生存率分别为 91%、83%、60% 和 0。证实癌细胞分级与肾癌手术后 5 年生存率之间有很强的相关性,是 RCC 患者重要的预后因素。以癌细胞核多型性程度为依据的核分级方案有几种,但所有分级系统存在的主要问题是可重复性差,特别在非甲醛溶液固定或固定差的组织切片中,对核仁及其大小的评价结果往往与病理医师的主观因素相关。

3.组织学亚型

1998 年 WHO 将 RCC 组织学亚型分为透明细胞癌、乳头状细胞癌、嫌色细胞癌、集合管癌 4 种亚型,各亚型在肾癌中所占比例分别为 60%～85%、7%～14%、4%～10%、1%～2%,对依据现有诊断水平不能确定的肾细胞癌分型归为未分类肾细胞癌。经单变量分析,嫌色细胞癌的预后要好于乳头状细胞癌,而乳头状细胞癌又好于透明细胞癌。肾乳头状腺癌又分为Ⅰ型和Ⅱ型,肾乳头状腺癌Ⅰ型癌细胞多为高分化,肾乳头状腺癌Ⅱ型癌细胞多为低分化,故Ⅰ型患者的预后好于Ⅱ型。集合管癌侵袭性强,出现远处转移早,肾髓样癌是集合管癌的亚型,几乎只发生于患镰刀状红细胞贫血的黑人青年,预后很差。

4.肉瘤样结构

在 1998 年和 2004 年 WHO 肾实质肿瘤新分型中将梭形细胞成分作为高分级(低分化)RCC 组织结构。2%～5%RCC 组织中有肉瘤样改变,肉瘤样结构可出现在所有的 RCC 组织学亚型中,肾透明细胞癌、乳头状细胞癌、嫌色细胞癌和集合管癌肿瘤组织中伴有肉瘤样变的比例分别为 5%、3%、9% 和 29%。在肿瘤组织中肉瘤样成分所占比例的多少影响患者预后,肉瘤样成分比例超过 5%,患者预后差,现把肉瘤样分化作为 RCC 患者独立的预后指标。

5.肿瘤组织坏死

肿瘤组织坏死是指除细胞变性(如透明样变、出血和纤维化)之外的其他任何程度的镜下肿瘤坏死。肿瘤组织坏死被认为是肿瘤进展的标志,对患者的预后判定有参考意义,组织坏死程度与肿瘤大小、肿瘤分期及 Fuhrman 分级有关。

6.微小血管受侵

肾癌患者发生微小血管浸润的比例为 25%～28%。有微小血管浸润的患者肿瘤易复发、肿瘤特异性生存时间短。Van Poppel 等对 180 例 RCC 患者术后随访 4 年发现,微血管浸润的 RCC 患者发生进展的比例为 39.2%,而无微小血管浸润者为 6.2%,多因素分析发现微血管浸润是 RCC 患者独立预后因素。

7.集合系统受侵

集合系统受侵的患者预后不良,3 年肿瘤特异性生存率为 39%,显著低于集合系统未受侵的患者(62%)。对于 T_1 和 T_2 期 RCC 患者,集合系统受侵者的死亡风险是未侵者的 1.4 倍,中位生存时间为 46 个月。T_1 期患者集合系统受侵和未受侵者的 3 年肿瘤特异性生存率分别为 67% 和 81%,而 T_2 期 RCC 患者集合系统受侵与未受侵者的 5 年肿瘤特异性生存率分别为 33.3% 和 76.9%,对于 $\geq T_3$ 期的 RCC 患者,集合系统是否受侵与不良预后并无明显的相关性。Palapattu 等对此进行多因素分析显示,集合系统受侵常与 RCC 组织学亚型(如透明细胞癌)、肿瘤相关症状(血尿等)、高分级、高分期、肿瘤大小、有无转移等因素相关,认为集合系统受侵不是独立的预后因素。

8.患者的体能状态评分和临床表现

Karnofsky 和 ECOG 评分是最常用的评价患者行为状态的标准,多数研究认为 Karnofsky 和 ECOG 评分是 mRCC 患者独立的预后因素,评分差者预后不良。Tsui 等总结 ECOG 体能状态评分对各期肿瘤患者预后的影响,ECOG 体能状态评分差是独立的预后判定指标。ECOG 评分 0 分与 1 分的患者 5 年肿瘤特异生存率分别为 81% 和 51%。Frank 等回顾性分析 759 例各期 RCC 患者临床资料后认为 ECOG 体能状态评分差是患者的死亡危险因素之一,但不是肿瘤特异性生存的独立预后因素。

RCC 患者的临床表现与预后也有相关性,2003 年 Schips 等总结 683 例 RCC 患者的临床资料,分析肿瘤相关临床症状与预后的关系,141 例(20.8%)患者伴有肿瘤相关的临床症状,无症状与有症状 RCC 患者 5 年生存率、无疾病进展生存率、肿瘤特异性生存率分别为 82%、79%、86% 与 60%、55%、65%。有症状患者的生存率明显低于无症状患者($P=0.0001$)。2005 年 AUA 会议上 Kawata 等对比 252 例有症状与无症状肾透明细胞癌的预后,有症状(n=108)与无症状(n=144)肾透明细胞癌患者 5 年肿瘤特异生存率分别为 59.7%、93.1%。文献报道中与预后相关的临床表现还有血尿、腰部疼痛或不适、食欲缺乏、患者就诊前 6 个月内体重减轻超过 10%、恶病质、查体时可触及肿瘤等。Kim 等报道,在 250 例 pT_1 期 RCC 患者中,恶病质的发生率 14.8%,并认为恶病质是独立的不良预后因素,显著影响患者无复发生存时间和肿瘤特异性生存时间(风险比分别为 3.03 和 4.39)。

9.实验室检测指标

RCC 患者的一些实验室检测指标异常与预后也有相关性的研究报道,2006 年 AUA 大会上 Magera 等报道,在 1 122 例局限性肾透明细胞(pNX/N_0M_0)患者中术前红细胞沉降率(erythrocyte sedimentation rate,ESR)、血红蛋白、血钙、血肌酐及碱性磷酸酶异常的发生率分别为:44.8%(152/339)、38.2%(425/1113)、9.0%(79/874)、18.0%(201/1114)及 85.9%(781/909)。单因素分析显示 ESR 快、贫血、高血钙、血肌酐及碱性磷酸酶增高与局限性肾透明细胞癌患者预后的风险比分别为:3.56、2.42、1.68、1.50、0.91;多因素分析各指标异常的风险比分别为:2.04、1.68、1.44、1.19 及 0.76。也有文献报道伴有血小板增多症(血小板计数 $>400\times10^9/L$)的 RCC 患者预后不良。血小板增多可导致肿瘤侵袭力增高的级联反应,并可能与肿瘤的血管形成有关。伴有或不伴有血小板增多症的局限性 RCC 患者根治性肾切除术后肿瘤特异性生存期分别为 45.2 个月、76.6 个月;而伴有或不伴有血小板增多症的 mRCC 患者,两组患者平均生存期分别为 34 个月、18 个月。1999 年 Motzer 等总结了 670 例 mRCC 预后影响因素,提出血清乳酸脱氢酶(lactate dehydrogenase,LDH)高于正常上限 1.5 倍以上、低血红蛋白(女性 <10 g/L,男性

＜12 g/L）、血清钙＞10 mg/dL（离子校正后浓度）是 RCC 预后不良的影响因素。其他因素如 ESR＞70 mm/h、中性粒细胞计数＜$6×10^9$/L、血清清蛋白＜4 g/dL 也是预后不良因素，此外 IL-6、β-微球蛋白、C 反应蛋白、血清碱性磷酸酶浓度及血清肌酐浓度与肿瘤分期、分级有关，但不是独立的肾癌预后因素。

10.RCC 多因素评分系统

早期的多因素评估系统主要针对 mRCC 患者的疗效评价，1986 年 Maldazys 等提出的多因素评分系统包括 PS、肺转移及出现转移的时间。1988 年 Elson 等提出的多因素评分系统包括 ECOG 体能状态评分、初次确诊时间（＞1 年或≤1 年）、转移灶数量、化疗情况及体重减轻情况等。以后陆续推出了多个 RCC 预后多因素评分系统。

国内、外应用较为广泛的是 Motzer 评分系统。2002 年 Motzer 等通过对应用 IFN-α 作为一线治疗方案的 463 例 mRCC 疗效的总结，提出 Karnofsky 评分＜80 分、LDH＞正常上限 1.5 倍、低血红蛋白、血清钙＞10 mg/dL、从诊断至开始 IFN-α 治疗的时间＜1 年是 5 个预后不良因素，并根据每位患者伴有不良因素的多少将 mRCC 患者分为低危（0）、中危（1～2 个）和高危（≥3 个）三组，三组患者的中位生存期分别为 30 个月、14 个月、5 个月。Mekhail 等总结 353 例 mRCC 影响预后的因素，提出在 Motzer 4 个不良因素的基础上（LDH 增高、高钙血症、低血红蛋白、从诊断至开始 IFN-α 治疗的时间短），增加先前接受过放疗和伴有肝、肺和腹膜后淋巴结转移部位的多少（0～1 个部位、2 个部位、3 个部位）共六项作为预后不良的危险因素，将 Motzer 对 mRCC 患者评分系统修改为低危（0～1 项）、中危（2 项）和高危（≥2 项）三组。并报道依据 Motzer 评分标准低危、中危和高危 mRCC 分别占 19％、70％和 11％，患者中位生存期分别为 28.6 个月、14.6 个月和 4.5 个月。按修订后的 Motzer 评分标准低危、中危和高危 mRCC 分别占 37％、35％和 28％。患者中位生存期分别为 26.0 个月、14.4 个月和 7.3 个月。2004 年 Motzer 等将 2002 年提出的 5 个危险因素中低血红蛋白标准进行了修改，女性＜11.5 g/L，男性＜13 g/L，将 mRCC 患者危险程度分组修改为：低危（0）、中危（1 个）和高危（≥2 个）三组。

此外，还有 UISS（UCLA Integrated Staging System）、Kattan-nomogram、诺摩图（Nomogram）、Cindolo、Yaycioglu、SSIGN（stage，size，grade and necrosis）多因素评分系统，各种评分系统对预后判断有一定的差别。

（六）随诊

随诊的主要目的是检查是否有复发、转移和新生肿瘤。中华泌尿外科学会制订的《肾细胞癌诊治指南》中推荐肾癌患者的随诊应按以下原则进行。

对行 NSS 的患者术后第一次随诊应在术后 4～6 周进行，需行肾 CT 扫描，主要了解肾脏形态变化，为今后的复查做对比之用。此外需评估肾脏功能、失血后的恢复状况及有无手术并发症等。

常规随诊内容：①病史询问。②体格检查。③血常规和血生化检查：肝、肾功能及术前检查异常的血生化指标，如术前血碱性磷酸酶异常，通常需要进一步复查，因为复发或持续的碱性磷酸酶异常通常提示有远处转移或有肿瘤残留。如果有碱性磷酸酶异常增高和/或有骨转移症状如骨痛，需要进行骨扫描检查。碱性磷酸酶增高也可能是肝转移或副瘤综合征的表现。④胸部 X 线片（正、侧位）。胸部 X 线片检查发现异常的患者，建议行胸部 CT 扫描检查。⑤腹部超声波检查。腹部超声波检查发现异常的患者、NSS 及 T_3～T_4 期肾癌手术后患者需行腹部 CT 扫描检查,可每 6 个月 1 次,连续 2 年,以后视具体情况而定。

　　各期肾癌随访时限如下。①T_1～T_2:每 3～6 个月随访一次,连续 3 年,以后每年随访一次。②T_3～T_4:每 3 个月随访一次,连续 2 年,第 3 年每 6 个月随访一次,以后每年随访一次。③VHL 综合征治疗后:应每6个月进行腹部和头部 CT 扫描 1 次,每年进行一次中枢神经系统的 MRI 检查、尿儿茶酚胺测定、眼科和听力检查。

（罗照忠）

第五章　　输尿管疾病

第一节　输尿管概述

一、输尿管应用解剖

输尿管是一对扁而细长的肌性管道,位于腹膜后间隙。左右各一,起自肾盂末端(约平 L_2 上缘水平),终于膀胱。成人输尿管长 25～30 cm,两侧长度大致相等。其管径粗细不一,在 0.5～1 cm。

输尿管可分为腹段、盆段和壁内段 3 部分。腹段与盆段以骨盆上口平面为界。临床上常将其分为三段,上段从肾盂至骶髂关节上缘,中段为骶髂关节上下缘间,下段为骶髂关节下缘至膀胱入口处。

腹段输尿管位于腹膜后面,为腹膜外器官。自肾盂末端起始后其沿腰大肌前面斜向外下行走,周围有疏松结缔组织包绕,形成输尿管周围鞘。约在腰大肌中点的稍下方处,男性的输尿管经过睾丸动脉的后方,与之成锐角交叉,而女性的输尿管与卵巢血管交叉。左侧输尿管的上部位于十二指肠空肠曲的后面,左结肠血管由其前方跨过;在骨盆上口附近时,经过乙状结肠及其系膜的后方,于乙状结肠间隐窝的后壁内下降;进入骨盆腔后,经过左髂总血管(主要是髂总动脉)下端的前面。右输尿管上部在十二指肠降部的后面,沿下腔静脉右侧下降,右结肠和回肠的血管从其前方跨过;于骨盆上口附近,经过肠系膜根的下部和回肠末端的后方下降,入骨盆后经过髂外动脉的前方。

盆段输尿管长度较腹部稍短,在腹膜外结缔组织内、沿盆腔侧壁经过,首先向下后外方,经过髂内血管、腰骶干和骶髂关节的前方或前内侧,然后在脐动脉起始部、闭孔神经及闭孔血管等结构的内侧跨过,约至坐骨棘平面,转向前内方,经盆底上方的结缔组织到达膀胱底。在盆腔,男性输尿管接近膀胱时,有输精管跨过其前方,以后输尿管经精囊前方进入膀胱。女性输尿管在跨越髂血管时,行经卵巢悬韧带(内藏卵巢血管)的后内侧,输尿管进入盆腔后,行经卵巢的后方,在接近膀胱时,有子宫动脉经它的前上方与它交叉,在该处附近结扎子宫动脉时易伤及输尿管,是妇科手术时输尿管容易受损的部位。

膀胱壁内段斜穿膀胱壁,长约 1.5 cm。当膀胱充盈时,壁内段的管腔闭合,加之输尿管的蠕动,因此有阻止尿液从膀胱反流到输尿管的作用。如果壁内段过短,则可发生尿液反流。该段输尿管在儿童时期较短,因此也有尿液回流现象。

输尿管全段直径粗细不一。狭窄部位可分上、中、下 3 处:上狭窄部,在肾盂与输尿管的移行处(在 $L_{1\sim2}$ 之间);中狭窄部在骨盆上口,输尿管跨过髂血管处;下狭窄部在输尿管进入膀胱处,是输尿管的最狭细之处。输尿管的走行并非垂直下降,全长有 3 个弯曲:第一个弯曲在输尿管上端,为肾曲,位于肾盂与输尿管的移行处;第二个弯曲在骨盆上口处,为界曲,呈 S 形,由向下的方向斜转向内,过骨盆上口后再转向下方;第三个弯曲在骨盆内,输尿管壁内段与盆段的移行处,为骨盆曲,由斜向内下转向前下方,为凸向后下方的弯曲。

输尿管的血运丰富。输尿管腹段血供主要由肾动脉供给,每侧有 3~9 条,右侧稍多于左侧。输尿管盆段的血供较腹段更多,除来自髂内动脉和膀胱下动脉外,在男性还来自精索动脉及睾丸动脉,在女性则来自卵巢动脉和子宫动脉的分支。膀胱下动脉分支还分布至输尿管壁内段和膀胱三角的大部分。输尿管动脉进入管壁后,外膜下相互吻合,并穿入肌层,在黏膜下形成血管网,然后集合成静脉离开输尿管。输尿管的静脉汇入上述动脉的同名静脉后,经髂总静脉或汇入腹主静脉回流。

输尿管的淋巴管起始于黏膜下、肌肉和外膜淋巴丛,互有交通。输尿管上段淋巴液引流至肾蒂淋巴结或直接注入主动脉旁淋巴结;部分输尿管腹段及盆段淋巴液注入髂总、髂外或髂内淋巴结;壁间段淋巴液注入膀胱或腹下淋巴结。

肾丛、主动脉丛、肠系膜上丛和肠系膜下丛发出的神经纤维构成输尿管丛。这些纤维的中枢在 $T_{10\sim12}$、L_1 及 $S_{2\sim4}$。

二、输尿管组织学和生理学

光镜下,输尿管管壁结构可分为 4 层。管壁收缩时黏膜有许多纵行皱襞,使管腔横断面呈星状。黏膜表面为移行上皮,有 4~5 层细胞。基膜不明显。固有层由细密的结缔组织构成,内含胶原纤维和少量弹性纤维。上皮有时向固有层凹陷形成囊状结构,囊内充满胶样液。固有层内常见散在分布的淋巴细胞,偶有淋巴滤泡形成。输尿管肌层主要由内纵和外环两层平滑肌组成。在上 2/3 段输尿管只有内纵和外环两层,而输尿管下 1/3 段环层肌外面,还可见一纵行肌层,但三层界限并不清楚。肌层的收缩和松弛,可促使尿液送入膀胱。输尿管穿入膀胱时,环肌消失,纵肌继续穿过膀胱壁达膀胱黏膜。纵肌收缩协助管口开放。外膜为疏松结缔组织,营养血管由外膜进入输尿管。

输尿管的生理功能是传输尿液,在壁间段处与膀胱逼尿肌构成抗反流结构。输尿管的蠕动是平滑肌层电位变化引起肌肉收缩的结果。肾盂输尿管连接部是蠕动的起始点。当尿液从肾乳头汇集在肾盏内后,肾盏会出现有节律的收缩与舒张,将尿液挤入肾盂内。正常肾盂容量为 5 mL 左右。随着尿液积聚,肾盂开始扩张,接着肾盂输尿管连接部及输尿管随之充盈,肾盂输尿管呈圆锥充盈。蠕动由上向下传递,尿液被排入膀胱。

输尿管的蠕动频率为每分钟 2~10 次,每次收缩时间为 2~3 秒,有时可达 7 秒,每次松弛时间为 1~3 秒,蠕动间隔时间为 7~9 秒,蠕动速度约每秒 3 cm。输尿管蠕动的频率和幅度与尿量有关。尿量多时,输尿管蠕动的频率和幅度也较大,反之则降低。肾造瘘及逆行输尿管插管时,由于尿液通过导管流出体外,肾盂及输尿管圆锥失去尿液充盈扩张的刺激,输尿管蠕动基本停止。

（范　刚）

第二节　输尿管重复畸形

输尿管重复畸形是输尿管先天性畸形中最常见的一种。重复输尿管通常引流重复肾,偶尔引流自附加肾,故常将这种畸形称为重复肾输尿管畸形,分为完全性和非完全性两种。重复肾输尿管畸形可发生于一侧,也可双侧同时发生,左右侧无明显差异,女性多于男性。

一、病因

重复肾输尿管畸形与胚胎发育过程有关。胚胎第 4 周时,输尿管芽迅速增长,近端形成输尿管,远端进入生肾组织,并且发育成肾盂、肾盏以及集合管等。如在输尿管与生肾组织汇合前过早发出分支,则形成不完全性重复肾输尿管畸形;如中肾管多发出一输尿管芽,与正常输尿管并列走行,进入生肾组织,则形成完全性重复肾输尿管畸形。

二、临床表现

约 60％患者无明显临床症状,出现临床症状多与其并发其他尿路畸形有关。

(一)尿路感染

最常见症状。表现为膀胱刺激征、腰痛、发热等,可能和重复输尿管本身及其重复肾特别是上位肾盂易发生淤积、梗阻或反流有关,也可能由膀胱输尿管反流或输尿管间反流所致。

(二)肾积水

重复输尿管远端梗阻可导致肾输尿管严重积水,在腹部可摸到囊性肿块,此时应与肾囊肿相鉴别。

(三)排尿困难

重复肾输尿管畸形常合并输尿管口膨出,当膨出的囊肿逐渐增大,阻塞尿道内口时可出现排尿困难。

(四)漏尿

重复肾输尿管畸形常合并输尿管开口异位,当异位输尿管开口于尿道括约肌以下尿路或膀胱外可出现漏尿,表现为患者除了正常分次排尿外,内裤常潮湿,漏尿呈点滴状。

(五)腹痛

巨大肾积水或合并结石、输尿管反流等时可出现腹痛。

三、诊断

根据症状、体征及相应的影像学检查,能作出正确诊断。

(一)B 超

能够发现并发的肾积水、输尿管扩张及输尿管口膨出。

(二)排泄性尿路造影

排泄性尿路造影是确诊的主要依据。IVP 可见上肾盂为小肾盂,肾盏数目少,类似发育不全,管型或杵状,肾积水时呈囊状扩张;下肾盂特点为肾盏数目减少,约为正常的 2/3,位置偏外下方,上肾盏短宽,指向外下侧,类似凋谢花朵,肾盂位置居全肾的外下方。

(三)膀胱镜检查

如果发现膀胱内有两个以上输尿管开口,则可确诊为重复肾输尿管畸形。

四、治疗

对体检或偶尔发现的重复肾输尿管畸形,如无尿路感染、梗阻或尿失禁等症状,以及无严重肾盂及输尿管积水、尿液反流等并发症者,一般不需治疗,可定期复查泌尿系统 B 超以观察。若出现明显临床症状及肾盂输尿管严重积水、反复感染、尿液反流等,则应手术治疗。

根据肾脏功能及合并畸形情况,可采用开放或后腹腔镜下手术方式。

(一)输尿管膀胱吻合术

如上半肾功能良好,出现梗阻、反流及临床症状者,可行输尿管膀胱吻合术。

(二)输尿管肾盂吻合术

对于非完全性重复肾输尿管畸形者,如上半肾功能好,无膀胱输尿管反流并有症状时,可行输尿管肾盂吻合术。

(三)上半肾及上输尿管切除术

适用于上肾部功能丧失、上输尿管迂曲扩张、异位输尿管膨出引起尿路梗阻及感染等临床症状者。

(范 刚)

第三节 输尿管位置异常

一、下腔静脉后输尿管

下腔静脉后输尿管为胚胎期下腔静脉发育异常所致,又称为输尿管前下腔静脉。其特点是右侧输尿管绕过下腔静脉的后侧面走向中线,再从内向外沿正常途径至膀胱。本病发病率较低,临床罕见。

(一)病因

胚胎时期,有 3 对静脉与下腔静脉的发育有关,即后主静脉、下主静脉、上主静脉,形成环状。胚胎第 12 周时,后肾从盆骨上升,穿越静脉环达腰部,故此环称为肾环。肾环分为前、后两部分,输尿管从中经过。正常情况下,后主静脉萎缩,下腔静脉由肾环后部组成,因此输尿管在下腔静脉前面。如后主静脉不萎缩,肾环前面组成下腔静脉,则输尿管位于下腔静脉后,即下腔静脉后输尿管。如静脉环的腹侧不消失,则形成双下腔静脉,导致右输尿管位于双下腔静脉之间。

(二)临床表现

下腔静脉后输尿管是先天性畸形,但大部分患者都在成年后才开始出现症状。由于下腔静脉与输尿管交叉(在 $L_3 \sim L_4$ 水平)导致尿流通过障碍,引起右肾、输尿管上段积水。患者可出现腰部胀痛不适、尿路感染、血尿和结石等症状。

（三）诊断

下腔静脉后输尿管的诊断主要依靠影像学检查。

1.排泄性尿路造影

右肾功能好时，可见上段输尿管向中线移位，在 $L_{3\sim4}$ 处形成一 S 形弯曲，弯曲以上尿路扩张积水，弯曲以下输尿管正常。

2.逆行肾盂造影

可使肾盂输尿管全程显影，显示输尿管于中线 $L_{3\sim4}$ 水平呈 S 形或反 J 畸形，然后又回到脊柱外侧下行而形成镰刀状或 S 形弯曲。

3.下腔静脉造影加逆行尿路造影

如上述检查仍不能明确诊断，可在右输尿管插管同时经股静脉行下腔静脉插管，摄平片和造影片，可最直观地显示下腔静脉后输尿管及下腔静脉，从而明确诊断。因其有创性，不作为常规检查。

4.磁共振泌尿系统尿路成像

可清晰显示输尿管的走行及其与下腔静脉的关系，是较好的无创性检查。

5.多层螺旋 CT 三维尿路成像

对下腔静脉后输尿管诊断也有较高的准确率。

6.彩超

对下腔静脉后输尿管的诊断有一定的辅助作用。

腹膜后肿块也可致输尿管移位，但输尿管移位形态各异，一般不呈 S 形弯曲，且腹膜后肿块可同时压迫及刺激胃肠道，产生相应的消化道症状。CT 及 MRI 等检查可发现肿块，并可明确肿块和输尿管、周围脏器的关系。

（四）治疗

1.保守治疗

部分患者仅有轻度积水，无明显症状，可随诊观察。症状及肾积水加重时才考虑手术治疗。

2.输尿管复位术

肾盂及上 1/3 输尿管积水较明显，症状较重者应行输尿管复位术，即切断输尿管，将输尿管移至下腔静脉前，再做肾盂输尿管吻合或输尿管端端斜行吻合。吻合后均应放置输尿管支架管，1 个月后膀胱镜下拔除。术后吻合口狭窄与闭锁的发生率一般在 2% 以下，仅少数患者需要再次手术。

3.肾输尿管切除术

部分患者就诊时已经出现右肾功能完全丧失，需行右肾输尿管切除术。

4.后腹腔镜手术治疗

随着腹腔镜技术的不断发展及成熟，目前国内外不少学者开展了在后腹腔镜下输尿管复位术或肾切除术治疗该病。

二、髂动脉后输尿管

髂动脉后输尿管（retroiliac ureter）又称为输尿管前髂动脉。髂动脉后输尿管由于受位于前方的髂动脉压迫，使其产生梗阻，故梗阻多发生在 L_5 或 S_1 水平。本病罕见，常并发其他畸形，其中 10%～15% 的男性患者合并生殖器畸形。

(一)病因

迄今尚未阐明,可能和胚胎发育时髂动脉发生异常及肾脏在髂动脉后上升有关。

(二)临床表现

临床往往表现为输尿管下段梗阻及继发的上尿路梗阻症状或尿路感染症状。

(三)诊断

本病临床表现无特异性,诊断困难,主要依靠影像学检查。

尿路造影显示腹段输尿管及肾盂肾盏扩张、积水,输尿管弯曲下降,梗阻部位一般在第 5 腰椎外侧数厘米,梗阻以下输尿管管径正常。CT 及 MRI 对于该病的诊断有较高的价值。

髂动脉后输尿管应与下腔静脉后输尿管及腹膜或盆腔占位引起的输尿管移位相鉴别,下腔静脉后输尿管梗阻部位较高,位于第 3～4 腰椎水平,输尿管呈 S 形,腹膜后占位时超声、CT 及 MRI 多可发现。

(四)治疗

治疗原则及手术方法与下腔静脉后输尿管大致相同。

(范 刚)

第四节 输尿管开口异常

输尿管开口异位是指输尿管开口不在膀胱三角区两侧角。女性输尿管可异位开口于尿道、子宫、子宫阔韧带、阴道壁、处女膜、外阴等处,男性可开口于后尿道、射精管、精囊等处。个别患者可开口于直肠。此症为小儿常见的泌尿系统畸形,女性多见,且在女性中 80% 以上伴有重复肾输尿管畸形,而在男性则多为单一输尿管。

一、病因

异位输尿管口为先天性异常,在胚胎发育过程中,中肾管下段向膀胱延伸形成膀胱三角之左右底角。由于膀胱迅速发育,输尿管被牵引向上方,若输尿管没有随膀胱向上移动,则形成异位输尿管口。

二、临床表现

临床表现因开口部位不同而异,女性多表现为尿失禁,男性则多因尿路感染及上尿路梗阻症状就诊。

(一)女性患者

女性输尿管异位开口多位于膀胱颈或尿道括约肌以下的阴道壁、尿道壁或前庭部,所以多数患者既有正常的分次排尿,也有持续性滴尿,内裤或尿垫常被尿液浸湿,外阴及大腿内侧潮红,甚至出现尿疹和溃烂。通常平卧时症状轻,白天直立位时滴尿更加明显。有的患者患侧肾功能很差,仅能分泌少量尿液,夜间睡眠时尿液存储于扩大的输尿管中,可暂时没有滴尿。有的患者因输尿管口梗阻而引起上尿路梗阻症状及尿路感染。

（二）男性患者

男性患者一般无尿失禁，多表现为梗阻和尿路感染症状。若输尿管异位开口于尿道，尿液进入后尿道常有尿频、尿急等症状。异位开口于射精管时，患者多无临床症状，性生活时可出现症状。少数患者还可继发前列腺炎、精囊炎、附睾炎等。

三、诊断

有正常分次排尿的女性患者出现持续滴尿，一般应考虑输尿管异位开口；男性患者输尿管异位开口常不易诊断，但出现梗阻或感染的临床症状后较易诊断。对于输尿管开口异位患者，重要的是明确异位开口的部位及是否合并其他畸形。

（一）体格检查

对外阴部进行仔细的检查，往往可以发现从尿道口、阴道口或前庭部尿道与阴道间的小孔间断流出尿液。可向膀胱内注入亚甲蓝，若尿道、阴道等处流出的尿液为无色，说明所流出的尿液不是来自膀胱，而另有异位开口。

（二）静脉尿路造影

是重要的诊断方法，既可以了解输尿管的走行、异位输尿管口的位置及肾脏的功能，也有利于手术方法的选择。因重复肾发育不良、肾积水及功能受损等原因，一般采取大剂量延迟拍片。

（三）B超

可了解患侧肾脏的大小、位置和形态、肾皮质厚度及积水程度，特别是对于IVP不显影患者更有意义。

该病需与真性尿失禁相鉴别，后者常有神经系统病史或颅脑外伤史，无正常的分次排尿，尿路造影无肾、输尿管重复畸形，膀胱以外找不到异位的输尿管开口。难产及盆腔手术后输尿管损伤也可引起漏尿及尿失禁，根据病史及超声、IVP等检查一般较易鉴别。

四、治疗

应根据输尿管异位开口类型及其引流肾脏病变的严重程度进行综合考虑，以决定手术方法。有开放手术和后腹腔镜两种方法。

（一）肾、输尿管切除术

适用于单一输尿管开口异位并肾发育不良无功能或肾功能丧失者。对术前影像学未能定位的发育不良肾脏的切除手术，腹腔镜既能检查又能操作极具优越性。

有时肾脏发育极差，甚至仅约花生米大小，术中在腹膜后脂肪内先找到输尿管，然后沿输尿管向上剥离找到肾脏。合并交叉异位肾或融合肾时，沿输尿管向上探寻所引流的肾脏更为安全，可有效避免损伤健侧肾脏。

（二）上半肾及上输尿管切除术

适用于重复肾双输尿管、上输尿管口开口异位并上半肾发育不良无功能者。

（三）输尿管膀胱吻合术

适用于单一输尿管口异位、肾功能良好者。如果输尿管下段扩张严重，末端需做鼠尾样裁剪，便于形成黏膜下隧道，起抗反流作用。

输尿管膀胱吻合术后最常见并发症是梗阻和反流。梗阻常引起腰痛和反复感染，需做肾穿刺造瘘引流。3～6个月后经造瘘管造影证实吻合口通畅，拔除造瘘管；梗阻仍存在时，则再次行输尿管膀胱吻合术。膀胱输尿管反流可引起反复尿路感染,需口服预防剂量抗生素,3~6个月后复查排尿性膀胱造影,多数反流消失。如果感染难以控制,则保留膀胱造瘘管或导尿管,3~6个月后复查。反流消失、感染控制方能拔出造瘘管,否则需再次输尿管膀胱吻合抗反流。

(四)膀胱颈重建术

适用于双侧单一输尿管口异位、膀胱三角区及底盘未形成、膀胱颈肌肉未发育、膀胱颈宽大而无括约能力或膀胱容量小者。这类患者若行输尿管膀胱吻合术,术后易出现完全性尿失禁,应行膀胱颈重建术。有的患者需同时行用肠管膀胱扩大术。如仍不能控制排尿,可考虑做以阑尾为输出道的可控性尿路改建术。

(范 刚)

第五节 膀胱输尿管反流

正常情况下,尿液只能自输尿管进入膀胱,不能自膀胱反流进入输尿管,如某些原因影响了膀胱输尿管连接部的生理功能,导致这种瓣膜作用受损,将产生膀胱输尿管反流(VUR)。

膀胱输尿管反流在正常儿童中发病率为 $1.0\%\sim18.5\%$,而在有尿路感染的婴儿中反流的发生率高达 70%,膀胱输尿管反流也常在出生前即被诊断肾积水的患儿中发现。

一、病因

膀胱输尿管反流的原因主要是黏膜下端输尿管纵行肌纤维有缺陷,致使输尿管口外移,黏膜下输尿管缩短,从而失去抗反流的能力。输尿管口形态异常、输尿管旁憩室、输尿管开口于膀胱憩室内、异位输尿管口、膀胱功能紊乱等也可导致膀胱输尿管反流。

(一)反流的影响

1.肾小球和肾小管功能

反流对肾功能的影响与尿路不全性梗阻对肾脏的影响相似。反流时上尿路内压升高,远端肾单位首先受损,因此肾小管的损伤早于肾小球。无菌反流影响肾脏的浓缩功能,在反流消失后可改善。但损伤及肾实质后可影响肾小球的功能,并且肾小球的损伤与肾实质的损伤成正比。

2.高血压

反流可能是儿童及青壮年严重高血压的常见原因。高血压的发生与肾素有关。肾脏瘢痕越少,发生高血压的危险性越小,在肾脏已形成瘢痕时,解除反流不能降低血压。

3.肾脏不生长

Ibsen 等发现长期反流的患者肾脏不生长,反流影响肾脏生长发育的因素有与反流相关的先天性畸形、尿路感染,以及由其所造成的肾病,对侧肾功能及代偿性增生所致的并发症,以及在患肾中的反流程度。

4.肾功能降低和肾衰竭

肾衰竭不是膀胱输尿管反流的常见并发症,主要发生在双侧肾瘢痕伴高血压的患者。

(二)反流的分级

在过去曾提出了几套膀胱输尿管反流分级方案,但目前得到公众认可的为国际反流研究委员会提出的分类法,根据排尿期泌尿系统造影下输尿管及肾盏的影像学形态改变将原发性膀胱输尿管反流分为五度(图 5-1)。

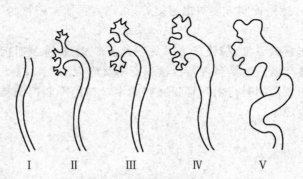

I   II   III   IV   V

图 5-1　国际膀胱输尿管反流分类

I 度:存在反流,反流达输尿管;II 度:反流至肾盂、肾盏,但无扩张;III 度:
输尿管有轻度扩张或弯曲,肾盂轻度扩张和穹隆轻度变钝;IV 度:输尿管有中
度扩张或弯曲,肾盂肾脏中度扩张,但多数肾盏仍维持乳头状形态;V 度:输尿
管有严重扩张或迂曲,肾盂肾盏严重扩张,多数肾盏失去乳头形态

二、临床表现

(一)反复尿路感染

膀胱输尿管反流的患者常有尿路感染症状,表现为尿频、尿急、尿痛,可伴发热、脓臭尿等。

(二)腰腹部疼痛

肾盂肾炎常可导致腹部不确定性疼痛,部分患者在膀胱充盈或用力排尿时感觉腰肋部胀痛。

(三)其他症状

患者可有恶心、呕吐、厌食等消化系统症状,部分患者可有生长缓慢、嗜睡、高血压等症状,少数患者出现肾功能不全相关症状。

三、诊断

患儿反复出现尿路感染,特别是合并高血压、肾功能受损时应考虑该病可能,诊断主要靠排尿期泌尿系统造影。临床常用的辅助检查如下。

(一)实验室检查

感染时,尿常规检查常显示白细胞明显增多,对于尿路感染特别是伴发高热的患者应作中段尿细菌培养及药敏试验,肾功能受损时,血肌酐和尿素氮增高,酚红试验示酚红分泌总量显著下降。

(二)超声检查

可以提示肾脏的总体大小,有无瘢痕的存在,以及对侧肾脏、输尿管的异常。彩超下可以发现尿液通过膀胱输尿管连接处呈喷水样改变。可作为怀疑有膀胱输尿管反流时的首选检查,及膀胱输尿管反流患者的复查项目。

(三)静脉尿路造影

可显示肾脏形态,可估计肾脏的功能和肾脏的生长情况,肾盏变钝和输尿管扩张可能是膀胱输尿管反流的表现。

（四）排尿期泌尿系统造影

在荧光屏监视下的排尿期尿道、膀胱及输尿管造影，可确定诊断及反流分级。

（五）膀胱镜检查

在诊断反流中的作用有限，主要用于了解输尿管口的形态、位置、膀胱黏膜下输尿管的长度、输尿管口旁憩室、输尿管口是否开口于膀胱憩室内或异位输尿管口等。

本病尚需和可引起上尿路积水的输尿管肿瘤、输尿管狭窄、输尿管结石等疾病相鉴别，但这些病各有自己的特殊的临床表现或影像学表现或细胞学表现，应能和输尿管反流相鉴别。

四、治疗

根据反流程度，尿路感染是否易于控制以及患者年龄来决定行保守治疗还是手术治疗。

（一）保守治疗

原发性反流的儿童有较大可能自愈而不需手术，对于尿路造影示上尿路正常和膀胱镜检查示膀胱输尿管交界基本正常，膀胱造影剂显示有暂时或仅在高压时反流的患者，可行保守治疗。

保守治疗宜根据尿培养结果选用抗菌谱广、尿内浓度高、肾毒性小，对体内正常菌群影响小的抗菌药，感染控制后，使用最小剂量以预防感染。可多次及定时排尿，减少膀胱内尿量，可使反流至输尿管和肾盂的尿液减少，排尿时肾盂内压力减轻。对于女婴如有明显上尿路扩张可留置导尿管，目的是使扩张的输尿管、肾盂缩小，保护肾功能。

每个月 1 次尿常规检查后，3 个月 1 次尿细菌培养检查，如保持阴性则是预后良好的指征，可每 4～6 个月行膀胱造影检查 1 次。

（二）手术治疗

常用的为输尿管膀胱成形术，手术指征为：①反流程度达到Ⅳ度以上者；②Ⅲ度以上的反流经一段时间非手术治疗无效，程度加重者；③反流与输尿管膀胱连接处畸形有关，如输尿管呈洞穴状、输尿管旁囊性病变（Hutch 憩室）、输尿管开口于膀胱憩室内；④经长期药物治疗而感染不能控制者，或无法坚持保守治疗者。抗膀胱反流手术可经膀胱内或膀胱外，术前应常规做尿培养及药物敏感试验，并使用有效抗生素 1～2 周。

其他手术：①单侧反流且同侧肾已严重损害，对侧肾脏正常时可行肾切除；②重复肾半肾已无功能者，可行半肾及输尿管切除；③单侧反流时可将反流的输尿管下端与正常侧输尿管吻合。

（范　刚）

第六节　输尿管膨出

一、概述

输尿管膨出是指膀胱黏膜下输尿管末端的囊性扩张，亦称输尿管囊肿。本病多与重复肾、双输尿管异常并发，且常发生于上肾段的输尿管末端。多见于女性、小孩。输尿管膨出分单纯型（原位型）和异位型两种。

二、临床表现

(一)症状

(1)尿路感染症状:患侧输尿管梗阻和尿道梗阻,易引起尿路感染,出现尿频、脓尿、血尿、发热等。

(2)排尿困难:输尿管膨出阻塞尿道内口或经膀胱颈脱出至尿道口外,均可导致排尿困难。可以出现排尿费力或哭闹,尿流中断,尿线细或尿滴沥状态等。

(3)尿失禁:并发膀胱颈松弛或输尿管口异位而出现尿失禁。

(4)尿毒症:长时间尿路梗阻,反复尿路感染可导致尿毒症。

(二)体征

(1)腹部肿块:膀胱膨胀于耻骨上区可触到肿物并伴有压痛。肾盂积水患者于患侧上腹可触到肿块。

(2)尿道口肿物:输尿管膨出自尿道脱出,可见尿道口有红色球形肿物,表面有细小血管,需与尿道黏膜脱垂鉴别。

三、诊断要点

(一)超声诊断

超声诊断可提示肾输尿管变化,重复畸形或肾盂积水和输尿管扩张等。在膀胱基底部可见单侧或双侧囊肿回声,壁薄而光滑,囊肿与扩张的输尿管相通。

(二)IVU

IVU 可见重复肾双输尿管和肾积水输尿管扩张影像,于膀胱三角区可见显影较淡的圆形充盈缺损。排尿后摄膀胱片可见造影剂滞留于囊肿内。

(三)膀胱镜检查

膀胱镜检查可见在输尿管口部位有囊性肿物并可见蠕动,囊肿内下方可见小的输尿管开口。膀胱镜检查时膀胱充水切勿过多,膀胱过度膨胀,囊肿被压平而不能显示。

(四)逆行膀胱造影

逆行膀胱造影膀胱内单侧或双侧可见圆形或椭圆形边界光滑之充盈缺损。

(五)CT

CT 显示在膀胱内输尿管口处隆起,膨出边缘光滑,密度均匀,CT 值近似水,增强扫描,膨出部位有造影剂进入。

四、治疗原则与方案

输尿管膨出的治疗原则是解除梗阻,防止反流,消除并发症。根据肾功能损害程度、囊肿大小、膀胱有无异常,决定治疗方案。

常用治疗方法有以下几种。

(一)经尿道输尿管膨出切开术

膨出体积不大,相应的肾功能正常或轻度肾积水者,可行经尿道电切术,在膨出基底部做横行切开,达到尿流通畅并保留有活瓣状作用的前壁,以防止尿液反流。

（二）输尿管膨出切除、三角区重建术

该术适用于单集合系统的输尿管膨出,输尿管扩张不严重者。手术要经膀胱切除输尿管膨出部,修补膀胱裂孔,重建抗反流的输尿管膀胱连接部。

（三）输尿管膨出切除、输尿管膀胱吻合术

该术适用于输尿管膨出较大伴有输尿管明显扩张,需形成较长的黏膜下隧道或需做输尿管剪裁者。手术要经膀胱切除输尿管膨出部,修补膀胱缺损,在其内侧做隧道式输尿管膀胱吻合术。

（四）上段肾及输尿管全部切除术

该术适用于重复肾双输尿管合并上段肾的输尿管膨出,并有严重输尿管肾积水及肾萎缩而肾功能损害严重,余肾功能良好者。

（范　　刚）

第七节　输尿管损伤

一、病因

输尿管是位于腹膜后间隙的细长管状器官,位置较深,有一定的活动范围,一般不易受外力损伤。输尿管损伤多为医源性。

（一）外伤损伤

1.开放性损伤

外界暴力所致输尿管损伤率约为 4%,主要是由刀伤、枪伤、刃器刺割伤引起。损伤不仅可以直接造成输尿管的穿孔、割裂或切断,而且继发感染,导致输尿管狭窄或漏尿。

2.闭合性损伤

闭合性损伤多发生于车祸、高处坠落及极度减速事件中,损伤常造成胸腰椎错位、腰部骨折等。损伤机制有两方面:一方面由于腰椎的过度侧弯或伸展直接造成输尿管的撕脱或断裂;另一方面由于肾脏有一定的活动余地,可以向上移位,而相对固定的输尿管则被强制牵拉,造成输尿管的断裂,最常见的就是肾盂输尿管连接处断裂。

（二）手术损伤

医源性损伤是输尿管损伤最常见的原因,常见于外科、妇产科的腹膜后手术或盆腔手术,如子宫切除术、卵巢切除术、剖宫产、髂血管手术、结肠或直肠的肿瘤切除术等。临床上尤以子宫切除术和直肠癌根治术损伤输尿管最为常见。

（三）器械损伤

随着腔内泌尿外科的发展及输尿管镜技术的不断进步,输尿管镜引起输尿管损伤率也由 7% 下降至 1%～5%。

1.输尿管插管损伤

在逆行肾盂造影、PCNL 术前准备、留置肾盂尿标本等检查或操作时需行输尿管插管,若输尿管导管选择不当、操作不熟练会引起输尿管损伤,尤其是在狭窄段和交界段。轻者黏膜充血水肿,重者撕裂穿孔。

2.输尿管镜检查损伤

输尿管扭曲成角或连接、交界处处于弯曲时,行硬性输尿管镜检查,如果操作不当或输尿管镜型号选择不当,就会损伤输尿管,形成假道或穿孔,甚至输尿管完全断裂。

3.输尿管碎石损伤

无论是选择取石钳、套石篮还是输尿管镜下钬激光碎石,较大的结石长期嵌顿刺激,结石周围黏膜水肿,甚至形成息肉,对于这种情况如果强制通过输尿管镜或导丝可能损伤输尿管。

4.其他碎石损伤

腔镜下使用激光或体外冲击波碎石治疗输尿管结石,可能会发生不同程度的管壁损伤。

(四)放疗损伤

宫颈癌、前列腺癌等放疗后,输尿管管壁易水肿、出血、坏死,进而形成纤维瘢痕或尿瘘。

二、临床表现

输尿管损伤的临床表现复杂多样,有可能出现较晚,也有可能不典型或者被其他脏器损伤所掩盖。常见的临床表现如下。

(一)尿外渗

开放性手术所致输尿管穿孔、断裂,或其他原因引起输尿管全层坏死、断离者,都会有尿液从伤口中流出。尿液流入腹腔会引起腹膜炎,出现腹膜刺激征;流入后腹膜,则引起腹部、腰部或直肠周围肿胀、疼痛,甚至形成积液或尿性囊肿。

(二)血尿

血尿在部分输尿管损伤中会出现,可表现为镜下或肉眼血尿,具体情况要视输尿管损伤类型而定。输尿管完全离断时,可以表现为无血尿。

(三)尿瘘

溢尿的瘘口1周左右就会形成瘘管。瘘管形成后常难以完全愈合,尿液不断流出,常见的尿瘘有输尿管皮肤瘘、输尿管腹膜瘘和输尿管阴道瘘等。

(四)感染症状

输尿管损伤后,自身炎症反应、尿外渗及尿液聚集等很快引起机体炎症反应,轻者局部疼痛、发热、脓肿形成,重者发生败血症或休克。

(五)无尿

如果双侧输尿管完全断裂或被误扎,伤后或术后就会导致无尿,但也要与严重外伤后所致休克、急性肾衰竭引起的无尿相鉴别。

(六)梗阻症状

放射性或腔内器械操作等所致输尿管损伤,由于长期炎症、水肿、粘连等,晚期会出现受损段输尿管狭窄甚至完全闭合,进而引起患侧上尿路梗阻,表现为输尿管扩张、肾积水、腰痛、肾衰竭等。

(七)合并伤表现

表现为受损器官的相应症状,严重外伤者会有休克表现。

三、诊断

(一)病史

外伤、腹盆腔手术及腔内泌尿外科器械操作后,如果出现伤口内流出尿液或一侧持续性腹痛、腹胀等症状时,均应警惕输尿管损伤的可能性。

(二)辅助检查

1.静脉尿路造影

部分输尿管损伤可以通过静脉尿路造影显示。

(1)输尿管误扎:误扎的输尿管可能完全梗阻或者通过率极低,因而造影剂排泄障碍,出现输尿管不显影或造影剂排泄受阻。

(2)输尿管扭曲:输尿管可以表现为单纯弯曲,也可以表现为弯曲处合并狭窄引起完全或不完全梗阻。前者造影剂可以显示扭曲部位,后者表现为病变上方输尿管扩张,造影剂排泄受阻。

(3)输尿管穿孔、撕脱、完全断裂:表现为造影剂外渗。

2.逆行肾盂造影

在受损段输尿管插管比较困难,通过受阻。造影剂无法显示,自破裂处流入周围组织。该检查可以明确损伤部位,了解有无尿外渗及外渗范围,需要时可以直接留置导管引流尿液。

3.膀胱镜检查

膀胱镜不仅可以直视下了解输尿管开口损伤情况,观察有无水肿、黏膜充血,而且可以观察输尿管口有无喷尿或喷血尿,判断中上段输尿管损伤、梗阻的情况。

4.CT 检查

CT 检查可以良好显示输尿管的梗阻、尿外渗范围、尿瘘及肾积水等,尤其配合增强影像可以进一步提高诊断准确率。

5.B 超检查

B 超检查简易方便,可以初步了解患侧肾脏、输尿管梗阻情况,同时发现尿外渗。

6.放射性核素肾图

对了解患侧肾功能及病变段以上尿路梗阻情况有帮助。

(三)术中辨别

手术中,如果高度怀疑输尿管损伤时,可以应用亚甲蓝注射来定位诊断。方法是将 $1\sim2$ mL 亚甲蓝从肾盂注入,仔细观察输尿管外是否有蓝色液体出现。注射时不宜太多太快,因为过多亚甲蓝可以直接溢出或污染周围组织,影响判断。

四、治疗

输尿管损伤的处理既要考虑输尿管损伤的部位、程度、时间及肾脏膀胱情况,又要考虑患者的全身情况,了解有无严重合并伤及休克。

(一)急诊处理

(1)首先抗休克治疗,积极处理引起输尿管损伤的病因。

(2)术中发现的新鲜无感染输尿管伤口,应一期修复。

(3)如果输尿管损伤 24 小时以上,组织发生水肿或伤口有污染,一期修复困难时,可以先行肾脏造瘘术,引流外渗尿液,避免继发感染,待情况好转后再修复输尿管。

(二)手术治疗

1.输尿管支架置放术

对于输尿管小穿孔、部分断裂或误扎松解者,可放置双 J 管或输尿管导管,保留 2 周以上,一般能愈合。

2.肾造瘘术

对于输尿管损伤所致完全梗阻不能解除时,可以肾脏造瘘引流尿液,待情况好转后再修复输尿管。

3.输尿管成形术

对于完全断裂、坏死、缺损的输尿管损伤者,或保守治疗失败者,应尽早手术修复损伤的输尿管,恢复尿液引流通畅,保护肾功能。同时,彻底引流外渗尿液,防止感染或形成尿液囊肿。手术中可以通过向肾盂注射亚甲蓝,观察术野蓝色液体流出,来寻找断裂的输尿管口。输尿管吻合时需要仔细分离输尿管并尽可能多保留其外膜,以保证营养与存活。

(1)输尿管-肾盂吻合术:上段近肾盂处输尿管或肾盂输尿管连接处撕脱断裂者可以行输尿管-肾盂吻合术,但要保证无张力。若吻合处狭窄明显时,可以留置双J管做支架,2周后取出。近年来,腹腔镜下输尿管-肾盂吻合术取得了成功,将是一个新的治疗方式。

(2)输尿管-输尿管吻合术:若输尿管损伤范围在 2 cm 以内,则可以行输尿管端端吻合术。输尿管一定要游离充分,保证无张力的吻合。双J管留置2周。

(3)输尿管-膀胱吻合术:输尿管下段的损伤,如果损伤长度在 3 cm 之内,尽量选择输尿管-膀胱吻合术。该手术并发症少,但要保证无张力及抗反流。双J管留置时间依具体情况而定。

(4)交叉输尿管-输尿管端侧吻合术:如果一侧输尿管中端或下端损伤超过1/2,端端吻合张力过大或长度不足时,可以将损伤侧输尿管游离,跨越脊柱后与对侧输尿管行端侧吻合术。尽管该手术成功率高,但也有学者认为不适合泌尿系统肿瘤和结石的患者,以免累及对侧正常输尿管,提倡输尿管替代术或自体肾脏移植术。

(5)输尿管替代术:如果输尿管损伤较长,一侧或双侧病变较重,无法或不适宜行上述各种术式时,可以选择输尿管替代术。常见的替代物为回肠,也有报道应用阑尾替代输尿管取得手术成功者。近年来,组织工程学材料的不断研制与使用,极大地方便并降低了该手术的难度。

4.放疗性输尿管损伤

长期放疗往往会使输尿管形成狭窄性瘢痕,输尿管周围也会纤维化或硬化,且范围较大,一般手术修补输尿管困难,且患者身体情况较差时,宜尽早行尿流改道术。

5.自体肾脏移植术

当输尿管广泛损伤,长度明显不足以完成以上手术时,可以将肾脏移植到髂窝中,以缩短距离。手术要将肾脏缝在腰肌上,注意保护输尿管营养血管及外膜。不过需要注意的是,有8%的自体移植肾者术后出现移植肾无功能。

6.肾脏切除术

损伤侧输尿管所致肾脏严重积水或感染,肾功能严重受损或肾脏萎缩者,如对侧肾脏正常,则可施行肾脏切除术。另外,内脏严重损伤且累及肾脏无法修复者,或长期输尿管瘘存在无法重建者,也可以行肾脏切除术。

(范　刚)

第八节 输尿管结石

输尿管结石是泌尿系统结石中的常见疾病,发病年龄多为 20~40 岁,男性略高于女性。其发病率约占上尿路结石的 65%。其中 90% 以上是继发性结石,即结石在肾内形成后降入输尿管。原发于输尿管的结石较少见,通常合并输尿管梗阻、憩室等其他病变。所以输尿管结石的病因与肾结石基本相同。从形态上看,由于输尿管的塑形作用,结石进入输尿管后常形成圆柱形或枣核形,亦可由于较多结石排入,形成结石串俗称"石街"。

解剖学上输尿管的 3 个狭窄部将其分为上、中、下 3 段:①肾盂输尿管连接部。②输尿管与髂血管交叉处。③输尿管的膀胱壁内段,此 3 处狭窄部常为结石停留的部位。除此之外,输尿管与男性输精管或女性子宫阔韧带底部交叉处,以及输尿管与膀胱外侧缘交界处管径较狭窄,也容易造成结石停留或嵌顿。过去的观点认为,下段输尿管结石的发病率最高,上段次之,中段最少。但最新的临床研究发现,结石最易停留或嵌顿的部位是输尿管的上段,约占全部输尿管结石的58%,其中又以第 3 腰椎水平最多见;而下段输尿管结石仅占 33%。在肾盂及肾盂输尿管连接部起搏细胞的影响下,输尿管有节奏的蠕动,推动尿流注入膀胱。因此,在结石下端无梗阻的情况下,直径≤0.4 cm 的结石约有 90% 可自行降至膀胱随尿流排出,其他情况则多需要进行医疗干预。

一、症状

(一)疼痛

1.中、上段输尿管结石

当结石停留在 1 个特定区域而无移动时,常引起输尿管完全或不完全性的梗阻,尿液排出延迟引起肾脏积水,可出现腰部胀痛、压痛及叩痛。随着肾脏"安全阀"开放引起尿液静脉、淋巴管或肾周反流,肾内压力降低,疼痛可减轻,甚至完全消失。而当结石随输尿管蠕动和尿流影响,发生移动时,则表现为典型的输尿管绞痛。上段输尿管结石一般表现为腰区或胁腹部突发锐利的疼痛,并可放射到相应的皮肤区及脊神经支配区,如可向同侧下腹部、阴囊或大阴唇放射。值得注意的是,腰背部皮肤的带状疱疹经常以单侧腰胁部的疼痛出现,在疱疹出现前几乎无法确诊,因此常与肾脏或输尿管上段的结石相混淆,需要仔细询问病史以排除可能性。中段的输尿管结石表现为中、下腹部的剧烈疼痛。这种患者常以急腹症就诊,因此常需与腹部其他急症相鉴别。例如,右侧需考虑急性阑尾炎,胃、十二指肠溃疡穿孔;左侧需考虑急性肠憩室炎、肠梗阻、肠扭转等疾病。在女性还需要注意排除异位妊娠导致输卵管破裂、卵巢扭转、卵巢破裂等疾病,以免造成误诊。

2.下段输尿管结石

下段输尿管结石引起疼痛位于下腹部,并向同侧腹股沟放射。当结石位于输尿管膀胱连接处时,由于膀胱三角区的部分层次由双侧输尿管融合延续而来,因此可表现为耻骨上区的绞痛,伴有尿频、尿急、尿痛等膀胱刺激征,排尿困难。在男性还可放射至阴茎头。牵涉痛产生于髂腹股沟神经和生殖股神经的生殖支神经。因此在排除泌尿系统感染等疾病后,男性患者需要与睾丸扭转或睾丸炎相鉴别。在女性则需要与卵巢疾病相鉴别。

(二)血尿

约 90％的患者可出现血尿,而其中 10％为肉眼血尿,还有一部分患者由于输尿管完全梗阻而无血尿。输尿管结石产生血尿的原因为,结石进入输尿管引起输尿管黏膜受损出血或引起感染。因此一般认为,先出现输尿管绞痛而后出现血尿的患者应首先考虑输尿管结石;而当先出现大量肉眼血尿,排出条索状或蚯蚓状血块,再表现为输尿管绞痛的患者则可能是由于梗阻上端来源的大量血液排入输尿管后未及时排出,凝固形成血块引起绞痛,因此需要首先排除肾脏出血性疾病,如肾盂恶性肿瘤或者肾小球肾炎等肾脏内科疾病。

(三)感染与发热

输尿管结石可引起梗阻导致继发感染引起发热,其热型以弛张热、间歇热或不规则发热为主。严重时还可引起中毒性休克症状,出现心动过速、低血压、意识障碍等症状。产脲酶的细菌感染(如变形杆菌、铜绿假单胞菌、枯草杆菌、产气肠杆菌等)还可形成感染性结石进一步加重梗阻。尽管抗生素治疗有时可以控制症状,但许多情况下,在解除梗阻以前,患者的发热不能得到有效的改善。

(四)恶心、呕吐

输尿管与胃肠有共同的神经支配,因此输尿管结石引起的绞痛常引起剧烈的胃肠症状,表现出恶心、呕吐等症状。这一方面为其诊断提供了重要的线索,但更多情况下往往易与胃肠或胆囊疾病相混淆,造成误诊。当与血尿等症状同时出现时,有助于鉴别。

(五)排石

部分患者以排尿过程中发现结石为主诉就诊,其中有部分患者已确诊患有结石,行碎石治疗后,结石排出;还有部分患者既往无结石病史。排石的表现不一,从肉眼可见的结石颗粒到浑浊的尿液,常与治疗方式及结石的成分有关。

(六)其他

肾脏移植术后输尿管结石的患者,由于移植物在手术过程中神经、组织受到损伤,发生结石后一般无明显症状,多在移植术后随访过程中通过超声波探查发现。妊娠后子宫增大,压迫输尿管,导致尿液排出受阻可并发结石,其发病率＜0.1％,其中又以妊娠中、晚期合并泌尿系统结石较多见。临床表现主要有腰腹部疼痛、恶心呕吐、膀胱刺激征、肉眼血尿和发热等,与非妊娠期症状相似,且多以急腹症就诊,但需要与妇产科急症相鉴别。尽管输尿管结石的患者多由于上述主诉而就医,但不可忽视少数患者可无任何临床症状,仅在体检或者治疗结石后随访中发现输尿管结石。

二、体征

输尿管绞痛的患者,表情痛苦,卧位、辗转反复变换体位。输尿管上段结石常可表现为肾区、胁腹部的压痛和叩击痛。输尿管走行区域可有深压痛,但除非伴有尿液外渗,否则无腹膜刺激征,可与腹膜腔内的脏器穿孔、感染相鉴别。有时经直肠指诊可触及输尿管末端的结石,是较方便的鉴别手段。

三、诊断

与肾结石一样,完整的输尿管结石诊断应包括:①结石自身的诊断,包括结石部位、体积、数目、形状、成分等。②结石并发症的诊断,包括感染、梗阻的程度、肾功能损害等。③结石病因的评价。对通过病史、症状和体检后发现,具有泌尿系统结石或者排石病史,出现肉眼或镜下血尿和/或运动后输尿管绞痛的患者,应进入下述诊断过程。

(一)实验室检查

1.尿液检查

尿液常规检查可见镜下血尿,运动后血尿加重具有一定意义。伴感染时有脓尿。结晶尿多在肾绞痛时出现。尿液 pH 可为分析结石成分提供初步依据。尿液培养可指导尿路感染抗生素的使用。

2.血液常规检查

剧烈的输尿管绞痛可导致交感神经高度兴奋,机体发生应激反应,出现血白细胞计数升高;当其升到 $13×10^9/L$ 以上则提示存在尿路感染。血电解质、尿素和肌酐水平是评价总肾功能的重要指标,当由于输尿管梗阻导致肾脏积水、肾功能损害时,常需要结合上述指标指导制订诊疗方案。

(二)影像学检查

影像学检查是确诊结石的主要方法。目的在于明确结石的位置、数目、大小、可能的成分、可能的原因、肾功能、是否合并肾积水、是否合并感染、是否合并尿路畸形、既往治疗情况等。所有具有泌尿系统结石临床症状的患者都应该行影像学检查,其结果对于结石的进一步检查和治疗具有重要的参考价值。

1.B 超

超声波检查是一种简便、无创伤的检查,是使用最广泛的输尿管结石的筛查手段。它可以发现 2 mm 以上非 X 线透光结石即通常所称"阳性"结石及 X 线透光结石即"阴性"结石。超声波检查还可以了解结石以上尿路的扩张程度,间接了解肾皮质、实质厚度和集合系统的情况。超声波检查能同时观察膀胱和前列腺,寻找结石形成的诱因和并发症。但输尿管壁薄,缺乏 1 个良好的"声窗"衬托结石的背景,因此输尿管结石检出率低于肾结石。不过一旦输尿管结石引起上尿路积水,则可沿积水扩张的输尿管下行,扫查到输尿管上段的结石或提示梗阻的部位。由于受肠道及内容物的影响,超声波检查诊断输尿管中段结石较困难。而采用充盈尿液的膀胱作为"声窗",则能发现输尿管末端的结石。此外,经直肠超声波检查(TRUS)也能发现输尿管末端的结石。尽管超声波检查存在一定的缺陷,但其仍是泌尿系统结石的常规检查方法,尤其是在肾绞痛时可作为首选方法。

2.尿路平片(KUB 平片)

尿路平片可以发现 90% 左右非 X 线透光结石,能够大致地确定结石的位置、形态、大小和数量,并且通过结石影的明暗初步提示结石的化学性质。因此,可以作为结石检查的常规方法。在尿路平片上,不同成分的结石显影程度依次为:草酸钙、磷酸钙和磷酸铵镁、胱氨酸、含尿酸盐结石。单纯性尿酸结石和黄嘌呤结石能够透过 X 线,胱氨酸结石的密度低,后者在尿路平片上的显影比较淡。最近还有研究者采用双重 X 线吸光度法检测结石矿物质含量(stone mineral content,SMC)和密度(stone mineral density,SMD)。并在依据两者数值评估结石脆性的基础上,为碎石方法的选择提供重要依据。他们认为当结石 SMC>1.27 gm 时,应采用 PCNL 或 URSL 等方法,而不宜选择 ESWL。

与肾或膀胱结石相比,输尿管结石一般体积较小,同时输尿管的走形区域有脊椎横突及骨盆组织重叠,因此即使质量优良的 KUB 平片,尽管沿输尿管走行区域仔细寻找可能增加结石检出的概率,但仍有约 50% 急诊拍片的结石患者无法明确诊断。腹部侧位片有助于胆囊结石与输尿管结石的鉴别,前者结石影多位于脊柱的前侧;后者多位于脊柱的前缘之后。钙化的淋巴结、静脉石、骨岛等也可能被误认为结石,需仔细鉴别。可插入输尿管导管拍摄双曝光平片,如钙化影移动的距离和导管完全一致,则表明阴影在导管的同一平面。另外,由于输尿管的走行不完全位于 1 个冠状平面,因此 KUB 片上结石影存在不同的放大倍数,输尿管中段放大率最大,下段最小。因此,中段结石下移,结石影会缩小,此时不应认为结石溶解。

3.静脉尿路造影(IVU)

静脉尿路造影应该在尿路平片的基础上进行,其价值在于了解尿路的解剖,发现有无尿路的发育异常,如输尿管狭窄、输尿管瓣膜、输尿管膨出等。确定结石在尿路的位置,发现尿路平片上不能显示的X线透光结石,鉴别 KUB 平片上可疑的钙化灶。此外,还可以初步了解分侧肾脏的功能,确定肾积水程度。在一侧肾脏功能严重受损或者使用普通剂量造影剂而肾脏不显影的情况下,采用加大造影剂剂量或者延迟拍片的方法往往可以达到肾脏显影的目的。在肾绞痛发作时,由于急性尿路梗阻往往会导致肾脏排泄功能减退,尿路不显影或显影不良,进而轻易诊断为无肾功能。因此建议在肾绞痛发生 2 周后,梗阻导致的肾功能减退逐渐恢复时,再行 IVU 检查。

IVU 的禁忌证主要包括:①对碘剂过敏、总肾功能严重受损、妊娠早期(3 个月内)、全身状况衰竭者为 IVU 绝对禁忌证。②肝脏功能不全、心脏功能不全,活动性肺结核、甲状腺功能亢进症、有哮喘史及其他药物过敏史者慎用。③总肾功能中度受损者、糖尿病、多发性骨髓瘤的患者肾功能不全时避免使用。如必须使用,应充分水化减少肾脏功能损害。

4.CT 扫描

随着 CT 技术的发展,越来越多复杂的泌尿系统结石需要做 CT 扫描以明确诊断。CT 扫描不受结石成分、肾功能和呼吸运动的影响,而且螺旋 CT 还能够同时对所获取的图像进行二维及三维重建,获得矢状或冠状位成像,因此,能够检出其他常规影像学检查中容易遗漏的微小结石(如 0.5 mm 的微结石)。关于 CT 扫描的厚度,有研究者认为,采用 3 mm 厚度扫描可能更易发现常规 5 mm 扫描容易遗漏的微小的无伴随症状的结石,因而推荐这一标准。而通过 CT 扫描后重建得到的冠状位图像能更好地显示结石的大小,为结石的治疗提供更为充分的依据,但这也将增加患者的额外费用。CT 诊断结石的敏感性比尿路平片及静脉尿路造影高,尤其适用于急性肾绞痛患者的确诊,可以作为 B 超、X 线检查的重要补充。CT 片下,输尿管结石表现为结石高密度影及其周围水肿的输尿管壁形成的"框边"现象。近期研究发现,双侧肾脏 CT 值相差5.0 Hu 以上,CT 值较低一侧常伴随输尿管结石导致的梗阻。另外,结石的成分及脆性可以通过不同的 CT 值(Hu 单位)改变进行初步的评估,从而对治疗方法的选择提供参考。对于碘过敏或者存在其他 IVU 禁忌证的患者,增强 CT 能够显示肾脏积水的程度和肾实质的厚度,从而反映肾功能的改变情况。有的研究认为,增强 CT 扫描在评价总肾和分肾功能上,甚至可以替代放射性核素肾脏扫描。

5.逆行(RP)或经皮肾穿刺造影

逆行(RP)或经皮肾穿刺造影属于有创性的检查方法,不作为常规检查手段,仅在静脉尿路造影不显影或显影不良及怀疑是X线透光结石、需要做进一步的鉴别诊断时应用。逆行性尿路造影的适应证包括:①碘过敏无法施行 IVU。②IVU 检查显影效果不佳,影响结石诊断。③怀疑结石远端梗阻。④需经输尿管导管注入空气作为对比剂,通过提高影像反差显示 X 线透光结石。

6.磁共振水成像(MRU)

磁共振对尿路结石的诊断效果极差,因而一般不用于结石的检查。但是,磁共振水成像(MRU)能够了解上尿路梗阻的情况,而且不需要造影剂即可获得与静脉尿路造影同样的效果,不受肾功能改变的影响。因此,对于不适合做静脉尿路造影的患者(如碘造影剂过敏、严重肾功能损害、儿童和妊娠妇女等)可考虑采用。

7.放射性核素显像

放射性核素检查不能直接显示泌尿系统结石,但是,它可以显示泌尿系统的形态,提供肾脏血流灌注、肾功能及尿路梗阻情况等信息,因此对手术方案的选择及手术疗效的评价具有一定价值。此外,肾动态显影还可以用于评估体外冲击波碎石对肾功能的影响情况。

8.膀胱镜、输尿管镜检查

输尿管结石一般不需要进行膀胱镜检查,其适应证如下:①需要行 IVU 或输尿管插管拍双曝光片。②需要了解碎石后结石是否排入膀胱。

四、保守治疗

(一)药物治疗

临床上多数尿路结石需要通过微创的治疗方法将结石粉碎并排出体外,少数比较小的尿路结石可以选择药物排石。排石治疗的适应证包括:①结石直径<0.6 cm。②结石表面光滑。③结石以下无尿路梗阻。④结石未引起尿路完全梗阻,局部停留少于 2 周。⑤特殊成分(尿酸结石和胱氨酸结石)推荐采用排石疗法。⑥经皮肾镜、输尿管镜碎石及 ESWL 术后的辅助治疗。

排石方法主要包括:①每天饮水 2 000~3 000 mL,保持昼夜均匀。②双氯芬酸钠栓剂肛塞。双氯芬酸钠能够减轻输尿管水肿,减少疼痛发作风险,促进结石排出,推荐应用于输尿管结石,但对于有哮喘及肝肾功能严重损害的患者应禁用或慎用。③口服 α-受体阻滞剂(如坦索罗辛)或钙通道阻滞剂。坦索罗辛是一种高选择性 α-肾上腺素能受体阻滞剂,使输尿管下段平滑肌松弛,尤其可促进输尿管下段结石的排出。此外,越来越多的研究表明口服 α-受体阻滞剂作为其他碎石术后的辅助治疗,有利于结石碎片,特别是位于输尿管下段的结石排出。④中医中药,治疗以清热利湿,通淋排石为主,佐以理气活血、软坚散结。常用的成药有尿石通等;常用的方剂如八正散、三金排石汤和四逆散等。针灸疗法无循证医学的证据,可以作为辅助疗法。包括体针、电针、穴位注射等。常用穴位有肾俞、中脘、京门、三阴交和足三里等。⑤适度运动,根据结石部位的不同选择体位排石。

(二)溶石治疗

近年来,我国在溶石治疗方面处于领先地位。其主要应用于纯尿酸结石和胱氨酸结石。尿酸结石:口服别嘌醇,根据血、尿的尿酸值调整药量;口服枸橼酸氢钾钠或 $NaHCO_3$ 片,以碱化尿液维持尿液 pH 在6.5~6.8。胱氨酸结石:口服枸橼酸氢钾钠或 $NaHCO_3$ 片,以碱化尿液,维持尿液 pH 在 7.0 以上。治疗无效者,应用青霉胺,但应注意药物不良反应。

五、输尿管镜

自 20 世纪 80 年代输尿管镜应用于临床以来,输尿管结石的治疗发生了根本性的变化。新型小口径硬性、半硬性和软性输尿管镜的应用,与新型碎石设备如超声碎石、液电碎石、气压弹道碎石和激光碎石的广泛结合，以及输尿管镜直视下套石篮取石等方法的应用，极大地提高了输尿管结石微创治疗的成功率。

（一）适应证及禁忌证

输尿管镜取石术的适应证包括：①输尿管中、下段结石。②ESWL失败后的输尿管上段结石。③ESWL术后产生的"石街"。④结石并发可疑的尿路上皮肿瘤。⑤X线透光的输尿管结石。⑥停留时间超过2周的嵌顿性结石。

禁忌证：①不能控制的全身出血性疾病。②严重的心肺功能不全，手术耐受差。③未控制的泌尿道感染。④腔内手术后仍无法解决的严重尿道狭窄。⑤严重髋关节畸形，摆放截石位困难。

（二）操作方法

1.输尿管镜的选择

输尿管镜下取石或碎石方法的选择，应根据结石的部位、大小、成分、合并感染情况、可供使用的仪器设备、泌尿外科医师的技术水平和临床经验，以及患者本身的情况和意愿等综合考虑。目前使用的输尿管镜有硬性、半硬性和软性3类。硬性和半硬性输尿管镜适用于输尿管中、下段输尿管结石的碎石取石，而软输尿管镜则多适用于肾脏、输尿管中、上段结石，特别是上段的碎石及取石。

2.手术步骤

患者取截石位，先用输尿管镜行膀胱检查，然后在安全导丝的引导下，置入输尿管镜。输尿管口是否需要扩张，取决于输尿管镜的粗细和输尿管腔的大小。输尿管硬镜或半硬性输尿管镜均可以在荧光屏监视下逆行插入上尿路。软输尿管镜需要借助1个10～13F的输尿管镜镜鞘或通过接头导入一根安全导丝，在其引导下插入输尿管。在入镜过程中，利用注射器或者液体灌注泵调节灌洗液体的压力和流量，保持手术视野清晰。经输尿管镜发现结石后，利用碎石设备（激光、气压弹道、超声、液电等）将结石粉碎成0.3 cm以下的碎片。对于小结石及直径≤0.5 cm的碎片也可用套石篮或取石钳取出。目前较常用的设备有激光、气压弹道等，超声、液电碎石的使用已逐渐减少。钬激光为高能脉冲式激光，激光器工作介质是包含在钇铝石榴石（YAG）晶体中的钬，其激光波长2 100 nm，脉冲持续时间为0.25毫秒，瞬间功率可达10 kW，具有以下特点：①功率强大，可粉碎各种成分的结石，包括坚硬的胱氨酸结石。②钬激光的组织穿透深度仅为0.4 mm，很少发生输尿管穿孔，较其他设备安全。③钬激光经软光纤传输，与输尿管软、硬镜配合可减少输尿管创伤。④具有切割、气化及凝血等功能，对肉芽组织、息肉和输尿管狭窄的处理方便，出血少，推荐使用。但在无该设备的条件下，气压弹道等碎石设备也具有同样的治疗效果。最近还有研究人员在体外低温环境中对移植肾脏进行输尿管镜检及碎石，从很大程度上减低了对移植肾脏的损伤。

3.术后留置双J管

输尿管镜下碎石术后是否放置双J管，目前尚存在争议。有研究者认为，放置双J管会增加术后并发症，而且并不能通过引流而降低泌尿系统感染的发病率。但下列情况下，建议留置双J管：①较大的嵌顿性结石（>1 cm）。②输尿管黏膜明显水肿或有出血。③术中发生输尿管损伤或穿孔。④伴有输尿管息肉形成。⑤术前诊断输尿管狭窄，有（无）同时行输尿管狭窄内切开术。⑥较大结石碎石后碎块负荷明显，需待术后排石。⑦碎石不完全或碎石失败，术后需行ESWL治疗。⑧伴有明显的上尿路感染，一般放置双J管1～2周。如同时行输尿管狭窄内切开术，则需放置4～6周。如果留置时间少于1周，还可放置输尿管导管，一方面降低患者费用，另一方面有利于观察管腔是否通畅。

留置双 J 管常见的并发症及其防治主要有以下几点。①血尿:留置双 J 管可因异物刺激,致输尿管、膀胱黏膜充血、水肿,导致血尿。就诊者多数为肉眼血尿。经卧床、增加饮水量、口服抗生素 2～3 天后,大部分患者血尿可减轻,少数患者可延迟至拔管后,无须特殊处理。②尿道刺激症状:患者常可出现不同程度的尿频、尿急、尿痛等尿路刺激征,还可能同时伴有下尿路感染。这可能与双 J 管膀胱端激惹膀胱三角区或后尿道有关,口服解痉药物后,少部分患者症状能暂时缓解,但大多患者只能在拔管后完全解除症状。③尿路感染:输尿管腔内碎石术可导致输尿管损伤,留置双 J 管后肾盂输尿管蠕动减弱,易引起膀胱尿液输尿管反流,引起逆行性上尿路感染。术后可给予抗感染对症处理。感染严重者在明确为置管导致的前提下可提前拔管。④膀胱输尿管反流:留置双 J 管后,膀胱输尿管抗反流机制消失,膀胱内尿液随着膀胱收缩产生与输尿管的压力差而发生反流,因此,建议置管后应持续导尿约 7 天,使膀胱处于空虚的低压状态,防止术后因反流导致上尿路感染或尿瘘等并发症。⑤双 J 管阻塞引流不畅:如术中出血较多,血凝块易阻塞管腔,导致引流不畅,引起尿路感染。患者常表现为发热、腰痛等症状,一旦怀疑双 J 管阻塞应及时予以更换。⑥双 J 管移位:双 J 管放置正确到位,很少发生移动。双 J 管上移者,多由于管末端圆环未放入膀胱内,可在预定拔管日期经输尿管镜拔管;管下移者,多由于上端圆环未放入肾盂,还可见到由于身材矮小的女性患者双 J 管长度不匹配而脱出尿道的病例,可拔管后重新置管,并酌情留置导尿管。⑦管周及管腔结石生成:由于双 J 管制作工艺差别很大,部分产品的质量欠佳,表面光洁度不够,使尿液中的盐溶质易于沉积。此外,随着置管时间的延长,输尿管蠕动功能受到的影响逐渐增大。因此,医师应于出院前反复、详细告知患者拔管时间,有条件的地区可做好随访工作,置普通双 J 管时间一般不宜超过 6 周,如需长期留置可在内镜下更换或选用质量高的可长期留置型号的双 J 管。术后适当给予抗感染,碱化尿液药物,嘱患者多饮水,预防结石生成。一旦结石产生,较轻者应果断拔管给予抗感染治疗;严重者可出现结石大量附着,双 J 管无法拔除。此时可沿双 J 管两端来回行 ESWL 粉碎附着结石后,膀胱镜下将其拔出。对于形成单发的较大结石可采用输尿管镜碎石术后拔管,还可考虑开放手术取管,但绝不可暴力强行拔管,以免造成输尿管黏膜撕脱等更严重的损伤。

4.输尿管镜碎石术失败的原因及对策

与中、下段结石相比,输尿管镜碎石术治疗输尿管上段结石的清除率最低。手术失败的主要原因如下。

(1)输尿管结石或较大碎石块易随水流返回肾盂,落入肾下盏内,输尿管上段结石返回率可高达16.1%。一般认为直径≥0.5 cm 的结石碎块为碎石不彻底,术后需进一步治疗。对此应注意:①术前、术中预防为主。术前常规 KUB 定位片,确定结石位置。手术开始后头高臀低位,在保持视野清楚的前提下尽量减慢冲水速度及压力。对于中下段较大结石(直径≥1 cm)可以采用较大功率和"钻孔法"碎石以提高效率,即从结石中间钻洞,贯穿洞孔,然后向四周蚕食,分次将结石击碎。然而对于上段结石或体积较小(直径<1 cm)、表面光滑、质地硬、活动度大的结石宜采用小功率(<1.0 J/8～10 Hz,功率过大可能产生较大碎石块,不利于结石的粉碎,而且易于结石移位)、细光纤、"虫噬法"碎石,即用光纤抵住结石的侧面,从边缘开始,先产生 1 个小腔隙,再逐渐扩大碎石范围,使多数结石碎块<0.1 cm。必要时用"三爪钳"或套石篮将结石固定防止结石移位。结石松动后较大碎块易冲回肾内,此时用光纤压在结石表面,从结石近端向远端逐渐击碎。②如果手术时看不到结石或发现结石已被冲回肾内,这时输尿管硬镜应置入肾盂内或换用

软输尿管镜以寻找结石,找到后再采用"虫噬法"碎石,如肾积水严重或结石进入肾盏,可用注射器抽水,抬高肾脏,部分结石可能重新回到视野。

(2)肾脏和上段输尿管具有一定的活动性,受积水肾脏和扩张输尿管的影响,结石上、下段输尿管容易扭曲、成角,肾积水越重,角度越大,输尿管镜进镜受阻。具体情况如下:①输尿管开口角度过大,若导管能进入输尿管口,这时导管尖一般顶在壁内段的内侧壁,不要贸然入镜,可借助灌注泵的压力冲开输尿管口,缓慢将镜体转为中立位,常可在视野外侧方找到管腔,将导管后撤重新置入,再沿导管进镜;无法将导管插入输尿管口时,可用电钩切开输尿管口游离缘,再试行入镜。②输尿管开口、壁内段狭窄且导丝能通过的病例,先用镜体扩张,不成功再用金属橄榄头扩张器进行扩张,扩张后入镜若感觉镜体较紧,管壁随用力方向同向运动,不要强行进镜,可在膀胱镜下电切输尿管开口前壁 0.5～1.0 cm 扩大开口,或者先留置输尿管导管 1 周后再行处理。③结石远端输尿管狭窄,在导丝引导下保持视野在输尿管腔内,适当增加注水压力,用输尿管硬镜扩张狭窄处,切忌暴力以防损伤输尿管壁。如狭窄较重,可用钬激光纵向切开输尿管壁至通过输尿管镜。④结石远端息肉或被息肉包裹,导致肾脏积水、肾功能较差,术后结石排净率相对较低。可绕过较小息肉碎石,如息肉阻挡影响碎石,需用钬激光先对息肉进行气化凝固。⑤输尿管扭曲,选用 7F 细输尿管和"泥鳅"导丝,试插导丝通过后扭曲可被纠正;如导丝不能通过,换用软输尿管镜,调整好角度再试插导丝,一旦导丝通过,注意不可轻易拔除导丝,若无法碎石可单纯留置双 J 管,这样既可改善肾积水,又能扩张狭窄和纠正扭曲,术后带双 J 管 ESWL 或 1 个月后再行输尿管镜检。中、上段迂曲成角的病例,可等待该处输尿管节段蠕动时或呼气末寻找管腔,并将体位转为头低位,使输尿管拉直便于镜体进入,必要时由助手用手托起肾区;若重度肾积水造成输尿管迂曲角度过大,导管与导丝均不能置入,可行肾穿刺造瘘或转为开放手术。

(三)并发症及其处理

并发症的发生率与所用的设备、术者的技术水平和患者本身的条件等因素有关。目前文献报道并发症的发生率为 5%～9%,较为严重的并发症发生率 0.6%～1%。

1.近期并发症及其处理

(1)血尿:一般不严重,为输尿管黏膜挫伤造成,可自愈。

(2)胁腹疼痛:多由术中灌注压力过高造成,仅需对症处理或不需处理。

(3)发热:术后发热≥38 ℃者,原因如下。①术前尿路感染或脓肾。②结石体积大、结石返回肾盂内等因素增加了手术时间,视野不清加大了冲水压力。体外研究表明,压力>4.7 kPa (35 mmHg)会引起持续的肾盂-静脉、淋巴管反流,当存在感染或冲洗温度较高时,更低的压力即可造成反流。

处理方法:①针对术前尿培养、药敏结果应用抗生素,控制尿路感染。如术前怀疑脓肾,可先行肾造瘘术,二期处理输尿管结石以避免发生脓毒症。②术中如发现梗阻近端尿液呈浑浊,应回抽尿液,查看有无脓尿并送细菌培养和抗酸染色检查,呋喃西林或生理盐水冲洗,必要时加用抗生素。尽量缩短手术时间,减小冲水压力。

(4)黏膜下损伤:放置双 J 支架管引流 1～2 周。

(5)假道:放置双 J 支架管引流 4～6 周。

(6)穿孔:为主要的急性并发症之一,小的穿孔可放置双 J 管引流 2～4 周,如穿孔严重,应行输尿管端端吻合术等进行输尿管修复。

(7)输尿管黏膜撕脱:为最严重的急性并发症之一,应积极手术重建(如自体肾移植、输尿管膀胱吻合术或回肠代输尿管术等)。

2.远期并发症及其处理

输尿管狭窄为主要的远期并发症之一,其发生率为 0.6%～1%,输尿管黏膜损伤、假道形成或者穿孔、输尿管结石嵌顿伴息肉形成、多次 ESWL 致输尿管黏膜破坏等是输尿管狭窄的主要危险因素。远期并发症及其处理如下。

(1)输尿管狭窄:输尿管狭窄内(激光)切开或狭窄段切除端端吻合术。

(2)输尿管闭塞:狭窄段切除端端吻合术,下段闭塞,应行输尿管膀胱再植术。

(3)输尿管反流:轻度者随访每 3～6 个月行 B 超检查,了解是否存在肾脏积水和/或输尿管扩张;重度者宜行输尿管膀胱再植术。

六、开放手术、腹腔镜手术

输尿管结石的开放手术仅用在需要同时进行输尿管自身疾病的手术治疗,如输尿管成形术或者 ESWL 和输尿管镜碎石、取石治疗失败的情况下。此外,开放手术还可应用于输尿管镜取石或 ESWL 存在着禁忌证的情况下。后腹腔镜下的输尿管切开取石可以作为开放手术的另一种选择。

七、双侧上尿路结石的处理原则

双侧上尿路同时存在结石约占泌尿系统结石患者的 15%,传统的治疗方法一般是对两侧结石进行分期手术治疗,随着体外碎石、腔内碎石设备的更新与泌尿外科微创技术的进步,对于部分一般状况较好、结石清除相对容易的上尿路结石患者,可以同期微创手术治疗双侧上尿路结石。

双侧上尿路结石的治疗原则:①双侧输尿管结石,如果总肾功能正常或处于肾功能不全代偿期,血肌酐值<178.0 μmol/L,先处理梗阻严重一侧的结石;如果总肾功能较差,处于氮质血症或尿毒症期,先治疗肾功能较好一侧的结石,条件允许,可同时行对侧经皮肾穿刺造瘘,或同时处理双侧结石。②双侧输尿管结石的客观情况相似,先处理主观症状较重或技术上容易处理的一侧结石。③一侧输尿管结石,另一侧肾结石,先处理输尿管结石,处理过程中建议参考总肾功能、分肾功能与患者一般情况。④双侧肾结石,一般先治疗容易处理且安全的一侧,如果肾功能处于氮质血症或尿毒症期,梗阻严重,建议先行经皮肾穿刺造瘘,待肾功能与患者一般情况改善后再处理结石。⑤孤立肾上尿路结石或双侧上尿路结石致急性梗阻性无尿,只要患者情况许可,应及时外科处理,如不能耐受手术,应积极试行输尿管逆行插管或经皮肾穿刺造瘘术,待患者一般情况好转后再选择适当治疗方法。⑥对于肾功能处于尿毒症期,并有水电解质和酸碱平衡紊乱的患者,建议先行血液透析,尽快纠正其内环境的紊乱,并同时行输尿管逆行插管或经皮肾穿刺造瘘术,引流肾脏,待病情稳定后再处理结石。

八、"石街"的治疗

"石街"为大量碎石在输尿管与男性尿道内堆积没有及时排出,堆积形成"石街",阻碍尿液排出,以输尿管"石街"为多见。输尿管"石街"形成的原因如下:①一次粉碎结石过多。②结石未能粉碎为很小的碎片。③两次碎石间隔时间太短。④输尿管有炎症、息肉、狭窄和结石等梗阻。⑤碎石后患者过早大量活动。⑥ESWL 引起肾功能损害,排出碎石块的动力减弱。⑦ESWL 术后综合治疗关注不够。如果"石街"形成3周后不及时处理,肾功能恢复将会受到影响;如果"石街"完全堵塞输尿管,6周后肾功能将会完全丧失。

在对较大的肾结石进行 ESWL 之前常规放置双J管,"石街"的发生率明显降低。对于有感染迹象的患者,给予抗生素治疗,并尽早予以充分引流。通过经皮肾穿刺造瘘术放置造瘘管通常能使结石碎片排出。对于输尿管远端的"石街",可以用输尿管镜碎石以便将其最前端的结石击碎。总之,URSL 治疗为主,联合 ESWL、PCNL 是治疗复杂性输尿管"石街"的好方法。

九、妊娠合并输尿管结石的治疗

妊娠合并输尿管结石临床发病率不高,但由于妊娠期的病理、生理改变,增加了治疗难度。妊娠期间体内雌、孕激素的分泌大量增加,雌激素使输尿管等肌层肥厚,孕激素则使输尿管扩张及平滑肌张力降低导致蠕动减弱,尿流减慢。孕期膨大的子宫压迫盆腔内输尿管而形成机械性梗阻,影响尿流,并易发生尿路感染。

妊娠合并结石首选保守治疗,应根据结石的大小、梗阻的部位、是否存在着感染、有无肾实质损害以及临床症状来确定治疗方法。原则上对于结石较小、没有引起严重肾功能损害者,采用综合排石治疗,包括多饮水、补液、解痉、止痛和抗感染等措施促进排石。

对于妊娠的结石患者,保持尿流通畅是治疗的主要目的。通过局麻下经皮肾穿刺造瘘术、置入双J管或输尿管支架等方法引流尿液,可协助结石排出或为以后治疗结石争取时间。妊娠期间麻醉和手术的危险很难评估,妊娠前3个月(早期)全麻会导致畸胎的风险增加。提倡局麻下留置双J管,并且建议每4周更换1次,防止结石形成被覆于双J管。肾积水并感染积液者,妊娠22周前在局麻及B超引导下进行经皮肾造瘘术为最佳选择,引流的同时尚可进行细菌培养以指导治疗。与留置双J管一样,经皮肾穿刺造瘘也可避免在妊娠期进行对妊娠影响较大的碎石和取石治疗。还要强调的是,抗生素的使用应谨慎,即使有细菌培养、药敏作为证据,也必须注意各种药物对胎儿的致畸作用。

约30%的患者因保守治疗失败或结石梗阻而并发严重感染、急性肾衰竭而最终需要手术治疗。妊娠合并结石不推荐进行 ESWL、PCNL 与 URSL 治疗。但也有报道对妊娠合并结石患者进行手术,包括经皮肾穿刺造瘘术、置入双J管或输尿管支架管、脓肾切除术、肾盂输尿管切开取石术、输尿管镜取石或碎石,甚至经皮肾镜取石术。但是,如果术中一旦出现并发症则较难处理。

(刘国生)

第九节 输尿管梗阻

一、病因

在人群中确切的输尿管梗阻的发病因素尚不清楚,但是存在输尿管结石和针对结石的治疗均为输尿管梗阻的危险因素。任何针对输尿管的腔内操作都有可能引起输尿管梗阻。随着输尿管镜技术的进步,现在临床上应用的输尿管镜内径越来越小,可以弯曲且有良好的成像效果,在应用输尿管镜进行操作时对输尿管的损伤越来越小。目前，由于输尿管镜的检查和治疗造成输尿管损伤的发生率已降至 1% 以下。此外，颈部、乳腺、大肠、前列腺和卵巢的恶性肿瘤的转移病变也可引起输尿管梗阻。其他可造成输尿管梗阻的良性病变包括感染性疾病（结核、血吸虫感染等）、创伤（包括在腹部或盆腔手术过程中发生的医源性损伤）、腹主动脉瘤、子宫内膜异位症、放疗后等。如果考虑患者的输尿管梗阻是特发性的，应进一步行 CT 检查，明确是否有输尿管恶性肿瘤或外源性压迫引起的损害。

二、临床表现

（一）症状

主要是上尿路梗阻引起的症状，如腰腹部疼痛，多为不同程度的持续性钝痛，大量饮水后可使症状加重。长时间的梗阻可使肾盂、肾盏和输尿管积水。同时，易合并尿路感染、结石和血尿，严重者可引起肾实质损害。继发感染时，可出现寒战、高热、腰痛、尿路刺激征等。此外，部分患者还伴有原发疾病的症状，如泌尿系统结石引起的肾绞痛、血尿和膀胱刺激征等。少数患者可有肾性高血压、贫血等症状。

（二）体征

一般较少出现。在输尿管梗阻引起严重的肾积水时，可在患者腹部触及囊性肿块，为积水增大的肾脏。

三、诊断

根据病史，结合影像学检查一般可以明确诊断，主要内容为梗阻原因和梗阻部位，同时评估患侧肾脏的功能情况。

（一）实验室检查

慢性感染或双侧输尿管梗阻导致肾积水晚期，出现尿毒症的患者可出现贫血。急性感染期白细胞计数升高。白细胞计数升高不明显通常提示慢性感染。

一般情况下不会出现大量蛋白尿，很少出现管型。镜下血尿提示可能为结石、肿瘤、炎症。尿液中可有细菌和脓细胞。

严重的双侧肾积水时，尿液流经肾小管变缓，尿素被大量重吸收，但是肌酐没有被吸收。血生化检查提示尿素/肌酐比值大于正常。尿毒症期，血肌酐和尿素氮水平明显增高。

（二）影像学诊断

输尿管梗阻的诊断主要依靠影像学检查。输尿管梗阻影像学检查的目的在于确定梗阻的部位、程度、原因、并发症及肾功能状态等。一般情况下确定有无梗阻并不困难，但应注意早期梗阻的征象，证实尿流受阻。影像学检查应明确梗阻的平面，梗阻的部位位于扩张的尿路的远端。并确定梗阻的程度、原因和性质。输尿管梗阻的影像学表现可分为直接和间接征象。直接征象指梗阻端的影像学表现。间接征象指梗阻病变导致的继发改变，如肾盂的扩张积水、梗阻近端的输尿管扩张等。常用于输尿管梗阻诊断的影像学方法包括 B 超、排泄性尿路造影、逆行尿路造影、磁共振水成像、放射性核素检查等。

1.B 超检查

B 超检查是一种简单、无创的检查方法。可以发现患侧肾脏积水、输尿管在梗阻段上方的扩张，并了解输尿管梗阻的大致位置，同时，B 超检查是输尿管梗阻患者治疗后随访的重要手段。输尿管梗阻的超声表现取决于梗阻的部位和程度。如果梗阻的部位在肾盂输尿管交界处，则主要表现为肾脏集合系统的扩张。如果梗阻发生在输尿管壁内段，肾脏的集合系统和输尿管全程明显扩张。输尿管扩张在 B 超上表现为输尿管的增宽,宽度多在 1 cm 以上,重度积水可在 2 cm 以上。输尿管的结石、肿瘤、结核等均可引起输尿管积水,在声像图上除表现输尿管梗阻、积水的特征外,还有各自原发疾病的不同表现,在此不详述。输尿管积水可引起肾脏积水,肾窦回声分离、肾形增大和肾实质变薄是肾积水超声显像的三个特点。

超声检查在诊断输尿管梗阻上也有其局限性。由于肾脏和充盈膀胱的声窗作用,对邻近肾盂的输尿管起始段和邻近膀胱的终末段输尿管显示较好,对这两个部位梗阻的定位诊断准确率比较高。而位于中间部位的输尿管由于位置较深,且腹部探查时易受肠道内容物和气体的干扰,常使输尿管显示不清,不易确定梗阻的部位,定位准确性较差。尽管腔内超声检查在临床很少使用,但是它有助于明确梗阻的部位、特性,并指导治疗。

2.排泄性尿路造影和逆行尿路造影

X 线尿路造影是临床诊断输尿管梗阻常用的检查方法。如果患者肾功能较好,排泄性尿路造影显影满意,不但可以明确显示梗阻的部位,而且可以直接显示梗阻的形态及患肾积水的程度,对输尿管梗阻的定位定性诊断符合率高。造影检查还可以观察对侧肾脏和输尿管及膀胱的形态、功能。此外,可以根据对侧肾脏代偿情况评估患侧肾积水的程度及功能状态。对于肾功能差、排泄性尿路造影输尿管显影不满意或不宜做静脉肾造影的患者,建议行逆行尿路造影。逆行尿路造影对输尿管狭窄定位定性诊断符合率达 94.4%。

将超声和 X 线尿路造影两种检查方法结合应用,各取所长,可提高输尿管梗阻的诊断符合率。超声具有简便、无痛苦、易重复和不受肾功能影响的特点,可以判断有无肾积水及积水的严重程度。对于超声提示肾积水较轻,估计肾功能无明显损害,可采用常规静脉肾盂造影;对于超声提示有重度肾积水者,应采用大剂量静脉肾盂造影和/或适当延长造影时间,尽量使输尿管显影。对输尿管仍未显影者行逆行尿路造影,以显示输尿管梗阻的部位及病因。对于严重肾积水,肾功能严重损害者,可考虑采用超声引导下经皮肾盂穿刺造影,不但可以明确诊断,而且可以引流积水,减轻肾盂压力,改善肾脏功能。

3.磁共振尿路成像

如果患者梗阻严重,肾脏无法显影,输尿管梗阻导致逆行插管失败,可考虑磁共振尿路成像(MRU)以明确诊断。MRU 技术是近年来磁共振成像技术的重大进展之一。这一新技术无放射性损伤,不需要插管和注射造影剂,安全可靠,患者无任何痛苦。输尿管良性梗阻多见于输尿管结石、结石取石术后、肉芽肿性炎症、结核和外伤等。MRU 可满意地显示输尿管全程和梗阻段的特征,狭窄段梗阻端一般呈光滑的锥形。MRU 还可同时显示间隔的两段以上的输尿管梗阻。结核、原发输尿管癌引起的输尿管梗阻在 MRU 上均有其特征性表现。泌尿系统外的病变常可导致输尿管梗阻,包括盆腔肿瘤放疗后、转移性肿瘤、子宫内膜异位症和卵巢囊肿等。这些病变均可压迫输尿管,引起输尿管的梗阻。盆腔肿瘤放疗后的放射性反应和纤维化,导致输尿管梗阻,在 MRU 上表现为输尿管受压移位,发生狭窄。狭窄段附近有不规则的混杂信号的软组织影。腹膜后是恶性肿瘤转移的好发部位之一。恶性肿瘤腹膜后转移引起输尿管梗阻,在 MRU 上可表现为不同程度的肾盂、输尿管扩张。部分情况下,梗阻段较长,粗细不均,有时可见弧形压迹。梗阻附近的输尿管周围有片状、分叶状或多纹状软组织影。有的表现为输尿管梗阻端受牵拉和压迫征象。结合原发肿瘤可作出正确的诊断。卵巢囊肿、子宫内膜异位症时,MRU 除可显示输尿管狭窄,还可显示输尿管腔外的病理情况。囊肿发生粘连时,可见梗阻的输尿管周围有片状混杂的信号,有时可见囊性区。

4.放射性核素检查

肾图是应用放射性核素检查分侧肾功能最简单且常用的方法,肾图检查常用于各种疾病状态下总肾及分肾功能的监测。由于输尿管腔内治疗需要治疗侧肾功能不低于正常的50％,才能保证治疗的成功率,因此,输尿管梗阻治疗前利用肾图对分侧肾功能进行评估是十分重要的。利尿肾图有助于鉴别机械性上尿路梗阻与单纯肾盂扩张。

（三）输尿管镜检查

任何病因不明的输尿管梗阻的患者建议行输尿管镜检查,必要时活检以明确诊断。

四、治疗

对于输尿管梗阻的患者,应在寻找病因的基础上解除梗阻,最大限度地保护肾功能,控制感染,防止并发症的发生。慢性不完全性输尿管梗阻,如果患者肾功能在正常范围内,应尽快明确梗阻的原因和部位,解除梗阻和病因治疗同时进行。如果解除梗阻和病因治疗不能同时进行,先解除梗阻,待梗阻解除病情稳定后再进一步针对病因治疗。如果患者肾功能已有明显损害,应立即解除梗阻,治疗并发症,恢复肾功能,然后再针对病因进一步治疗。慢性不完全性输尿管梗阻一般并不需要急诊处理,但是在下列情况下需要急诊解除梗阻:①反复的泌尿系统感染。②有明显症状(如腰痛)。③反复进行性肾功能损害。一侧急性完全性输尿管梗阻,应尽快解除梗阻,尽可能保护患侧肾功能。急性完全性输尿管梗阻引起的无尿需要急诊治疗,解除梗阻。如无法接受手术治疗的患者可经皮肾穿刺留置造瘘管或逆行插管暂时解除梗阻,待病情稳定后再针对病因治疗。对于一时无法解除梗阻的重症患者,可考虑行血液透析治疗。

通常情况下,对局部病变严重、肾功能有进展性损害、肾脏形态学上变化明显、出现并发症的患者,应积极手术治疗。输尿管梗阻的手术治疗方式主要根据患肾受损的程度而定。如果患者患侧肾脏积水不重,肾功能尚可,常用腔内方法或外科修复治疗输尿管梗阻。

（一）腔内治疗

1.输尿管支架植入术

植入输尿管支架能够迅速有效地治疗大多数的输尿管梗阻,尤其是输尿管内在病变引起的梗阻。一般情况下,内在病变引起的输尿管梗阻适于腔内治疗,而外部病变压迫输尿管造成的梗阻,可考虑经皮穿刺造瘘缓解肾积水或手术治疗。如果患者其他治疗方法都无效或本身疾病预后很差,如恶性肿瘤全身多处转移,可考虑植入输尿管支架,并定期更换输尿管支架,缓解由于梗阻引起的积水对肾脏功能的损害。Yohannes等针对一根输尿管支架引流不畅的输尿管梗阻的患者留置2根输尿管支架,可保证良好的内引流作用。

2.球囊扩张术

（1）逆行球囊扩张术:逆行球囊扩张术曾经是泌尿外科医师治疗输尿管梗阻的重要方法。这项技术没有明显的局限性,只是需要定期扩张。在20世纪80年代,在血管造影中应用的球囊被引进应用于泌尿外科的临床治疗中。随后,应用球囊扩张后暂时植入输尿管支架的方法成为大多数泌尿外科医师和输尿管梗阻患者均可以接受的治疗方法。对于输尿管梗阻的患者,如果已引起明显的梗阻,都可接受逆行球囊扩张治疗。下列情况被视为禁忌:活动期感染、输尿管狭窄长度超过2 cm。因为在上述情况下,单独应用球囊扩张治疗梗阻很少能取得成功。

应用经尿道逆行技术在临床中较容易通过输尿管梗阻段。首先,应用逆行造影明确输尿管梗阻的部位和长度。然后在输尿管导管引导下置入一根柔软的金属导丝,通过梗阻处,在肾盂处盘绕。在导丝引导下置入带球囊的导管,在X线动态监视下,调整球囊的位置在输尿管梗阻处,使X线可以监测到球囊的位置。接着,使球囊膨胀扩张,对梗阻段进行扩张。球囊膨胀达到的程度为在球囊膨胀前,X线可见金属导丝,随着球囊膨胀,最终无法看见金属导丝。经过10分钟治疗后退出球囊导管。用于引导的金属导丝仍留在输尿管内,引导留置输尿管支架。输尿管支架留置时间一般为 2～4 周。拔除输尿管支架大约 1 个月后,复查排泄性尿路造影、B 超和利尿肾图,了解治疗效果。随后,每 6～12 个月复查一次。少数情况下,X 光无法准确定位,可借助输尿管镜直视下置入金属导丝后再置入球囊。部分球囊扩张术可在输尿管镜下直视操作。

(2)顺行球囊扩张术:当逆行插管失败时,可考虑顺行球囊扩张术。经皮肾穿刺建立顺行通道。应用 X 光或联合输尿管镜引导金属导丝到达输尿管梗阻处,其余步骤与逆行球囊扩张类似,在此不详述。只是在放置完输尿管支架后,应留置肾造瘘管。在术后 24～48 小时行 X 线片检查,了解输尿管支架的位置是否正确。如果输尿管支架位置无问题,可拔除肾造瘘管。如果患者术前有明显感染或肾功能明显受损,可先留置肾造瘘管引流,待感染控制、肾功能明显改善后,再治疗输尿管梗阻。

顺行和逆行球囊扩张术治疗梗阻长度和持续时间短的输尿管狭窄有良好的效果。应用球囊扩张治疗输尿管梗阻的总有效率为 50％～76％,治疗效果最好的是非吻合口狭窄造成的医源性损伤(如输尿管镜检查),有效率可达到 85％。Ravery 等对输尿管炎症引起的输尿管梗阻进行逆行球囊扩张治疗,随访 16 个月,发现总有效率为 40％。Richter 等对 114 例输尿管梗阻患者进行球囊扩张治疗,随访 2 年以上,发现球囊扩张对梗阻段较短的患者有较好的疗效。良好的输尿管血供是手术成功的重要条件。对于长段的输尿管梗阻和输尿管血供不太好的患者,建议行腔内狭窄段切开术。在实验动物模型中,由于球囊扩张可以形成纵行裂纹,可能可以解释为什么球囊扩张可用于治疗输尿管梗阻。

3.腔内输尿管切开术

腔内输尿管切开术是球囊扩张术微创治疗输尿管梗阻的延伸,方法类似于球囊扩张术。在输尿管镜直视下或借助 X 光定位,应用逆行或顺行的方法通过输尿管梗阻段,施行梗阻段切开。因为创伤较小,一般建议应用逆行方式。患者在术后 3 年内应定期随访,行利尿肾图检查,了解是否存在远期并发症。

(1)逆行腔内输尿管切开术:逆行腔内输尿管切开术最早借助 X 光定位,应用带有软尖端的引导导丝通过输尿管梗阻段。假如导丝在 X 光定位下无法通过梗阻段,可联合应用半硬性或软性输尿管镜引导。通过梗阻段后,输尿管镜退出,导丝仍留在输尿管内。

输尿管切开的部位应根据输尿管梗阻的部位而定。一般情况下,低位的输尿管梗阻选择前内侧切口,避免损伤髂血管。高位的输尿管梗阻选择侧方或后外侧切口,避免损伤大血管。

输尿管切开可选用冷刀、电刀或钬激光,切开的范围从输尿管管腔一直切到脂肪组织。无论近端还是远端输尿管切开,切开范围应包括正常 2～3 mm 输尿管。在特定的情况下,输尿管梗阻段可先用球囊扩张,再行内切开术。同样,也可以先内切开,再应用球囊扩张。完成内切开后,通过留置金属导丝引导置入输尿管支架。一般情况下,置入的支架直径最好在 12F,利于提高治疗效果。Wolf 等发现在内切开后应用肾上腺皮质激素注射到梗阻段输尿管有利于提高疗效。糖皮质激素和其他生物反应调节剂可能在未来治疗输尿管梗阻方面发挥重要的作用。

(2)顺行腔内输尿管切开术:通过逆行途径无法使输尿管镜到达梗阻处时,可考虑顺行的方法。建立经皮通道,留置造瘘管,缓解肾积水和控制感染后,扩大通道至能通过输尿管镜,剩下步骤与逆行方法基本一致。始终留置安全导丝在输尿管内,远端盘绕在膀胱内。

(3)联合应用逆行和顺行腔内输尿管切开术:在少数情况下,输尿管梗阻的部位已完全闭锁,金属导丝无法通过输尿管闭锁段,无法施行球囊扩张或内切开术。这种情况下可以考虑联合应用逆行和顺行的方法行输尿管闭锁段的切开。在治疗前,同时施行逆行造影和顺行肾盂造影,了解闭锁段的情况。通过经皮顺行通道和逆行输尿管途径同时插入输尿管镜,输尿管闭锁的两端借助输尿管镜和 X 线尽量在一条直线上靠近。然后关闭一侧的输尿管镜的光源,让对侧的输尿管镜光源透过闭锁段照到关闭光源侧,从关闭光源侧应用金属导丝沿着光源的指引通过闭锁段,或应用钬激光、小的电刀边切边通过闭锁段,使输尿管再通。一旦输尿管再通,扩大通道,置入输尿管支架 8～10 周。与其他腔内治疗输尿管梗阻方法类似,该方法的成功率与输尿管闭锁的长度密切相关。Knowles 等报道 10 例远端输尿管闭锁的患者,其中 3 例用该方法,总的有效率达到 90%。

(二)外科修复

在施行任何类型的外科修复之前,必须仔细评估患者的肾脏功能,输尿管梗阻的部位、长度和程度。术前评估包括排泄性尿路造影(或顺行肾盂造影)、逆行尿路造影(必要时)、放射性核素检查、输尿管镜检查＋活检等。完成上述术前评估后,才开始为患者制订相应的手术治疗方案(表 5-1)。

表 5-1 不同输尿管狭窄的长度选择的外科修复方式

狭窄长度(cm)	外科修复方式
2～3	输尿管输尿管吻合术
4～5	输尿管膀胱吻合术
6～8	肾脏移位术
6～10	膀胱腰肌悬吊术
12～15	膀胱瓣修复术

1.输尿管输尿管吻合术

(1)开放输尿管输尿管吻合术:输尿管上段和中段的梗阻,如果梗阻长度在 2～3 cm,首选输尿管输尿管吻合术。由于吻合口的张力会影响输尿管的血供,导致术后再发梗阻。因此,输尿管输尿管吻合术适用于短的输尿管梗阻。对于输尿管长度是否满足输尿管输尿管吻合要求,只有在手术中才能最终做出决定。

开放输尿管输尿管吻合术的手术成功率很高,可达 90% 以上。假如出现吻合口漏,首先行腹部平片了解输尿管支架的位置,出现移位,调整支架位置。如果吻合口处正在使用负压装置,应停用。因为吻合口部位的负压吸引不利于吻合口的愈合。尿液反流及膀胱痉挛也可能影响吻合口愈合,可延长尿管留置时间和使用抗胆碱药物对症处理。吻合口漏持续时间较长,可留置肾造瘘管,引流尿液。

(2)腹腔镜下输尿管输尿管吻合术:Nezhat 等于 1992 年首次报道应用腹腔镜行输尿管输尿管吻合术治疗由于子宫内膜异位症导致输尿管梗阻的患者。该学者于 1998 年系统回顾了 8 例接受腹腔镜下输尿管输尿管吻合术的患者,其中 7 例患者术后吻合口通畅。总体而言,临床上对腹腔镜下输尿管输尿管吻合术应用例数较少,在这方面的临床经验不多。但是,对于有经验的腹腔镜泌尿外科医师,该项技术仍不失为一种治疗长度较短的输尿管狭窄的微创方法。

2.输尿管膀胱吻合术

(1)开放输尿管膀胱吻合术:输尿管下段短的狭窄首选输尿管膀胱吻合术。用于治疗膀胱输尿管反流的输尿管膀胱吻合术在此不讨论。单纯开放输尿管膀胱吻合术不同时行膀胱腰肌悬吊术或膀胱瓣修复术适用于输尿管下段长 4～5 cm 的输尿管梗阻。假如术后的膀胱输尿管反流是可以接受的,可直接吻合输尿管膀胱,不需要抗反流。否则,应行远端隧道再植术抗反流。对成年患者接受输尿管膀胱吻合术的回顾性研究发现输尿管膀胱吻合口是否抗反流并不影响患者术后肾功能的恢复，输尿管再发梗阻的危险性也无差异。但是，目前尚不清楚在成年患者直接行输尿管膀胱吻合术是否能减少肾盂肾炎的发生。

（2）腹腔镜下输尿管膀胱吻合术：已有多位学者报道成功施行腹腔镜下输尿管膀胱吻合术。对于输尿管下段的梗阻，腹腔镜下输尿管膀胱吻合术通常应用经腹腔联合体内缝合技术。常规放置输尿管支架。目前该手术的例数报道仍较少，经验尚欠缺。但是，从已有的文献报道来看，该手术方式较开放手术对患者的创伤要小，术后恢复时间短。

3.膀胱腰肌悬吊术

（1）开放膀胱腰肌悬吊术：膀胱腰肌悬吊术能有效治疗输尿管下段较长的梗阻、缺损，以及输尿管膀胱吻合术后持续反流或梗阻的患者，一般推荐输尿管梗阻的长度在 6～10 cm 施行该手术。膀胱腰肌悬吊术也被应用于断离的输尿管两端与对侧输尿管作端侧吻合术，治疗复杂的输尿管梗阻。如果膀胱容积小，不易游离，则不适合施行膀胱腰肌悬吊术。术前除了行排泄性尿路造影、输尿管镜检查外，应加做尿流动力学检查，了解膀胱容积和顺应性。一旦发现膀胱出口梗阻或神经源性膀胱，应先治疗，再行膀胱腰肌悬吊术。相比简单的输尿管膀胱吻合术，膀胱腰肌悬吊术可提供大约 5 cm 的额外长度。而相比膀胱瓣修复术，膀胱腰肌悬吊术操作更简单，减少了血管损伤和排尿困难的危险。该手术对于成人和儿童的成功率均在 85% 以上，并发症很少见，主要包括输尿管再发梗阻、肠管损伤、髂静脉损伤、吻合口漏和尿脓毒症。

（2）腹腔镜下膀胱腰肌悬吊术：Nezhat 等于 2004 年报道成功应用腹腔镜行输尿管膀胱吻合＋腰肌悬吊术。术前常规放置输尿管支架，手术过程经腹腔完成。该手术的例数报道很少，经验欠缺。但是从短期和中期随访的结果看，临床的疗效令人满意。

4.膀胱瓣修复术

（1）开放膀胱瓣修复术：当输尿管梗阻的部分太长或输尿管游离比较困难，输尿管输尿管吻合术和输尿管膀胱吻合术无法保证吻合口无张力的情况下，可考虑施行膀胱瓣修复术。Boari 于 1894 年在犬上成功应用该项技术。膀胱瓣可以替代 10～15 cm 长的输尿管，在一定的条件下，螺旋形膀胱瓣一直可以连接到肾盂，尤其在右侧。与膀胱腰肌悬吊术相似，术前患者需接受排泄性尿路造影、输尿管镜检查及尿流动力学检查，了解膀胱容积和顺应性。发现膀胱出口梗阻或神经源性膀胱，应先治疗，再行膀胱瓣修复术。膀胱容积过小，不宜行膀胱瓣修复术。接受膀胱瓣修复术的患者数目较少，但只要膀胱瓣的血供良好，术后效果令人满意。最常见的并发症为术后再发梗阻，梗阻复发的原因大多为缺血或吻合口张力过大。偶有假性憩室形成。

（2）腹腔镜下膀胱瓣修复术：腹腔镜下膀胱瓣修复术已有成功的报道，但手术例数很少。Kavoussi 等报道了 3 例远端输尿管梗阻成功经腹腔施行腹腔镜下膀胱瓣修复术。手术过程与开放手术类似，制成膀胱瓣，与输尿管行无张力吻合。手术持续时间为 120～330 分钟，术中出血量为 400～600 mL。2 名患者术后 3 天恢复出院，1 名患者因术后出现难治性芽胞杆菌性结肠炎，住院 13 天。患者随访时间超过 6 个月，影像学检查吻合口通畅。在该报道中未提及腹腔镜下膀胱瓣修复术适合治疗的输尿管梗阻长度。在另一项研究报道中认为腹腔镜下膀胱瓣修复术适合治疗的 8～12 cm 的输尿管梗阻。

5.肾脏移位术

肾脏移位术最早于 1964 年由 Popescu 报道。该手术能为输尿管上段缺损提供额外的长度，同时可以减少输尿管修复的吻合口张力。该手术方式可提供额外的 8 cm 长度。在这类手术中，肾脏血管尤其是肾静脉限制肾脏游离的范围。作为解决的方法，可将肾静脉切断，重新吻合在更低位置的腔静脉。该方法现在已很少使用。

6.输尿管切开插管术

由于其他外科手术的发展,该技术已很少使用。该手术一般用于传统的输尿管输尿管吻合术和输尿管膀胱吻合术无法施行的10～12 cm长的输尿管梗阻。目前,该方法有新的改进,即联合口腔黏膜移植于梗阻处。

7.断离的输尿管两端与对侧输尿管做端侧吻合术

断离的输尿管两端与对侧输尿管做端侧吻合术在1934年由Higgins首次报道。该术式适于输尿管长段梗阻,剩余正常的输尿管无法吻合到膀胱上。对于残留的正常输尿管长度无法与对侧输尿管吻合,为本术式的绝对禁忌证。相对禁忌证包括既往有肾结石病史、腹膜后纤维化、输尿管恶性肿瘤、慢性肾盂肾炎和腹部-盆腔放疗史。如果接受移植的输尿管存在反流,应进一步证实并纠正。应在术前完成排尿期膀胱X线检查、其他相关影像学检查、输尿管镜检查,以评估双侧输尿管的功能。

多位学者报道断离的输尿管两端与对侧输尿管做端侧吻合术的治疗效果,结果令人满意。腹腔镜下施行该手术尚未见报道。

8.回肠代输尿管术

对于长段的输尿管梗阻或缺损,尤其是近段的输尿管,外科治疗始终具有挑战性。应用膀胱尿路上皮替代输尿管,重建输尿管是目前认为最理想的方法。因为尿路上皮不吸收尿液,而且可以抵抗尿液的腐蚀及致癌作用。在无法应用膀胱尿路上皮替代输尿管的情况下,才考虑应用其他组织替代输尿管。回肠代输尿管术被认为是一种令人满意的治疗复杂的输尿管长段狭窄的方法。而输卵管和阑尾并非可靠的输尿管替代物。

(1)开放回肠代输尿管术:Shoemaker等于1909年首次报道为一例患泌尿系统结核的女性患者施行回肠代输尿管术。之后,有学者应用犬对回肠输尿管的代谢和生理功能进行研究。当一段回肠直接吻合到膀胱上,膀胱输尿管反流及肾盂的压力增高只在排尿时出现。比较犬逐渐变细和没有逐渐变细的替代肠管发现肾脏内压力及相关代谢无差异。膀胱内压力的逆行传导取决于替代输尿管的回肠长度及排尿时压力。Waldner等报道如果替代输尿管的回肠长度大于15 cm,无尿液反流到肾盂。

Boxer等对89例接受回肠代输尿管的患者进行随访,发现术前肾功能正常的患者仅有12%术后出现明显的代谢问题,因此认为术前患者的肾功能是评估预后的重要因素。在另一项研究中,接近一半的术前血肌酐水平在2 mg/dL之上的患者,术后发展为代谢性酸中毒,需要再插管引流尿液。在该项研究中,同时发现膀胱功能障碍或出口梗阻的患者术后并发症明显增高。尚无研究资料表明抗反流的吻合口、肠代输尿管的长度缩短优于标准的肠代输尿管术。综上所述,肠代输尿管术的禁忌证包括患者基础的血肌酐水平在2 mg/dL之上、膀胱功能障碍或出口梗阻、炎症性肠炎、放射性肠炎。

在围术期,与替代输尿管的回肠有关的并发症包括早期尿外渗或尿性囊肿、肠壁水肿引起的梗阻、黏液栓、肠管扭转。尤其是肠管缺血坏死应引起临床医师的高度重视。如果患者术后出现急性腹痛,应排除肠坏死。患者术前肾功能正常,一般术后很少出现肾功能不全、电解质紊乱。假如患者术后出现明显的代谢异常,合并替代输尿管的肠管膨胀、扩张,应考虑存在膀胱尿道功能障碍。远期并发症主要是可能使替代输尿管的肠管恶变概率升高。推荐患者接受定期术后随访,手术后3年开始行输尿管镜检查,以利于早期发现恶变。但是,Bonfig等对43例接受开放回肠代输尿管术的患者进行平均长达40.8个月的随访,未发现恶变。

(2)腹腔镜下回肠代输尿管术:Gill等报道成功施行腹腔镜下回肠代输尿管术。整个手术过程包括吻合口缝合和打结均在腹腔镜下完成。尽管整个手术持续的时间比较长,达到8小时,但是手术创伤小,患者术后第 5 天就出院。

9.自体肾移植

1963 年,Hardy 首次应用自体肾移植治疗了一例近端输尿管损伤的患者。之后,自体肾移植手术被逐渐应用于治疗多种疾病,包括严重的输尿管损伤及缺损。通常情况下,自体肾移植主要适用于患侧输尿管严重梗阻,对侧肾脏缺如或丧失大部分功能,其他方法如肠代输尿管手术无法施行的情况下使用。由于肾脏有较长的血管,适用于自体移植术。近年来,腹腔镜下自体肾移植手术已被成功应用于严重的输尿管缺损和梗阻。腹腔镜下自体肾移植一般采用经腹途径,也有学者尝试经腹膜后途径,均取得较好的疗效。首先将待移植的肾脏切除,方法同腹腔镜下供体肾切除术,然后将移植的肾脏置于髂窝处,吻合血管,近端正常的输尿管吻合于膀胱,也可以直接将肾盂与膀胱吻合。腹腔镜下自体肾移植较常规的开放自体肾移植,术后应用镇痛药物的剂量明显减少,恢复明显较开放手术快,具有微创的优势。

如果患者病情较重,输尿管梗阻暂时无法解除,可行经皮肾穿刺造瘘,引流尿液,以利于感染的控制和肾功能的改善;待患者一般情况好转后,再治疗输尿管梗阻。如果输尿管梗阻无法解除,则永久保留肾造瘘。如果患者患肾积水严重,肾实质显著破坏、萎缩或合并严重的感染,肾功能严重丧失。同时,对侧肾脏功能正常,可考虑施行肾输尿管切除术。否则,应尽可能保留肾脏,尤其是儿童和年轻患者。

(范　刚)

第十节　输尿管肠吻合口狭窄

一、病因

多种因素可引起输尿管肠吻合口狭窄,包括输尿管解剖分离技术、应用于替代输尿管的肠管类型、吻合口的类型等。由于输尿管局部缺血是导致输尿管肠吻合口狭窄的主要原因,因此手术中对输尿管的解剖、分离至关重要。尽管在手术过程中需要将输尿管游离,使输尿管和准备吻合的肠管尽量靠近,但是不宜过分剥离输尿管外膜。因为输尿管的血供与输尿管外膜平行,过分剥离输尿管外膜可能引起远侧输尿管缺血及狭窄形成。当使用回肠代左侧输尿管时,输尿管应置于乙状结肠系膜的下方、主动脉上方。在左侧输尿管解剖分离后,多余的输尿管长度和可能形成的成角弯曲围绕肠系膜下动脉可能导致吻合口狭窄的发病率升高。

使用哪一段肠管来替代输尿管目前尚有争议。部分学者认为应用结肠替代输尿管能够形成抗反流的吻合口。但是,近来的文献报道,应用抗反流的吻合口与未抗反流的吻合口在对肾脏功能的损害方面无明显优势。尽管缺乏客观的大宗随机研究结果,但越来越多的研究结果认为抗反流的吻合口术后引起狭窄的概率高于未抗反流的吻合口。Pantuck 等对 60 例行抗反流的输尿管肠吻合患者和 56 例直接吻合的患者随访 41 周,发现两者发生吻合口狭窄的比率分别为 13% 和 1.7%。引起术后肾积水、肾盂肾炎、肾结石、肾功能不全的概率无统计学差异。Roth 等发现抗反流的吻合口引起狭窄的概率高于未抗反流的吻合口 5 倍,而且认为引起吻合口狭窄的原因与手术经验无关。Studer 等报道了一项随机研究抗反流的吻合口与未抗反流的吻合口术后吻合口狭窄的研究结果。他们认为二者发生吻合口狭窄的比率分别为 13% 和 3%。尽管没有足够证据证明尿液反流入成人肾脏是有害的,但是梗阻造成肾脏功能的损害是明确的。上述研究结果均支持使用未抗反流的吻合技术。

输尿管肠吻合口狭窄好发于左侧,发病率在 4%～8%。

二、评估

对于接受任何类型尿流改道的患者术后了解上尿路情况最简单、微创的检查就是 B 超检查。如果患者 B 超检查提示肾积水,应行排泄性尿路造影了解狭窄的部位、长度及程度。假如发现结石或肿瘤复发,可考虑行 CT 或 MRI 检查。慢性肾积水的患者应用利尿肾图可了解单侧肾功能,明确是否存在功能性梗阻。如果患者肾功能不全,不宜行排泄性尿路造影和利尿肾图检查,可考虑作经皮肾穿刺造影并留置造瘘管,这样既可明确诊断又可以缓解肾积水。该项检查也可用于内镜治疗吻合口狭窄的术前评估,利于手术计划制订。此外,如果患者存在肾绞痛、复发性泌尿系统感染、肾功能损害等情况,也应该进一步检查。

三、治疗

并非所有接受输尿管肠吻合的患者术后出现肾积水均需要接受外科干预。大多数接受输尿管肠吻合术的患者术后出现慢性肾积水的原因并非梗阻,这类患者不需要手术治疗。只有那些出现疼痛、感染、由于功能性梗阻导致肾功能不全的患者需要外科治疗。尽管在吻合口处出现恶性肿瘤复发的情况不多见,但是如果在狭窄部位出现不规则肿块,迅速增大,导致梗阻,明显影响肾功能,则需要积极评估和外科手术。

妇科恶性肿瘤的患者接受盆腔脏器剜除＋尿流改道的患者,术后出现肾积水及吻合口狭窄,治疗比较棘手。Penalver 等报道了 66 例这一类患者,95% 在术前接受盆腔放疗。输尿管肠吻合术的早期和晚期并发症的发生率分别为 22% 和 10%。85% 的患者通过保守治疗(如肾穿刺造瘘)使术后并发症得到有效缓解。

(一)内镜治疗

内镜治疗输尿管肠吻合口狭窄的技术发展类似于内镜治疗输尿管梗阻的过程。最初的内镜治疗方法包括简单的球囊扩张、留置支架。由于上述方法的治疗效果,尤其是远期疗效不理想,内镜下应用电烧灼和激光对狭窄段进行内切开技术逐渐发展起来。目前,可弯曲的软性输尿管镜下应用钬激光切除输尿管肠吻合口狭窄正成为内镜治疗输尿管肠吻合口狭窄的先进技术。

内镜治疗输尿管肠吻合口狭窄与输尿管狭窄之间的不同之处在于治疗输尿管肠吻合口狭窄更倾向应用顺行的方法。首先建立经皮通道,缓解梗阻引起的肾积水及可能同时合并的感染。一旦患者病情稳定,积水得到明显缓解,感染得到控制,球囊借助内镜通过经皮通道到达吻合口狭窄处,进行狭窄部位的扩张,直至狭窄环消失。或同样的方法置入支架,扩张狭窄环。由于支架容易出现黏液堵塞,导致治疗失败,多个治疗中心为避免上述情况发生,支架的留置时间一般为 4～8 周。

内镜下球囊扩张是最早用于治疗输尿管肠吻合口狭窄的内镜方法。该治疗方法近期的疗效尚可,远期疗效不理想。Ravery 等报道该方法治疗输尿管肠吻合口狭窄的近期有效率可达 61%。而 Shapiro 等对 37 例良性输尿管肠吻合口狭窄患者行球囊扩张术,术后进行 1 年以上的随访,认为总的有效率只有 16%,而重复扩张可提高疗效。Kwak 等对球囊扩张术后患者进行 9 个月随访,认为有效率低于 30%。最近,DiMarco 等对 52 例接受球囊扩张术的输尿管肠吻合口狭窄的患者进行 3 年的随访,仅有 5% 的有效率。

有学者报道了应用电烧灼的方法治疗输尿管肠吻合口狭窄。对于良性狭窄,该方法长期的有效率仅为 30%。Meretyk 等回顾了腔内电切治疗输尿管肠吻合口狭窄的长期疗效,15 例输尿管肠吻合口狭窄的患者接受平均长达 2.5 年的随访,结果发现总的有效率达到 57%。Cornud 等对接受经皮电切治疗输尿管肠吻合口狭窄的患者进行长期随访,重点比较内镜和 X 线引导的治疗效果。27 例患者拔除输尿管支架后进行超过 1 年的随访,总的有效率为 71%。研究发现直接应用内镜引导或联合 X 线引导的治疗效果好于只用 X 线引导。有 1 例单用 X 线引导的患者术后出现右侧髂血管的损伤。因此,在内镜直视下行输尿管肠吻合口狭窄电切术是相对安全、有效的方法。随着激光技术的发展,钬激光越来越多地应用于泌尿外科的临床治疗。钬激光是一种有效的切割工具,可应用于吻合口狭窄的切开。

左侧输尿管肠吻合口狭窄的腔内治疗较右侧难度大,大多数治疗失败的病例集中于左侧。左侧输尿管肠吻合口狭窄的腔内治疗的主要风险在于出血,可能与该侧输尿管与乙状结肠系膜邻近,手术过程中容易造成乙状结肠系膜损伤有关。因此,对于左侧输尿管肠吻合口狭窄的治疗应慎重考虑腔内治疗,开放手术可能是一种安全的选择。

(二)开放手术

在腔内治疗失败后,才考虑开放手术。开放手术治疗输尿管肠吻合口狭窄在技术上更具有挑战性,同时术后需要更长的时间恢复。但是开放手术的成功率较腔内手术高,尤其相对球囊扩张术。开放手术的远期成功率可达 80%。但是,如果狭窄段的长度大于 1 cm,术后复发率明显增加。左侧手术成功率要低于右侧。术后的并发症发生率大约为 11%。

(范　刚)

第十一节　输尿管癌

近年,输尿管移行细胞癌的发病率有升高的趋势。50%～73%发生在输尿管下 1/3。与膀胱移行细胞癌和肾盂移行细胞癌的生物学特性相似。

输尿管鳞状细胞癌少见,占输尿管原发癌的 4.8%～7.8%,多为男性,60～70 岁多见。25% 的患者有输尿管或肾盂结石。左右侧输尿管受累概率相同。65%发生在输尿管下 1/3。一般认为与尿路上皮鳞状化生有关。发现的病例大多已经是临床 Ⅲ～Ⅳ 期。有报道最长存活期为 3 年,大多数患者 1 年内死亡。

输尿管腺癌更少见,多见于 60～70 岁。72%是男性,常合并肾盂或输尿管的其他恶性上皮成分,40%合并结石。

一、临床表现

输尿管癌最常见的症状是肉眼或镜下血尿,占 56%～98%。其次是腰部疼痛,占 30%,典型为钝痛,如果有血凝块等造成急性梗阻,可出现绞痛。另有约 15%没有症状,在体检时发现。晚期还会出现消瘦、骨痛和厌食等症状。

二、诊断

输尿管癌患者早期无症状,后期主要表现为无痛性肉眼或镜下血尿。诊断主要依靠辅助检查。

（一）影像学表现

传统的方法是静脉肾盂造影，现在 CT 尿路造影的应用越来越广泛。CT 尿路造影现在还能进行三维成像，在泌尿系统成像的效果与静脉造影相同。

输尿管移行细胞癌静脉造影主要表现为充盈缺损和梗阻。这要与血凝块、结石、肠气、压迫，脱落的肾乳头鉴别。结石可以通过超声或 CT 鉴别。其他的充盈缺损需要进一步行逆行尿路造影或输尿管镜来鉴别。评估对侧肾功能是重要的，因为存在双侧受累的可能，而且可以判断对侧肾功能，以选择治疗方法。

CT 和 MRI 可以帮助确定侵犯程度，是否存在淋巴结和远处转移，以判断临床分期。有研究显示，CT 判断 TNM 分期的准确度是 60%。

（二）输尿管镜检

通过静脉尿路造影或逆行尿路造影诊断的准确率是 75% 左右，联合输尿管镜检准确率能达到 85%～90%。55%～75% 的输尿管肿瘤与膀胱肿瘤是低级别和低分期，输尿管浸润性肿瘤较膀胱更常见。由于输尿管镜活检标本较小，所以在确定肿瘤的分期时，应该结合影像学确定肿瘤的形态和分级。

三、治疗

（一）内镜治疗

内镜治疗输尿管肿瘤的基本原则与膀胱肿瘤相同。单肾、双侧受累、肾功能不全或并发其他严重的疾病是内镜治疗的指征。对侧肾功能正常的患者，如果肿瘤体积小、级别低，也可以考虑内镜治疗。

1.输尿管镜

输尿管下段肿瘤可以通过硬镜逆行治疗，而上段肿瘤可以选择逆行或顺行，软镜更适合逆行治疗。

2.经皮肾镜

主要治疗输尿管上段肿瘤，可以切除较大的肿瘤，能够获得更多的标本以使分期更准确，经皮肾通道还可以用于辅助治疗。准确的穿刺是关键，穿刺中盏或上盏能顺利到达肿瘤位置。术后 4～14 天，再次通过造瘘口观察是否有残余肿瘤，如果没有，则在基底部再次取材，并用激光烧灼。没有肿瘤，则拔除肾造瘘管。如果需要进一步的辅助治疗，则更换 8F 的造瘘管。经皮通道破坏了泌尿系统的闭合性，有肿瘤种植的风险，并发症也比输尿管镜多，主要有出血、穿孔、继发性肾盂、输尿管交界处梗阻等。

（二）开放手术

1.输尿管部分切除术

适应证：①输尿管中上段非浸润性 1 级/2 级肿瘤。②通过内镜不能完全切除的肿瘤。③需要保留肾单位的 3 级肿瘤。

方法：通过影像学和输尿管镜确定肿瘤的大体位置，距离肿瘤 1～2 cm 切除病变输尿管，然后端端吻合。

2.末端输尿管切除

适应证：不能通过内镜完全切除的输尿管下段肿瘤。

方法：接近膀胱的下段和壁内段的输尿管可以通过膀胱外、膀胱内或内外联合的方式切除。整个下段切除，如果不能直接吻合膀胱，首先选择膀胱腰肌悬吊。如果缺损过长，可行膀胱翻瓣。

3.开放式根治性肾输尿管切除术

适应证:体积大、级别高的浸润性输尿管上段肿瘤。多发、体积较大、快速复发中等级别,非浸润性输尿管上段肿瘤的肿瘤也可以行根治性全切。范围包括肾脏、输尿管全长和输尿管口周围膀胱黏膜。

(1)肾脏、肾周脂肪和肾周筋膜完全切除:传统上还包括同侧的肾上腺。如果肾上腺在术前影像学和手术中观察是正常的,可以保留。

(2)输尿管下段切除:包括壁内段、输尿管口和周围的膀胱黏膜。输尿管残端的肿瘤复发的风险是 30%～75%。需要牢记:移行细胞癌可能种植在非尿路上皮表面,所以保持整个系统闭合是重要的,尤其对于级别高的肿瘤。

传统末端切除术:可以经膀胱、膀胱外或膀胱内外相结合。经膀胱对于完整的输尿管切除是最可靠的,包括输尿管口周围 1 cm 的膀胱黏膜。

经尿道切除输尿管口:用于低级别的上段肿瘤中。患者截石位,经尿道切除输尿管口和壁内段输尿管,直到膀胱外间隙,这样避免再做一个切口。如果是腹腔镜手术就不用这种方法,因为需要另作一切口取出标本。这种方法破坏了尿路的完整性,有局部复发的可能。

脱套法:术前输尿管插管,输尿管尽量向远侧游离后切断,远端输尿管与导管固定,患者改为截石位,输尿管被牵拉脱套到膀胱,然后切除,但输尿管有被拉断的可能。

淋巴结切除术:根治性肾输尿管切除术应该包括局部淋巴结切除。对于中上段输尿管肿瘤,同侧的肾门淋巴结和主动脉旁和腔静脉旁淋巴结需要清除。是否进行局部淋巴结清除仍有争议,但这样做并不增加手术时间,也不会带来更多的并发症,还可能对患者的预后有利。

(三)腹腔镜根治性肾输尿管切除术

开放式根治性肾输尿管切除术是上尿路上皮癌的"金标准",但现在腹腔镜根治术被认为更适合。指征与开放手术相同,可以经腹腔、经腹膜后或手助式。与开放手术相比,术后恢复快、疼痛轻、住院时间短并且美观。所有的腹腔镜手术包括肾切除和输尿管切除两部分。始终需要注意肿瘤种植的风险。切口的选择也很重要,不仅只是取出标本还要满足末端输尿管的切除。

(范　刚)

第六章 膀胱疾病

第一节 膀 胱 概 述

一、膀胱胚胎学

胚胎第 6～7 周时,尿直肠隔将泄殖腔分隔为腹、背两部分。背侧部分为直肠,腹侧部分为原始膀胱和尿生殖窦,中肾管(Wolff 管)开口于此窦的两侧。尿生殖窦被分成 3 部分(图 6-1)。①膀胱部:与尿囊延续且在窦结节(Müller 结节)中肾管入口处远端延伸部的部分形成膀胱尿道管;②骨盆部:较狭窄的中间部参入构建成尿生殖窦的骨盆部;③初阴部,又称真尿生殖窦:即较宽的远端部分的尿生殖窦的阴茎部,其延伸到尿生殖膜,与外界相隔,在男性逐渐发育成阴茎;在女性,小部分形成尿道下段,大部分扩展成为前庭。

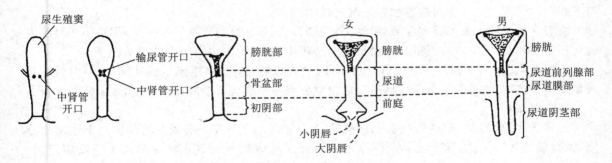

图 6-1 膀胱与尿道的发生

膀胱主要由尿生殖窦上部内胚层发育而来,其顶端与尿囊相连,两侧下部有中肾管开口,向下为尿生殖下部。当膀胱迅速扩大时,输尿管起始部以下的中肾管尾段被吸收为膀胱背侧壁。中肾管和输尿管分别独自开口于膀胱。

近端尿管及三角区由在中肾管末端合并时的中胚层形成。这部分平滑肌开始独立发育、增厚,尤其在膀胱顶及三角区下面,发育更快,肌层特别丰富。同时,肌层在膀胱颈部形成环行肌层,逐步形成膀胱内括约肌。膀胱逐渐扩大时,中肾管靠近膀胱的一小段也参入形成膀胱壁的一部分,两侧输尿管直接开口于膀胱。两开口与尿道内口之间,于膀胱背侧壁上,形成膀胱三角。

膀胱三角区的黏膜最初由中肾管的中胚层细胞构成,但随之由尿生殖窦的内胚层上皮所取代。

二、膀胱应用解剖

膀胱是一储存尿液的囊性空腔脏器。新生儿膀胱容量 50 mL 左右,成人男性 350～750 mL,女性 250～550 mL。膀胱的大部分位于腹膜外。新生儿膀胱的位置较成人高。

膀胱空虚时,完全位于盆腔内,充盈则向前上部膨胀至腹腔。成人膀胱呈四面锥形体,分为底、体、尖及颈四部和上面、二个下外侧面。膀胱底为三角形,朝向后下方;女性膀胱底紧贴阴道前壁,男性膀胱底上部间隔着直肠膀胱凹陷,下部有精囊腺和射精管壶腹与直肠相邻。膀胱尖朝向耻骨联合上部,由脐正中韧带与脐相连;膀胱体上面呈三角形,前角为膀胱尖,后方二角为输尿管进入膀胱部,两侧边缘有脐外侧韧带;位置最低的膀胱颈位于耻骨联合下部后方 3～4 cm 处,也是最固定的部位,位于骨盆下口稍上方水平,其间有尿道内口穿过。

(一)膀胱周围的结构、间隙及筋膜

膀胱颈前方至耻骨有一对由胶原纤维和平滑肌构成的结缔组织束,男性称耻骨前列腺前韧带或耻骨前列腺韧带,女性称耻骨膀胱前韧带或耻骨膀胱韧带。此韧带上方附着于耻骨联合两侧的耻骨背侧骨膜上,其胶原纤维与骨膜纤维混合;韧带向后下行走与膀胱前列腺接合部连接(女性为膀胱尿道接合处),其胶原纤维与膀胱平滑肌及近端前列腺纤维相混合。二条韧带间有一中线裂孔,数支小静脉通过。该裂孔的宽度,成人男性为 1～2 mm,成年女性可达 15 mm,可能与女性分娩有关。

耻骨前列腺韧带构成耻骨后间隙的底。女性为耻骨膀胱外侧韧带,它附着于盆筋膜腱弓的前端,向下内与前列腺鞘上部或尿道上部相混合。膀胱尖与脐之间有脐正中韧带相连接。脐尿管下部的腔可终生保留并与膀胱相通。若脐尿管的下部闭锁,而中部的空腔保留,则形成脐尿管囊肿。

膀胱底外两侧缘,由前向后的膀胱静脉丛(向后连于髂内静脉)、膀胱下动脉、膀胱神经丛,被周围的一束纤维蜂窝组织所包裹,形成膀胱后韧带。在膀胱外侧面的腹膜下结缔组织中有膀胱外侧(真)韧带,此韧带由膀胱基底部向外跨过盆底,延伸至盆侧壁,内含膀胱血管和神经丛、输尿管下端和射精管。上述韧带起着固定膀胱的作用。

腹膜在膀胱的上面形成多条皱襞,称为膀胱"假"韧带。在前面前行有 3 条,即在中线膀胱尖的脐正中襞和在两侧的脐内侧襞,前者襞内为脐正中韧带,后者内为闭锁的脐动脉。

3 个皱襞之间的凹陷为膀胱上窝,腹膜自膀胱向两侧反折至盆壁形成假外侧韧带,向后上与尿生殖襞相连续,也称假后韧带。膀胱筋膜由盆腔脏层筋膜包绕膀胱而形成,筋膜中脂肪含量在不同部位多寡不一。

在膀胱底、精囊腺、输精管壶腹和前列腺后方与直肠之间有一层较厚的筋膜将上述结构分隔,称直肠膀胱筋膜,也称 Denonvilliers 筋膜。此隔膜两侧与盆底和盆侧壁的盆壁筋膜连接。Denon-villiers 筋膜分为前、后两叶,前叶连于膀胱底、输精管壶腹、精囊和前列腺,称为腹膜前列腺隔,即直肠膀胱隔;后叶是直肠筋膜在直肠方增厚而成。直肠膀胱筋膜两叶间有潜在的疏松间隙,称直肠膀胱间隙。女性的膀胱与阴道之间的疏松结缔组织称膀胱阴道隔,直肠与阴道之间的筋膜隔称直肠阴道隔。在膀胱与耻骨后面之间有膀胱前间隙或称耻骨后间隙,又称 Retgius 间隙,其中充满脂肪等疏松结缔组织,称耻骨后垫,在此垫中有膀胱阴部静脉丛。在膀胱下外侧面与盆壁肌及其筋膜之间的结缔组织称膀胱旁组织,为膀胱筋膜的一部分。直肠膀胱隔较坚韧,除可限制尿外渗范围外,也可限制肿瘤局部扩散。另外,在切除膀胱时,沿此隔前面(或前、后二叶之间)分离,可不伤及周围脏器(图 6-2)。

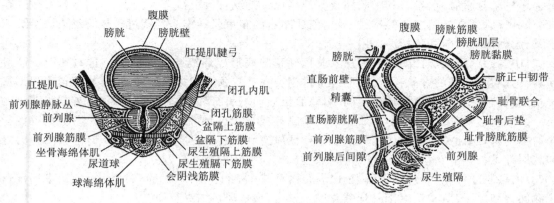

图 6-2　膀胱的筋膜

(二)膀胱壁结构

有腹膜覆盖的膀胱壁处可分为 5 层,由外向内依次为浆膜层、浆膜下层、肌层、黏膜下层及黏膜层。无腹膜覆盖处仅有由疏松结缔组织组成的外膜层,膀胱三角区的黏膜层紧贴肌层,其下缺少黏膜下层,因而三角区相对固定。

1.浆膜层

即腹膜,仅限于膀胱顶部,在男性还包括部分背侧表面,以此层将膀胱与腹腔隔开,使膀胱成为腹膜外器官。

2.浆膜下层

由浆膜下厚薄不一的疏松结缔组织延续成。膀胱顶部浆膜下层较致密且薄,不易分离;膀胱两侧及膀胱尖部的浆膜下层较厚且较疏松,易于分离。

3.肌层

由较大的平滑肌束相互交织而成,呈复杂的网状结构(图 6-3)。除膀胱三角区外,肌纤维多属束状的逼尿肌。肌层按肌纤维行走方向大致分为 3 层,但界线并不分明,相互延续并彼此交错,混合成网状。

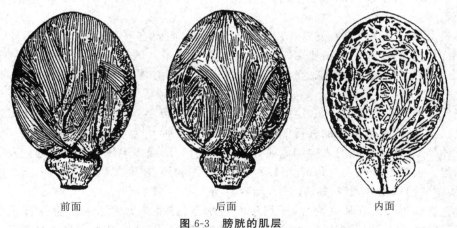

前面　　　　　后面　　　　　内面

图 6-3　膀胱的肌层

(1)外层即外纵层,肌纤维大体呈纵行排列。在背侧,肌纤维沿膀胱下外侧面向前绕过膀胱尖到上面,然后向后降入膀胱底并穿越膀胱基底部与前列腺的被膜或与阴道的前壁相融合。部分肌束行至直肠前方形成直肠膀胱肌;在腹侧,部分肌束穿过耻骨前列腺内侧韧带附着于耻骨盆面下部形成耻骨膀胱肌,参与其中肌性成分的构成。外纵行肌束行至膀胱颈时,向下延续到尿道内,部分纵行肌束参加膀胱颈的构成,另由前后左右的多束肌纤维分别绕过输尿管形成肌袢套入膀胱颈,起到部分的膀胱颈括约作用。

(2)中层即中环层,肌纤维较薄,从膀胱顶到膀胱底形成环绕膀胱壁的环。这些环行的肌纤维呈斜行并向不规则的方向移行,相互混合排列。在膀胱颈周围排列呈环状,围绕尿道内口形成膀胱括约肌,也称为尿道内括约肌。同时,该肌束向前下斜行环绕输尿管口并加入外层纵肌束的深层。这层呈不对称的同心环,形成所谓的基底环或三角区环。但也有学者认为不存在解剖学概念的括约肌,起到关闭尿道作用的是位于女性尿道和男性尿道前列腺部呈环形排列的弹力纤维和胶原纤维。

(3)内层肌即内纵肌,纤维较薄,呈内纵行网状排列,止于膀胱三角区外侧缘,少量进入浅三角区深面,同时呈放射状汇聚于膀胱颈并进入尿道,形成尿道内纵行肌。

膀胱三角区的肌层可分为浅层及深层三角区肌。①浅层:浅层三角区肌由相对较细的外纵行肌束构成,这些肌束的近端与膀胱壁内的输尿管内纵行肌相延续,在三角区上缘增厚形成输尿管间嵴,同时形成三角的外侧边界。浅层三角区肌与尿道近端平滑肌相延续,在男性可沿尿道嵴一直延伸至射精管开口处。②深层:深层三角区由相对较粗的内纵行肌束构成,其行走方向与浅层三角肌大致相同。深层三角肌止于尿道内口的肌纤维形成膀胱颈的后缘,成为位于后下方的逼尿肌的一部分,其肌细胞与逼尿肌的肌细胞几乎无差别。

最近有新观点,认为三角区平滑肌有两种不同的肌性结构。一种是输尿管间肌,来源于两侧输尿管肌系统,形成输尿管间嵴肌性成分;另一种是三角区括约肌或称膀胱括约肌,环绕在尿道内口周围,并不进入尿道及其周围组织。在男性,三角区括约肌的下面混有前列腺组织,提示这些肌肉可能具有双重功能,即参加排尿的控制及促进前列腺分泌物排放并防止其逆射。

4.黏膜下层

由大量疏松结缔组织组成,分布于除三角区以外的膀胱黏膜层的下方。它适应于膀胱的收缩及充盈时的膨胀。

5.黏膜层

呈粉红色,由移行上皮细胞组成,布满整个膀胱的最里层。向上与输尿管黏膜层、向下与尿道黏膜层相延续。

膀胱黏膜由移行上皮及具有支持作用的固有层构成,而固有层由疏松的纤维弹性结缔组织构成,固有层内有少许细小的平滑肌束,形成不完整且发育不全的黏膜肌层。固有层内还广泛存在血管网,更增加了固有层的厚度。在膀胱底和侧下方的固有层厚度为 $500~\mu m$,在膀胱三角区为 $100~\mu m$。

膀胱三角区的移行上皮由 2～3 层细胞构成,其他部位可多达 6 层。膀胱充盈时,三角区的移行上皮层次不变,而其他部位的移行上皮则因挤压、牵拉而变为 2～3 层。非膀胱三角区的移行细胞有三种类型:高度分化的表层细胞或称腔面细胞、一层或多层较小的中间细胞及一层未分化的基底细胞。人类膀胱颈及三角区除具有上述 3 种细胞外,还混杂烧瓶状细胞,具有贮存胺的功能,可能属于胺前体摄取及脱羧(APUD)细胞系列。

正常膀胱黏膜也会出现某些变异,不属于病理状态,如最常见的 Brunn 巢。膀胱黏膜化生多发于膀胱三角区上方,常见于成年女性,男性及儿童偶见。膀胱肿瘤多在膀胱黏膜层内形成。

6.输尿管膀胱连接部

是指输尿管穿入膀胱至膀胱三角的输尿管口的一段,也称输尿管壁内段,长 1.5～2.0 cm,内径约 3.2 mm。输尿管末端的纵行肌束由膀胱的后面斜行穿入膀胱壁,在输尿管口处与膀胱的浅层三角区肌相移行,输尿管进入膀胱前 3～4 cm 段也属于输尿管膀胱连接部。输尿管远端 1～2 cm 处由不完全领状的逼尿肌环绕,形成 Waldeyer 鞘,该鞘与输尿管肌层间有一层筒状的结缔组织构成的间隙,称 Waldeyer 间隙。此特殊结构在膀胱充盈变化时可使连接部运动加长,随膀胱内压增高而闭锁,加上膀胱三角区的肌肉收缩,从而控制尿液向输尿管逆流(图 6-4、图 6-5)。

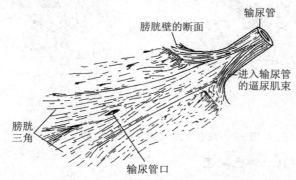

图 6-4 输尿管膀胱接合部的肌层

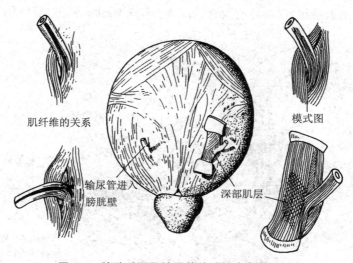

图 6-5 膀胱后面及输尿管膀胱接合部的肌层

7.膀胱颈平滑肌

在组织学、组织化学和药理学方面均与固有逼尿肌不同,因此膀胱颈为一独立的功能单位。膀胱外纵行肌的前后左右四束肌束行至膀胱颈时,四方各有一绳索(肌袢)呈领状结构套着膀胱颈,这种结构在收缩时可闭锁膀胱颈而起到括约作用,即所谓的逼尿肌弓。薄层的中环肌层在膀胱颈部周围呈不对称的环状排列,在尿道内口构成膀胱括约肌。在男性称为尿道近端内括约肌或尿道前列腺前部括约肌,在远侧端膀胱颈的肌肉与前列腺基质和被膜中的肌肉相互混合,其结构无差别;在女性该部位的肌束较细小。膀胱底部括约肌并非完全性的肌性环状结构,其顶部及两侧为环绕尿道内口前方和两侧的弓形肌束,其肌纤维占整个括约肌的 2/3,并向后与膀胱三角区深层的肌纤维相延续,两者合并成一基底板,为弹性纤维结缔组织,呈斜行或纵行穿入尿道壁,故女性膀胱颈并不存在平滑肌括约肌。该部位的主动肌性收缩并不具备尿控作用(图 6-6)。

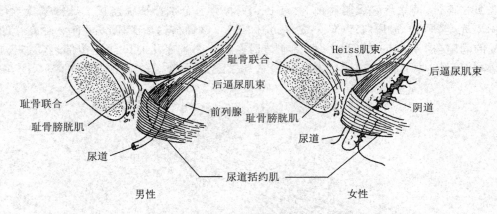

图 6-6　膀胱颈及尿道主要肌层(模式图)

(三)膀胱的动脉、静脉及淋巴回流

1.动脉

膀胱的血供主要来自由髂内动脉前干分出的膀胱上动脉和膀胱下动脉,闭孔动脉和臀下动脉也有小支动脉发出至膀胱,在女性有少许动脉来自子宫动脉和阴道动脉(图 6-7)。

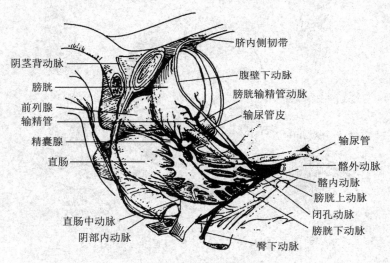

图 6-7　膀胱的双重血供

2.静脉

膀胱静脉不与动脉伴行,其在膀胱下部形成网状结构的膀胱静脉丛。它向下与前列腺周围的前列腺静脉丛相连,形成膀胱前列腺静脉丛,引流输尿管旁外侧静脉丛、阴茎背深静脉及海绵体静脉。此丛向后在膀胱后韧带内形成 2～3 条膀胱静脉或再汇合成单干注入髂内静脉。

3.淋巴回流

膀胱壁的淋巴引流由黏膜丛、肌内丛(肌层)及肌外丛(膀胱周)组成,共同构成淋巴网络系统,并有 3 组输出管道。第一组起源于男性输精管之间的膀胱壁及女性输尿管之间的膀胱壁,位于膀胱三角区,穿出膀胱底后向上外行,止于髂内淋巴结,引流膀胱颈、三角区及膀胱底的淋巴。第二组位于膀胱上面,汇集于后外侧角,然后向上外侧行,沿脐外侧韧带到髂外淋巴结,再到髂总淋巴结,其中个别的淋巴管可先到髂内淋巴结或直接到髂总淋巴结,膀胱颈部的一些淋巴结可直接引流到骶淋巴结。第三组在输尿管前,有2～3条淋巴干向上行,与膀胱上面的淋巴管同行,跨过脐(闭)动脉后到达髂内淋巴结,收集膀胱前壁的淋巴并与前列腺、精囊、后尿道的淋巴管相混合。前壁的交替引流位点为股淋巴结(cloquet 淋巴结)和髂内或髂总淋巴结。

4.神经支配

下腹下丛的两侧发出左右二支下腹神经纤维,下行达髂内动脉内侧及骶交感干前面,然后进入左右下腹下丛的盆丛,与动脉伴行紧靠膀胱底、前列腺及精囊。由骶1～3发出的副交感神经纤维在此丛与交感神经相混合(图 6-8)。

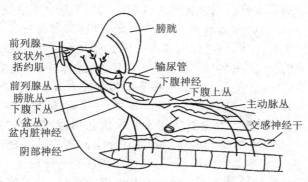

图 6-8 膀胱的神经支配

膀胱的神经支配包括交感神经、副交感神经及内脏感觉神经。

(1)交感神经:交感神经由 T_{12}～L_2 发出,为节前神经纤维,穿过交感神经干,经灰交通支进入腹腔神经节并行走到下腹下(盆)处,与 $S_{2～4}$ 发出的盆内脏神经(副交感神经)共同组成下腹下丛。下腹下丛再分出膀胱丛进入膀胱壁。膀胱丛发出抑制纤维支支配膀胱颈,通过前列腺丛支配前列腺前括约肌和前列腺,与副交感神经的突触交换产生调节作用。

(2)副交感神经:副交感神经由 $S_{2～4}$ 发出,由节前纤维组成,进入膀胱神经丛。由膀胱神经内的盆神经节再发出节后神经纤维,其运动纤维支配逼尿肌,抑制纤维支配膀胱括约肌。

(3)内脏感觉神经:膀胱有痛觉及本体感觉(即膨胀感觉)两种感觉神经纤维。痛觉纤维多行于副交感神经内,少部分行走于交感神经内,脊髓内的痛觉纤维经脊髓丘脑束上行。本体感觉纤维经盆腔内脏神经、脊髓后根,位于脊髓薄束后索内。

三、膀胱尿控生理

排尿过程可分为储尿期、排尿期及中断排尿。当膀胱内尿液充盈到一定程度时,兴奋骶髓中枢及脊上脑干和大脑皮质排尿中枢,产生排尿欲。当环境允许排尿时,脊上排尿中枢下达排尿指令,指令冲动到达骶髓,通过盆神经丛副交感神经的传出神经兴奋,产生逼尿肌收缩。同时,下腹神经和阴部神经受到抑制,膀胱出口处括约肌和盆底肌松弛,在较低的排尿压下即可在意识控制下顺利排出尿液。

参与正常尿控生理的肌肉有膀胱逼尿肌,由横纹肌组成的,位于尿生殖隔两层筋膜之间的尿道外括约肌及横膈、腹壁肌肉。盆底肌及肛提肌也有辅助尿控的作用。

与尿控有关的神经有三组及相关的神经中枢。三组神经是指交感神经、副交感神经及体(躯干)神经,均有感觉支与运动支。副交感神经的运动支发自脊髓 $S_{2～4}$ 段灰质中外侧细胞柱内,经盆神经及其神经丛到达膀胱及后尿道。其感觉神经进入脊髓。

$S_{2～4}$ 段。交感神经的运动支发自脊髓 T_{11}～L_2 段灰质中外侧细胞柱内,经椎旁交感神经节、主动脉神经丛、骶前神经丛,并由此分成左、右两支腹下神经与盆神经节相连,再由此发出神经纤维支配膀胱三角区、膀胱颈、后尿道、前列腺及精囊腺,其感觉神经纤维支后根进入脊髓 T_9～L_2 段。躯干神经的运动支发自脊髓 $S_{2～4}$ 周边的 Onuf 核区,经阴部神经支配尿道外括约肌、肛提肌、坐骨海绵体肌、球海绵体肌及肛门外括约肌,其感觉神经进入 $S_{2～4}$ 段。一般认为副交感神经为控制排尿过程的主要神经,躯干神经有参与排尿控制的功能。

交感神经与逼尿肌的运动无关,无控制排尿的作用,但交感神经对排尿过程有一定的负反馈作用:当膀胱内的尿液逐步充盈,膀胱内压逐步上升时,交感神经产生兴奋而抑制逼尿肌的收缩,从而增加了膀胱贮存尿液的顺应性。当膀胱充盈到接近阈值而有一定的尿意时,交感神经的兴奋则停止,而阴部运动神经元被触发而兴奋,使尿道关闭压增高,增加尿道阻力,并直接关闭膀胱出口或反馈性抑制膀胱的节前冲动,促进尿液的进一步贮存而不至于发生尿液外溢,起到保护性的尿控作用。与尿控有关的神经中枢包括脊髓反射中枢和脊髓上反射中枢,脊髓反射中枢位于脊髓 $S_{2～4}$,对排尿起主导作用,当脊髓以上的中枢支配排尿能力失去控制时,骶部的脊髓中枢仍能完成一定的排尿功能。脊髓上反射中枢包括大脑皮质、下丘脑和低位脑干。大脑皮质和下丘脑主要起抑制排尿的作用,低位脑干的主要功能为使膀胱在排尿时能产生持久而有效的收缩。当大脑皮质及下丘脑失去控制时,膀胱则易受到刺激而无节制地异常兴奋;当低位脑干失去控制后,则排尿时膀胱的收缩失去节律且收缩时间短促,造成尿液排空障碍。

膀胱体部受体主要为胆碱能受体,少许为 α-肾上腺素能受体;膀胱底部及三角区主要受体为 β-肾上腺素能受体,也有部分为 α-肾上腺素能受体;膀胱颈部及后尿道主要受体为 α-肾上腺素能受体及部分 β-肾上腺素能受体。

总之,正常膀胱的生理特征为:①随着膀胱的逐步充盈,冲动信息经传入神经传至中枢,再经传出神经反映出膀胱区的充盈膨胀感而产生尿意;②男性正常膀胱容量 350～750 mL,女性 250～550 mL,有排尿感时膀胱容量为 150～300 mL;③膀胱充盈期至最大容量时的压力仍可保持稳定,压力值 <15 cmH_2O,膀胱也因脊髓上反射中枢对脊髓中枢的抑制作用而不会产生强烈收缩。充盈期时改变体位,膀胱压力可以增加,但不会超过 40 cmH_2O;④排尿期时膀胱压力增加,有利于尿液的排出,压力值为 30～40 cmH_2O;⑤尿液排空后,膀胱无残余尿或因回流作用残余尿量 <10 mL。

(欧仁杰)

第二节　间质性膀胱炎

间质性膀胱炎(IC)是一种慢性非细菌性膀胱炎症,以尿频、尿急、夜尿和/或盆腔疼痛为主要临床表现,尿培养无细菌生长。Hunner(1915)最先报道间质性膀胱炎,所描述的膀胱壁上出血区后来称为 Hunner 溃疡。这种典型的溃疡只在少数患者中出现。随着对疾病的进一步认识,目前认为其发生率远高于过去的估计。

1987 年 Holm-Bentzen 认为有许多患者即使没有间质性膀胱炎的膀胱镜下典型变化,但其膀胱疼痛仍可能来自于膀胱壁的病变。近期研究提示,慢性无菌性前列腺炎、前列腺痛和慢性盆腔疼痛综合征可能是 IC 的不同形式。

间质性膀胱炎被认为是一种不知原因的综合病症,在诊断上相当困难,在治疗上也常常不能完全治愈。间质性膀胱炎可能是由不同原因所产生的一个共同结果。

一、病因及发病机制

尽管对 IC 的认识已有一个世纪,但对 IC 的病因及发病机制仍不清楚,根据目前的研究进展,大致有以下几种假说。

(一)隐匿性感染

虽然还没有从患者中检测出明确的病原体,但有证据表明 IC 患者尿中微生物(包括细菌、病毒、真菌)明显高于正常对照组。目前大多数人认为感染可能不是 IC 发病的主要原因,但它可能与其他致病因素共同作用。

(二)遗传因素

北美人 IC 发病率明显高于日本人,犹太女性发病率远高于其他种族,而黑人很少患 IC,提示 IC 可能与种族有关。

(三)神经源性炎症反应

应激状态如寒冷、创伤、毒素、药物作用下,交感神经兴奋,释放血管活性物质,引起局部炎症和痛觉过敏;血管活性物质也可进一步活化肥大细胞,使血管扩张、膀胱黏膜损害引起炎症反应。

(四)肥大细胞活化

肥大细胞的活化与聚集是 IC 主要的病理生理改变。肥大细胞多聚集于神经周围,在急性应激状态下,肥大细胞活化并脱颗粒,释放多种血管活性物质如组胺、细胞因子、前列腺素、胰蛋白酶等,可引起严重的炎症反应。有 20%～65% 的患者膀胱中有肥大细胞的活化。

(五)自身免疫性疾病

IC 是一种自身免疫性疾病的理由有:①多见于女性;②患者同时患其他自身免疫性疾病的比例较高;③患者中对药物过敏的病例占 26%～70%,许多患者可检出抗核抗体;④组织学检查伴有结缔组织的病变;⑤应用免疫抑制剂治疗有一定疗效。

(六)膀胱黏膜屏障破坏

移行上皮细胞上的氨基多糖层(GAG)具有保护层的作用,能够阻止尿液及其中有害成分损害黏膜下的神经和肌肉。膀胱黏膜屏障损害后上皮细胞功能紊乱,渗透性改变,结果尿中潜在的毒性物质进入膀胱肌肉中,使感觉神经去极化,引起尿频,尿急等临床症状。这种潜在的毒性物质中主要是钾离子,钾离子并不损伤或渗透正常尿路上皮,但对膀胱肌层有毒性作用。

(七)尿液的毒性作用

IC 患者尿液中有特殊的毒性物质对膀胱造成损害,如抗增殖因子(APF)。

二、病理

间质性膀胱炎的病理检查的作用只在于排除其他疾病,包括原位癌、结核、嗜酸性膀胱炎等,而对于诊断间质性膀胱炎,病理检查并不能提供多少帮助。

IC 患者膀胱的病理变化可以分为 2 个时期。早期在膀胱镜下少量充水可见黏膜外观正常或仅有部分充血,但是经过再次注水扩张后可见广泛膀胱黏膜下点状出血或片状出血。在组织学上无明显改变,黏膜与肌层内亦无明显肥大细胞增多。到后期黏膜与肌肉内可见多种炎性细胞浸润,如浆细胞、嗜酸性粒细胞、单核细胞、淋巴细胞与肥大细胞,且有研究发现肥大细胞在黏膜与肌层内有所不同,前者较大,其内组胺成分增多,且具有迁移能力。电镜下可见典型血管内皮细胞受损伴有基底膜及弹力组织的新生,并可以看到嗜酸性粒细胞及肥大细胞脱颗粒现象。炎性细胞可以浸润膀胱全层及肌肉神经组织,肌束及肌内胶原组织增多,严重的纤维化可以导致膀胱容量缩小。

三、临床表现

IC 多发生于 30～50 岁的中年女性,低于 30 岁者约 25％,18 岁以下罕见,亦可累及儿童。男性较少见,男、女患病比例为 1∶10。

本病发病较急,进展较快,但在出现典型症状后病情通常维持稳定而不会进一步加剧。即使不经治疗,有超过一半的患者会出现自然缓解的情况,但很快又会再次发作。

症状可分为膀胱刺激症状和疼痛症状两个症状群,主要表现为严重的尿频、尿急、尿痛等膀胱刺激症状和耻骨上区疼痛,也可有尿道疼痛、会阴和阴道疼痛,60％患者有性交痛。疼痛十分剧烈,与膀胱充盈有关,排尿后症状可缓解。一些不典型的患者症状可表现为下腹坠胀或压迫感,月经前或排卵期症状加重。体格检查通常无异常发现,部分患者有耻骨上区压痛,阴道指诊膀胱有触痛。

患者膀胱刺激症状和疼痛症状两个症状群可同时具备,亦可只以一种为主。症状与其他的膀胱炎症相似但更顽固、持续时间更长。

四、诊断

间质性膀胱炎的诊断如上所述是一个排他性的诊断,需要排除很多症状相似的疾病。因而诊断比较困难。而不同的医师诊断的标准也可能不同,结果导致诊断上的混乱。基于此原因,美国 NIADDK 制定了 IC 的诊断标准。

美国 NIADDK 的关于 IC 的诊断标准:必需条件包括以下 2 条。①膀胱区或下腹部、耻骨上疼痛伴尿频;②麻醉下水扩张后见黏膜下点状出血或 Hunner 溃疡。

全麻或连硬麻下膀胱注水至 80～100 cmH_2O 压力,保持 1～2 分钟,共两次后行膀胱镜检,应发现弥漫性黏膜下点状出血,范围超过 3 个象限,每个象限超过 10 个,且不在膀胱镜经过的部位。

应排除的情况:①清醒状态下膀胱容量大于 350 mL;②以 30～100 mL/min 注水至 150 mL 时无尿意;③膀胱灌注时有周期性不自主收缩;④症状不超过 9 个月;⑤无夜尿增多;⑥抗生素、抗微生物制剂、抗胆碱能或解痉剂治疗有效;⑦清醒时每天排尿少于 8 次;⑧3 个月内有前列腺炎或细菌性膀胱炎;⑨膀胱或下尿路结石;⑩活动性生殖器疱疹;⑪子宫、阴道、尿道肿瘤;⑫尿道憩室;⑬环磷酰胺或其他化学性膀胱炎;⑭结核性膀胱炎;⑮放射性膀胱炎;⑯良性、恶性膀胱肿瘤;⑰阴道炎;⑱年龄低于 18 岁。

该诊断标准过于严格,使得临床上 60％的患者不能满足 NIADDK 的诊断标准。Hanno 等对一组 IC 患者分析后发现,269 例患者中只有 32％～42％符合 NIADDK 的诊断标准。而 Schuster 则认为儿童 IC 患者并非罕见。常用的膀胱镜检查、麻醉下的膀胱水扩张,作为诊断的"金标准",亦非绝对。一项前瞻性研究显示,该项检查敏感性在 IC 中为 42％,而在正常对照中阳性率高达 45％。即使患者有典型 IC 症状,麻醉下膀胱水扩张也不一定能发现典型的瘀斑。

因而临床上诊断需依靠病史、体检、排尿日记、尿液分析、尿培养、尿动力学、膀胱镜检查及病理组织学检查来综合评估。

基于膀胱黏膜屏障破坏是间质性膀胱炎发病机制的假说,Parsons 提出了一种筛选和诊断 IC 的方法——钾离子敏感试验钾离子敏感试验(PST),方法是分别用无菌水和 0.4 mmol/L 钾溶液行膀胱灌注,并记录尿路刺激症状的程度。正常人由于有完整的 GAG 层保护不会出现症状,IC 患者因为 GAG 层缺陷,钾离子透过移行上皮,到达深层组织,产生刺激症状和毒性反应。PST 阳性率为 75％,操作简单且几乎无损伤,有较大应用价值,但仍有 25％的患者不能检出,且假阳性率较高,因而其应用价值存在许多争议。急性膀胱炎和放射性膀胱炎患者其膀胱上皮的通透性均增加,可产生阳性反应。

人们还希望能找到类似肿瘤标记物样的 IC 标记物。Erickson 等在同一组人群中检测了多种尿标志物,他们认为目前只有糖蛋白 51(GP51)和抗增殖因子(AFP)能完全区别 IC 和正常对照。对符合 NIDDK 诊断标准的 IC 患者,GP51 和 AFP 具有较高的敏感性和较强的特异性,但是对于临床上不符合 NIDDK 诊断标准的患者,仍需做进一步的研究。GP51 和 AFP 有可能成为 IC 的诊断标志物。

Parsons 设计了盆腔疼痛与尿急、尿频症状评分系统(PUF),PUF 10~14 者 PST 阳性率74%,PUF≥20 者 PST 阳性率达 91%,因此 PUF 也可作为 IC 筛选的有效工具。

五、治疗

间质性膀胱炎的治愈非常困难,应向患者说明治疗的目的只是缓解症状,改善生活质量,很难达到完全缓解和根治。每一种治疗方法并非适用于所有的患者,几种方法联合应用可取得较好的效果。治疗间质性膀胱炎应该是越早越好。

(一)饮食调节

饮食调节是最基本的治疗方法,IC 患者应以清淡饮食为主,避免刺激性食物和饮料,对食物过敏的患者尤为重要。但并非所有的患者都有食物过敏史,且过于严格的饮食控制可能导致营养不良。因此饮食调节的治疗方案应该个体化。

(二)口服药物治疗

1.抗组胺药物

由于间质性膀胱炎的膀胱壁上有肥大细胞增多趋势,释放炎症物质引起疼痛,因此可以使用抗组胺药物来加以抑制。抗组胺药物一般用于发病初期,或是严重的急性期,可以得到迅速解除疼痛的效果。

羟嗪是一种 H_1 受体阻滞剂,能够抑制肥大细胞和神经细胞分泌,有镇静与抗焦虑作用。开始剂量 25 mg,睡前服用,1 周后增加至 50 mg,1 个月后若无不良反应则白天另加服 25 mg。不良反应有全身软弱、嗜睡、急性尿潴留。孕妇与精神抑郁者不用此药。症状消失后停药数天或1 个月后可以复发,故应每晚服 25 mg 作维持量。

2.抗抑郁药物

抗抑郁药物对于膀胱放松,减少膀胱的紧张有帮助,因此患者可以得到在情绪上以及膀胱发炎反应上的缓解。

阿米替林是一种三环类抗抑郁药,用于治疗间质性膀胱炎,作用机制有:①阻断触突前神经末梢对去甲肾上腺素及 5-羟色胺的再摄取,并阻滞其受体,可达到镇痛目的;②阻滞 H_1 受体有镇静抗炎作用;③对抗胆碱与兴奋 β 受体,可以降低膀胱逼尿肌张力。初始剂量为 25 mg,睡前服,3 周内逐渐增加到 75 mg(每晚 1 次),最大可至 100 mg。

3.钙通道阻滞剂

钙通道阻滞剂可以松弛膀胱逼尿肌及血管平滑肌,改善膀胱壁血供。

硝苯地平开始剂量为 10 mg,每天 3 次;若能耐受,可缓慢增加到 20 mg,每天 3 次。血压正常者服用缓释剂型,血压不易下降与波动,疗程为 3 个月,疗效约 1 个月后出现。

4.阿片受体拮抗剂

盐酸钠美芬是一种新的阿片受体拮抗剂,可以抑制肥大细胞脱颗粒释放组胺、5-羟色胺、白三烯和细胞素等。初始剂量从 0.5 mg,1 天 2 次逐渐增加到 60 mg,1 天 2 次。初期每周增加

2 mg,到 3 个月后可每周增加 10 mg。服药初期都有不良反应,失眠最常见,有恶心,可以自行消失。

5.多硫戊聚糖钠

多硫戊聚糖钠(PPS)是一种结构类似于 GAG 的药物,口服以后部分经尿中排出,有助于膀胱上皮结构与功能的恢复。推荐剂量 100 mg,3 次/天;最大可至 600~900 mg/d。大多数服药 3 个月内症状明显改善,并可持续 3 年,研究表明服用时间越长则疗效越好,症状愈严重者比症状轻微者效果较好,治疗 3 年有 74%~88% 的症状和整体反应改善率。不良反应少,主要是肠胃道反应,约有 5% 的患者发生脱发、腹痛、腹泻和恶心,禁用于有出血倾向和有抗凝治疗的患者。

6.甲磺司特

抑制辅助(性)T 细胞介导的变态反应。每天 300 mg,12 个月后明显增加膀胱容量,减少尿频和疼痛等症状。

7.其他药物

还有糖皮质激素类药物、抗癫痫药物、抗胆碱药物,麻醉药、解痉镇静药等。一般联合使用,以增加疗效。

(三)膀胱扩张及膀胱药物灌注

1.膀胱扩张

在硬膜外麻醉或全麻下先行膀胱镜检查,然后向膀胱内以 80~100 cmH$_2$O 压力注入盐水逐步扩张膀胱,持续 30 分钟。扩张之后,通常会有 2~3 天的强烈膀胱不适感,之后膀胱疼痛消失,尿频、尿急的症状也有较为明显的改善。此种情形乃由于膀胱以水扩张后对于位在膀胱壁上之感觉神经末梢所造成之破坏。

此方法既有助于诊断又可同时治疗,可使 30%~50% 患者症状缓解,因而可作为药物以外治疗的首选。对膀胱容量小的患者效果更好,但多次扩张并不能进一步改善症状。但经过几周之后此种神经又重新长出突触,患者便又恢复以前的下尿路症状。结合膀胱药物灌注,疗效会更好。

2.膀胱内药物灌注

膀胱内灌注的优点有:①直接作用于膀胱的药物浓度较高;②不易经由膀胱吸收,全身不良反应少;③且不经由肝、肠胃、肾的吸收或排泄,因而药物交互作用少。缺点是有导尿的并发症,如疼痛、感染等。常用药物有以下 6 种。

(1)二甲基亚砜与肝素:二甲基亚砜(DMSO)具有抗炎、止痛、抑菌作用,可迅速穿透细胞膜。肝素可增强 GAG 层的保护作用,同时有抑制细胞增殖和抗炎、抗黏附作用。ATP 是膀胱损伤性神经递质,由膀胱扩张后上皮细胞伸张时激活释放来传递膀胱感觉,在间质性膀胱炎时,ATP 释放增加,这个过程可以被二甲基亚砜与肝素阻断。故可以解释二甲基亚砜与肝素对间质性膀胱炎超敏症状的治疗作用,而且肝素比二甲基亚砜具有更加明显的剂量依赖效应。

以 50% 二甲基亚砜 50 mL 加生理盐水 50 mL,每 2 周灌注 1 次,每次 15 分钟,疗程在 8 周以上。一组研究资料显示,经过治疗 2 个月后间歇 1 个月,试验组 93% 表现客观好转,53% 主观好转,相应地仅用盐水灌注的结果为 35% 与 18%。停止治疗复发率为 35%~40%,再继续治疗有效,应在尿路感染被控制及行膀胱活检间隔一段时间后进行,除了呼吸有大蒜味外没有其他不良反应。

肝素 2.5×10^{4}U 加入生理盐水 10 mL 膀胱灌注,每周 3 次每次保留 1 小时。许多患者治疗 4~6 个月后才出现疗效,没有出现不良反应,特别是没有出现凝血障碍。现在主张采用"鸡尾酒疗法"，溶液由 50％DMSO 50 mL、$NaHCO_3$ 10 mL（浓度 75 mg/mL）、曲安西龙 40 mg、肝素（1～2）×10^4 U 配制而成。膀胱灌注 30～50 mL 溶液，保留 30～60 分钟后排空。

（2）羟氯生钠：该药物以前是用来治疗膀胱结核，机制是通过其氧化作用使膀胱表面部分破坏。羟氯生钠灌注后所引起的膀胱表面愈合过程可以减轻患者的症状。0.4％溶液是常用浓度，宜用时配制，因为疼痛刺激常需在麻醉下进行治疗。方法是 0.4％羟氯生钠量约为膀胱容量的 50％，灌入后停留 5～7 分钟后抽出，如此反复 3～4 次，最后用生理盐水反复冲洗膀胱，灌注后数小时或数天患者尿痛与尿频症状会加重。不同学者建议治疗应间隔数周或数月。有效率 50％～70％，症状消失持续 6～12 个月。

（3）卡介苗（BCG）：BCG 造成明显黏膜剥落，作用机制仍尚未完全清楚，可能是经由强化免疫系统达成。BCG 目前尚未经 FDA 核准用于治疗 IC，但已进入临床实验。已有双盲及对照实验指出 6 个月时有 60％缓解率（对照组只有 27％），而且有反应的患者到 2 年时仍有 89％维持缓解。

（4）透明质酸：透明质酸可用于暂时性修补缺陷的上皮黏膜（GAG），化学结构类似肝素。膀胱灌注的报告可解除 IC 的症状。目前正在美、加进行双盲对照实验，不良反应低。

（5）硝酸银：以其杀菌、收敛、腐蚀作用治疗 IC，禁用于有输尿管反流者与近期内膀胱活检者。浓度 1/2 000、1/1 000、1/100、2/100 不等，1％以上需用麻醉，每次量 50～80 mL，停留 2～10 分钟，间隔 6～8 周。这种治疗随访 1 年仍有效的占 50％。

（6）辣椒辣素与肉毒杆菌毒素：近年来有人认为使用辣椒辣素，或是 RTX 来抑制膀胱内 C 神经传入纤维，有助于减少膀胱内的发炎反应，进而使得膀胱肌肉的发炎及膀胱挛缩的症状得到改善。但由于辣椒辣素以及 RTX 对于膀胱仍然具有相当程度的刺激作用，灌注时会有不舒适感，部分患者可能无法接受。因此在灌注时，可先在膀胱内灌注麻醉药来抑制膀胱的疼痛反应，再加上辣椒辣素或是 RTX 进一步进行 C 神经纤维的去过敏作用。使用的浓度以较低浓度（8～10 mmol/L）为好，但需要多次治疗。

肉毒杆菌毒素过去用在膀胱过度活动症，注射在膀胱的肌肉里面，可以抑制肌肉的不稳定收缩，使得膀胱容量增大。但有部分的患者逼尿肌的收缩力也会因此降低，因此也会产生排尿较为困难的短期后遗症。最近有报告使用肉毒杆菌毒素注射在膀胱黏膜下，发现这种治疗方法可以有效地抑制膀胱的感觉，使得膀胱容量增大。但对于逼尿肌的收缩力仍然有抑制的效果，使得患者在治疗之后仍然具有排尿困难的并发症。

（四）外科手术治疗

如果患者已经变成慢性间质性膀胱炎同时其膀胱容量已经缩小至 150 mL 以下，患者的下尿路症状又因为膀胱挛缩而变得十分严重时，可以考虑行膀胱切除手术或肠道膀胱扩大整形术。

1.经尿道电切、电凝及激光治疗或膀胱部分切除术

适用于膀胱壁病变局限，特别是 Hunner 溃疡病变，但是这种病变比较局限的病例很少见。尽管术后症状可以得到改善，但是复发率也高。

2.膀胱神经切断术

起初的神经切断术包括髓交感神经链切断术，腹下神经节切除术，髓前神经切断术，髓前外侧束切断术，神经后根切断术。因这些手术常会有会阴感觉神经切除术的后果和影响括约肌的功能，而且也未产生明显效果，因而被放弃。

3.膀胱松解术

优于其他神经切断术，是因为它不损伤膀胱底的感觉或括约肌的功能，可以安全地应用麻醉下能扩张膀胱到正常适当容量的患者。

4.膀胱扩大成形术

不仅扩大了膀胱,而且置换了大部分病变的膀胱壁,膀胱病变部分切除应充分彻底,必须紧靠三角区与膀胱颈,使剩下的边缘仅够与肠管吻合。短期治疗效果较好,但有较高的复发率,最终需膀胱全切术。

5.膀胱切除加尿流改道

在其他治疗方法失败后可应用膀胱全切及尿流改道术。

(欧仁杰)

第三节　非特异性膀胱炎

膀胱炎常伴有尿道炎,统称为下尿路感染。许多泌尿系统疾病可引起膀胱炎,而泌尿系统外的疾病(如生殖器官炎症、胃肠道疾病和神经系统损害等)也可增加膀胱感染率。

一、急性膀胱炎

急性膀胱炎的高发人群包括 4 种:学龄期少女、育龄妇女、男性前列腺增生者、老年人。致病菌以大肠埃希菌属最为常见,其次是葡萄球菌、变形杆菌、克雷伯杆菌等。

(一)病因

膀胱炎由多种因素引起:①膀胱内在因素,如膀胱内有结石、异物、肿瘤和留置导尿管等,破坏了膀胱黏膜防御能力,有利于细菌的侵犯。②膀胱颈部以下的尿路梗阻,引起排尿障碍,失去了尿液冲洗作用,残余尿成为细菌生长的良好培养基。③神经系统损害,如神经系统疾病或盆腔广泛手术(子宫或直肠切除术)后,损伤支配膀胱的神经,造成排尿困难而引起感染。

膀胱感染的途径以上行感染最常见。发病率女性高于男性。因女性尿道短,常被邻近阴道和肛门的内容物所污染,即粪便—会阴—尿路感染途径。尿道口解剖异常,如尿道口后缘有隆起的处女膜(称为处女膜伞)阻挡或尿道末端纤维环相对狭窄,这些梗阻因素可引起尿道膀胱反流;女性尿道口与阴道口过于靠近,位于处女膜环的前缘(称为尿道处女膜融合)易受污染。性交时摩擦损伤尿道,性交时尿道口受压内陷,尿道远段 1/3 处的细菌被挤入膀胱;也可能因性激素变化,引起阴道和尿道黏膜防御机制障碍而导致膀胱炎。另外阴道内使用杀精子剂会改变阴道内环境,致使细菌易于生长繁殖,成为尿路感染的病原菌。男性前列腺精囊炎,女性尿道旁腺炎亦可引起膀胱炎。

(二)病理

在急性膀胱炎早期,膀胱黏膜充血水肿,有白细胞浸润,可有斑片状出血,以膀胱三角区和尿道内口处最明显。后期的膀胱黏膜脆性增加,易出血,表面呈颗粒状,局部有浅表溃疡,内含渗出物,但一般不累及肌层,经抗生素治疗后可不留痕迹。

(三)临床症状

急性膀胱炎可突然发生或缓慢发生,排尿时尿道有烧灼样疼痛、尿频,往往伴尿急,严重时类似尿失禁。尿浑浊、尿液中有脓细胞,有时出现血尿,常在排尿终末时明显。耻骨上膀胱区有轻度压痛。单纯急性膀胱炎,无全身症状,无发热。

女性患者急性膀胱炎发生在新婚后,称为"蜜月膀胱炎"。急性膀胱炎的病程较短,如及时治疗,症状多在 1 周左右消失。

(四)诊断

急性膀胱炎的诊断,除根据病史及体征外,需做中段尿液检查,尿液中常有大量脓细胞和红细胞。将尿液涂片行革兰染色检查,初步明确细菌的性质,同时行细菌培养、菌落计数和抗生素敏感试验,为以后治疗提供更准确的依据。急性膀胱炎的患者血液中白细胞可升高。急性膀胱炎时忌行膀胱镜检查。

急性膀胱炎需与急性肾盂肾炎区别,后者除有膀胱刺激症状外,还有寒战、高热等全身症状和肾区叩痛。

少数女孩患急性膀胱炎伴有膀胱输尿管反流,感染可上升而引起急性肾盂肾炎,成年人中比较少见。

(五)治疗

急性膀胱炎,需卧床休息,多饮水,避免刺激性食物,热水坐浴可改善会阴部血液循环,减轻症状。用碳酸氢钠或枸橼酸钾等碱性药物,可降低尿液酸度,缓解膀胱痉挛。黄酮哌酯盐(泌尿灵),可解除痉挛,减轻排尿刺激症状。

根据致病菌属,选用合适的抗菌药物。喹诺酮类抗菌药为广谱抗菌药,对多种革兰阴性、阳性菌均有效,耐药菌株低,是目前治疗单纯性膀胱炎的首选药物。单纯性膀胱炎国外提倡单次剂量或 3 天疗程,目前采用最多的治疗方案是 3 天短程疗法,避免不必要的长期服药而产生耐药细菌和增加不良反应,但要加强预防复发的措施。若症状不消失,尿脓细胞继续存在,培养仍为阳性应考虑细菌耐药或有感染的诱因,要及时调整更换合适的抗菌药物,延长应用时间以期早日达到彻底治愈。

预防和预后:要注意个人卫生,使致病细菌不能潜伏在外阴部。由于性生活后引起女性膀胱炎,建议性交后和次日早晨用力排尿;若同时服磺胺药物 1 g 或呋喃妥因 100 mg,也有预防作用。

二、慢性膀胱炎

(一)病因

常为上尿路慢性感染的继发病,同时也是某些下尿路病变,如前列腺增生、尿道狭窄、膀胱内结石、异物等的继发病。在女性,如有处女膜伞、尿道口处女膜融合、尿道旁腺积脓等也是诱发本病的重要因素。

(二)病理

慢性膀胱炎的病理变化与急性膀胱炎大致相似,但黏膜充血较轻,出血和渗出较少,化脓性变化较广泛,黏膜苍白变薄,有的呈颗粒状或束状,表面不平,有小结节和小梁形成。黏膜溃疡较浅,边缘不规则,基底呈肉芽肿状,可有假膜样渗出物覆盖,或有尿盐附着。少数病例因膀胱壁纤维化致膀胱容量缩小。

(三)临床症状

慢性膀胱炎有轻度的膀胱刺激症状,且经常反复发作。通常无明显体征,或出现非特异性体征。

(四)诊断

对慢性膀胱炎的诊断,需详细进行全面的泌尿生殖系统检查,以明确有无慢性肾脏感染。男性患者需除外阴茎头包皮炎、前列腺精囊炎,女性患者除排除尿道炎、尿道憩室、膀胱膨出外,还应作妇科检查,排除阴道炎、宫颈炎和尿道口处女膜伞或处女膜融合等情况。尿液浑浊,尿液分析可发现有意义的菌尿症,尿培养一般为阳性,但脓尿少见。膀胱镜检查表现为膀胱黏膜失去其正常的浅橘黄色光泽,变成暗红色。较严重的水肿呈高低不平外观。更严重时黏膜僵硬,失去弹性。慢性膀胱炎症引起的溃疡底部较浅,表面有脓性分泌物覆盖,溃疡周围有明显充血。

鉴别诊断:①结核性膀胱炎发展缓慢,呈慢性膀胱炎症状,对抗菌药物治疗的反应不佳,尿液中可找到抗酸杆菌,尿路造影显示患侧肾有结核所致改变。②间质性膀胱炎,患者尿液清晰,极少部分患者有少量脓细胞,无细菌,膀胱充盈时有剧痛,耻骨上膀胱区可触及饱满而有压痛的膀胱。③嗜酸性膀胱炎的临床表现与一般膀胱炎相似,区别在于前者尿中有嗜酸性粒细胞,并大量浸润膀胱黏膜。慢性膀胱炎与腺性膀胱炎的鉴别诊断,主要依靠膀胱镜检查和活体组织检查。

(五)治疗

选择有效、敏感的抗生素进行抗感染治疗。保持排尿通畅,增加营养,提高机体免疫力。对久治不愈或反复发作的慢性膀胱炎,在感染控制后则需要做详细全面的泌尿系统检查,对有尿路梗阻者应解除梗阻、控制原发病灶,使尿路通畅。对神经系统疾病所引起的尿潴留和膀胱炎,根据其功能障碍类型,进行治疗。针对妇科疾病如阴道炎、宫颈炎和尿道口处女膜伞或处女膜融合等进行有效治疗。

预防和预后:基本预防措施同急性膀胱炎。预防和治疗原发病甚为重要。如能清除原发病灶,解除梗阻,并对症治疗,大多数病例能获得痊愈,但需要较长时间。

(欧仁杰)

第四节　特异性膀胱炎

一、结核性膀胱炎

结核性膀胱炎是结核分枝杆菌所致的膀胱特异性炎症,多继发于肾脏结核,由肾脏内结核分枝杆菌下行感染致病,少数病例可由前列腺结核蔓延所致。

(一)病理

膀胱结核病变初始表现为膀胱黏膜充血水肿,结核结节形成,以患侧输尿管周围最为明显。以后逐渐蔓延到三角区和对侧输尿管口附近,甚至累及整个膀胱。随着病变的逐渐发展,结核结节相互融合、干酪样化,并形成溃疡。溃疡表面可有坏死、出血,其边缘不规则成潜行性,与正常黏膜之间界限清楚。

(二)临床表现

结核性膀胱炎的症状实际上代表了泌尿系统结核的典型症状,其症状的轻重程度与病变本身的性质、侵犯的部位及组织损害的程度有关。

1.膀胱刺激症状

结核性膀胱炎的主要症状和早期症状,表现为尿频、尿急、尿痛。一般以尿频为初发症状,患者排尿次数逐渐增加,以夜间为甚,夜尿可由每晚3～5次逐渐增多到10～20次。在尿频的同时亦有尿急,必须立即排尿,否则难以忍受。尿频、尿急症状的发生早期主要是由于病肾侧的输尿管口或三角区有轻度的结核病变,以及由病肾排出带有结核分枝杆菌或脓细胞的尿液刺激膀胱所致。随着病变逐渐加重,如广泛形成黏膜溃疡、结核结节形成等时,尿频也随之加重,有时每小时需排尿数次,排尿终末尿道或耻骨上膀胱区有灼热感或疼痛感,以及排尿不净感。

2.血尿

血尿一般发生于尿频、尿急、尿痛之后,主要是由于膀胱收缩排尿引起黏膜溃疡出血所致。多为镜下血尿或隐约可见的肉眼血尿,严重肉眼血尿并混有大量血凝块者比较少见。终末血尿多见,有时亦可表现为全程血尿。

3.脓尿

尿液镜检可见大量的脓细胞。严重者尿液中可混有干酪样物质,呈现米汤样浑浊。有时还可混有血丝或脓血尿。

4.全身症状

当伴有全身性活动结核时,可出现结核中毒症状,如乏力、低热、盗汗和红细胞沉降率加快等。若病情发展到一侧肾结核和对侧肾脏严重积水时,可出现慢性肾功能不全症状。50%～80%男性患者可能合并生殖系统结核。

(三)诊断

膀胱结核患者大多数有肺结核或其他部位结核感染病史。若出现迁延不愈、常规抗生素治疗效果欠佳或症状加重的慢性膀胱炎患者,尿液检查有脓细胞且难以消除,而普通尿细菌培养阴性,尿 pH 提示酸性尿者,均应考虑是否存在膀胱结核。

结核性膀胱炎是泌尿生殖系统结核的一部分,因此诊断时除应了解膀胱结核本身的情况外,更应该对泌尿生殖系统进行全面的检查,同时还应了解肾外结核感染状况。

1.实验室检查

持续脓尿,普通培养无细菌生长或涂片亚甲蓝染色未见细菌,应首先考虑结核病。应用抗酸染色对 24 小时尿沉渣进行检查,至少 60% 的病例可找到抗酸杆菌,但结果必须用阳性培养来加以确认。用晨尿进行结核菌培养,可以获得较高的阳性率。如果临床表现强烈提示结核病的存在,而培养结果为阴性,应重复进行尿液培养。血常规一般正常,重症患者可出现贫血。血沉常增快。

2.影像学检查

(1)X 线检查:KUB 可显示肾脏、输尿管、膀胱区的钙化灶,但需与泌尿系统结石相鉴别。IVU 对诊断典型的肾结核以及了解双侧上尿路积水情况以及分侧肾功能有重要作用。膀胱造影可了解膀胱结核性挛缩的情况。

(2)CT 检查:CT 能清楚显示扩大的肾盏、肾盂空洞和钙化等集合系统的破坏以及膀胱缩小的情况,同时还观察到肾盂、输尿管和膀胱壁纤维化增厚。膀胱结核早期 CT 表现为病变位于肾结核同侧的输尿管口及其附近,多累及输尿管内口、输尿管间嵴和输尿管口皱襞,有时可见膀胱壁结节、膀胱壁局部僵硬和略增厚,膀胱体积多无变化。中晚期膀胱结核 CT 扫描见患侧膀胱壁较大范围增厚、僵硬、平直,膀胱挛缩甚至膀胱腔闭塞等。CT 还可观察到膀胱周围的病变情况。

(3)磁共振成像(MRI):临床上采用的磁共振尿路成像(MRU)不仅能反映出尿路梗阻的部位,还能反映两侧肾脏功能。晚期泌尿系统结核 MRI 表现为肾盏、肾盂变形,肾盏排列乱,肾实质内可有高信号脓腔,输尿管有扩张,膀胱腔缩小。

3.膀胱镜检查

膀胱镜是确诊结核性膀胱炎的重要方法。膀胱镜可以观察膀胱黏膜病变程度,测量膀胱容积,发现膀胱挛缩,还可获得清洁尿液标本以进行检查。

膀胱镜下典型的结核性膀胱炎病变表现为黏膜上形成结核结节或暗红色大小不等的溃疡面。这些病变开始在患侧输尿管口附近,但很快蔓延至膀胱三角区和其他部位。膀胱溃疡处肉芽组织偶被误诊为肿瘤,应取组织活检进一步确诊。输尿管病变严重时可以缩短、管口僵硬、被拉向外上方、管口的正常活动消失、出现高尔夫球洞样形状,这也是膀胱结核的一种典型改变。有时可见输尿管口喷出浑浊尿液,或半固体状脓液。

(四)治疗

对于绝大多数早期泌尿系统结核患者,当肾结核得到有效治疗后,结核性膀胱炎多能得以恢复;但如果结核病变晚期已经引起膀胱挛缩、对侧肾积水、膀胱瘘等并发症,则需根据不同病情改变相应的治疗措施。

1.一般治疗

治疗时应注意保持充分的营养摄入和休息。

2.药物治疗

药物治疗适应证包括:①临床检查提示为早期肾结核合并结核性膀胱炎者;②其他部位有活动性结核暂不宜手术者;③手术治疗前后的抗结核药物治疗。

药物选择及使用方法具体可参见肾结核治疗。药物治疗期间,应定期作血尿常规、肝肾功能、血沉以及相应的影像学检查。

3.手术治疗

随着有效抗结核药物的联合应用,结核性膀胱炎需行手术治疗的病例越来越少。

手术治疗包括结核肾的处理以及挛缩膀胱和对侧肾积水的处理。前者主要有病肾切除术、肾部分切除术和病灶清除术等;而后者主要有膀胱扩大术和输尿管膀胱再植等。上述各种手术都必须等到抗结核药物治疗后确认膀胱结核痊愈时方可进行。

一般来说,肾功能正常、患者全身情况尚好者,则在抗结核药物配合下先行结核肾切除,待病情改善后再治疗膀胱挛缩、对侧肾积水。如肾积水严重,已发生肾功能不全或继发感染难以控制者,特别是对输尿管梗阻造成无尿者,则应先积极处理对侧积水肾,待肾功能好转或感染控制后再行病肾切除术。

二、放射性膀胱炎

放疗是恶性肿瘤的主要治疗方法之一。放射性膀胱炎是盆腔恶性肿瘤放疗后的一种常见并发症。

(一)病因

放射性膀胱炎的发生与放疗剂量和持续时间密切相关。多数学者认为膀胱组织对射线的耐受量为 60 Gy,超过此剂量易发生膀胱炎。此外,后装治疗腔内放射源位置不当、多盆野外照射同时行腔内治疗以及部分患者的膀胱对放射线耐受量偏低等也是导致放射性膀胱炎发生的原因。

放射性膀胱炎的发病时间差异较大,可能与设备剂量大小、个人膀胱敏感性不同以及防护措施的差异等有关。发生时间短者为放疗后数月,长者可到放疗后 10～20 年,但一般多发于放疗结束后 2～3 年。

(二)病理

放射性膀胱炎可分为急性和慢性两种类型。急性型出现于放疗后 4～6 周,慢性型发生于放疗后 3 个月～10 年。由于放射损伤防护的增强,近年来急性型放射性膀胱炎的发病率逐年降低。

放射性膀胱炎病变部位常见于膀胱后壁、三角区及其周围组织,因其靠近照射部位以及血液供应较少。膀胱黏膜表现为上皮脱落,浅表溃疡形成,表面被覆血性纤维素性炎性渗出物,其下方可见少许坏死和薄层肉芽组织;深部为大量增生的纤维组织伴玻璃样变,并累及肌层和外膜。部分血管内血栓形成,并有大量嗜酸性粒细胞、中性粒细胞、淋巴细胞及浆细胞浸润。

放射线所致急性黏膜水肿将导致毛细血管扩张、黏膜下出血、间质纤维化和完全平滑肌纤维化,进而弥漫性动脉内膜炎,使膀胱发生急性和慢性缺血。晚期膀胱壁纤维化可导致膀胱容量严重减少,出现膀胱挛缩。

(三)临床表现

放射性膀胱炎的主要临床表现为突发性、持续或反复无痛性血尿,多伴有尿频、尿急等膀胱刺激症状。尿中带有大小不等的凝血块,少数患者可因膀胱内血凝块堵塞尿道而出现排尿困难乃至尿潴留,患者可有明显下腹耻骨上膀胱区触痛。反复出血者可出现不同程度贫血,严重者出现双下肢凹陷性水肿,伴有细菌感染者可出现膀胱刺激症状加重、发热及白细胞升高等。

晚期形成溃疡后,由于膀胱过度膨胀和机械作用可引起穿孔,可导致腹膜炎。膀胱壁溃疡破溃或肿瘤侵犯膀胱与邻近器官形成瘘管,如膀胱阴道瘘或直肠瘘。此即放射性膀胱炎后期三大并发症:膀胱出血、溃疡穿孔、膀胱阴道/直肠瘘。晚期可出现膀胱挛缩和输尿管狭窄,如若输尿管远端受侵,发生狭窄可导致肾积水,两侧受侵且积水严重者可发展至尿毒症并导致死亡。

放射性膀胱炎按临床表现可分为3度:①轻度,有膀胱刺激症状,膀胱镜见黏膜充血水肿;②中度,黏膜毛细血管扩张,血尿且反复发作,膀胱壁黏膜有溃疡形成;③重度,膀胱壁溃疡破溃穿孔形成膀胱阴道/直肠瘘。

(四)诊断

患者有明确的照射史,照射剂量在60 Gy以上,放疗后发生膀胱刺激症状及血尿等。膀胱镜检查可见膀胱后壁三角区及周围黏膜明显充血水肿,病灶区黏膜血管扩张紊乱,走行迂曲可呈怒张或团簇状,部分患者见坏死灶、弥漫性出血点及溃疡,少数患者可有团状隆起新生炎性肉芽组织。膀胱内充满絮状物、膀胱三角区后及侧壁可见小结节。通过尿液细胞学检查、膀胱镜及影像学检查可以与膀胱肿瘤复发、转移相鉴别。

(五)治疗

20世纪70年代以前,对于严重的出血性放射性膀胱炎多采用激光、冷冻或髂内动脉栓塞术等治疗方法。但因膀胱损伤病灶弥漫,故上述疗法的效果均不确切。现在多选择甲醛膀胱灌注、高压氧疗法治疗、超选择髂内动脉栓塞术等新疗法,取得了一定疗效。

1.一般疗法

饮食中不摄入辣椒、茶、酒等刺激膀胱的食物。补充液体以增加尿量并碱化尿液,可有效防止膀胱内血块形成堵塞膀胱。积极止血、抗感染等对症及支持治疗。轻度放射性膀胱炎患者采用支持疗法的有效率可达70%。

2.清除膀胱内血块

膀胱出血较重者可留置导尿管进行间断或持续性膀胱冲洗,预防膀胱内血块形成。冲洗液中可加入纤维蛋白溶解抑制剂6-氨基己酸,控制难治性膀胱出血。更为严重者,可用1%～2%明矾溶液、硝酸银、凝血酶和前列腺素等进行膀胱灌注,有一定止血作用。1%铝铵溶液或铝的钾盐溶液持续冲洗膀胱可减轻局部水肿、炎症和渗出。

膀胱内血块形成后,多可通过管腔较粗的导尿管冲洗排出;若出血持续时间较长、出血量较大,已在膀胱内形成较大质韧或陈旧血凝块,可在局麻或硬膜外麻醉状态下经尿道粉碎血凝块并用Ellick膀胱冲洗器冲净。

3.甲醛膀胱灌注

膀胱内甲醛灌注是控制放射性膀胱炎局部出血的一种有效治疗方法。其作用机制主要根据放射性膀胱炎为膀胱黏膜浅表性炎症,局部血管内皮细胞增生、管腔狭窄或闭塞致供血不足而发生黏膜的糜烂出血,当甲醛溶液灌注膀胱时,可使黏膜收缩、蛋白质变性凝固,形成一层保护膜,使糜烂的膀胱黏膜得以修复,从而达到止血的目的。此外,甲醛自身还具有较强的抗炎杀菌作用,亦有利于膀胱黏膜的再生修复。治疗时可选用1%~10%的甲醛溶液进行膀胱灌注,常用浓度为4%~5%。

甲醛溶液灌注时对膀胱黏膜创面具有刺激作用,会使患者感觉较为剧烈的下腹痛和膀胱刺激症状,这将影响甲醛溶液在膀胱内的保留时间,如应用膀胱黏膜表面麻醉和加强镇静镇痛作用可使甲醛灌注发挥更好的疗效。

4.高压氧治疗

高压氧治疗是治疗严重出血性放射性膀胱炎的一种较新的方法。自1985年该疗法应用于出血性放射性膀胱炎的治疗以来,其疗效已得到广泛认可。高压氧治疗就是将患者置于高压氧舱内,在压力为1.4~3.0 atm的条件下,吸入100%的氧,针对组织缺氧而进行的治疗。高压氧治疗放射损伤作用在于高氧介导的神经血管再生、健康肉芽组织的生长、血管收缩控制出血以及免疫功能和伤口愈合能力的提高。高压氧治疗放射性膀胱炎的另一优点就是对膀胱的结构和功能没有明显的破坏作用。

一般认为,活动性病毒感染、顺铂或阿霉素治疗史和活动性肿瘤者是高压氧治疗的禁忌证。

5.血管栓塞治疗

超选择性动脉栓塞能有效抑制膀胱难治性出血,有效率达92%。栓塞疗法是应用吸收性明胶海绵等材料完全阻塞髂内血管来控制膀胱内出血的一种方法,但是长时间后由于侧支循环建立后可再次出血,因此远期疗效欠佳。如果能明确出血点,就可以用吸收性明胶海绵高选择性阻断髂内血管的分支血管以止血。若能直接栓塞一侧的膀胱上极或下极血管,则可获得更好的止血效果。

栓塞治疗最常见的并发症是臀部疼痛,还可能出现栓子回流入主动脉则可发生下肢动脉远端的栓塞和肢体障碍。此外还有报道一侧或双侧的髂内动脉栓塞可能引起膀胱壁坏死。因此,栓塞疗法仅用于一些出血严重经保守治疗失败而不能手术的患者。

6.外科治疗

首选经尿道电切镜下膀胱电灼止血治疗,同时清除膀胱内的血凝块,保持膀胱空虚以缓解病情。对于某些严重病例,其他方法治疗无效、大出血无法控制危及患者生命者,必要时可行膀胱全切。

三、腺性膀胱炎

腺性膀胱炎(CG)是一种特殊类型的膀胱移行上皮化生性和/或增殖性病变。腺性膀胱炎发病率为0.1%~1.9%,大多为乳头状瘤型或滤泡样型。

(一)病因

目前对腺性膀胱炎的病因、发病机制仍不完全清楚。多数学者认为腺性膀胱炎是膀胱移行上皮在慢性刺激因素长期作用下发生化生(转化为腺上皮)的结果。

1.下尿路感染

膀胱的慢性细菌感染尤其是革兰阴性杆菌感染与腺性膀胱炎密切相关。临床上腺性膀胱炎好发于女性,与女性下尿路感染的高发病率相一致。长期、频繁的细菌感染可能是慢性膀胱炎发展为腺性膀胱炎的一个重要因素。有报道腺性膀胱炎也可能与人类乳头瘤病毒(HPV)感染相关。

2.下尿路梗阻或功能异常

各种原因引起的下尿路梗阻和功能异常是尿路感染最重要的易感因素,如膀胱颈肥厚、前列腺增生以及神经源性膀胱等,均可引起尿流不畅或易于反流,减弱尿液的冲洗作用,同时残余尿量增加则成为细菌生长的良好培养基。

3.其他

膀胱内结石、息肉、肿瘤、泌尿系统置管(双J管、造瘘管)和异物等的长期慢性刺激,可破坏膀胱黏膜的防御能力,有利于细菌感染。

腺性膀胱炎的发生可能还存在着维生素缺乏、变态反应、毒性代谢产物、激素调节失衡或特殊致癌物等因素的作用,共同导致腺性膀胱炎的发生和发展。而有学者认为腺性膀胱炎只是一种尿路上皮的正常变异现象。

(二)病理

腺性膀胱炎可能起源于 Brunn 巢。Brunn 巢中心的细胞发生囊性变后可形成囊腔,管腔面被履移行上皮,称为囊性膀胱炎(CC)。最后在囊腔内出现与肠黏膜相似的可分泌黏液的柱状或立方上皮,即称为腺性膀胱炎。囊性与腺性膀胱炎上皮有差异,前者含细胞外黏蛋白,后者含有细胞内黏蛋白。大多数病例中可见 Brunn 巢、囊性化和腺性组织转化同时存在。囊性与腺性膀胱炎实质上是同一病变的不同发展阶段,可统称为腺性膀胱炎或囊腺性膀胱炎。腺性膀胱炎的发生与发展是一个渐变的慢性过程:从正常膀胱黏膜→移行上皮单纯增生→Brunn 芽→Brunn巢→CC→CG。

腺性膀胱炎可分为4种组织学类型。①经典型(移行上皮型):以 Brunn 巢为特征;②肠上皮型:膀胱黏膜移行上皮的基底细胞呈慢性增生,并伸展至固有膜形成实心的上皮细胞巢,最后分化为颇似富含杯状细胞的肠黏膜上皮,其下通常没有泌尿上皮细胞;③前列腺上皮型:腺腔较大,内常含有 PSA 阳性的浓缩分泌物,类似于前列腺腺泡,腺上皮与间质之间有胶原样基膜;④混合型:可为尿路-腺上皮混合,或泌尿-前列腺上皮混合。此外,可同时出现鳞状上皮化生、数量不等的 Brunn 巢以及不同程度的炎细胞浸润。

(三)临床表现

腺性膀胱炎好发于女性,成人和儿童均可发病。临床表现无特征性,主要表现为尿频、尿痛、下腹及会阴痛、排尿困难和肉眼(或镜下)血尿。部分患者在抗感染治疗后肉眼血尿和尿白细胞可消失,但镜下血尿及尿频仍持续存在,常反复发作。由于久治不愈,患者生活质量下降,多伴有焦虑、抑郁、失眠等。体征可有耻骨上膀胱区压痛。

(四)诊断

成年女性,出现顽固性的尿频、尿痛和血尿时,应想到腺性膀胱炎的可能。应详细询问病史,了解发病原因或诱因;疼痛性质和排尿异常等症状;治疗经过和复发等情况。下列检查有助于明确诊断或查找病因。

1.体格检查

体格检查的重点是泌尿生殖系统。男性直肠指诊偶可发现膀胱后壁质地变硬,同时前列腺按摩可获得前列腺液(EPS)。女性应检查尿道外口有无解剖异常,有无妇科疾病(如宫颈糜烂)等。

2.尿液检查

作中段尿的镜检、细菌培养和药敏试验。若普通细菌培养呈阴性,可采用 L 型菌高渗培养。必要时常规作尿沉渣细菌计数以及尿沉渣细菌镜检,可明显提高腺性膀胱炎患者尿路感染的检出率。尿细菌需重复多次。

3.邻近器官感染的检查

男性应做 EPS 常规检查，了解是否有前列腺炎。特异性病原体的检查包括沙眼衣原体、溶脲脲原体、淋病耐瑟球菌、真菌、滴虫和病毒。女性应检查宫颈分泌物中是否有上述病原体。

4.尿流动力学检查

尿流率检查可大致了解患者的排尿状况。若在临床上怀疑有排尿功能障碍，或尿流率及残余尿有明显异常时，可选择侵入性尿动力学检查以明确是否有下尿路梗阻或功能异常（如神经源性膀胱）。

5.膀胱镜检查

膀胱镜检查及黏膜活检对诊断具有决定性意义。病变多位于膀胱三角区、膀胱颈和输尿管开口周围。肉眼观察可见病灶处膀胱黏膜粗糙不平，增厚、充血水肿，可呈较小的、多发性的及不规则的乳头状（或结节状）凸起，少数形成较大的孤立性肿块。重者可累及整个膀胱壁。

腺性膀胱炎在膀胱镜下可表现为：①乳头状瘤型，带蒂的乳头状增生物，表面充血水肿，蒂大小不等；②滤泡样（或绒毛样）水肿型，片状浸润型的滤泡状水肿隆起或绒毛状增生；③慢性炎症型，局部黏膜粗糙、血管纹理增多或模糊不清；④红润型，亦称为肠腺瘤样型。呈鲜红色占位性病变，有时外观疑为血凝块；⑤黏膜无显著改变型，黏膜大致正常。还有报道表现为孤立性息肉样腺性膀胱炎或肿块很大的"假瘤型囊性腺性膀胱炎"。

应注意与膀胱肿瘤相鉴别。腺性膀胱炎的乳头状肿物末端透亮，且无血管长入，表面光滑，蒂宽，且不呈浸润性生长，活检不易出血；而肿瘤则相反，乳头状瘤的末端不透亮，并常可见有血管长入。但最终确诊仍依赖活检。另外，可同时发现是否有膀胱颈抬高、膀胱憩室或前列腺增生等病变。

6.流式细胞学检查

组织中的 DNA 含量，免疫组织化学检测分子指标（如 P53）的表达，可为腺性膀胱炎的病理诊断及临床分型提供参考。

7.影像学检查

B 超和 CT 检查可显示膀胱内占位性病变或膀胱壁增厚等非特异性征象，与膀胱肿瘤很难区别。但 B 超作为非侵入性检查可提高腺性膀胱炎的早期诊断率和进行随访。静脉肾盂造影（IVP）可了解膀胱内占位对肾功能的影响。

腺性膀胱炎容易发生误诊或诊断困难，还需与慢性膀胱炎、膀胱软斑病、间质性膀胱炎、化学性膀胱炎等相鉴别。

（1）膀胱腺癌肠上皮型腺性膀胱炎（特别是旺盛性或弥漫性）易与肠型腺癌相混淆。鉴别要点：①腺性膀胱炎的间质黏液湖一般是局灶性的，其内一般没有漂浮细胞，腺癌的黏液湖多为广泛性的，常有漂浮的癌细胞；②腺性膀胱炎累及肌层为浅层局灶性和推挤式，而腺癌常浸润深肌层，为分割破坏式；③腺性膀胱炎的细胞异型性常为局灶性，程度亦比较轻，结构异型性不十分明显，腺癌结构和细胞异型性更明显；④腺性膀胱炎缺乏核分裂，腺癌核分裂多，亦可见病理性核分裂象；⑤腺癌可出现印戒样细胞，腺性膀胱炎无此表现；⑥腺性膀胱炎一般没有坏死，腺癌常有坏死；⑦腺性膀胱炎除肠型腺上皮外，还可见到泌尿上皮型腺样结构，腺癌通常没有。

（2）Mullerian 源性腺性增生性病变包括子宫内膜异位症、宫颈内膜异位症和输卵管内膜异位症，常发生在生育期妇女，膀胱壁全层内有形态上呈良性的宫颈内膜腺体广泛浸润。Mullerian 腺异位主要发生在膀胱后壁，病变主要在肌层内，甚至可累及膀胱周围组织，腺性结构有柱状纤毛上皮。而腺性膀胱炎主要位于膀胱三角区和颈部，病变局限在固有层内，一般不累及肌层，腺性细胞巢周围可见泌尿上皮。

（3）肾源性腺瘤：又称中肾样化生，是慢性炎症、结石或长期放置导管引起的一种局灶性或弥漫性化生性病变，常与腺性膀胱炎并存。其组织学特点是腺样结构通常小而一致，被覆单层立方状或鞋钉状上皮细胞，成小管状结构，与中肾小管很类似。而腺性膀胱炎的腺体一般比较大，常有囊状扩张，被覆上皮为复层尿路上皮。

（4）腺性膀胱炎与膀胱肿瘤的关系：目前大多数学者仍认为虽然腺性膀胱炎本身是良性病变，但是一种具有恶变潜能的癌前病变，可能进展为癌。

从文献资料来看，确有腺性膀胱炎恶变的报道，但多发生于广泛肠上皮转化型、团块状、乳头状瘤样型或红润型等少见类型，而临床上更为常见的慢性炎症型及黏膜无显著改变型却罕见有发生恶变报道，这与腺癌的低发病率是相一致的（仅占膀胱肿瘤的 0.5%～2.0%）。因此有学者提出了将腺性膀胱炎根据膀胱镜下表现进行分型（低危型和高危型）的概念：低危型包括慢性炎症型、小滤泡型和黏膜无显著改变型。膀胱黏膜呈颗粒状凸凹不平、单个或数个小滤泡、小片绒毛样水肿、黏膜充血或血管纹理增粗增多。高危型包括乳头状瘤样型、大片绒毛样水肿型、实性团块瘤状、红润型（肠腺瘤样型）和广泛肠化生型。低危型基本没有癌变可能，不应视为癌前病变，但若慢性刺激因素持续存在，也可能发展为高危型；而高危型则存在较短时间内恶变的可能，应视为癌前病变。

（五）治疗

腺性膀胱炎病因复杂，病理改变多样，单一治疗方案效果差。应将病因治疗放在首位。对于低危型或是高危型腺性膀胱炎，应首先明确病因并消除相应的慢性刺激因素。低危型者去除病因后，膀胱内的局部病变可能自行消失；高危型者去除病因后才能防止复发。

低危型腺性膀胱炎基本没有恶变可能，但患者大多存在下尿路感染、梗阻等慢性刺激因素，应积极寻找并清除病因。单纯针对局部病灶的手术干预不仅不能改善患者的症状，且有可能使症状加重，复发率高，因此局部病变可暂不处理，但需定期随访。高危型腺性膀胱炎属于癌前病变，应积极进行手术治疗和化疗药物灌注，并密切随访。这种治疗方案可避免治疗不足与过度治疗，符合腺性膀胱炎的发病学及病理学特点。

1.抗感染治疗

根据细菌培养及特检结果选择应用敏感药物，足量足疗程用药，控制膀胱慢性感染。有排尿不畅者可同时给予 α 受体阻滞剂（多沙唑嗪）缓解尿道内括约肌痉挛。

2.病因治疗

去除引起下尿路感染的慢性刺激因素；根治慢性前列腺炎或妇科炎症；解除下尿路梗阻（膀胱颈肥厚、尿道肉阜、前列腺增生等）；治疗下尿路功能异常如神经源性膀胱（逼尿肌无收缩、逼尿肌外括约肌协同失调）；截瘫和尿流改道（耻骨上膀胱造瘘术）患者应充分引流尿液，及时更换引流管；矫正尿路畸形（处女膜伞、尿道口处女膜融合）；取出尿路结石或尽早去除泌尿系统内留置导管等。

3.手术治疗

膀胱内局部病变的处理要根据患者的临床症状，病变部位、大小、形状以及所引起的并发症等采取不同的方法。

（1）腔内手术：对于乳头状瘤样型、滤泡型、绒毛样水肿型，如果病变范围＜2 cm，可经尿道行电切、电灼、气化、激光烧灼等处理。切除范围应超过病变部位 1 cm，深度达黏膜下层，术后药物膀胱灌注减少复发。手术注意事项同膀胱肿瘤电切术。

（2）开放性手术：手术指征包括以下 4 种。①膀胱多发性肿物，病变广泛、严重和弥散，且症状明显，非手术治疗或腔内治疗效果不好，仍多次复发者；②病变累及膀胱颈部，双输尿管开口或同时合并起源于双输尿管下段的肿物,引起明显的排尿困难,双肾积水,双肾功能减退者;③膀胱病变致膀胱容量明显变小,似结核样膀胱挛缩者;④高度怀疑或已有癌变者。可考虑作膀胱部分切除术或全膀胱切除术。

4.膀胱内灌注药物治疗

适应证:①病变范围小,黏膜无显著改变,无梗阻的患者;②行电切、电灼、激光、手术切除不彻底的患者或术后预防治疗者;③多发性,范围广泛,膀胱容量尚可的患者。

所有用于表浅性膀胱癌术后膀胱灌注的药物均可用于腺性膀胱炎的灌注,主要有三类。①增加机体免疫力的药物:卡介苗、白细胞介素-2、干扰素等;②抗肿瘤类药物:丝裂霉素、塞替哌、羟喜树碱、5-FU 等;③其他:1∶5 000 高锰酸钾溶液、2%硼酸溶液、类固醇等。手术方式配合药物膀胱灌注的综合治疗效果要明显优于单一治疗。

5.其他治疗

有报道对腺性膀胱炎患者进行放疗(直线加速器),或行膀胱三角区和膀胱颈部注射药物治疗,确切疗效有待进一步验证。

四、膀胱白斑

膀胱白斑是膀胱黏膜变异现象,可能为癌前病变。以往被认为是罕见病,多见于男性。近年来,随着腔内泌尿外科的发展、活检意识增强以及病理检查技术的提高,膀胱白斑病例数明显增多,一些学者发现其发病率较高,可能是常见病,且更多见于女性。

(一)病因

膀胱白斑的病因尚不明了,但与下尿路感染、梗阻及增生性病变关系紧密。膀胱白斑由膀胱移行上皮细胞化生而来。膀胱移行上皮细胞化生的原因有 3 种学说:①胚胎时期外胚层细胞残留;②对不适应刺激的反应;③细胞自身转化。

(二)病理

1.光镜病理检查

膀胱黏膜鳞状上皮化生,可见细胞间桥,表面可见红色透明不全角化或角化物质。

传统病理分型将膀胱白斑分为增生型、萎缩型、疣状型。

(1)生型:绝大部分为此型;鳞状细胞可达 10 余层,深层棘细胞增生。棘细胞钉突伸长,表层细胞角化异常活跃。

(2)萎缩型:较少见;其鳞状细胞仅 2~3 层,棘细胞减少,无钉突或钉突明显缩短,可与增生型同时存在。

(3)疣状型:此型更少;膀胱黏膜鳞状上皮棘细胞钉突延长,可见明显角化不全、角化过度。临床所见萎缩型、疣状型极少。

近期研究发现膀胱白斑病理表现可分为 4 种类型。0 型:膀胱黏膜尿路上皮、鳞状上皮化生交错或单纯鳞状上皮化生,无角化层,基膜平直。上皮细胞 2~18 层。Ⅰ型:膀胱黏膜鳞状上皮化生,可见角化层或不全角化层,基膜平直或稍弯曲;上皮细胞 10~25 层。Ⅱ型:膀胱黏膜鳞状上皮化生,有角化层,基膜明显弯曲。深入固有层上皮细胞 14~45 层。Ⅲ型:鳞状上皮化生,细胞层数明显增多,细胞增生活跃、排列紊乱、细胞核轻度异形。角化层明显,基膜乳头状弯曲,深入固有层;上皮细胞 20~50 层。

2.电子显微镜检查

表面由多层鳞状上皮细胞组成。胞核较幼稚,核仁明显,胞质内张力原纤维丰富,上皮细胞胞质内可见糖原储积,有的糖原颗粒散在分布,上皮细胞之间的间隙较宽,细胞表面均有丰富的指状突起,相邻细胞以指状突起相连,连接部位可见桥粒结构上皮基底部形成乳头状结构。

光镜及电镜分型病理形态、病变上皮厚度、细胞变异程度、基膜弯曲伸入固有层深度的上述变化情况客观反映了膀胱白斑的发生、发展过程。

(三)临床表现

膀胱白斑多见于中年女性,常因尿频、尿急、尿痛、血尿、下腹部不适就诊,常伴有多虑、失眠、精神抑郁、全身不适。可反复出现泌尿系统感染、膀胱炎、尿道炎、阴道炎等,经抗感染治疗后症状缓解,但经常复发,可持续数十年。

膀胱白斑常与腺性膀胱炎、膀胱颈部炎性息肉、慢性膀胱炎、尿道处女膜融合症、尿道肉阜等合并存在,也可合并慢性滤泡性膀胱炎、膀胱癌等,需仔细检查确诊。

(四)诊断

膀胱白斑患者的临床表现缺乏特异性,与膀胱炎、尿道炎等无明显区别,常被误诊为泌尿系统感染、结核、精神病等。尿常规可见镜下血尿,白细胞增多。尿细菌培养常为阴性。诊断主要依靠膀胱镜检筛检和病理检查确诊。

膀胱镜检查:对诊断具有决定性意义。膀胱容量正常时,膀胱内尿液中可见大量脱落的上皮及角质蛋白碎片游动,呈现雪暴景象。膀胱内壁可见灰白或灰色斑状隆起,大小不等,单发或散在多发。病变主要位于膀胱三角区及膀胱颈部或两处相连成片,也可位于输尿管开口,但输尿管开口清晰,喷尿正常,很少引起梗阻。病变广泛者可波及膀胱大部乃至全部。单纯膀胱白斑为不规则成片白斑,病灶稍隆起,边界清楚,表面粗糙,外形不规则,呈海星样向周围延伸,表面有时可见活动性出血点,白斑部血管纹理随角化层厚度增大逐渐减少或消失。常见膀胱颈部及尿道充血,可合并腺性膀胱炎、膀胱颈部炎性息肉等。合并腺性膀胱炎时,为散在粒状及小片状直径3～5 mm 白色斑点。

根据膀胱镜影像系统显像特点可将膀胱白斑分为以下 4 型。①充血型:膀胱黏膜表面粗糙、间有小红点,血管纹理增多、增粗,呈膀胱炎样改变。②斑点型:膀胱黏膜表面粗糙,间有白点或小片状白斑,白斑边界不清,血管隐约可见,其旁 1～2 cm 膀胱黏膜间有小红点。③薄斑型:膀胱黏膜表面粗糙,覆盖薄层白斑,其边界欠清,血管纹理消失,白斑旁 1～2 cm 膀胱黏膜粗糙,间有小红点。④厚斑型:膀胱黏膜表面覆盖厚层白斑,表面明显凹凸不平,边界清晰,血管纹理消失。白斑旁 1～2 cm 膀胱黏膜粗糙,间有红点。

应取病灶组织做常规病理检查,有条件者进一步做电子显微镜检查。

(五)治疗

根据有无明确的诱发因素,膀胱镜检查、病理检查、电子显微镜检查分型,伴发的基础疾病及病变的部位、范围等选择合适的治疗手段。

根据膀胱白斑病理分型、电子显微镜检查分型不同可考虑选择下列治疗方式:0 型膀胱白斑细胞变异程度较轻,可随访观察;Ⅰ型可考虑抗感染,对症处理,定期复查;Ⅱ型可手术治疗;Ⅲ型患者鳞状上皮细胞增生活跃,可见细胞核轻度异型,需及时手术,术后可进行单次膀胱灌注化疗。

1.一般治疗

控制膀胱刺激征,可用 M 受体拮抗剂、α 受体阻滞剂等。对明显神经衰弱、睡眠差及夜间尿频较重者可用镇静、抗焦虑药物。

2.病因治疗

去除诱发因素,治疗基础疾病。积极抗感染治疗,处理泌尿系统结石,解除尿路梗阻。手术矫正尿道外口畸形,切除尿道肉阜,经过这些治疗后,病理分型 0 型、Ⅰ型患者经上述治疗部分可自愈。

3.手术治疗

膀胱内局部病变的处理要根据患者的临床症状,病变部位、大小,病理分型以及所引起的并发症等采取不同的方法。

(1)腔内手术:经尿道膀胱白斑电切术是病理分型Ⅱ型、Ⅲ型膀胱白斑局部病变的主要治疗方法。电切的范围为可见膀胱白斑及其周围2 cm正常的膀胱黏膜,由于膀胱白斑病理改变限于黏膜层,所以切除的深度达到黏膜下层即可。

(2)开放手术:膀胱黏膜病变广泛、症状严重、病变增生活跃、高度怀疑恶变或有恶变的患者,可行膀胱部分切除术或者膀胱全切术,但应慎重。

4.膀胱灌注化疗

病理分型Ⅲ型患者膀胱病变电切术后可进行单次膀胱灌注化疗。

所有患者应该注意监测,定期随访,发现复发需及时治疗,如发现恶变则按膀胱癌处理。

五、膀胱淀粉样变性

淀粉样变性是多种因素诱发糖蛋白复合体沉着于组织中的一种代谢疾病。膀胱淀粉样变性病多见于老年人,常为全身性淀粉样变性病的一部分,仅25%患者为原发性膀胱淀粉样变性。

(一)病因

淀粉样变性系一种嗜伊红、透明均质、无细胞结构的糖蛋白复合物(称淀粉样蛋白)。泌尿系统淀粉样变性50%发生于膀胱,肾盂及输尿管各占25%。原发性膀胱淀粉样变性的病因尚不清楚,可能与机体免疫功能异常有关。泌尿系统长期的慢性感染或反复的黏膜及黏膜下层的炎症导致浆细胞的逆流,浆细胞分泌产生免疫球蛋白,通过蛋白水解作用的变性形成不溶性纤维,沉着于膀胱肌层中。

(二)病理

病理特点主要是病灶部位黏膜固有层及黏膜下结缔组织内有HE染色均匀或不均匀红染的无结构物质,有时可累及血管壁和膀胱肌层,刚果红染色阳性。

(三)临床表现

临床表现常与膀胱移行上皮肿瘤相似,首发症状为无痛性肉眼血尿或不同程度的间歇性血尿,其次是膀胱刺激症状。这与病变部位淀粉样物质沉着,血管壁僵硬,弹性差,不宜收缩止血及膀胱黏膜灶性坏死有很大关系。

(四)诊断

膀胱淀粉样变性发病年龄60～80岁,其临床表现与膀胱肿瘤非常相似。B超检查对了解病变的部位和范围有一定帮助。膀胱镜检查可见病变多在两侧壁及后壁,膀胱黏膜局灶性隆起、广基无蒂的肿块或多发花蕾样改变,中央部可呈灰白色或淡黄色,质地较硬,弹性差,可伴有渗血及膀胱黏膜灶性坏死。有人认为病变界限清楚,周围黏膜光滑,无血管怒张和充血对该病的诊断有一定的意义。

本病无论在发病年龄、临床表现和影像学检查及内腔镜检查上都极易与膀胱肿瘤相混淆,故最后需经病理及特殊染色确定诊断。病理检查若出现刚果红染色阳性,偏振光显微镜呈苹果绿双折光即可确诊。

(五)治疗

原发性膀胱淀粉样变性是一种良性病变,未见恶变或伴发膀胱肿瘤者,但易复发。治疗方法有经尿道电灼、经尿道电切除、部分膀胱切除和全膀胱切除术。治疗目的是清除病灶,止血和防止复发。

1.手术治疗

经尿道电切是本病首选的治疗方法,对于局限性病灶(直径<2.5 cm)尤其适合。对范围较大的局限性病变以及经尿道电切除术十分困难的部位(如膀胱顶部)可行膀胱部分切除术;对直径<1.5 cm的多发性病变者可采用激光治疗;尽量避免行全膀胱切除术。如经过上述方法出血还难以控制,则可行全膀胱切除、尿流改道或代膀胱术以达到根治的目的,但全膀胱切除对患者生活质量影响较大,因谨慎考虑。

2.药物治疗

二甲基亚砜(DMSO)具有止痛、抗感染、利尿、膜渗透和降解淀粉样纤维蛋白的作用,可用50%DMSO对患者进行每次50 mL,总疗程3~6个月的隔周膀胱灌注治疗。除长期膀胱灌注后排出液有大蒜气味外,目前尚未发现其他严重的不良反应。DMSO膀胱灌注是目前治疗膀胱内广泛膀胱淀粉样变及预防复发较为理想的治疗方案,如有条件,可以作为经尿道电切以后的辅助治疗方案。

原发性膀胱淀粉样变性是一种良性病变,未见恶变或伴发膀胱肿瘤者,但易复发。患者无论进行何种治疗,都要进行长期的随访。

六、出血性膀胱炎

出血性膀胱炎是指因各种损伤因素对膀胱产生的急性或慢性损伤,导致膀胱弥漫性出血。出血性膀胱炎是肿瘤患者接受抗癌治疗过程中较常见的并发症,多由抗癌药物的毒性或变态反应、盆腔高剂量照射引起的放射性损伤以及病毒感染等引起。

(一)病因

1.药物毒性反应

部分抗癌药物可直接或间接刺激膀胱黏膜上皮,引起出血性膀胱炎。这种毒性作用,不但与药物作用时间和浓度呈正相关,而且与给药途径及方法关系密切。环磷酰胺(CTX)和白消安(BUS)联合化疗引起膀胱炎的危险性相对更高。甲喹酮、乌洛托品、避孕栓、苯胺和甲苯胺等长期或过量使用或接触也可以直接或间接地引起出血性膀胱炎。

2.放射性损伤

盆腔全量放疗时约有20%的患者膀胱受累。放射线对膀胱的急性损伤首先是膀胱黏膜的炎症改变,引起黏膜糜烂、溃疡或坏死出血。

3.药物变态反应

如青霉素类、达那唑(又称炔睾唑,一种人工合成的类固醇)。

4.病毒感染

Ⅱ型腺病毒感染可以引发膀胱刺激症状及肉眼血尿。

5.全身疾病

类风湿关节炎和克罗恩病可并发系统性淀粉样变,膀胱的继发性淀粉样变可引起明显血尿。

(二)临床表现

血尿是出血性膀胱炎的典型临床表现,可分为以下两类。

1.突发性血尿

血尿突然发生,并伴有尿频、尿急、尿痛等膀胱刺激症状,严重者又伴有贫血症状。膀胱镜检查可见膀胱容积变小,黏膜充血、水肿、溃烂或变薄,血管壁变脆,部分患者可见出血部位。

2.顽固性血尿

反复发作性血尿,或血尿持续,经久不愈。并常伴有尿频、尿急、尿痛等症状。

有时因反复出血、膀胱内形成凝块，或阻塞输尿管口，引起急性或慢性尿潴留。膀胱镜检查可见膀胱容积缩小，膀胱挛缩，膀胱壁弹性消失，黏膜充血水肿，溃疡坏死或血管扩张出血。

(三) 诊断

出血性膀胱炎确诊前应做一系列基本检查，要注意排除肾、输尿管和膀胱结石、膀胱肿瘤等常见疾病。儿童出现膀胱刺激症状而尿培养阴性时，则应考虑到病毒感染或误服对泌尿系统有毒性的药物，青年人出现血尿则要考虑到工作是否常接触有害的化学品，老年人出现血尿则要排除泌尿系统肿瘤或前列腺增生症。

一般情况下，为明确诊断，出现膀胱、尿道刺激症状的患者，均需进行以下检查。

1.尿液检查

可有镜下血尿，甚至肉眼血尿。

2.膀胱镜检查

膀胱镜检查及活检是确定诊断最可靠的方法，可看到膀胱内有不同程度炎症改变，甚至可以看到出血部位，而两侧输尿管口却排出清亮的尿液。

3.肾功能指标检查

如肌酐、尿素氮、尿酸等的检查。

(四) 治疗

不同原因引起的出血性膀胱炎治疗方法基本相同，首先是要制止出血，根据血尿的程度可选用下列方法。

1.清除血块

这是治疗出血性膀胱炎的首要任务。若血块松软，可在病床旁进行，可留置管腔较大的多孔导尿管，用蒸馏水或盐水冲洗抽吸。若血块坚韧，大而多，则需行电切镜清除血块，电凝止血，膀胱内灌注药物止血。

2.止血药的应用

(1)局部用药：①凝血酶，1 000～4 000 U用蒸馏水或生理盐水20～30 mL配成溶液，每2～4小时膀胱内注射1次。多数患者经2～3次灌注后，出血即可得到控制。②硝酸银，用蒸馏水配成0.5%～1.0%溶液，每10～20分钟向膀胱内灌注1次，有些患者需多次灌注，疗效优于六氨基己酸，能使68%膀胱出血停止。③去甲肾上腺素，用8 mg/100 mL去甲肾上腺素冲洗膀胱可制止出血，冲洗后血压可增高，脉搏加快，但不影响治疗，不损伤黏膜。④明矾，可用1%明矾持续点滴冲洗膀胱，达到最大效果的用量为3～12 L(平均6 L)，治疗平均需要21小时。明矾不被膀胱黏膜吸收，活检证明它不损伤移行上皮，其止血的机制是使毛细血管上皮的黏着物质硬固，因而血细胞和蛋白不会经毛细血管渗出，可减轻炎症。1%明矾pH约为4.5，若增加到7，则会发生沉淀。对铝过敏的患者不能用此药冲洗。冲洗后血清铝不会增高，也不致因而引起脑病变。

(2)全身用药：药物包括六氨基己酸、酚磺乙胺、卡巴克络、维生素K等，通过增强血小板黏附功能，或增强毛细血管对损伤的抵抗力，减少毛细血管通透性，使受伤的毛细血管端回缩而止血等来发挥作用。加压素0.4 U/min的速度静脉滴注治疗膀胱大出血，曾收到明显的效果。

3.冰水灌注或冷冻治疗

用冰水连续冲洗24～48小时，可以治疗放射性膀胱炎的出血。据报道，此法成功率92%。冰水有收敛作用，可使血管收缩，蛋白凝固，故可止血。另外也可用冷冻探头在窥视下止血。

4.动脉栓塞

膀胱和前列腺的严重出血可用髂内动脉分支栓塞加以控制，适用于病情危重者。放射和药物引起的膀胱出血常为弥漫性的，要栓塞一侧或双侧髂内动脉前支。最常见的并发症是臀肌缺血引起的间歇性跛行,常立即发生,数天后可自行消失。

5.手术止血

只限于切开膀胱清除血块,电凝或用化学药品烧灼止血。若不能达到目的,则可行双侧髂内动脉结扎。

6.高压氧治疗

由于高压氧可以提高血管损伤组织的修复能力,促使血尿停止。因此,最近有人采用高压氧来治疗因放、化疗引起的出血性膀胱炎。方法是在高压氧舱中 3 kPa 压力下,吸入 100% 氧气 90 分钟为 1 次治疗,每周 5~6 次,共 20 次。

7.外部加压器

这是一种可缠于骨盆区进行充气压迫止血的器械,适用于血流动力学不稳定的盆腔急性大出血,曾用来治疗难于控制的膀胱大出血。据报道,该疗法的临床治疗效果较好。

对出血性膀胱炎的预防,要注意以下几方面:①避免因尿路梗阻而引起尿潴留(如前列腺肥大、膀胱结石等),减少环磷酰胺和异环磷酰胺对尿道的长期刺激。②化疗期间,注意水化及利尿,24 小时最少补液 2~3 L 以及静脉注射呋塞米等利尿剂。③在化疗过程中,注意选用泌尿系统保护剂巯乙基磺酸钠辅助治疗。推荐方法为开始化疗时给药 1 次,按 80 mg/kg 计算,化疗后4 小时和 8 小时各给药 1 次。④在放疗前或放疗期间应用对膀胱黏膜有保护作用的戊聚糖多硫酸钠,即使在膀胱炎出现以后应用,也可减轻症状和出血。⑤避免使用对膀胱黏膜有刺激的药物。

七、其他类型特异性膀胱炎

(一)皮革性膀胱炎

皮革性膀胱炎属罕见疾病,是一种由尿素裂解细菌引起的膀胱和集合系统黏膜皮革化的慢性炎症。棒状杆菌 D2 是目前公认的最主要的致病菌。长时间的泌尿系统插管和继发的膀胱损害也是导致皮革性膀胱炎的一个重要因素。

病理学特征主要为溃疡坏死组织,含有钙化的斑块、斑块处 von Kossa 染色阳性。更深层可见炎性肉芽组织,内含有细菌集落、淋巴细胞、多形核细胞及小脓肿。肉芽肿性高碘酸-碱性复红染色无 Michaelis-Gutmann 小体。

临床主要包括排尿困难,尿道不适和肉眼血尿。患者尿中包含黏液、脓液或血液,发热只存在于 1/4~1/2 的患者。血尿、脓尿和结晶尿大多数呈碱性,在这种尿液中棒状杆菌 D2 培养的阳性率比较高。

诊断主要依靠膀胱镜和病理检查。膀胱镜下皮革性膀胱炎的膀胱黏膜呈弥漫性或局灶性的炎症改变,伴有溃疡及白色斑块形成;病变好发于膀胱三角区、膀胱颈及有过损伤的部位。

本病需与其他膀胱钙化疾病相鉴别。血吸虫性或结核性膀胱炎钙化主要位于肌层,黏膜表面钙化不明显。膀胱软斑症病变主要分布于膀胱的两侧壁,病理可见 Michaelis-Gutmann 小体。

本病的治疗主要为抗感染治疗,膀胱镜下清除钙化斑;酸化尿液或化学溶解法。抗生素和尿液酸化的联合治疗需要持续数周。

(二)坏疽性膀胱炎

坏疽性膀胱炎病因尚未完全明了。外伤、全身感染以及放射线照射均可引起本病。主要原因是膀胱内持久性反复严重的感染,而又未得到合理的治疗所造成。常见的坏疽性膀胱炎致病菌有梭形杆菌、产气荚膜杆菌和奋森螺旋体等。

坏疽性膀胱炎的诊断:①病史上通常有外伤、强烈的化学刺激、放射性照射、全身感染等。特别是膀胱内有持久性的严重感染并有排尿不畅者应考虑此病;②临床症状如有并发上尿路感染或膀胱周围炎常有寒战高热及血象增高;③尿内常可见絮状物;④尿液有腐臭味和氨气味;⑤CT显示膀胱腔缩小,膀胱形态固定;整个膀胱壁均匀增厚,内外侧壁毛糙,表示病变累及膀胱全层;增强显示 CT 值无明显增高,说明膀胱血运极差;⑥尿细菌培养多为阴性杆菌、链球菌;⑦因男性下尿路梗阻原因较多,致排尿困难使感染不易痊愈,致膀胱引起坏疽性改变的机会较多。

急性坏疽性膀胱炎的患者应与腹膜炎相鉴别,出现膀胱壁改变的患者应注意排除膀胱肿瘤。

坏疽性膀胱炎的治疗主要以手术治疗为主,并发有腹膜炎的患者更应及时手术,延迟处理可加重病情。

(三)气肿性膀胱炎

气肿性膀胱炎是以膀胱壁组织内出现气泡为特征,是膀胱急、慢性炎症罕见的特殊类型。发病年龄多为青年以上,以女性多见。本病临床症状轻重不一,以感染症状合并气尿为特征。

1.病因

各种原因致细菌酵解葡萄糖或蛋白质产生的气体聚积于膀胱黏膜下,当气体量大时可溢至膀胱内或膀胱外周的浆膜下,膀胱腔内出现游离气体。导致气肿性膀胱炎的细菌类型有大肠埃希菌、肺炎克雷伯菌、产气肠杆菌、奇异变形杆菌、金黄色葡萄球菌、链球菌、产气荚膜梭状芽孢杆菌和白色念珠菌等。以产气杆菌感染多见,常发生于膀胱外伤后,特别是糖尿病患者。

发病诱因:①导尿操作时致尿道黏膜破损引起细菌感染最多见,老年糖尿病患者尤为常见,因低血糖昏迷后尿潴留留置导尿也可诱发。②继发于糖尿病神经源性膀胱、饮食紊乱及精神分裂症等。③继发于手术病变,如膀胱癌、膀胱部分切除术后、子宫全切术后卵巢转移癌、化脓性睾丸炎行切除术后、刮宫术后等。

2.临床表现

本病表现为血尿、气尿、排尿困难、尿潴留、下腹部不适等,有的表现为压力性尿失禁。其症状多变,合并其他疾病时可以意识障碍、腹泻等伴随疾病的症状为首发症状。若膀胱穿孔可有相应症状,感染加重时可引起败血症,合并结石或上尿路积水时可出现相应影像学改变。基本体征为下腹部膨隆、触痛、叩诊鼓音。

3.诊断

气肿性膀胱炎的诊断主要依据影像学检查。B超检查早期可见膀胱壁改变,之后可能因为气体较多而不能显示下腹部结构;X 线腹部平片可见膀胱气液积聚现象;MRI 检查对于伴上尿路积水或与其他情况鉴别时有重要意义;CT 检查较其他影像检查敏感,应作为首选。CT 检查可见膀胱体积增大,有液气平面,膀胱壁有泡状气体影,膀胱壁外周可有气体带。膀胱镜检查可见全膀胱黏膜有弥漫性脓苔附着,黏膜层布满小气泡,以镜挤压气泡可呈"沼泽样"释放气体。另外,血白细胞升高,尿常规检查有白细胞及红细胞,尿细菌培养阳性,均对诊断有提示意义。

4.治疗

气肿性膀胱炎的早诊断、早治疗十分重要。引流尿液、控制感染是治疗的基本环节。可行尿液细菌培养及药敏试验,根据结果给予细菌敏感的抗生素;应密切观察患者生命体征,预防败血症或毒血症的发生;注意尿糖、尿酮体和血糖水平,预防糖尿病酮症酸中毒;冲洗膀胱对引流膀胱、减轻毒素吸收非常有效,注意防治膀胱穿孔等并发症;若出现其他相关腹泻等并发症时,应积极处理。膀胱黏膜下及周围气体不需要特殊处理,等血糖和感染控制后自然会消失,但要保持尿管通畅。

(四)黄色肉芽肿性膀胱炎

黄色肉芽肿性膀胱炎(XC)是一种病因不明的罕见的慢性非特异性炎性疾病,因病变内含有黄色瘤细胞(泡沫细胞)而得名。本病发病可能与脐尿管病变有关。XC可发生于任何年龄,成人多见,女性多于男性。

1.病理

病理改变可表现为弥漫型或局限型。典型表现:①肿块表面因溃疡使膀胱黏膜上皮部分缺如或完全消失;②膀胱壁层有明显破坏,基膜下血管扩张,间质水肿;③肌层内可见大量黄瘤细胞、多核巨细胞、非特异性炎性细胞(淋巴细胞、浆细胞、嗜酸性粒细胞及少许中性粒细胞),并见出血及浆液渗出。

2.诊断

本病临床表现缺乏特异性,可表现为下腹部持续性钝痛,伴尿频,尿急,尿痛,有或无肉眼血尿。体检可以在膀胱区偏右侧可触及肿块,表面多光滑,有压痛。患者既往常有尿路感染史,常存在着结石、尿路梗阻或内分泌的改变。

尿液培养可找到大肠埃希菌或变形杆菌,以变形杆菌多见。

影像学检查缺乏特异性。B超主要声像特点有:①肿块好发于膀胱顶部及侧壁;②肿块较大,表面欠平滑,基底部宽,周边累及面广,与膀胱壁界线模糊,局部膀胱壁层次不清;③肿块呈实性中等或略高回声,较均质;④CDFI示肿块内血流丰富,认为与基膜下毛细血管扩张的病理改变有关。

CT或MRI检查,表现为膀胱顶壁和/或侧壁实性较均质肿块,边界模糊,形态不规则,液化坏死较少见;与膀胱壁界线模糊,局部膀胱壁增厚、层次不清;增强扫描呈轻度强化。

本病注意与膀胱癌、腺性膀胱炎以及脐尿管病变鉴别。①膀胱癌好发于三角区及侧后壁,顶部极少见,结合典型的临床表现和B超声像图特征不难鉴别。②腺性膀胱炎病理上表现为病变局限于黏膜层及黏膜下层,不引起肌层改变,临床上分为弥漫型和局限型,B超声像图较易做出鉴别,而黄色肉芽肿性膀胱炎可累及肌层,使膀胱壁层次模糊或显示不清,可作为两者鉴别的依据,膀胱镜活检加以明确诊断。③间质性膀胱炎和黄色肉芽肿性膀胱炎均好发于膀胱顶部,三角区极少见,临床表现亦相似,两者经病理组织学可以区分。

治疗上,以针对病因的保守治疗为主,并且积极对症处理。孤立性膀胱肿块时,可以行膀胱部分切除术。由于本病属炎性病变,故预后良好。

(五)血吸虫性膀胱炎

血吸虫性膀胱炎主要是埃及血吸虫病导致。本病可能诱发癌变,长期不愈或反复发生的膀胱黏膜溃疡可以形成息肉状病变、囊性或腺性膀胱炎的病变,最终可转化为膀胱黏膜的恶性病变(鳞状上皮癌)。患者年龄在40岁左右。

1.病理

病变多见于膀胱三角区。血吸虫虫卵沉积在膀胱壁后首先引起肉芽肿损害,随后发生纤维化。发生在膀胱颈时,引起膀胱颈阻塞和膀胱壁病变,导致膀胱变形,产生憩室,亦可形成息肉。膀胱颈部或输尿管阻塞可引起肾盂积水,继发细菌感染。

2.临床表现

早期症状为无痛性终末血尿,持续数月至数年,以后逐渐出现尿频、尿急等症状,继而可出现排尿困难。晚期患者可因膀胱挛缩、输尿管狭窄积水、肾功能低下而出现尿毒症。

3.诊断

根据患者有接触埃及血吸虫病流行区疫水史与随之出现的血尿、膀胱刺激症状以及其他泌尿、生殖系统症状体征时,应警惕本病的可能并需做进一步的检查。确诊本病是在尿液或患者体内的病变组织活检或病理切片检查时查到埃及血吸虫虫卵。

（1）尿液检查：可在离心沉淀的尿液沉渣中检查到超过正常的红、白细胞，若检查到椭圆形带有端刺的虫卵时即可确诊此病。

（2）X线检查：腹部平片有时可显示输尿管管壁和膀胱壁的线条状钙化，病变严重者呈现膀胱蛋壳状钙化和输尿管管壁的管条状钙化，偶尔钙化病变可累及肾脏。由于膀胱输尿管病变而引起梗阻时，平片上可因肾输尿管积水而显示肾脏肿大阴影与继发肾、输尿管、膀胱腔内的结石阴影。

静脉肾盂造影有时可因病变造成的肾功能损害而显影不良或延迟显影。在逆行或肾穿刺造影时可显示肾盂、肾盏扩张、积水，输尿管迂曲、扩张，下段输尿管有狭窄、梗阻发生，常常为膀胱壁内段狭窄，严重者可同时有输尿管下1/3段与输尿管膀胱壁段的狭窄梗阻。

膀胱造影时可呈现膀胱容量缩小；膀胱壁不整齐而出现结节状充盈缺损，膀胱壁僵硬。膀胱造影剂注射压力增大时可出现输尿管反流（由于膀胱挛缩致输尿管管口扩张呈洞穴状所致）。若有膀胱癌并存时可显示膀胱腔内较大的充盈缺损，此时可借助B超与CT检查进一步明确膀胱内占位病变的大小与浸润深度。

（3）膀胱镜检查：早期可见膀胱黏膜的血吸虫虫卵损害，表现为膀胱黏膜与黏膜下层沉积的虫卵结节，呈灰白色沙粒状结节，结节周围的黏膜充血或苍白，多数结节聚集呈现膀胱黏膜与黏膜下的沙粒状斑块。病变早期好发在输尿管口、三角区与膀胱底部，严重时可波及整个膀胱壁，结节表面的黏膜破溃后可形成溃疡，溃疡的边缘不整齐，多数可合并感染而呈现周围黏膜充血水肿。晚期时，膀胱镜检查发现黏膜肥厚而形成小梁与假性憩室，膀胱壁僵硬、膀胱颈口缩窄、输尿管口缩窄而呈针孔状或向四周扩张而呈洞穴状，在排尿时可有尿液向病变的输尿管管口反流。

（4）免疫诊断：应用1∶8 000血吸虫成虫作为抗原的皮内实验液0.03 mL作皮内试验，15分钟后若皮试处形成的丘疹直径≥0.8 cm时可称为阳性反应，说明患过血吸虫病，因为药物治愈血吸虫病多年后的患者，其皮内试验仍可阳性，因此皮内试验不能作为评价治疗效果的检查。

此外，由于感染血吸虫病患者体内存在特异性循环抗原、循环抗体与免疫复合物，因此可以应用检测免疫性疾病的方法检查患者体内的特异性循环抗原与抗体来诊断血吸虫病和判断血吸虫的治疗效果。

4.治疗

（1）药物治疗：病原治疗主要采用吡喹酮，总剂量为60 mg/kg，一天疗法，分3次口服。敌百虫具抑制胆碱酯酶作用，可使埃及血吸虫麻痹，因其价廉，在非洲仍在应用，剂量为5～15 mg/kg口服，2周1次，连服2剂，不适合于普治。尼立达唑对埃及血吸虫病疗效好，成人日服25 mg/kg，分3次服，5～7天为1个疗程，治愈率可达90％。不良反应较多，主要有头痛、头昏、腹痛、厌食、恶心、呕吐、腹泻等，少数患者可出现局部或全身抽搐及精神失常，葡萄糖6磷酸脱氢酶（G-6-PD）缺乏者可出现溶血。

（2）外科治疗：若发生膀胱颈口缩窄和输尿管开口处针孔状狭窄或输尿管膀胱壁段内狭窄时，可在电切镜下施行膀胱颈口切开术与输尿管管口切开术。对输尿管狭窄病变较广泛时，施行输尿管膀胱再植术有困难者，可施行回肠代输尿管术。若发生挛缩膀胱时，应施行回肠或结肠膀胱扩大术和回肠或结肠代膀胱术。发生恶变时按膀胱癌治疗。

预防：加强宣传教育。并做好水源、粪便、尿液管理和个人防护。

（六）弓形虫性膀胱炎

本病的病原体是刚地弓形虫原虫，因其滋养体的形状而得名。以猫和猫科动物为其终末宿主和传染源，而中间宿主是人等。

1.临床表现

（1）全身表现：全身感染时，多有发热、贫血、呕吐、肝脾大、淋巴结肿大等。

（2）膀胱病变：病原体侵犯膀胱黏膜后可导致常见的尿频、尿急、排尿困难及尿失禁等症状。

（3）其他：中枢神经系被累及时，引起脑膜脑炎、脑积水和各种脑畸形，表现为抽搐、肢体强直、脑神经瘫痪、运动和意识障碍。一般累及两侧眼球，导致眼球变小，畸形及失明。

2.诊断

有宠物接触病史的患者发生上述临床表现者应考虑此病。CT 及 MRI 等影像学检查可见膀胱及精囊壁假性增厚。膀胱镜检可见到膀胱内壁黏膜增生以致出现假性肿瘤样病变，结合活检可以确诊此病。

血清学检查是目前最常用的方法。常用方法有：①亚甲蓝染色试验，在感染早期（10～14 天）即开始阳性，第 3～5 周效价可达高峰，可维持数月至数年。低效价一般代表慢性或过去的感染。②间接免疫荧光试验，所测抗体是抗弓形虫 IgG，其出现反应及持续时间与亚甲蓝染色试验相仿。③IgM-免疫荧光试验，是改良的间接免疫荧光试验，感染 5～6 天即出现阳性结果，可持续3～6 个月，适于早期诊断。如新生儿血清中含有抗弓形虫 IgM，则可考虑先天性弓形虫病的诊断。④直接凝集反应，主要用于测抗弓形虫 IgM，以 1∶16 凝集作为阳性，感染后 5～6 天则能测得阳性。

3.治疗

先天性弓形虫病的预后的较严重，无论有无症状，都必须治疗。后天性感染凡有症状者也都需要治疗。目前的治疗主要以药物治疗为主。

目前常用药物有 3 种：①磺胺嘧啶和乙胺嘧啶并用，急性期可合并应用。磺胺嘧啶 50～150 mg/（kg·d），分 4 次口服，乙胺嘧啶 1 mg/（kg·d），分 2 次口服，经 2～4 天后将剂量减半，每天最大剂量不超过 25 mg。两种药合用疗程 2～4 周。乙胺嘧啶排泄极慢，易引起中毒，发生叶酸缺乏及骨髓造血抑制现象，故用药时给叶酸 5 mg 口服，每天 3 次，或醛氢叶酸 5 mg 肌内注射，每周 2 次，并可给酵母片口服以减少毒性反应。②螺旋霉素有抗弓形虫作用，且能通过胎盘，孕妇每天口服 3 g，脐带血中浓度高出 3～5 倍。有认为应用螺旋霉素可使胎儿先天感染减少50%～70%。本药对胎儿无不良影响，适用于妊娠期治疗。治疗方法常与磺胺嘧啶和乙胺嘧啶交替使用，20～30 天为 1 个疗程。先天性弓形虫病需用乙胺嘧啶-磺胺嘧啶 2～4 个疗程，每疗程间隔期为 1 个月，这时换用螺旋霉素治疗，剂量为 100 mg/（kg·d），1 岁以后可停止用药，待有急性发作时再重复治疗。③近来有报道复方磺胺甲噁唑对细胞内弓形虫特别有效，并容易通过胎盘，对胎儿弓形虫感染的疗效优于螺旋霉素。

预防：宜对免疫缺陷的小儿和血清学阴性孕妇进行预防。主要措施是做好人、畜的粪便管理，防止食物被囊合子污染。不吃未煮熟的肉、蛋、乳类等食物，饭前洗手。

（七）嗜酸细胞性膀胱炎

嗜酸细胞性膀胱炎（EC）是一种少见的与变态反应有关的膀胱炎，以膀胱黏膜大量嗜酸性粒细胞浸润为特征。EC 发病无性别差异，但男性发病率高于女性。

1.病因

一般认为该病病因属于一种泌尿道过敏性疾病，如食物过敏、寄生虫、药物等所致。一些相关的危险因素有支气管哮喘、遗传性过敏性疾病、环境中的变应原；某些化疗药物亦可致病，如丝裂霉素 C、塞替哌。常与泌尿道某些疾病伴发（如膀胱癌），少数可独立发生。

2.病理

病变呈现多样性。尽管光镜下均表现为膀胱黏膜及肌层有大量的嗜酸细胞浸润，但肉眼或膀胱镜下则表现为红斑、水肿、溃疡、天鹅绒样改变，当发生增殖性损害时，可类似乳头状瘤或葡萄状瘤，病损类似胃肠道的嗜酸性肉芽肿。

3.临床表现

EC起病可为急性或亚急性，通常为慢性，其临床表现多种多样。患者多有血尿、脓尿，有时类似间质性膀胱炎、结核性膀胱炎或膀胱肿瘤的临床症状；也有尿常规正常，仅有膀胱刺激症状，少见症状还有尿潴留、肾盂积水，少数并发于膀胱癌者可无症状。

4.诊断

有过敏和哮喘病史，反复发作的慢性膀胱刺激症状的患者应考虑此疾病。外周血检查可以发现嗜酸性粒细胞增多，尿检可有蛋白尿、血尿或脓尿。EC患者膀胱镜检查为膀胱黏膜水肿、溃疡、红斑形成，并可伴有与肿瘤相似的广基息肉。其病理检查具有特征性改变，为富含嗜酸性粒细胞的炎性细胞浸润、纤维化、平滑肌坏死，有时伴有巨细胞出现。

嗜酸细胞性膀胱炎常易误诊断为膀胱肿瘤，单凭肉眼观察难以鉴别，活组织检查是唯一能鉴别的方法。

5.治疗

大多数学者认为EC确诊后均应治疗。为了控制继发性感染，适当应用抗生素。可在病史中仔细寻找变应原，并进行评价，在消除变应原后进行脱敏疗法。口服或膀胱内灌注皮质醇以及应用抗组胺药也有效果。必要时给予中药协助治疗。

手术方法主要是经尿道息肉电切，切除息肉深度通常达肌层。若有严重肾积水，输尿管扩张、反流，可行膀胱全切，尿流改道。

EC为良性病变，治疗效果佳，预后好，但可复发，偶尔亦可发展为恶性病变。

（八）巨细胞性膀胱炎

巨细胞性膀胱炎是指由巨细胞病毒（CMV）侵犯膀胱黏膜上皮而引起的一系列排尿功能病变。巨细胞膀胱炎的患者不常见，多见于合并HIV感染以及移植术后使用免疫抑制剂的患者。巨细胞病毒主要侵犯上皮细胞，可通过性接触传染，在人体内引起多种疾病，并可能与致癌有关，因而受到人们的重视。

1.临床表现

巨细胞病毒感染者的临床表现因感染途径不同而异。巨细胞性膀胱炎患者除有一般巨细胞病毒感染者的全身表现，如发热和疲乏、血液中淋巴细胞绝对值增多，且有异型性变化、脾肿大和淋巴结炎、偶尔可发生间质性肺炎、肝炎、脑膜炎、心肌炎、溶血性贫血及血小板减少症等。泌尿系统症状包括膀胱区疼痛、出血性膀胱炎等相关表现，严重者甚至出现膀胱壁破裂。

2.诊断

仅靠临床表现尚不能确诊。巨细胞病毒主要是侵犯膀胱深肌层，因而膀胱镜下无特异性改变，结合活检可在一定程度上辅助诊断。各种实验室手段，如病毒分离、电镜检查、抗体测定、免疫荧光或免疫过氧化物酶染色、瑞特-吉姆萨染色或帕氏染色（检查胞质或核内有无包涵体）等可在一定程度上有助于确诊本病。

3.治疗

丙氧鸟苷有防止CMV扩散作用。如与高滴度抗CMV免疫球蛋白合用，可降低骨髓移植的CMV肺炎并发症死亡率，如出现耐丙氧鸟苷的CMV感染可选用膦甲酸钠，虽能持久地减少CMV扩散，但效果比前者差。国外研制CMV病毒活疫苗，能诱导产生抗体，但在排除疫苗的致癌潜能的问题上有待于进一步解决。

当出现需要外科介入的情况时（如膀胱破裂）则需行相关的外科干预。　　　　**（欧仁杰）**

第五节 膀 胱 损 伤

一、病因

膀胱位于盆腔深部,耻骨联合后方,周围有骨盆保护,通常很少发生损伤。究其受伤原因大体分为以下三种。

(一)外伤性

最常见的原因为各种因素引起的骨盆骨折,如车祸、高处坠落等;其次为膀胱在充盈状态下突然遭到外来打击,如下腹部遭受撞击、摔倒等;少见原因尚有火器、利刃所致穿通伤等。

(二)医源性

最常见于妇产科、下腹部手术,以及某些泌尿外科手术,如 TURBT、TURP 及输尿管镜检查等均可导致膀胱损伤。尤其是近年来随着腹腔镜手术的日益开展,医源性损伤更加不容忽视。

(三)自身疾病

比较少见,可由意识障碍引起,如醉酒或精神疾病;病理性膀胱如肿瘤、结核等可致自发性破裂。

二、临床表现

无论何种原因,膀胱损伤病理上大体分为挫伤及破裂两类。前者伤及膀胱黏膜或肌层,后者根据破裂部位分为腹膜外型、腹膜内型及两者兼有的混合型,从而有不同的临床表现。

轻微损伤仅出现血尿、耻骨上或下腹部疼痛等;损伤重者可出现血尿、无尿、排尿困难、腹膜炎等。

(一)血尿

可表现为肉眼或镜下血尿,其中肉眼血尿最具有提示意义。有时伴有血凝块,大量血尿者少见。

(二)疼痛

多为下腹部或耻骨后的疼痛,伴有骨盆骨折时,疼痛较剧。腹膜外破裂者,疼痛主要位于盆腔及下腹部,可有放射痛,如放射至会阴部、下肢等。膀胱破裂至腹腔者,表现为腹膜炎的症状及体征:全腹疼痛、压痛及反跳痛、腹肌紧张、肠鸣音减弱或消失等。

(三)无尿或排尿困难

膀胱发生破裂,尿液外渗,表现为无尿或尿量减少,部分患者表现为排尿困难,与疼痛、恐惧或卧床排尿不习惯等有关。

(四)休克

常见于严重损伤者。由创伤及大出血所致,如腹膜炎或骨盆骨折。

三、诊断

膀胱损伤的病理类型关系到治疗效果,因而应尽量作出准确诊断。和其他疾病一样,需结合病史(如外伤、手术史等)及症状、体征,以及辅助检查,综合分析,作出诊断。

膀胱损伤常被腹部、骨盆外伤引起的症状干扰或被其所掩盖。当患者诉耻骨上或下腹部疼痛,排尿困难,结合外伤、手术史,耻骨上区触疼,腹肌紧张,以及肠鸣音减弱等,应考虑膀胱损伤的可能。

(一)导尿检查

一旦怀疑膀胱损伤,即应马上给予导尿,如尿液清亮,可初步排除膀胱损伤;如尿液很少或无尿,应行注水试验:向膀胱内注入 200～300 mL 生理盐水,稍待片刻后抽出,如出入量相差很大,提示膀胱破裂。该方法尽管简便,但准确性差,易受干扰。

(二)膀胱造影

膀胱造影是诊断膀胱破裂最有价值的方法,尤其是对于骨盆骨折合并肉眼血尿的患者。导尿成功后,经尿管注入稀释后的造影剂(如 15％～30％的复方泛影葡胺),分别行前后位及左右斜位摄片,将造影前后 X 线片比较,观察有无造影剂外溢及其部位。腹膜内破裂者,造影剂溢出至肠系膜间相对较低的位置或到达膈肌下方;腹膜外破裂者可见造影剂积聚在膀胱颈周围。亦有人采用膀胱注气造影法,向膀胱内注气,观察气腹症,以帮助诊断。需要指出的是,由于10％～29％的患者常同时出现膀胱和尿道损伤,故在发现血尿或导尿困难时,尚应行逆行尿道造影,以排除尿道损伤。

(三)CT 及 MRI

临床应用价值低于膀胱造影,不推荐使用。但患者合并其他伤需行 CT 或 MRI 检查,有时可发现膀胱破口或难以解释的腹部积液,应想到膀胱破裂的可能。

(四)静脉尿路造影

在考虑合并有肾脏或输尿管损伤时,行 IVU 检查,同时观察膀胱区有无造影剂外溢,可辅助诊断。

四、治疗

除积极处理原发病及危及生命的并发症外,对于膀胱损伤,应根据不同的病理损伤类型,采用不同的治疗方法。

(一)膀胱挫伤

一般仅需保守治疗,卧床休息,多饮水,视病情持续导尿数天,预防性应用抗生素。

(二)腹膜外膀胱破裂

钝性暴力所致下腹部闭合性损伤,如患者情况较好,不伴有并发症,可仅予以尿管引流。主张采用大口径尿管(22 Fr),以确保充分引流。2 周后拔除尿管,但拔除尿管前推荐行膀胱造影。同时应用抗生素持续至尿管拔除后 3 天。

以下情况应考虑行膀胱修补术:①钝性暴力所致腹膜外破裂,有发生膀胱瘘、伤口不愈合、菌血症的潜在可能性时。②因其他脏器损伤行手术探查时,如怀疑膀胱损伤,应同时探查膀胱,发现破裂,予以修补。③骨盆骨折行内固定时,应对破裂的膀胱同时修补,防止尿外渗,从而减少内固定器械发生感染的机会。而对于膀胱周围血肿,除非手术必需,否则不予处理。

(三)腹膜内膀胱破裂

腹膜内膀胱破裂其裂口往往比膀胱造影所见要大得多,往往难于自行愈合,因而一旦怀疑腹膜内破裂,即应马上手术探查,同时检查有无其他脏器损伤。术中发现破裂,应用可吸收线分层修补,并在膀胱周围放置引流管。根据情况决定是单纯行留置导尿,还是加行耻骨上膀胱高位造瘘,但最近观点认为后者并不优于单独留置导尿。术后应用抗生素。有时,膀胱造影提示膀胱裂口很小,或患者病情不允许,可暂时行尿管引流,根据病情决定下一步是否行手术探查或修补。

以下两点需注意：①术中在修补膀胱裂口前，应检查输尿管有无损伤，通过观察输尿管口喷尿情况，静脉注射亚甲蓝或试行逆行插管来判定。输尿管壁内段或邻近管口的损伤，放置双J管或行膀胱输尿管再植术。②术中如发现直肠或阴道损伤，应将损伤的肠壁或阴道壁游离，重叠缝合加以修补，同时在膀胱与损伤部位之间填塞有活力的邻近组织，或者在修补的膀胱壁处注入生物胶，尽量减少膀胱直肠（阴道）瘘的发生；但结肠或直肠损伤时，如粪便污染较重，应改行结肠造瘘，二期修补。

（四）膀胱穿通伤

应马上手术探查，目的有二：①观察有无腹内脏器损伤。②观察有无泌尿系统损伤。发现膀胱破裂，分层修补；同时观察有无三角区、膀胱颈部或输尿管损伤，视损伤情况做对应处理。当并发直肠或阴道损伤时，处理同上。

对于膀胱周围的血肿，应予以清除。留置的引流管需在腹壁另外戳洞引出。术后应用抗生素。

（欧仁杰）

第六节　膀胱结石

膀胱结石是较常见的泌尿系统结石，好发于男性，男女比例约为 10∶1。膀胱结石的发病率有明显的地区和年龄差异。总的来说，在经济落后地区，膀胱结石以婴幼儿为常见，主要由营养不良所致。随着我国经济的发展，膀胱结石的总发病率已显著下降，多见于 50 岁以上的老年人。

一、病因

膀胱结石分为原发性和继发性两种。原发性膀胱结石多由营养不良所致，现在除了少数发展中国家及我国一些边远地区外，其他地区该病已少见。继发性膀胱结石主要继发于下尿路梗阻、膀胱异物等。

（一）营养不良

婴幼儿原发性膀胱结石主要发生于贫困饥荒年代，营养缺乏，尤其是动物蛋白摄入不足是其主要原因。只要改善婴幼儿的营养，使新生儿有足够的母乳或牛乳喂养，婴幼儿膀胱结石是可以预防的。

（二）下尿路梗阻

一般情况下，膀胱内的小结石以及在过饱和状态下形成的尿盐沉淀常可随尿流排出。但当有下尿路梗阻时，如良性前列腺增生、膀胱颈部梗阻、尿道狭窄、先天畸形、膀胱膨出、憩室、肿瘤等，均可使小结石和尿盐结晶沉积于膀胱而形成结石。

此外，造成尿流不畅的神经性膀胱功能障碍、长期卧床等，都可能诱发膀胱结石的出现。尿液潴留容易并发感染，以细菌团、炎症坏死组织及脓块为核心，可诱发晶体物质在其表面沉积而形成结石。

（三）膀胱异物

医源性的膀胱异物主要有长期留置的导尿管、被遗忘取出的输尿管支架管、不被机体吸收的残留缝线、膀胱悬吊物、由子宫内穿至膀胱的 Lippes 环等，非医源性异物如发夹、蜡块等。膀胱异物可作为结石的核心而使尿盐晶体物质沉积于其周围而形成结石。此外,膀胱异物也容易诱发感染,继而发生结石。

当发生血吸虫病时,其虫卵亦可成为结石的核心而诱发膀胱结石。

(四)尿路感染

继发于尿液潴留及膀胱异物的感染,尤其是分泌尿素酶的细菌感染,由于能分解尿素产生氨,使尿 pH 升高,使尿磷酸钙、铵和镁盐的沉淀而形成膀胱结石。这种由产生尿素酶的微生物感染所引起、由磷酸镁铵和碳磷灰石组成的结石,又称为感染性结石。

含尿素酶的细菌大多数属于肠杆菌属,其中最常见的是奇异变形杆菌,其次是克雷伯杆菌、假单胞菌属及某些葡萄球菌。少数大肠埃希菌、某些厌氧细菌及支原体也可以产生尿素酶。

(五)代谢性疾病

膀胱结石由人体代谢产物组成,与代谢性疾病有着极其密切的关系,包括胱氨酸尿症、原发性高草酸尿症、特发性高尿钙、原发性甲状旁腺功能亢进症、黄嘌呤尿症、特发性低柠檬酸尿症等。

(六)肠道膀胱扩大术

肠道膀胱扩大术后膀胱结石的发生率高达 50%,主要是由肠道分泌黏液所致。

(七)膀胱外翻-尿道上裂

膀胱外翻-尿道上裂患者在膀胱尿道重建术前因存在解剖及功能方面的异常,易发生膀胱结石。在重建术后,手术引流管、尿路感染、尿液潴留等又增加了结石形成的危险因素。

二、病理

膀胱结石的继发性病理改变主要表现为局部损害、梗阻和感染。由于结石的机械性刺激,膀胱黏膜往往呈慢性炎症改变。继发感染时,可出现滤泡样炎性病变、出血和溃疡,膀胱底部和结石表面均可见脓苔。偶可发生严重的膀胱溃疡,甚至穿破到阴道、直肠,形成尿瘘。晚期可发生膀胱周围炎,使膀胱和周围组织粘连,甚至发生穿孔。

膀胱结石易堵塞于膀胱出口、膀胱颈及后尿道,导致排尿困难。长期持续的下尿路梗阻可使膀胱逼尿肌出现代偿性肥厚,并逐渐形成小梁、小房和憩室,使膀胱壁增厚和肌层纤维组织增生。长期下尿路梗阻还可损害膀胱输尿管的抗反流机制,导致双侧输尿管扩张和肾积水,使肾功能受损,甚至发展为尿毒症。肾盂输尿管扩张积水可继发感染而发生肾盂肾炎及输尿管炎。

当尿路移行上皮长期受到结石、炎症和尿源性致癌物质刺激时,局部上皮组织可发生增生性改变,甚至出现乳头样增生或者鳞状上皮化生,最后发展为鳞状上皮癌。

三、临床表现

膀胱结石的主要症状是排尿疼痛、排尿困难和血尿。疼痛可为耻骨上或会阴部疼痛,由结石刺激膀胱底部黏膜而引起,常伴有尿频和尿急,排尿终末时疼痛加剧。如并发感染,则尿频、尿急更加明显,并可发生血尿和脓尿。排尿过程中结石常堵塞膀胱出口,使排尿突然中断并突发剧痛,疼痛可向阴茎、阴茎头和会阴部放射。排尿中断后,患者须晃动身体或采取蹲位或卧位,移开堵塞的结石,才能继续排尿,并可缓解疼痛。

小儿发生结石堵塞,往往疼痛难忍,大声哭喊,大汗淋漓,常用手牵扯阴茎或手抓会阴部,并变换各种体位以减轻痛苦。结石嵌顿于膀胱颈口或后尿道,则出现明显排尿困难,尿流呈滴沥状,严重时发生急性尿潴留。

膀胱壁由于结石的机械性刺激,可出现血尿,并往往表现为终末血尿。尿流中断后再继续排尿亦常伴有血尿。

老年男性膀胱结石多继发于前列腺增生症,可同时伴有前列腺增生症的症状;神经性膀胱功能障碍、尿道狭窄等引起的膀胱结石亦伴有相应的症状。

少数患者,尤其是结石较大、且有下尿路梗阻及残余尿者,可无明显的症状,仅在做 B 超或 X 线检查时发现结石。

四、诊断

根据膀胱结石的典型症状,如排尿终末疼痛、排尿突然中断,或小儿排尿时啼哭牵拉阴茎等,可作出膀胱结石的初步诊断。但这些症状绝非膀胱结石所独有,常需辅以 B 超或 X 线检查才能确诊,必要时做膀胱镜检查。

(一)体检

体检对膀胱结石的诊断帮助不大,多数病例无明显的阳性体征。结石较大者,经双合诊可扪及结石。婴幼儿直肠指检有时亦可摸到结石。经尿道将金属探条插入膀胱,可探出金属碰击结石的感觉和声音。目前此法已被 B 超及 X 线检查取代而很少采用。

(二)实验室检查

实验室检查可发现尿中有红细胞或脓细胞,伴有肾功能损害时可见血肌酐、尿素氮升高。

(三)超声检查

超声检查简单实用,结石呈强光团并有明显的声影。当患者转动身体时,可见到结石在膀胱内移动。膀胱憩室结石则变动不大。

(四)腹部平片

腹部平片亦是诊断膀胱结石的重要手段,结合 B 超检查可了解结石大小、位置、形态和数目,还可了解双肾、输尿管有无结石。应注意区分平片上的盆部静脉石、输尿管下段结石、淋巴结钙化影、肿瘤钙化影及粪石。必要时行静脉肾盂造影检查以了解上尿路情况,做膀胱尿道造影以了解膀胱及尿道情况。纯尿酸和胱氨酸结石为透 X 线的阴性结石,用淡的造影剂进行膀胱造影有助于诊断。

(五)尿道膀胱镜检查

尿道膀胱镜检查是诊断膀胱结石最可靠的方法,尤其对于透 X 线的结石。结石在膀胱镜可一目了然,不仅可查清结石的大小、数目及其具体特征,还可明确有无其他病变,如前列腺增生、尿道狭窄、膀胱憩室、炎症改变、异物、癌变、先天性后尿道瓣膜及神经性膀胱功能障碍等。膀胱镜检查后,还可同时进行膀胱结石的碎石治疗。

五、治疗

膀胱结石的治疗应遵循两个原则:一是取出结石;二是去除结石形成的病因。膀胱结石如果来源于肾、输尿管结石,则同时处理;来源于下尿路梗阻或异物等病因时,在清除结石的同时必须去除这些病因。有的病因则需另行处理或取石后继续处理,如感染、代谢紊乱和营养失调等。

一般来说,直径<0.6 cm,表面光滑,无下尿路梗阻的膀胱结石可自行排出体外。绝大多数的膀胱结石均需行外科治疗,方法包括体外冲击波碎石术、内腔镜手术和开放性手术。

(一)体外冲击波碎石术

小儿膀胱结石多为原发性结石,可首选体外冲击波碎石术;成人原发性膀胱结石≤3 cm 者亦可以采用体外冲击波碎石术。膀胱结石进行体外冲击波碎石时多采用俯卧位或蛙式坐位,对阴囊部位应做好防护措施。由于膀胱空间大,结石易移动,碎石时应注意定位。较大的结石碎石前膀胱需放置 Foley 尿管,如需做第 2 次碎石,两次治疗间断时间应＞1 周。

(二)腔内治疗

几乎所有类型的膀胱结石都可以采用经尿道手术治疗。在内镜直视下经尿道碎石是目前治疗膀胱结石的主要方法,可以同时处理下尿路梗阻病变,如前列腺增生、尿道狭窄、先天性后尿道瓣膜等,亦可以同时取出膀胱异物。

相对禁忌证:①严重尿道狭窄经扩张仍不能置镜者。②合并膀胱挛缩者,容易造成膀胱损伤和破裂。③伴严重出血倾向者。④泌尿系统急性感染期。⑤严重全身性感染。⑥全身情况差不能耐受手术者。⑦膀胱结石合并多发性憩室应视为机械碎石的禁忌证。

一般采用蛛网膜下腔麻醉、骶管阻滞麻醉或硬膜外麻醉均可,对于较小、单发的结石亦可选择尿道黏膜表面麻醉。小儿患者可采用全身静脉麻醉。手术体位取截石位。

目前常用的经尿道碎石方式包括机械碎石、液电碎石、气压弹道碎石、超声碎石、激光碎石等。

1.经尿道机械碎石术

经尿道机械碎石是用器械经尿道用机械力将结石击碎。常用器械有大力碎石钳(图 6-9)及冲压式碎石钳(图 6-10),适用于 2 cm 左右的膀胱结石。如同时伴有前列腺增生,尤其是中叶增生者,最好先行前列腺切除,再行膀胱碎石,两种手术可同时或分期进行。

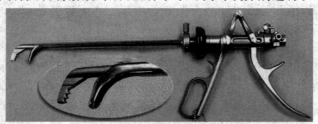

图 6-9　大力碎石钳

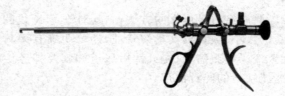

图 6-10　冲压式碎石钳

机械碎石有盲目碎石和直视碎石两种,盲目碎石现已很少使用,基本上被直视碎石所取代。直视碎石是先插入带内镜的碎石钳,充盈膀胱后,在镜下观察结石的情况并在直视下将碎石钳碎。操作简便,效果满意且安全。

由于膀胱结石常伴有膀胱黏膜的充血水肿,若碎石过程中不慎夹伤黏膜或结石刺破黏膜血管,有可能导致膀胱出血。因此,碎石前必须充盈膀胱,使黏膜皱褶消失,尽量避免夹到黏膜;碎石钳夹住结石后,应稍上抬离开膀胱壁,再用力钳碎结石。术后如无出血,一般无须留置导尿管。如伴有出血或同时做经尿道前列腺切除手术,则需留置导尿管引流,必要时冲洗膀胱。

膀胱穿通伤是较严重的并发症,由碎石钳直接戳穿或钳破膀胱壁所致。此时灌注液外渗,患者下腹部出现包块,有压痛,伴有血尿。如穿通至腹膜外,只需停留导尿管引流膀胱进行保守治疗和观察即可;如出现明显腹胀及大量腹水,说明穿通至腹腔内,需行开放手术修补膀胱。

2.经尿道液电碎石术

液电碎石的原理是通过置入水中的电极瞬间放电,产生电火花,生成热能制造出空化气泡,并进一步诱发形成球形的冲击波来碎石。

液电的碎石效果不如激光和气压弹道,而且其热量的非定向传播往往容易导致周围组织损伤,轰击结石时如果探头与膀胱直接接触可造成膀胱的严重损伤甚至穿孔,目前已很少使用。

3.经尿道超声碎石术

超声碎石是利用超声转换器,将电能转变为声波,声波沿着金属探条传至碎石探头,碎石探头产生高频震动使与其接触的结石碎裂。超声碎石常用内含管腔的碎石探头,其末端接负压泵,能反复抽吸进入膀胱的灌注液,一方面吸出碎石,另一方面使视野清晰并可使超声转换器降温,碎石、抽吸和冷却同时进行。

在膀胱镜直视下,将碎石探头紧触结石,并将结石压向膀胱壁而可进行碎石。注意碎石探头与结石间不能有间隙。探头不可直接接触膀胱壁,以减少其淤血和水肿。负压管道进出端不能接错,否则会使膀胱变成正压,导致膀胱破裂。

超声碎石的特点是简单、安全性高,碎石时术者能利用碎石探头将结石稳住,同时可以边碎边吸出碎石块。但由于超声波碎石的能量小,碎石效率低,操作时间较长。

4.经尿道气压弹道碎石术

气压弹道碎石于 1990 年首先在瑞士研制成功,至今已发展到第 3 代、同时兼备超声碎石和气压弹道碎石的超声气压弹道碎石清石一体机。

气压弹道碎石的原理是通过压缩的空气驱动金属碎石杆,以一定的频率不断撞击结石而使之破碎。气压弹道能有效击碎各种结石,整个过程不产生热能及有害波,是一种安全、高效的碎石方法。其缺点是碎石杆容易推动结石,结石碎片较大,常需取石钳配合使用。膀胱结石用气压弹道碎石时结石在膀胱内易移动,较大的结石需要时间相对比较长,碎石后需要用冲洗器冲洗或用取石钳将结石碎片取出膀胱。

使用超声气压弹道碎石清石一体机可同时进行超声碎石和气压弹道碎石,大大加快碎石和清石的速度,有效缩短手术时间。

5.经尿道激光碎石术

激光碎石是目前治疗膀胱结石的首选方法,目前常用的激光有钕-钇铝石榴石(Nd:YAG)激光、Nd:YAG 双频激光(FREDDY 波长 532 nm 和 1 064 nm)和钬-钇铝石榴石(Ho:YAG)激光,使用最多的是钬激光。

钬激光是一种脉冲式近红外线激光,波长为 2 140 nm,组织穿透深度不超过 0.5 mm,对周围组织热损伤极小。有直射及侧射光纤,365 μm 的光纤主要用于半硬式内镜,220 μm 的光纤用于软镜。钬激光能够粉碎各种成分的结石,碎石速度较快,碎石充分,出血极少,其治疗膀胱结石的安全性、有效性和易用性已得到确认,成功率可达 100%。同时,钬激光还能治疗引起结石的其他疾病,如前列腺增生、尿道狭窄等。

膀胱镜下激光碎石术只要视野清晰,常不易伤及膀胱黏膜组织,术后无须做任何特殊治疗,嘱患者多饮水冲洗膀胱即可。

(三)开放手术治疗

耻骨上膀胱切开取石术不需特殊设备,简单易行,安全可靠,但随着腔内技术的发展,目前采用开放手术取石已逐渐减少,开放手术取石不应作为膀胱结石的常规治疗方法,仅适用于需要同时处理膀胱内其他病变时使用。

开放手术治疗的相对适应证:①较复杂的儿童膀胱结石。②>4 cm 的大结石。③严重的前列腺增生、尿道狭窄或膀胱颈挛缩者。④膀胱憩室内结石。⑤膀胱内围绕异物形成的大结石。⑥同时合并需开放手术的膀胱肿瘤。⑦经腔内碎石不能击碎的膀胱结石。⑧肾功能严重受损伴输尿管反流者。⑨全身情况差不能耐受长时间手术操作者。

开放手术治疗的相对禁忌证:①合并严重内科疾病者,先行导尿或耻骨上膀胱穿刺造瘘,待内科疾病好转后再行腔内或开放取石手术。②膀胱内感染严重者,先行控制感染,再行手术取石。③全身情况极差,体内重要器官有严重病变,不能耐受手术者。

(刘国生)

第七节　膀　胱　异　物

膀胱异物在临床上并不少见,以青少年为多,偶见壮年及儿童。绝大多数膀胱异物是通过尿道外口进入的,且多为患者自行放入。

异物进入膀胱的途径有:①经尿道进入,这是最常见的方式,任何小的物体均可从尿道进入膀胱,塞入的物品种类繁多,包括有发夹、胶管、石蜡、药丸、竹签、圆珠笔、头发丝、眉笔、沥青、体温计、电线等;②手术进入,属医源性异物,如手术缝线、射频头端电极、膀胱造瘘管断裂等;③外伤创口,如外伤时弹片或碎木屑刺入膀胱;④从邻近脏器进入,如宫内节育环移位进入膀胱。

异物可成为结石的核心,诱发晶体物质在其表面沉积而逐渐形成膀胱结石。异物也容易诱发尿路感染,继而出现鸟粪石。

一、病因

造成膀胱异物的原因,主要与精神心理因素,特别是好奇、手淫、性变态有关,少数由医源性、外伤等引起。

(一)好奇

青少年时期,生殖系统发育很快,出于好奇心理,玩弄外生殖器时置入异物,不慎自尿道口滑进膀胱。

(二)手淫

青壮年患者,大多有手淫习惯,性欲强烈,多因性冲动时,处于对生理需要的满足而置入异物刺激尿道。

(三)性变态

出于某种性欲怪癖,为寻求刺激自行将异物放入尿道,以达到获取性兴奋,甚至达到性快感与性满足的目的。这是一种变态心理驱使下进行的变相手淫行为。

(四)自我治疗

因尿道或阴道瘙痒不适,患者用各种细条状刺激尿道,想缓解痛苦。或因排尿困难用各种细管状物自行导尿造成。或为了达到流产的目的,奢望通过异物对膀胱、尿道的刺激来促使流产发生。这种情况以非婚姻妊娠的女性为多。

(五)医源性

多因盆腔或疝手术时误将丝线缝入膀胱;也有因膀胱造瘘管久置老化,拔管时断入膀胱;或治疗用的导尿管头端金属电极片脱入膀胱;或留置导尿管因固定欠佳而脱入膀胱;或宫内节育环穿透子宫壁而进入膀胱等。

(六)避孕

为了达到避孕目的,错误地认为异物塞入尿道有避孕作用,男性可阻止精液射出,女性阻止精子进入,结果在性交过程中异物被推入膀胱。

(七)精神异常

患者因精神异常或酒醉后意识朦胧,自行将异物塞入膀胱。

(八)外伤

子弹或弹片、骨折碎片经腹壁或后尿道进入膀胱。

(九)其他

化脓性髋关节炎坏死的股骨头骺经内瘘进入膀胱,水蛭进入膀胱等均有报道。

二、临床表现

膀胱异物引起的症状基本上与膀胱结石类似。异物可损伤膀胱,并发感染、结石及梗阻,其症状可由异物直接引起,也可由异物所致的并发症而产生。患者常常表现为尿频、尿急、尿痛、血尿、排尿困难等,且因异物的种类、膀胱尿道黏膜有无损伤以及是否合并感染而有所不同。临床上曾有膀胱异物引发破伤风的报道。

三、诊断

大多数膀胱异物是因变态心理下的性行为而发生,患者大多有手淫习惯或不同程度的性心理障碍,就诊时往往羞于启齿甚至隐瞒事实或伪造病史,使主诉含糊,给诊断带来一定的困难。对形状怪异的膀胱结石,要考虑到膀胱异物的可能。获得真实的病史对膀胱异物的诊断和治疗非常重要,尤其是异物存留于膀胱内时间过长形成结石、合并感染者。因此,必须仔细询问,耐心诱导,以了解真相,明确诊断。

对疑有膀胱异物者,重要的是充分利用影像学(X线、B超)等检查手段,查明异物的性质、形状及大小。X线可显示金属等不透X线的物体,异物形成的结石也能显示。B超可见膀胱内异常回声漂浮,并可随患者的体位变化而移动,声像图所见与异物的质地、形状相符。膀胱镜检查是最可靠的诊断方法,可发现各种类型的异物并明确膀胱尿道有无损伤,同时还可进行相应的治疗。

四、治疗

异物在膀胱内长期存留必然会导致膀胱损害,并发尿路梗阻、结石或泌尿系统感染,甚至可能诱发癌变,因此要积极处理,且对于不同的情况应区别对待。

(一)经尿道膀胱镜取异物

多数膀胱异物能用内镜取出,操作前要先根据术前检查判断异物能否取出,并且肯定不会伤及膀胱及尿道。手术除需要准备膀胱尿道镜及异物钳外,必要时还需高频电刀、剪刀、碎石机等。

膀胱异物以长条形或条索状物多见，术中可以先将膀胱灌满水，调整异物位置后，用异物钳夹住异物的一端，顺势将其从操作通道内取出或连同镜鞘一同拔出。已形成结石者，碎石后再取出异物；对外科手术留下的缝线结石，可直接用异物钳将其取出，有时需剪断缝线才能拔除；对异物造成膀胱内损伤出血者可以进行电凝止血；对于异物造成膀胱轻度穿孔者可以保留导尿管，1周后穿孔多基本愈合。术后常规使用抗生素。

(二)膀胱切开取异物

主要适用于下列情况：①异物穿破膀胱或造成周围脏器损伤者；②异物过大、过长、打结或形状特殊，无法经尿道取出者；③异物圆滑，异物钳难于抓牢又无法粉碎者；④异物并发结石，尤其是因缝线缝入膀胱引起结石者；⑤异物在膀胱内难以改变方向者；⑥合并严重的膀胱尿道炎者；⑦内镜钳取失败者。

（李　勇）

第八节　膀胱过度活动症

膀胱过度活动症(overactive bladder,OAB)是一种以尿急症状为特征的症候群，通常伴有尿频和夜尿症状，可以伴有或不伴有急迫性尿失禁。在尿动力学检查时可表现为逼尿肌过度活动，也可为其他形式的尿道-膀胱功能障碍。一般来讲，本症不包括急性尿路感染或其他形式的膀胱尿道器质性病变所导致的膀胱刺激症状。

OAB与下尿路症状群(lower urinary tract sym-ptoms,LUTS)是一对容易混淆的概念，鉴别要点为OAB仅包含储尿期症状，而LUTS既包括储尿期症状也包括排尿期症状。

虽然大家公认OAB是一个人群中发病率很高的疾病，准确的流行病学调查却并不容易，这是由于人群的变异、定义的差异及诊断方法和标准的不同所致。OAB的发生率随年龄而增加，而在性别之间无显著差异（男性15.6％，女性17.4％）。虽然特发性的尿频和尿急症状在男女两性的发生率很接近，急迫性尿失禁在女性要更为常见。

一、病因及发病机制

目前对OAB的了解还很不完整。OAB的发生与神经通路的损害、逼尿肌结构的改变及膀胱感觉神经的敏感性等有密切关系。OAB患者具有相似的症状，这提示其发病机制有相似之处。研究显示不稳定膀胱的动物模型和OAB患者常有膀胱平滑肌的自发性收缩活动增加、弥散的痉挛性收缩、应激反应的改变和膀胱平滑肌纤维超微结构的特征性改变。

中国泌尿外科学会发布的指南认为，OAB的病因主要可归纳为以下四种。①逼尿肌不稳定：由非神经源性因素所致的储尿期逼尿肌异常收缩引起的相应的临床症状。②膀胱感觉过敏：在较小的膀胱容量时即出现排尿欲。③尿道及盆底肌功能异常。④其他原因：如精神行为失常、激素代谢失调等。

二、诊断

（一）筛选性检查

1.病史

（1）典型症状:尿频、尿急及急迫性尿失禁等。应尽可能详细准确地询问每一种症状的状况,如白天和夜里排尿的次数、两次排尿间的时间间隔、为什么会如此频繁的排尿,是因为强烈的尿意还是仅仅因为要避免尿失禁,每次排尿前都有一种强烈的尿意吗。如果有,那么排尿的行为能被延迟多长时间,发生尿失禁了吗,尿失禁的严重程度、患者漏尿的量、患者意识到自己的尿失禁行为了吗。

（2）相关症状:排尿困难、尿失禁、性功能、排便情况等。

（3）排尿日记及尿垫试验:可以记录尿失禁的一般状况及评估其严重程度。①排尿日记应记录下列内容:每天摄入液体的种类、时间、数量,排尿次数及排尿量,漏尿量多少,是否有急迫的尿意,在什么情况下出现漏尿。②尿垫试验:即在给定的时间段内对漏尿进行的半客观的测量。

（4）相关病史:泌尿及男性生殖系统疾病及治疗史;月经、生育、妇科疾病及治疗史;神经系统疾病及治疗史。

2.体格检查

（1）一般体格检查。

（2）特殊体格检查:泌尿及男性生殖系统、神经系统、女性生殖系统检查。

3.实验室检查

尿常规、尿培养、血生化、血清 PSA(男性 40 岁以上)。

4.泌尿外科特殊检查

（1）尿流率:尿流率低可能是膀胱出口梗阻或是逼尿肌收缩力减弱所致;此外,当逼尿肌产生足够高的压力以致高过尿道所增加的压力时,尿流率可能保持不变。为区分这两种病因,要同时测定逼尿肌压力及尿流率。

（2）泌尿系统超声检查(包括残余尿测定)。

（二）选择性检查

指导患者,如怀疑患者有某种病变存在,应该选择性完成的检查项目。

（1）病原学检查:疑有泌尿生殖系统炎症者,应进行尿液、前列腺液、尿道及阴道分泌物的病原学检查。

（2）细胞学检查:疑有尿路上皮肿瘤者应进行尿液细胞学检查。

（3）KUB、IVU、泌尿系统内腔镜、CT 或 MRI 检查怀疑泌尿系统其他疾病者。

（4）侵入性尿动力学检查:可进一步证实 OAB 的存在,确定有无下尿路梗阻,评估逼尿肌功能。进行全套尿流动力学检查的指征包括:①尿流率减低或剩余尿增多。②首选治疗失败或出现尿潴留。③在任何侵袭性治疗前。④对筛选检查中发现的下尿路功能障碍需进一步评估。

三、治疗

（一）首选治疗

1.膀胱训练

方法是白天多饮水,循序渐进地延长排尿间隔,逐渐使每次的排尿量大于 300 mL;入夜后不再饮水,尤其勿饮刺激性、兴奋性饮料,可服用适量镇静安眠药物,使能安静入睡。治疗期间应记录排尿日记,增强治愈信心。膀胱训练还包括生物反馈治疗、盆底肌训练及其他行为治疗如催眠疗法等。通过膀胱训练,抑制膀胱收缩,增加膀胱容量,降低膀胱的敏感性。但对于低顺应性膀胱、储尿末期膀胱压大于 3.9 kPa(40 cmH$_2$O)、伴有严重尿频者此法禁用。

2.药物治疗

(1)托特罗定:这是非选择性 M 受体拮抗剂,用于缓解膀胱过度活动所致的尿频、尿急和急迫性尿失禁症状的一线药物,也是目前对逼尿肌组织选择性作用最强的药物,不良反应较少且耐受性较好。

用法:初始推荐剂量为每次 2 mg,2 次/天,然后根据患者的反应和耐受程度调整剂量。

禁忌证:尿潴留、胃滞纳、未经控制的青光眼患者;已证实对本品有变态反应的患者;重症肌无力患者、严重的溃疡性结肠炎患者和严重的巨结肠患者。

(2)其他 M 受体拮抗剂:阿托品、奥昔布宁、苯胺太林等。

(3)镇静、抗焦虑药:丙米嗪、多塞平、地西泮等。

(4)前列腺素合成抑制剂:吲哚美辛。

(5)钙通道阻滞剂:维拉帕米、硝苯地平。

(6)其他药物:黄酮哌酯疗效不确切,中草药制剂尚缺乏可信的大宗的试验报告。

3.改变首选治疗的指征

(1)治疗无效。

(2)患者不能坚持治疗或要求更换治疗方法。

(3)出现不可耐受的不良反应。

(4)可能出现不可逆的不良反应。

(5)治疗过程中尿流率明显下降或剩余尿量明显增多。

(二)可选治疗

主要适用于首选治疗无效或有效但不能耐受者,以及首选治疗禁忌者。

1.膀胱灌注

膀胱灌注辣椒辣素、树胶脂毒素(RTX)、透明质酸酶以上物质可参与膀胱感觉传入,灌注后降低膀胱感觉传入,对严重的膀胱感觉过敏者可试用。

2.A 型肉毒毒素膀胱逼尿肌多点注射

对严重的逼尿肌不稳定具有疗效。它通过抑制神经肌肉接头处胆碱能神经末梢的乙酰胆碱释放而使肌肉瘫痪。此方法可松弛尿道括约肌,改善逼尿肌-尿道括约肌协同失调患者的膀胱排空;也能松弛逼尿肌,减轻脊髓损伤患者的逼尿肌过度活动。

3.神经调节

骶神经电调节治疗,对部分顽固的尿频、尿急及急迫性尿失禁患者有效。主要是通过电刺激骶神经根(S3),引起阴部传入神经兴奋,使骶反射平衡及协调得到恢复,从而改善 OAB 的症状。

4.外科手术

(1)手术指征:应严格掌握,仅适用于严重低顺应性膀胱,膀胱容量过小且危害上尿路功能,经其他治疗无效者。

(2)手术方法:逼尿肌横断术、膀胱自体扩大术、肠道膀胱扩大术、尿流改道术。

四、其他疾病伴发 OAB 症状的诊治

(一)膀胱出口梗阻患者 OAB 的诊治要点

膀胱出口梗阻(bladder outflow obstruction,BOO)常见病因有良性前列腺增生和女性膀胱颈梗阻等。

1.筛选检查

症状、Qmax、残余尿等。最大尿流率<15 mL/s,剩余尿>50 mL 时考虑 BOO。

2.选择性检查

充盈性膀胱压力测定及压力/尿流率测定,确定有无 BOO、BOO 的程度,以及逼尿肌功能。

3.治疗

(1)针对膀胱出口梗阻的治疗。

(2)根据逼尿肌收缩的功能状况制定相应的 OAB 症状治疗方法如逼尿肌功能正常、增强或亢进者可适当辅助使用抗 OAB 的治疗;逼尿肌收缩功能受损者慎用抗 OAB 的治疗。

(3)梗阻解除后 OAB 仍未缓解者应进一步检查,治疗可按 OAB 处理。

(二)神经源性排尿功能障碍患者 OAB 的诊治

神经源性排尿功能障碍的常见病因有脑卒中、脊髓损伤及帕金森病等。

(1)积极治疗原发病。

(2)原发病稳定、无下尿路梗阻的 OAB,诊治原则同 OAB。

(3)有下尿路梗阻者诊治同继发于 BOO 的 OAB 的治疗原则。

(三)压力性尿失禁患者 OAB 的诊治

1.筛选检查发现以下情况者应怀疑可能同时存在压力性尿失禁

(1)病史提示既有急迫性尿失禁,又有压力性尿失禁的表现。

(2)生育前后和绝经前后控尿能力出现明显变化。

(3)如压力性和急迫性两种尿失禁症状兼有。

(4)女性盆腔器官膨出。

2.选择性检查

(1)体格检查:直接观察患者在腹压增加时尿道口的漏尿情况。

(2)尿动力学检查:膀胱测压、腹压尿漏点压或尿道压力描记。

(3)排尿期膀胱尿道造影:膀胱颈和近端尿道关闭情况/下移或活动情况。检查目的在于确定是否合并压力性尿失禁,以及确定压力性和急迫性尿失禁的程度。

3.治疗

(1)以 OAB 为主要症状者首选抗 OAB 治疗。

(2)OAB 解除后,压力性尿失禁仍严重者,采用针对压力性尿失禁的相关治疗。

(四)逼尿肌收缩力受损患者的 OAB 诊治

1.筛查检查发现以下情况应高度怀疑 OAB 伴逼尿肌收缩力受损

(1)排尿困难症状。

(2)存在明显影响逼尿肌功能的疾病,如糖尿病、脑卒中等。

(3)有逼尿肌功能可能受损的指征,如肛门括约肌松弛、会阴部感觉明显减退等。

(4)最大尿流率<10 mL/s,且图形低平。

(5)排尿困难严重,尿流率明显减低或有大量剩余尿,但前列腺不大者。

2.选择性检查诊断标准

(1)压力-流率测定提示低压-低流。

(2)无膀胱出口梗阻。

3.一线治疗

(1)排尿训练,定时排尿。

(2)在检测残余尿基础上适当使用抗 OAB 药物。

(3)辅助压腹排尿。

(4)必要时采用间歇导尿或其他治疗。

(5)可加用受体阻滞剂,降低膀胱出口阻力。

4.二线治疗

(1)骶神经电调节治疗。

(2)暂时或永久性尿道改流。

(五)膀胱局部病变引起的 OAB 诊治

如急、慢性泌尿系统特异性和非特异性感染,急、慢性前列腺炎,泌尿系统肿瘤,膀胱结石,膀胱及前列腺手术后膀胱痉挛等。虽然这些膀胱局部病变不称为 OAB,但在控制和解除膀胱局部病变后,仍可使用本原则指导治疗,以缓解 OAB 症状。

1.筛选性检查

(1)如尿常规发现有红细胞,则应行尿细胞学、超声、IVU、膀胱镜检查,必要时行输尿管镜、CT、MRI 等除外泌尿系统肿瘤及结石。

(2)如尿常规发现有红、白细胞,而尿培养阴性者,应查尿抗酸杆菌、IVU 等除外泌尿系统结核。

2.治疗

(1)积极治疗原发病。

(2)在积极治疗原发病的同时,使用抗 OAB 药物,以缓解症状。

(李　勇)

第九节　神经源性膀胱

神经源性膀胱是一类由神经性病变导致膀胱、尿道功能失常,由此而产生一系列并发症的疾病的总称。

一、病因

所有能累及与排尿生理活动有关的神经调节过程的病变,包括中枢性、外周性以及外伤和炎症等,都有可能影响正常的膀胱尿道功能,导致神经源性膀胱。

(一)中枢性神经系统疾病

几乎所有的中枢性神经系统疾病,如脑血管意外、帕金森病、多系统萎缩、脊髓损伤、脊髓脊膜管闭合不全等,都可影响正常排尿生理过程,表现出各种类型的排尿功能障碍,对人体的危害性也最大。

(二)外周性神经系统疾病

主要影响外周神经的传导功能,如糖尿病可导致末梢神经纤维营养障碍,盆腔手术导致的支配膀胱尿道功能神经损伤等,以膀胱排空障碍为主要表现形式。

(三)感染性疾病

神经系统的感染性疾病,如带状疱疹、急性感染性多发性神经根炎等,如病变累及支配膀胱及尿道括约肌的神经中枢或神经纤维,可以导致膀胱及尿道功能障碍。

1990 年国际尿控学会将排尿功能分为充盈/储尿期和排尿/排空期两部分,并基于所获得的尿动力学资料对患者不同期的功能逐一描述。该分类系统能较为详尽而准确描述患者膀胱尿道功能的病理生理特征。

二、临床表现

神经源性膀胱不是一种单一的疾病,不同类型、不同程度的神经病变,可以导致膀胱、尿道功能的不同改变,如膀胱壁的顺应性可以从高顺应性到低顺应性,膀胱逼尿肌收缩力的改变可以从无收缩力到反射亢进,膀胱逼尿肌和尿道内、外括约肌间的协调性也可从协调到不同程度的不协调。因此神经源性膀胱的症状也没有特异性。

按照排尿周期的变化,可以将症状分为储尿期症状和排尿期症状。储尿期主要表现为尿频、尿急、尿失禁,伴或不伴有膀胱感觉异常(感觉低下或感觉过敏)或膀胱疼痛;排尿期的主要表现是排尿前等待、尿线细、排尿费力、间断性排尿、腹压排尿、终末尿滴沥等,伴或不伴有排尿感觉异常或排尿疼痛,可出现急、慢性尿潴留。

采用问卷调查、排尿日记和尿垫记录漏尿量等方法,对排尿异常症状进行量化评价,能为疾病的诊断和治疗前后疗效的评判提供更为客观的依据。目前常用的有关下尿路症状的问卷调查表为国际前列腺症状评分(IPSS)和生活质量评估(QOL)。

三、诊断

(一)神经系统病史

在接诊神经源性膀胱患者时要详细了解患者的神经系统状况,如有无先天性疾病、外伤、帕金森病和脑血管意外等病史,并进行神经学的相关检查。此外还需了解患者有无与神经性疾病相关的性功能及排便功能异常,如阴茎勃起功能障碍、便秘等。

(二)体格检查

除了必要的全身系统检查外,还需着重进行泌尿外科专科检查和全身神经系统检查。

1.泌尿系统专科检查

除了常规专科检查外,与神经源性膀胱相关的重点检查应加以注意,如检查腰背部皮肤有无色素沉着、毛细血管扩张、皮肤凹陷、局部多毛、皮赘和皮下囊性包块等现象,以间接了解有无先天性脊柱发育畸形的存在;女性患者进行双合诊检查,了解有无阴道壁萎缩或盆腔脏器脱垂的表现;直肠指诊除了解前列腺和直肠内情况外,还应仔细感触肛门括约肌的张力和肛周感觉。

2.全身神经系统检查

(1)精神状态:通过简单的检查可以大致了解患者的精神状态,还需进一步评估患者的感知能力、定位能力、记忆、语言表达和理解能力等。有些神经系统疾病,如多发性硬化症、老年性痴呆和颅内肿瘤等,对患者的神志和排尿功能都有影响。

(2)运动功能检查:主要用于评价相应部位肌力的大小,一般情况下,肌力减弱表示相应的支配外周神经损伤;而肌力亢进多见于对应脊髓节段以上部位的中枢神经系统损伤。

(3)感觉功能检查:某个区域皮肤的感觉缺损可以定位于相应的一个或多个脊髓节段,往往能提示脊髓损伤的部位。几个比较重要的皮肤区域对应的脊髓节段如下。T_{10}:脐平面;L_3:前膝;$S_{3\sim5}$:会阴和肛周皮肤。比较特殊的是阴囊或阴唇前部的皮肤感觉神经纤维来源于胸腰部脊神经根,而后部及会阴部皮肤的感觉神经则来自骶神经。

(4)神经反射检查:神经反射可以客观地证实神经损伤的存在和定位,最常用的检查方法如下。①球海绵体反射(bulbocavernosus reflex,BCR):为双侧性的、脊髓和躯体性的神经反射。这种反射弧的传入和传出神经纤维均来自阴部神经,其反射中枢位于 $S_{2\sim4}$。当用针刺阴茎头的背部时或轻捏阴茎头施以少许压力时,就可以引出这一反射,它表现为球海绵体肌和肛门外括约肌的收缩。这一反射也能通过更为可靠的电刺激和肌电图记录来定量测量。②提睾反射:一个同侧的、表浅的躯体性反射。利用大头针的钝头轻划大腿内侧皮肤,便可引起这一反射。反应为同侧睾丸的升高。该反射由髂腹股沟和生殖肌神经调节,其反射中枢位于 $L_{1\sim2}$。这种激发的提睾反射的出现是较缓慢的,就像在性唤起过程中所见到的那样。无论外周反射弧的任何部分的损伤或中枢神经元的损伤,这一反射都会消失。

(三)实验室检查

尿常规检查了解有无泌尿系统的感染及血尿、蛋白尿的存在;血清肌酐和尿素氮检查可以监测肾功能的状态。

(四)特殊检查

可以借助 X 线、CT、MRI 及电生理学等手段检查原发的神经系统性疾病,相对泌尿系统而言,应该采取一定的手段在疾病的不同阶段动态了解泌尿系统的形态和功能。

1.上尿路功能检查

对存在上尿路功能损害风险的患者,如在储尿期和排尿期膀胱内压较高、逼尿肌-括约肌协同失调和输尿管反流的患者,可以通过 B 超、排泄性静脉尿路造影和肾图等手段评价肾输尿管的形态和功能。

2.下尿路检查

膀胱尿道造影可以了解膀胱解剖形态、有无膀胱-输尿管反流,以及有无膀胱内结石、憩室和膀胱输出道梗阻等。在女性还可判断尿道的活动性及有无膀胱后壁及尿道膨出。尿道膀胱镜并非神经源性膀胱的必要检查手段,可用于怀疑有膀胱尿道内肿瘤,或需了解有无膀胱、尿道解剖和结构异常的患者。

(五)尿动力学检查

目前为止,尿动力学检查是唯一一种能同时准确评价膀胱尿道功能和形态的方法,并能提供下尿路状况对上尿路功能变化的潜在影响。同时,尿动力学检查结果是神经源膀胱分类的重要依据。

1.常规尿动力学检查

(1)尿流率:最大尿流率最有临床价值,正常情况下男性≥15 mL/min,女性≥25 mL/min。该指标受膀胱内初始的尿量、逼尿肌收缩力和/或尿道阻力的影响。完成尿流率检测后立即测量残余尿量,能更全面准确反映膀胱、尿道功能。

（2）储尿期的膀胱尿道功能检查。膀胱感觉异常：通过询问膀胱充盈过程中患者的排尿感觉，以及相对应的膀胱容量加以判断和描述。可分为以下几种异常表现。①膀胱感觉过敏：常见于各种膀胱炎及特发性感觉过敏。②膀胱感觉减退或缺失：常见于骶髓损伤、糖尿病性、盆腔手术后等因素造成的膀胱尿道功能障碍，也可见于膀胱出口梗阻所致的慢性尿潴留等疾病。

逼尿肌活动性异常：正常情况下，膀胱充盈时，逼尿肌松弛、舒展以允许膀胱容积增大，逼尿肌稳定，不出现无抑制性逼尿肌收缩，并可以抑制由激惹试验诱发出的逼尿肌收缩，而始终保持膀胱内低压状态。由于神经控制机制的异常所导致的逼尿肌过度活跃，称之为逼尿肌反射亢进（DHR）。在诊断 DHR 时必须具备神经系统病变的客观证据，常见于中枢神经系统的多发性硬化症、脑血管疾病、脑脊膜肿瘤和骶上脊髓损伤等病变。由于盆腔手术，或糖尿病等导致支配膀胱的神经末梢功能损坏，可能导致逼尿肌收缩力明显减弱，甚至缺失。

膀胱顺应性（BC）异常：正常膀胱，从空虚到充盈状态逼尿肌压力仅经历较小的变化。一些神经性病变可以影响 BC，如骶髓上神经损伤的神经源性膀胱，逼尿肌失去上中枢的抑制，因而导致膀胱壁张力增高，BC 下降；而盆腔手术后，或糖尿病性神经源性膀胱，膀胱失去神经支配，因而 BC 增大。

功能性膀胱容量（FCC）改变：FCC 即为膀胱充盈过程中所能达到的最大充盈液体量。一般正常男性的 FCC 为 $300 \sim 750$ mL，正常女性 FCC 为 $250 \sim 550$ mL。神经源性膀胱因病因的不同，FCC 也可有较大差异，并常伴有膀胱感觉的异常。

漏尿点压：指尿液从尿道口流出时的膀胱压力。根据驱使尿液流出的膀胱压力产生机制的差异，将其分为两种，即膀胱漏尿点压力（bladder leak point pressures，BLPP）和腹压漏尿点压（abdominal stress leak point pres-sures，ALPP）。

BLPP 又称为逼尿肌漏尿点压（detrusor leak point pressure，DLPP），定义为在缺乏逼尿肌收缩的前提下，膀胱充盈过程中出现漏尿时的最小膀胱压。一般认为当 BLPP 大于 3.9 kPa 的时候，发生输尿管反流和肾积水等上尿路功能损坏的可能性远大于 BLPP 小于 3.9 kPa 的患者。

尿动力学检查时，在缺乏逼尿肌无抑制性收缩及腹压改变的前提下，灌注过程中实时膀胱压在减去膀胱压的基础值后，达到 3.9 kPa 时的膀胱容量为相对安全膀胱容量。相对安全膀胱容量越小，意味着膀胱内处于低压状态的时间越短，上尿路扩张发生越早扩张程度也越严重；BLPP 相对应的膀胱容量称为漏尿点压时的膀胱容量，若 BLPP 大于 3.9 kPa，则漏尿点压膀胱容量于相对安全膀胱容量之差越大，意味着膀胱内压高于 3.9 kPa 时间越长，而且病变的隐蔽性亦越大，因而发生上尿路损害的危险性越大。

ALPP 又称为应力性漏尿点压（stress leak point pressures，SLPP），其主要用以反映尿道括约肌的关闭能力，特别是能够量化反映随腹压增加时的尿道括约肌关闭能力，多用于压力性尿失禁的诊断和分型。

（3）排尿期的膀胱尿道功能检查：排尿期压力-流率测定是目前对于排尿功能进行定量分析的最好方法。相对神经源性膀胱而言，主要有两个方面的问题，即各种神经性疾病导致逼尿肌收缩力减弱，如糖尿病、盆腔脏器手术等；或导致逼尿肌内和/或外括约肌协同失调造成的排尿阻力增加，如骶髓上的脊髓病变等，两者的最终后果都是导致尿流率减低，排尿困难，甚至丧失自主排尿能力，并可导致不同程度的残余尿量，乃至尿潴留。

（4）尿道压力测定：用于反映储尿期尿道各点控制尿液的能力，较少用于神经源性膀胱功能的诊断。

(5)肌电图:正常情况下,随着膀胱充盈肌电活动逐渐增强。咳嗽用力使腹压突然增加的同时肌电活动也突然增加。排尿时,肌电活动消失且肌电活动变化稍早于逼尿肌收缩。排尿结束,肌电活动再次出现。若排尿时肌电活动不消失或消失不全,应考虑逼尿肌尿道外括约肌协调失调,如见于脊髓发育不良患者。

2.影像尿动力学检查

影像尿动力学检查可更精确评估所存在的尿动力学危险因素,明确神经源性膀胱产生症状的原因,还可以观测膀胱输尿管反流出现的时间和程度。

3.尿动力学检查过程中的特殊问题

在尿动力学检查及分析结果的过程中,有些问题应该特别关注。

(1)自主神经反射:对高位脊髓完全性损伤患者,在检查过程中要预见到自主神经反射的发生,并做好防范措施。

T_5 及其以上的脊髓横断性损伤可导致位于胸腰段的调节心、血管系统的交感神经元失去血管运动中枢的控制,容易受逼尿肌的兴奋诱发自主神经反射亢进。后者是高位截瘫最严重的并发症,轻者出现头痛、恶心、皮肤潮红、出汗及血压升高,重者可发生高血压脑病和高血压危象,甚至出现颅内出血、心律失常和心力衰竭等严重后果,进而威胁患者的生命。

在对高位截瘫患者进行尿动力学检查时,在膀胱充盈过程中,应采用低速缓慢灌注,同时密切观察自主神经反射亢进的临床表现,注意血压的变化。头痛、出汗、恶心等症状是自主神经反射亢进的信号,应加以警惕。如果发现血压急剧升高,立即停止灌注,排空膀胱,并给予 α 受体阻滞剂等药物降低血压,以防止脑出血等并发症的发生。

(2)原发性神经病变与尿动力学检查结果间的关系:大多数神经源性膀胱患者,依原发性神经病变导致神经源性膀胱机制,其尿动力学检查结果可能会有一定的规律性,但并非所有情况都是如此。以脊髓损伤导致的神经源性膀胱为例,许多文献报道脊椎损伤的部位与尿动力学的改变并无严格的对应关系,甚至无法用现有的理论推测为什么这个部位的脊髓损伤会导致这样的临床症状及尿动力学检查结果。因此不能单纯性根据原发神经病变的性质来臆断排尿功能异常的类型,对该类患者的排尿功能准确评价,取决于及时和动态的尿动力学检查。

四、治疗

近年来,随着尿动力学检查技术的发展、新的治疗药物和器械的临床应用,神经源性膀胱的治疗手段和效果都有了较大的改善。具体针对每一例患者而言,其治疗方法应结合患者的病情采取个体化治疗方案。

(一)神经源性膀胱治疗原则

(1)"平衡膀胱"的概念及神经源膀胱治疗目的:在对神经源膀胱处理过程中,保护上尿路功能是治疗的重点,其中建立及维持对上尿路无损害威胁的"平衡膀胱"是治疗的最主要目标。在很多情况下,神经源性膀胱患者不能恢复正常的排尿功能,但必须在治疗的基础上建立"平衡膀胱"。其基本的要求为膀胱能低压储尿并有较大的膀胱容量,能在不用尿管下排空膀胱,无尿失禁,上尿路功能不受损害,方法如降低尿道阻力以适应逼尿肌收缩无力,获得膀胱排空;用人工尿道括约肌替代关闭不全或功能亢进的尿道括约肌等。

(2)尿动力学检查结果作为选择治疗方案依据:尽管神经源膀胱的临床表现都是排尿功能障碍,但因神经损伤的部位及病程的差异,膀胱尿道解剖及功能的病理变化迥异。因而神经源性膀胱的治疗必须依照实时尿动力检查的结果,而不是仅仅参考神经系统的病史及检查。

(3)积极治疗原发病,定期随访:因为导致神经源性膀胱的神经性疾病往往是动态变化的,因此需要对每一个神经源性膀胱患者进行严格的追踪随访,以根据患者的当时情况决定是否需要相应更改治疗方案,或了解是否有新出现的需要治疗的并发症。

(4)预防和治疗并发症,改善患者生活质量:保护逼尿肌功能,积极预防和治疗尿路感染、肾积水、膀胱输尿管反流和泌尿系统结石等并发症,采用合理的排尿或集尿等辅助装置,减轻痛苦,提高患者生活质量。

(二)保守治疗

各类保守治疗的手段和理念应终生贯穿于神经源性膀胱患者的各个治疗阶段,但应严格掌握指征。

1.行为疗法

通过患者的主观意识活动或功能锻炼来改善膀胱的储尿和排尿功能,从而达到下尿路功能的部分恢复,以便减少下尿路功能障碍对机体功能的损害。行为疗法包括盆底锻炼、生物反馈和膀胱训练等。

盆底锻炼(pelvic floor exercises,PFE)又称"Kegel锻炼",指患者有意识地对以提肌为主的盆底肌肉进行自主收缩以便加强控尿能力,可作为基本锻炼方法或作为其他治疗的辅助锻炼方法。

生物反馈方法即采用模拟的声音或视觉信号来反馈提示正常及异常的盆底肌肉活动状态,以使患者或医师了解盆底锻炼的正确性,可以加强盆底锻炼的效果。

2.排尿功能的管理

(1)手法辅助排尿:最常用的手法是Vals-alva法(腹部紧张)和Crède法(手法按压下腹部)。这两种方法通过腹部按压能促进膀胱排尿,但大部不能排空。对于盆底肌完全弛缓性瘫痪的患者,这些手法可诱发机械性梗阻。长期的Valsalva或Crède手法排尿还可能导致后尿道的压力增高,尿液向前列腺和精囊的流入诱发前列腺炎或附睾炎以及其他并发症。这些非生理性的高压力亦能造成上尿路的反流,应慎重掌握指征。

膀胱按压只可用于逼尿肌活动功能下降伴有括约肌活动功能降低的患者。需强调的是括约肌反射亢进和逼尿肌-括约肌协调失调禁忌做膀胱按压。此外,膀胱-输尿管-肾脏反流、男性附件反流、各种疝和痔、有症状的尿路感染以及尿道异常也均属于禁忌。

对于膀胱颈及近端尿道α受体兴奋性增高的患者,可考虑服用α受体阻滞剂或行膀胱颈内口切开术,以减低尿道阻力,减少残余尿量。

(2)反射性触发排尿:膀胱反射触发包括患者和陪护人员用各种手法刺激外感受器诱发逼尿肌收缩。定期触发排空的目的是恢复对反射性膀胱的控制,即患者需要排尿时就能触发膀胱收缩。这种治疗方法多用于骶髓以上部位脊髓损伤患者,但临床效果并不十分理想。

反射性排尿是骶髓的非生理性反射,必须通过每天数次的触发才能诱发出,具有潜在的危险性,有报道称可出现膀胱形态改变、功能减退、肾盂积水和肾功能破坏。

因此,在触发性排尿的起始和实施过程中都应做尿动力学及其他相关检查。必须符合下列条件者才能进行这种训练:①患者膀胱容量和顺应性能维持4小时不导尿。②尿液镜检白细胞≤10个/高倍视野。③无发热。④无持续菌尿出现。

该方法最适合括约肌或膀胱颈切开术后的骶髓上脊髓损伤患者,以维持和改善自发反射性排尿。若患者伴有下列情况：逼尿肌收缩不良（收缩太弱、太强，收缩时间过短、过长）、引发非协调性排尿、膀胱-输尿管-肾盂反流、男性患者流向精囊和输精管反流、不可控制的自发性反射障碍或复发性尿路感染持续存在，则不宜采用触发性排尿法。

（3）辅助导尿器具治疗。留置导尿及膀胱训练：脊髓损伤早期膀胱功能障碍主要表现为尿潴留，许多患者接受留置导尿的方式处理，但要注意保持尿管朝向正确的方向和夹放导尿管的时间。膀胱贮尿在 $300\sim400$ mL 时有利于膀胱自主功能的恢复。因此，要记录水的出入量，以判断放尿的时机。留置导尿时每天进水量须达到 $2\,500\sim3\,000$ mL，定期冲洗膀胱，每周更换导尿管。

长期经尿道留置导尿管可导致反复的泌尿系统感染和尿管堵塞、膀胱挛缩、继发性结石等并发症。在高位截瘫的患者，导管阻塞、尿潴留可能会诱发自主神经性反射。在男性还很容易导致尿道狭窄、男生殖系统的并发症，如阴囊脓肿、尿道瘘、尿道狭窄、尿道憩室和附睾炎等。即使采用经耻骨上膀胱造瘘引流的方法，也只能减少男性生殖系统的并发症。由于造瘘管的持续引流，久而久之膀胱失用性萎缩，造成换管困难而容易损伤膀胱引起出血；另外造瘘管不能与腹壁组织紧密粘连，容易从造瘘管旁溢尿，导致患者生活不便。

阴茎套集尿：阴茎套集尿的目的是男性患者把漏出的尿液收集到一个容器中，防止了尿液溢出，使小便管理更卫生，减少难闻的气味，改善了生活质量。

采取此种方法管理排尿的患者一定要行尿动力学检查，了解尿失禁的原因。若患者为小容量低顺应性膀胱，由于逼尿肌无抑制性收缩，或膀胱内持续高压导致的漏尿，长期用此方法管理排尿是一种非常危险的处理措施。不解决膀胱内高压的问题最终会导致膀胱输尿管反流，及肾功能损坏，进而威胁患者的生命。

因而这种方法只能用于有一定的膀胱安全容量及足够低的膀胱逼尿肌漏尿点压的患者。该疗法实际上是对尿失禁的姑息治疗，尽管阴茎套明显优于尿垫，但能引发很多问题和并发症。阴茎套固定太紧，时间过长会引起皮肤的机械性损伤，从而继发阴茎损伤。皮肤对阴茎套过敏也是引起皮肤损伤的常见原因。此外，阴茎长期浸泡在阴茎套内，潮湿的环境有可能导致阴茎皮肤的感染，进而诱发逆行尿路感染。

（4）间歇性导尿术（intermittent catheterization，IC）：IC 是指定期经尿道或腹壁窦道插入导尿管以帮助不能自主排尿的患者排空膀胱或储尿囊的治疗方法。无菌性间歇性导尿术（aseptic in-termittent catheterization，AIC）在医院内由医务人员操作，多用于需要短期进行间歇性导尿以排空膀胱，和/或促进膀胱功能恢复的患者，如由于神经性、梗阻性或麻醉后的种种原因所引起的暂时性尿潴留或排空不完全，或脊髓损伤早期的脊髓休克期，或用于长期需要间歇性导尿患者早期，以帮助患者建立个体化的间歇性导尿方案。

自我间歇性清洁导尿（clean intermittent self-catheterization，CISC）多用于需要长期接受间歇性导尿的患者，在医师的指导下，患者在医院外自己操作，或由家属辅助完成导尿。

间歇性导尿能够达到膀胱完全排空而下尿道没有持续留置的异物，因而有很多优点：①降低感染、膀胱输尿管反流、肾积水和尿路结石的发生率，是目前公认的最有效的保护肾功能的方法。②可以使膀胱周期性扩张与排空，维持膀胱近似生理状态，促进膀胱功能的恢复，重新训练反射性膀胱。③减轻自主神经反射障碍。④阴茎、阴囊并发症少。⑤对患者生活、社会活动影响少，男女患者均能继续正常的性生活。在不同脊髓损伤部位和程度的患者中，间歇性导尿是保护膀胱顺应性，减少与之相关上尿路并发症的最好方法。与间歇性导尿相比，经尿道或耻骨上径路留置导尿管、反射性排尿、尿垫处理尿失禁等方法有更多更严重的并发症和更差的预后。

（5）经尿道留置支架术：该方法主要用于治疗尿道括约肌张力增高而膀胱容量及顺应性尚可的脊髓损伤性神经源性膀胱患者，能显著降低平均排尿压和残余尿量，改善膀胱自主性反射失调症状，提高排尿节制能力，使患者从尿管治疗的负担中解脱，获得良好的社会心理益处。

3.药物治疗

因神经源性膀胱的发病机制及类型不同，药物的选择需要根据患者的具体尿动力学表现类型，如选用α受体阻滞剂盐酸坦索罗辛、特拉唑嗪、多沙唑嗪等降低尿道内括约肌张力；选用M受体阻滞剂奥昔布宁、托特罗定、曲司氯铵等减低膀胱逼尿肌兴奋性。此外对神经源性损伤和疾病所致的逼尿肌活动亢进患者，口服药物疗效不佳者，可采取膀胱内药物破坏去神经性治疗，主要方法有辣椒辣素或 RTX 膀胱内灌注、膀胱壁卡尼汀注射等。

（1）辣椒辣素和 RTX：辣椒辣素对膀胱的作用机制还没有完全了解，一般认为其临床疗效是阻断膀胱感觉传入神经的结果。辣椒辣素刺激膀胱感觉神经无髓鞘 C 纤维，通过释放 P 物质使初级传入神经纤维丧失活性而增加膀胱容量。RTX 是从一种从大戟色素体（类似仙人掌的植物）中提取的辣椒辣素类似物。与辣椒辣素分子结构和药理作用类似，但 RTX 辣度为辣椒辣素的 1 000 倍，而局部刺激作用明显小于辣椒辣素。

（2）A 型肉毒杆菌毒素：A 型肉毒杆菌毒素（botulinum-A toxin，BTXA）是由肉毒梭状芽孢杆菌产生的一种神经毒物，其能阻止神经肌肉接头处胆碱能神经末梢乙酰胆碱的释放。研究表明逼尿肌局部注射 BTXA 可造成神经肌肉传导阻滞，可用于高张力神经源性膀胱，使逼尿肌失去神经支配后松弛，降低膀胱储尿期压力和增加膀胱容量；亦可经尿道行尿道外括约肌内注射射 BTXA，用于伴有明显的逼尿肌-外括约肌协同失调的患者，再配合各种手法诱发排尿反射，也能显著降低患者尿道阻力，减少残余尿量。

4.电、磁刺激治疗

电刺激在治疗神经源性膀胱方面有一定的疗效。它主要是通过刺激盆腔组织器官或支配它们的神经纤维和神经中枢，从而对效应器产生直接作用，或对神经通路的活动产生影响，最终改变膀胱尿道的功能状态，改善储尿或排尿功能。

（1）骶神经前根电刺激：1976 年英国 Brin-dley 和美国 Tanagho 利用横纹肌与平滑肌的收缩特性不同，即前者的收缩、舒张反应远较后者为快的特点，将骶神经前根电刺激（sacral anterior root stimulation，SARS）技术应用于人体，并配合进行骶神经后根切断去传入（deafferentation），以扩大膀胱容量和减轻括约肌的不协调收缩，获得了良好的排尿效果，被认为是治疗 SCI 患者排尿功能障碍的最理想方法。

进行 SARS 排尿必须具备两个先决条件：①患者的骶髓-盆腔副交感传出通路完整。②患者的膀胱未发生纤维化，具有较好的收缩功能。

Brindley 认为下列患者可供选择：①反射性尿失禁的女性，因为女性缺乏合适的体外集尿装置，且女性骶神经后根切断后对性功能影响很小。②不存在反射性阴茎勃起的男性，或明确表示对性功能无要求的男性。③反复发生尿路感染的患者。④由膀胱或直肠激发存在自主神经反射亢进的患者。⑤截瘫患者较四肢瘫者为好，这类患者手部功能不受影响，可自己操作体外无线电刺激器。

（2）骶神经调节：骶神经调节又称为骶神经刺激（sacral nerve stimulation，SNS），作为排尿功能障碍的一种治疗手段，近年来在欧美非常流行，被誉为对传统治疗方法的革新。骶神经调控的机制是通过"电发生器"发出短脉冲刺激电流连续施加于特定的骶神经,以此剥夺神经细胞本身的电生理特性,干扰异常的骶神经反射弧,进而影响与调节膀胱、尿道括约肌及盆底等骶神经支配的效应器官,起到"神经调节作用",不仅对排尿异常有调节作用,同时对"排便障碍"同样亦有效。目前 SNS 治疗急迫性尿失禁、尿急尿频综合征和慢性尿潴留通过了美国 FDA 的批准。

在既往 SNS 多中心临床实验中,神经源性疾病以及以疼痛作为原发症状者被排除在外,但包括了尿频尿急合并疼痛的患者。已有少量的临床研究表明,SNS 在部分神经源性疾病引发的排尿功能障碍,如多发性硬化症、隐性脊柱裂等也有较好疗效。

(3)功能性磁刺激(functionalmagnetic stim-ulation,FMS):磁刺激是根据法拉第原理设计的,即利用一定强度的时变磁场刺激可兴奋组织,从而在组织内产生感应电流。研究人员发现,利用高速功能性磁刺激器刺激骶部神经有助于排尿,可用于 SCI 后神经源性膀胱的治疗,其确切机制目前尚不十分清楚。SCI 后神经源性膀胱常与逼尿肌的过度兴奋有关,通过刺激盆底神经的肛门直肠分支、阴部神经和下肢肌肉的神经可以抑制逼尿肌的过度活动,刺激 S3 传入神经根也可以激活脊髓的抑制通路。另外刺激盆底的感觉传入神经通路也可能直接在脊髓水平或经其他神经旁路抑制逼尿肌运动神经元的冲动,从而抑制排尿反射或逼尿肌不稳定收缩和反射亢进。

(三)神经源性膀胱的手术治疗

1.膀胱扩大术

由先天性脊髓发育不良、脊髓脊膜膨出和高位脊髓损伤等原因所致的神经源性膀胱,膀胱容量小,逼尿肌反射亢进伴/不伴有低顺应性膀胱,药物或神经刺激治疗改善不明显的患者,可以考虑行肠膀胱扩大术,或自体膀胱扩大术,以建立一个低压大容量的储尿囊。目前手术方式向大容量、低压和可控方向发展,同时保留了膀胱三角区和正常的排尿途径,避免了尿流改道引起的并发症和生活不便。具体术式可采取自体膀胱扩大术、回肠膀胱扩大术、结肠膀胱扩大术等,对于术后仍不能自主排空膀胱的患者,仍需要配合采用间歇性导尿。若患者不适合做膀胱扩大术,如肠道粘连,或一般情况差,不能耐受长时间的手术,可单纯采取尿流改道术,如输尿管皮肤造口,以避免高压膀胱对肾功能的影响。

2.人工尿道括约肌(AUS)置入术

人工尿道括约肌可用于各种原因导致尿道括约肌功能丧失,并出现真性尿失禁的患者。一般认为置入 AUS 的指征是上尿路正常、无膀胱输尿管反流、肾功能正常、无难以治疗的尿路感染、有足够的膀胱容量、无逼尿肌无抑制性收缩,或药物能控制逼尿肌的不稳定性收缩,以及必须具有使用人工尿道括约肌装置的智力和操纵能力。

对于神经源性膀胱而言,还有许多特殊之处,这些问题在选择安置 AUS 之前必须和患者进行充分的交流。由于神经源性膀胱患者尿道内、外括约肌的完整性尚在,在膀胱颈和尿道膜部仍保留一定的张力。在逼尿肌收缩力不足,或无收缩力的情况下,很难将膀胱内的尿液排空,因此神经源性膀胱患者在人工括约肌置入前需进行经内镜括约肌切开术,以变为完全性尿失禁。但这种破坏性手术是一种不可逆的操作,必须向患者及其家属介绍手术必要性,以及安置 AUS 不成功后导致的真性尿失禁后果。

对于下列神经源性膀胱患者:伴有严重逼尿肌反射亢进尿失禁、合并原发性膀胱挛缩、严重膀胱输尿管反流尿失禁、尿道内梗阻者在考虑接受 AUS 置入治疗前,必须采用各种形式的手术或神经阻断治疗,扩大储尿囊容量,增加储尿囊顺应性,解决膀胱输尿管反流等问题。

(李　勇)

第十节 压力性尿失禁

压力性尿失禁(stress urinary incontinence,SUI)是指打喷嚏、咳嗽、大笑或提取重物等腹压增高时出现不自主的尿液自尿道外口渗漏。此病多发于女性,高发于经产妇及高龄女性,青少年少见。偶发尿失禁不应视为病态,只有频繁发作的尿失禁才是病理现象。

一、病因与发病机制

压力性尿失禁的原因很复杂,主要有年龄、婚育史及既往妇科手术史等因素。还有些高危因素可以增加尿失禁发生的危险,如身体质量指数、家族史、吸烟史、便秘等因素。另有不少学者认为女性体内的雌激素水平不足也会增加尿失禁的发生,在补充雌激素后,尿失禁的症状改善。

发病机制上有如下研究。

(一)神经机制

产伤及盆腔手术等妇科手术史可引起支配尿道括约肌的自主神经(盆神经)或体神经(阴部神经)发生异常。

(二)解剖机制

(1)尿道固有括约肌发生退变或受损,控尿能力下降。

(2)膀胱颈及后尿道下移导致腹压增高时膀胱与尿道间的绝对压力差。

(3)雌激素水平降低等因素会影响尿道黏膜发育,导致其水封能力下降。

(三)功能机制

正常女性腹压增加时,可产生膀胱颈及尿道外括约肌的主动收缩,以关闭膀胱颈及尿道。这种收缩早于膀胱内压升高 250 毫秒,在压力性尿失禁患者可观察到收缩峰值降低,收缩长度缩短。

二、临床表现

症状主要表现为咳嗽、打喷嚏、大笑等腹压突然增加时不自主溢尿。体征是腹压增加时,能观察到尿液不自主地从尿道流出。

三、诊断

压力性尿失禁的诊断主要依据主观症状和客观检查,并需除外其他疾病,诊断步骤应包括确定诊断、程度诊断、分型诊断及并发症诊断。

(一)确定诊断

确定有无压力性尿失禁。

1.详细询问病史

(1)既往病史,婚育史,阴道手术、尿道手术及外伤史及有无诱发尿失禁的因素。

(2)全身状况:一般情况、智力、有无发热等。

(3)有无压力性尿失禁症状:大笑、咳嗽或行走等各种程度的腹压增加时尿液溢出;停止加压动作时尿流随即终止。

(4)有无泌尿系统其他症状:疼痛、血尿、排尿困难、尿路刺激症状、下腹或腰腹部不适等。

2.体格检查

(1)一般状态及全身体检:神经系统检查应包括下肢肌力,会阴部感觉,肛门括约肌张力及病理特征等;腹部检查要注意有无尿潴留体征。

(2)专科检查:有无盆腔脏器膨出及程度;外阴部有无感染体征;双合诊了解子宫情况及盆底肌收缩力等;直肠指诊检查肛门括约肌肌力及有无直肠膨出。

(3)特殊检查:压力诱发试验。患者取截石位,观察尿道口,在其咳嗽或用力增加腹压时尿液溢出,而患者并无排尿感。停止加压后,尿流立即停止,则为阳性。

3.其他检查

(1)一般实验室检查:如血、尿常规,尿培养及肝、肾功能等。

(2)最大功能性膀胱容量和剩余尿测定均正常。

(3)X线检查:在斜位下行排尿性膀胱尿道造影。压力性尿失禁表现为尿道膀胱后角消失,膀胱颈下降,腹压增加时膀胱颈呈开放状态。

(4)超声检查:可以测定膀胱颈的位置和膨出情况。

(5)尿流动力学检查:膀胱压力测定可排除不稳定性膀胱和无张力性膀胱,且可以判断压力性尿失禁的程度。压力性尿失禁时逼尿肌反射正常,最大尿流率明显增加,而膀胱内压明显降低,轻度者膀胱内压力为 5.9～7.8 kPa,中度者为 2.5～5.9 kPa,重度者低于 2.0 kPa。

(6)漏尿点压(LPP)测定:将测压管放入膀胱并充盈膀胱,记录发生尿漏时的膀胱内压力,此压力即为漏尿点压。一般轻度高于 11.8 kPa,重度低于 5.9 kPa。

(7)膀胱镜检查:怀疑膀胱内有肿瘤、憩室、膀胱阴道瘘等疾病时,需作此检查。

(二)程度诊断

根据临床症状可分为轻度:一般活动及夜间无尿失禁,腹压增加时偶发尿失禁,不需携带尿垫;中度:腹压增加及起立活动时,有频繁的尿失禁,需要携带尿垫生活;重度:起立活动或卧位体位变化时即有尿失禁,严重地影响患者的生活及社交活动。

(三)分型诊断

分型诊断并非必需,对于临床表现与体格检查不相符及经初步治疗疗效不佳者,建议进行尿失禁分型。

(1)影响尿动力学可将压力性尿失禁分为解剖型和尿道固有括约肌缺陷型。

(2)腹压尿漏点压(ALPP)分型。①Ⅰ型压力性尿失禁:ALPP≥8.8 kPa。②Ⅱ型压力性尿失禁:ALPP 5.9～8.8 kPa。③Ⅲ型压力性尿失禁:ALPP≤5.9 kPa。

(四)并发症诊断

有无膀胱过度活动症、盆腔脏器脱垂及排尿困难等常见并发症。

(五)不同类型尿失禁诊断

因各型尿失禁的治疗方案不尽相同,亦有必要鉴别不同类型的尿失禁。

1.急迫性尿失禁

患者有尿频、尿急、尿痛,往往来不及到厕所即已有尿液流出。乃由神经源性膀胱或膀胱内部病变使逼尿肌发生无抑制性收缩所致。

2.充盈性尿失禁

膀胱过度充盈使尿液不断的由尿道口流出,而患者无排尿感觉。下腹膨隆,可扪及胀满的膀胱。

3.真性尿失禁

膀胱空虚无排尿感,是由尿道括约肌松弛致使的尿液不自觉由尿道口流出。

四、治疗

(一)保守治疗

1.药物治疗

主要针对轻、中度女性压力性尿失禁患者,其治疗作用主要是增加尿道阻力及增加尿道黏膜表面张力,以达到增强控尿能力的目的。可选用的有以下 5 种。

(1)α 受体激动剂:作用于外周交感神经系统,兴奋膀胱颈和后尿道的 α 受体,使该处的平滑肌收缩,提高尿道闭合压改善尿失禁症状。如麻黄碱 25～50 mg,1 天 3 次。

(2)β 受体拮抗剂:可以阻断尿道 β 受体,增强去甲肾上腺素对 α 受体的作用。如普萘洛尔 10～20 mg,1 天 3 次。

(3)度洛西丁:抑制肾上腺素能神经末梢的去甲肾上腺素和 5-羟色胺再吸收,增加骶髓阴部神经核内的 5-羟色胺和去甲肾上腺素浓度,从而刺激阴部神经,增加尿道横纹肌张力。用法:40 mg,1 天 2 次。

(4)雌激素:促进尿道黏膜、黏膜下血管丛及结缔组织增生;增强 α 受体的数量和敏感性。适用于绝经后或雌激素水平低下者。用法:局部外用雌激素膏或口服。

(5)近来,有研究表明应用 β 受体激动剂如克罗特仑,虽将减低尿道压力,但却可以增加尿道张力,可以有效治疗女性压力性尿失禁,且效果优于盆底肌功能锻炼。

2.物理治疗和行为治疗

目的在于加强盆底肌肉及尿道周围肌肉的张力,使尿道阻力增加,增强控尿能力。

(1)阴道托:可抬起尿道中段,增加尿道阻力。适用于各种暂时不能接受其他治疗的患者,可暂时控制尿失禁症状。

(2)盆底肌训练:患者有意识地对以肛提肌为主的盆底肌肉进行自主性收缩以增加控尿能力。

(3)凯格尔运动:每天定时进行肛门及会阴部肌肉的舒缩运动,增加盆底肌肉和尿道肌肉的张力。此运动对男、女压力尿失禁患者均有很好的疗效。

(4)生物反馈治疗:通过放置在阴道或尿道内的压力感受器,将患者盆底肌肉收缩产生的压力传给计算机控制系统,再通过模拟的图像、声、光等信号将信息反馈给患者,指导患者进行正确的凯格尔练习。这实际上是凯格尔运动的延伸。

(5)电刺激治疗:通过放置在阴道和直肠内的电极,给予一定的电刺激,使盆底肌肉被动性收缩,达到锻炼盆底肌肉、增强其控尿能力的目的。可与生物反馈治疗同时配合进行。

(6)体外磁疗:与电刺激治疗原理基本相似,不同之处在于利用外部磁场进行刺激。

(二)手术治疗

1.中段尿道吊带手术

通过采用各种材料悬吊尿道中段,以固定尿道和增加尿道闭合压,从而达到治疗各种尿失禁的目的。常用的悬吊方法有经阴道无张力尿道中段悬吊术(TVT、TVTO、Sparc、Monarc)、经阴道尿道-耻骨悬吊术、经耻骨上尿道-耻骨悬吊术、膀胱颈射频悬吊术等。

2.骶耻骨韧带尿道膀胱悬吊术(Burch 手术)和内腔镜下膀胱颈悬吊术(Stamey 手术)

通过提高膀胱颈和后尿道至正常解剖水平,而达到治疗目的。

3.膀胱颈填充物注射治疗

将填充剂注射于尿道内口黏膜下,使尿道腔变窄、拉长以提高尿道阻力延长功能性尿道长度,增加尿道内口的闭合,达到治疗目的。主要适用于膀胱内括约肌缺陷的压力性尿失禁。填充物有自体脂肪、胶原牛蛋白、肌源性干细胞、硅油等。

4.人工尿道括约肌植入手术

将人工尿道括约肌置入近端尿道周围,从而产生对尿道的环形压迫,达到治疗目的。但对于盆腔纤维化明显,如多次手术、尿外渗、盆腔放疗的患者不易使用。

5.阴道前壁折叠术(Kelly 折叠术)

阴道前壁折叠术(Kelly 折叠术)又称阴道前壁修补术,该术式曾广泛用于压力性尿失禁的治疗,尤其是伴有阴道壁膨出者的治疗。主要是通过阴道前壁的修补和紧缩,以增强膀胱颈及尿道后壁的力量,从而达到治疗目的。该术式因其远期疗效差而逐渐被淘汰。

(李　勇)

第十一节　膀胱阴道瘘

女性泌尿生殖瘘(简称尿瘘)是指泌尿道与生殖器官之间形成的异常管道,包括输尿管阴道瘘、膀胱阴道瘘、尿道阴道瘘等。其中膀胱阴道瘘,即指膀胱与阴道间有瘘管相通,为最常见的女性泌尿生殖瘘。

由于膀胱与女性生殖器官的解剖位置非常相近,在妇科手术、分娩、妇科肿瘤的放疗后及盆腔外伤后,很容易发生膀胱损伤并形成尿瘘。其发生的主要原因为分娩损伤、手术损伤和疾病因素等。国内文献报道,盆腔手术引起膀胱阴道瘘者高达85%,而分娩损伤仅为5%。

一、临床表现

(一)漏尿

尿液不时地自阴道流出,无法控制,为膀胱阴道瘘的主要症状。

1.漏尿的时间

依产生瘘孔的原因而异。压迫性坏死致尿瘘者漏尿多发生在产后 7～10 天;而难产手术创伤或妇科手术损伤未经修补者,或外伤引起的尿瘘,术中、术后或伤后即开始漏尿。膀胱结核所致尿瘘患者,多有长期膀胱感染症状,如尿频、尿急、尿痛和脓血尿等,以后才出现漏尿,且身体其他部位也可能有结核病灶。肿瘤所致尿瘘多为其晚期并发症,往往有较长时间的肿瘤病史,之后才发生漏尿。而放疗损伤所致的尿瘘,漏尿可能出现得很晚,甚至十多年后才发生。

2.漏尿的多少和形式

多与瘘孔的大小、部位和体位有关。瘘孔位于膀胱三角区或颈部,尿液不间断经阴道流出,完全失去控制;高位膀胱阴道或膀胱宫颈瘘者,在站立时可暂无漏尿,平卧时即出现漏尿;若瘘孔较小且径路弯曲，一般仅在膀胱充盈时才会出现不自主漏尿；位于膀胱侧壁的小瘘孔，取健侧卧位时可暂不漏尿。

(二)局部感染

外阴部皮肤长期受尿液的浸泡，外阴、臀部及大腿内侧的皮肤发生皮炎、皮疹、湿疹，引起局部瘙痒刺痛，甚至发生皮肤继发感染和溃疡。尿瘘患者也易发生泌尿道感染。

(三)继发月经改变和不孕

许多尿瘘患者可出现月经稀少或闭经，原因可能与精神因素所导致的卵巢功能低下有关。可伴有性欲减退、性交困难。继发性不孕者较多，其原因除患者的继发性闭经外，分娩遗留的盆腔炎症及尿液不断从阴道流出，影响精子的存活等因素，均可导致不孕。

(四)精神抑郁或心理异常

由于漏尿或伴有阴道瘢痕狭窄甚至闭锁，给患者生活和社会活动带来很大影响，可导致患者心理障碍、抑郁，甚至精神失常。

二、诊断

(一)膀胱阴道瘘检查

1.检查用具

基本用具包括金属导尿管、子宫探针、橡皮导尿管、无菌盐水、消毒液(1‰苯扎溴铵、0.5%活力碘等)、消毒碗、亚甲蓝、注射器、橡皮手套、窥阴器、长镊子、尿培养瓶等。

此外，还需备有靛胭脂、膀胱镜、宫腔镜、分泌性造影用具等特殊设备。

2.体位

检查时通常采用两种体位，即膀胱截石位和跪俯卧位。

(1)膀胱截石位：为检查时首选的体位，令患者腹、膝关节屈曲，臀靠床缘，平卧于检查床上。

(2)跪俯卧位：当取截石位不能充分暴露瘘孔时则令患者双膝跪于床上，背部朝上，臀部高置，腹胸近床面。

3.检查步骤

(1)视诊：插入窥阴器，仔细在阴道前壁区域寻找暴露瘘孔，注意瘘孔的位置、大小、周围阴道黏膜健康情况、有无局部炎症等。在巨大瘘孔或膀胱外翻时，须注意输尿管膀胱开口处情况。

(2)检查尿道长度：用探针或金属导尿管探查尿道外口与瘘孔的距离，有无闭锁，并将探针送入膀胱内探查有无结石。

(3)膀胱内注液检查：当瘘孔位置不清楚，或瘘孔很小，或可疑输尿管阴道瘘时，则以稀释的亚甲蓝溶液200～300 mL注入膀胱，以视其漏液部位，如为一侧输尿管瘘，则注入的亚甲蓝溶液不漏出，而阴道中仍继续流尿。当可疑非瘘孔性尿失禁时，可在阴道内留置一块白色纱布，令患者咳嗽和其他动作诱发漏尿，若仍有尿液漏出，而纱布不染色，可排除膀胱阴道瘘，但不能排除输尿管阴道瘘。

当常规的尿道膀胱镜不能判断瘘孔的部位时，可采取经阴道灌注亚甲蓝溶液结合膀胱镜检查。常规0.5%的活力碘溶液进行阴道擦洗消毒阴道腔。经阴道插入22F气囊导尿管，气囊内充水30 mL。将气囊拖至阴道口，气囊内追加生理盐水20 mL，拉紧导尿管。向阴道内注入200～300 mL亚甲蓝溶液，观察尿道膀胱镜，往往能发现阴道膀胱瘘瘘孔，并指导制定手术方案。

(4)双合诊或三合诊：注意阴道瘢痕程度和范围，瘘孔大小、位置及与耻骨的关系，查清子宫颈和子宫体的活动情况,了解盆腔有无包块、直肠有无损伤及压痛。

(二)特殊检查

1.B 超

腹部 B 超可以了解膀胱充盈度,子宫形态大小,并可了解阴道前壁和膀胱后壁间有无回声通道,若有明显通道,加压扫查,可以看见液体自膀胱经通道向阴道内流动。

经直肠腔内 B 超可以更直观地观察膀胱基底、膀胱颈、尿道、阴道、尿道阴道间及直肠等结构,在声像图上能发现膀胱后壁和阴道前壁中段、下尿路和阴道之间存在瘘管、阴道腔不同程度积液等特异性声像图表现,同时可以清晰显示瘘口的位置,因而诊断较明确。

2.尿道膀胱镜检查

应作为膀胱阴道瘘常规检查手段。分别采用 30°和 70°膀胱镜检查,重点检查膀胱后壁、三角区、尿道后壁等区域,了解瘘孔部位、大小、数目,与输尿管开口关系,以及瘘孔周围膀胱黏膜情况。若怀疑一侧输尿管瘘,可行同侧输尿管逆行插管造影,了解瘘孔在输尿管、子宫或阴道内的位置。

3.X 线

KUB 片可以了解有无合并的膀胱结石,排泄性尿路造影了解肾脏功能及双侧输尿管情况,为了解瘘孔情况及决定手术方式提供一定依据。

4.CT

CT 扫描具有直观和敏感性高等特点,在造影剂存在下,可以清楚显示瘘孔部位、大小及走向。

5.磁共振成像(MRI)

MRI 多平面成像和其对水的高度敏感性使其在阴道瘘的检出和定性方面具有很大的优势。MRI 行盆腔轴面 T_1WI、T_2WI 及轴面 T_1W 增强扫描,以及冠、矢状面增强前后 T_1WI。平扫时轴面、冠状面成像可了解膀胱充盈情况,矢状面 T_1WI 发现膀胱后方呈小类圆形低信号影的膀胱阴道、膀胱子宫瘘瘘管;静脉注入钆喷替酸葡甲胺(Gd-DTPA)后行脂肪抑制成像,可提高诊断的准确性。磁共振尿路成像(MRU)可以显示积水的输尿管、膀胱及阴道及其比邻关系、瘘孔部位和形态。

(三)女性泌尿生殖瘘诊断流程

如图 6-11 所示。

(四)鉴别诊断

1.压力性尿失禁

严重的压力性尿失禁容易与膀胱阴道瘘相混淆。鉴别方法是在膀胱充盈状态下取截石位观察,令患者咳嗽,若有尿液自尿道溢出,可将中示指伸入阴道作膀胱颈抬高试验,再次令患者咳嗽,溢尿现象消失,即可诊断为压力性尿失禁。或将亚甲蓝稀释液缓慢注入膀胱,在不增加腹压的情况下观察尿溢出的部位也可以帮助鉴别诊断。

2.充盈性尿失禁

由于脊柱裂、脊髓肿瘤或外伤及盆腔大手术等原因引起的下尿路梗阻或膀胱麻痹,有尿潴留,但检查时不能发现瘘孔。排尿后仍然可以导出大量尿液。

3.膀胱挛缩

膀胱容量小于 50 mL,向膀胱内再注入液体会出现尿液由尿道口溢出或膀胱痛,而不出现阴道溢尿,即可鉴别。

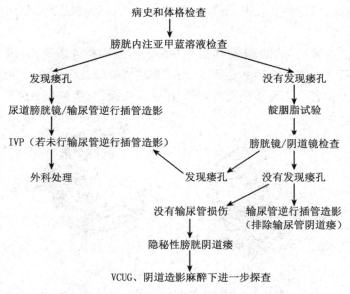

图 6-11 膀胱阴道瘘诊断流程

IVP:排泄性静脉造影;VCUG:排尿期膀胱尿道造影

三、治疗

根据瘘管的病因、部位、大小、瘢痕程度及其与输尿管口的关系选择治疗方案,除个别情况可采取非手术方法,一般以手术治疗为主。首先考虑简单手术术式,因复杂手术的时间长,出血多,感染机会多,这些因素均可影响瘘孔的愈合。

(一)非手术治疗

非手术治疗适用于下列情况:①刚出现不久(1 周内)的膀胱阴道瘘或输尿管阴道瘘。若瘘孔较小,可持续插入导尿管或输尿管导管,并给予抗生素治疗,瘘孔有自然愈合的可能。②结核性膀胱阴道瘘,抗结核治疗半年至一年后仍未痊愈者,方可考虑手术治疗。

(二)手术治疗

1.手术时机

选择:①新鲜、清洁的瘘孔应立即修补。②感染、坏死性尿瘘或第一次修补术已失败者,应在 3~6 个月后再次手术。③放射性损伤所致的尿瘘至少应在 1 年后检查未见肿瘤复发再手术。④膀胱结核所致的尿瘘,其手术应在抗结核治疗 1 年后,局部无活动性结核病灶时手术。⑤尿瘘合并妊娠,应待产后月经复潮后行修补术。⑥若膀胱阴道瘘合并有膀胱结石,结石大且嵌入膀胱黏膜内者,则先取结石,3 周后再修补瘘孔;结石小未嵌入膀胱黏膜者,则取结石和修补瘘孔可同时进行。⑦对于尚未绝经患者的择期手术,应选择月经干净 1 周施行手术。⑧有慢性咳嗽者,应于治疗好转后手术,以免影响创口的愈合。

2.手术途径

手术途径的选择关系到手术野的暴露和手术操作的便利,对能否修复成功至关重要。

(1)经阴道途径。适合于中、低位膀胱阴道瘘患者,从阴道能清楚地暴露瘘孔。产伤所致的尿瘘,多以经阴道途径修补为宜。

（2）经腹途径适应证：①瘘孔较大、部位较高的瘘。②经阴道反复修复失败者。③阴道瘢痕严重、阴道扩张不良者。

根据具体情况经腹途径又进一步分为以下几种。①经腹膜外膀胱内：用于瘘孔接近输尿管开口或合并膀胱结石者。②经腹膜外膀胱外：用于单纯高位膀胱阴道瘘。③经腹膜内膀胱内：用于有广泛粘连不易分离者。④经腹膜内膀胱外：用于高位瘘孔、周围瘢痕严重者（图 6-12）。

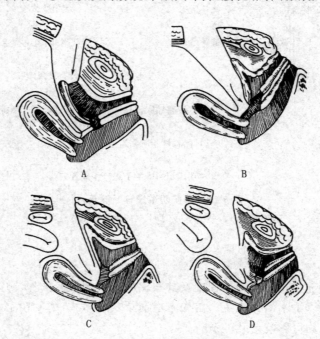

图 6-12　经腹手术路径

A.经腹膜外膀胱内途径；B.经腹膜外膀胱外途径；C.经腹膜内膀胱内途径；D.经腹膜内膀胱外途径

（3）经腹经阴道联合途径：适合于阴道扩张不良，瘘孔部位高，单纯经阴道路径显露不佳的膀胱阴道瘘患者。

3.手术要点

（1）充分游离瘘孔周围组织：是修补手术成功与否的关键。经阴道修补手术有两种分离瘘孔的方法。①离心分离法：距瘘孔缘 2～3 mm 作环形切口，向外锐性游离阴道黏膜约 2 cm，使膀胱壁松解，此法适合于中、小瘘孔。②向心分离法：在距瘘孔外 2 cm 处作切口，向瘘孔分离至剩余 2～4 mm，此法适用于复杂尿瘘。离心和向心法联合使用特别适用于巨大膀胱阴道瘘。分离阴道黏膜应充分，以保证膀胱及阴道修补后无张力。如果瘘孔靠近宫颈或耻骨，可分离部分宫颈上皮和骨膜，分离创面时应按解剖层次进行，以免出血，也可向膀胱阴道间隙注入液体，以减少渗血，便于分离间隙。

（2）阴道瘢痕切除：对阴道瘢痕严重，妨碍瘘孔暴露和愈合者，应予以切除，瘘孔边缘不必修剪；对瘢痕较小，不影响瘘孔愈合者，可不切除瘢痕，以免将瘘孔扩大，但瘘孔边缘可以修剪，以便形成新鲜创面有利于愈合。

（3）组织缝合：各层组织分层无张力缝合，一般为三层缝合，即膀胱黏膜、膀胱外面筋膜及阴道黏膜，各层尽可能在互相垂直的方向缝合，避免缝合线重叠。缝合阴道黏膜、膀胱黏膜时创缘对齐,避免内翻。缝合材料宜采用刺激少及易吸收者,最好用人工合成可吸收的无损伤缝线。缝针的间距不能太稀也不能太密,针尖不要穿通黏膜,避免膀胱壁与阴道黏膜之间留有无效腔。第一层修补后需用亚甲蓝作漏水试验,证实不漏后方可缝合第二层。

(4)辅助手术的选用:对于一些复杂的尿瘘,有时需进行辅助手术方能保证手术的成功。辅助手术有两类:其一是扩大手术视野、便于暴露瘘孔的手术,如会阴侧斜切开术、耻骨联合切除术或耻骨支开窗术等;另一类是自体或异位组织替代、填充、加固缺损的手术。自体带蒂组织有阴道壁、宫颈、大或小阴唇皮肤、股部皮肤、股薄肌、腹直肌前鞘、腹膜、大网膜、膀胱自体移植等,根据瘘孔的部位和性质酌情选用。异体组织已不常用。

4.常用的几种加强屏障和填补无效腔的方法

对于瘘孔大,缝合困难,或瘘孔周围组织过于薄弱者;在绝经期或哺育期,缝合组织难以愈合者,可使用血运丰富的组织作补植瓣,能够极大提高修补成功率。这些皮瓣可以填补无效腔,给周围组织带来良好血供,并加强淋巴引流。在经阴道途径修补术中,许多组织可用于衬垫在阴道及膀胱壁间以加强修补,包括阴道黏膜、阴唇脂肪垫、球海绵体肌、股薄肌及腹膜瓣等。经腹途径可采用远离瘘孔的膀胱瓣、回肠浆膜瓣、胃壁浆膜瓣及大网膜等。

(李　勇)

第十二节　膀　胱　癌

膀胱癌是人类常见恶性肿瘤之一。

一、病因

膀胱癌病因还不清楚,比较明确的因素为接触化学致癌物质与内源性色氨酸代谢异常。

(一)化学致癌物质

一些芳香胺类的化学物质,如 β-萘胺、4-氨基联苯、联苯胺和 α-萘胺,经皮肤、呼吸道或消化道吸收后,自尿液中排出其代谢产物(如邻羟氨基酚)作用于尿路上皮而引起肿瘤,因尿液在膀胱中停留时间最长,故膀胱发病率最高。这些致癌物质多见于染料工业、皮革业、金属加工及有机化学等相关工作,致癌力强度按前述顺序递减,人与该类物质接触后致发生癌的潜伏期为 5～50 年,多在 20 年左右。

(二)内源性色氨酸代谢异常

色氨酸正常的最终代谢产物为烟酸,当有代谢障碍时则出现中间代谢产物积聚,如 3-羟犬尿氨酸原、3-羟邻氨基苯酸及 3-羟-2-氨基-苯乙酮等,这些中间产物均属邻羟氨基酚类物质,已在动物实验中证实诱发小鼠膀胱肿瘤。

(三)其他

近年发现吸烟与膀胱肿瘤有明显关系,吸烟者比不吸烟者膀胱癌发病率高 4 倍;人工甜味品如糖精等可能有膀胱致癌作用,另外长期服用镇痛药非那西丁,或肾移植患者长期服用环孢素 A 等免疫抑制剂亦能增加发生膀胱肿瘤危险。

患埃及血吸虫病后,由于膀胱壁中血吸虫卵的刺激容易发生膀胱肿瘤。我国血吸虫病由日本血吸虫病所致,不引起这种病变。膀胱黏膜白斑病、腺性膀胱炎、结石、长期尿潴留、某些病毒感染及药物环磷酰胺等也可能诱发膀胱肿瘤。

二、病理

(一)病理类型

尿路被覆的上皮统称为尿路上皮。传统上将尿路上皮称为移行上皮,但当前更多的文献主要采用尿路上皮的概念。

膀胱癌包括尿路上皮细胞癌、鳞状细胞癌和腺细胞癌,其次还有较少见的转移性癌、小细胞癌和癌肉瘤等。其中,膀胱尿路上皮癌最为常见,占膀胱癌的90％以上。膀胱鳞状细胞癌比较少见,占膀胱癌的3％～7％。膀胱腺癌更为少见,占膀胱癌的比例＜2％。生长方式一种是向膀胱腔内生长成为乳头状瘤或乳头状癌;另一种在上皮内浸润性生长,形成原位癌、内翻性乳头状瘤和浸润性癌。

1.上皮组织发生的肿瘤

主要包括尿路上皮性肿瘤,腺癌及鳞状上皮癌,98％的膀胱肿瘤来自上皮组织,其中尿路上皮性肿瘤占95％,故非特指情况下,膀胱肿瘤即为尿路上皮性肿瘤。

(1)尿路上皮性肿瘤:主要包括原位癌、乳头状瘤、乳头状癌及实体性癌。后两者可在一个肿瘤同时出现,称为乳头状实体性癌。①原位癌:一个特殊的尿路上皮性肿瘤,开始时局限于尿路上皮内,形成稍突起的绒毛状红色片块,不侵犯基底膜,但细胞分化不良,细胞间的黏附性丧失,故细胞容易脱落而易于从尿中检查。原位癌的自然过程难以预测,有些长期无症状,不出现浸润,有些发展很快,从原位癌发展为浸润癌一般需1～5年,有长达20年的,因此有学者认为原位癌存在两种形式,一种代表有浸润能力的实体性癌的前身,另一种却无浸润的能力,称为矛盾性癌,是良性的。②乳头状瘤:一种良性肿瘤,组织学上可见肿瘤源起于正常膀胱黏膜,像水草样突入膀胱内,具有细长的蒂,其中可见清楚的纤维组织及血管的中心束。乳头状瘤有复发的特点,5年内复发率为60％,其中48.6％复发两次以上。③乳头状癌:在移行上皮性肿瘤中最常见。病理特点是各乳头粗短融合,瘤表面不光洁,坏死或有钙盐沉着,瘤基底宽或蒂粗短。有时乳头状癌长如小拳,但仍保留一蒂,对其他部位无浸润。此情况虽不多见,但应注意,以免做不必要的全膀胱切除术。④实体性癌:在移行上皮性肿瘤中最为恶性,表面不平,无明显乳头形成,肿瘤表面有溃物,溃物边缘高起,表面呈结节状,早期向深处浸润,故又称为浸润性癌。

(2)腺癌:又称腺样癌、黏液腺癌,属较少见的膀胱肿瘤。腺癌多见于膀胱三角区、侧壁及顶部。膀胱三角区的腺癌常起源于腺性膀胱炎或囊性膀胱炎。位于膀胱顶部的腺癌多起源于脐尿管残余,位置隐蔽,出现症状时往往已到晚期。膀胱也可以出现转移性腺癌,可来自直肠、胃、子宫内膜、卵巢、乳腺或前列腺等原发腺癌,比较罕见,有报告5 000例尸检中占0.26％。

(3)膀胱鳞状细胞癌:亦不多见,国内近年12篇膀胱肿瘤报告中占0.58％～5.55％。膀胱的尿路上皮在各种刺激下能化生为鳞状上皮。有报告指出局灶性鳞状上皮化生可达60％,但主要仍属尿路细胞癌,只有在肿瘤各部出现一致的病理改变时,才能诊断为鳞状细胞癌。国内有不少膀胱结石伴发膀胱癌的报道。一般来说,膀胱鳞状细胞癌比尿路上皮性癌恶性度高,发展快,浸润深,预后不良。

2.非上皮性膀胱肿瘤

非上皮性膀胱肿瘤为来自间叶组织的肿瘤,占全部膀胱肿瘤2％以下,包括血管瘤、淋巴管瘤、恶性淋巴瘤、平滑肌瘤或肉瘤、肌母细胞瘤、横纹肌肉瘤、嗜铬细胞瘤、恶性黑色素瘤、息肉、类癌、浆细胞瘤、纤维瘤、纤维肉瘤、黏液性脂肪肉瘤、癌肉瘤、组织细胞瘤、神经鞘瘤、软骨瘤、恶性畸胎瘤及皮样囊肿等。其中恶性淋巴瘤可能是全身性疾病；血管瘤可能与毗邻器官的血管瘤同时发生并有相连，使手术困难。横纹肌肉瘤起源于膀胱三角区或膀胱黏膜下组织，一方面向黏膜下层扩展，另一方面，肿瘤推顶着膀胱黏膜向膀胱内生长，形成小分叶状肿物，状如葡萄串，故又称为葡萄状肉瘤，但少数也可形成实块性肿瘤。显微镜下可见横纹肌样纤维及幼稚的胚样间叶细胞。

（二）分级

膀胱肿瘤的恶性程度以分级表示，目前普遍采用 WHO 分级法。

1.WHO 1973 分级法

1973 年 WHO 的膀胱癌组织学分级法是根据癌细胞的分化程度，将其分为高分化、中分化和低分化三级，分别用 grade Ⅰ、Ⅱ、Ⅲ表示。Ⅰ级肿瘤的分化好，移行上皮层多于 7 层，其结构及核的异型与正常稍有差异，偶见核分裂。Ⅱ级除上皮增厚外，细胞极性消失中等度核异型性出现，核分裂常见。Ⅲ级为不分化形，与正常上皮毫无相似之处，核分裂多见。膀胱癌的分级与膀胱癌的复发、浸润性成正比，Ⅰ、Ⅱ、Ⅲ级膀胱癌发展为浸润癌的可能性为 10%、50%、80%。

2.WHO/ISUP 分级法

1998 年 WHO 和国际泌尿病理协会（international society of urological pathology，ISUP）提出了非浸润性尿路上皮癌新分类法，2004 年 WHO 正式公布了这一新的分级法。新分类法中肿瘤的分类主要基于光镜下的显微组织特征，相关形态特征的细胞类型和组织构型。此分级法将尿路上皮肿瘤分为低度恶性倾向尿路上皮乳头状肿瘤（papillary urothelial neo-plasms of low malignant potential，PUNLMP）、低分级和高分级尿路上皮癌。

低度恶性倾向尿路上皮乳头状瘤指乳头状尿路上皮损害，乳头状肿瘤细胞排列有序、结构轻度异常、细胞核轻度间变，可不考虑细胞层次的数目。低度恶性倾向尿路上皮乳头状瘤细胞层次明显多于乳头状瘤，和/或细胞核轻微增大、染色质增多，有丝分裂象偶见，通常限于基底层。此种尿路上皮肿瘤虽然进展的风险很小，但不完全属于良性病变，仍有复发的可能。

我国《膀胱肿瘤诊疗指南 2007 年版》建议使用 WHO 2004 分级法，以便采用统一的标准诊断膀胱肿瘤，更好地反映肿瘤的危险倾向。

（三）分期

膀胱癌的分期指肿瘤浸润深度及转移情况。病理分期同临床分期，是判断膀胱肿瘤预后的最有价值的参数。

目前主要有两种分期方法，一种是美国的 Jewett-Strong-Marshall 分期法，另一种为国际抗癌联盟（UICC）的 TNM 分期法。目前普遍采用国际抗癌联盟的 2002 年第 6 版 TNM 分期法。膀胱乳头状瘤限于其细胞和正常移行细胞无区别者，较少见，未列入临床和病理分期。

膀胱癌可分为非肌层浸润性膀胱癌（Tis、Ta、T_1）和肌层浸润性膀胱癌肌层浸润性膀胱癌（T_2 以上）。局限于黏膜（Ta~Tis）和黏膜下（T_1）的非肌层浸润性膀胱癌（以往称为表浅性膀胱癌）占 75%~85%，肌层浸润性膀胱癌占 15%~25%。而非肌层浸润性膀胱癌中，大约 70% 为 Ta 期病变，20% 为 T_1 期病变，10% 为膀胱原位癌。原位癌虽然也属于非肌层浸润性膀胱癌，但一般分化差，属于高度恶性的肿瘤，向肌层浸润性进展的概率要高得多。因此，应将原位癌与 Ta、T_1 期膀胱癌加以区别。

肿瘤分布在膀胱侧壁及后壁多见，三角区和顶部次之。膀胱肿瘤的转移途径包括经淋巴道、经血行、经直接扩散及瘤细胞直接种植等。①淋巴道转移是最常见的一种途径，膀胱癌可转移到髂内、髂外、闭孔淋巴结群，或可到髂总淋巴结。髂内及闭孔淋巴结或许是膀胱癌转移的第一站淋巴结。②经血行转移，常见于晚期病例，最多见于肝脏，其次为肺及骨骼，皮肤、肾上腺、肾、胰腺、心脏、睾丸、涎腺、卵巢、肌肉及胃肠均曾有报道，但均占少数。③直接扩散常出现于前列腺或后尿道。膀胱癌可延伸至膀胱外与盆腔粘连形成固定块，或蔓延至膀胱顶部的黏膜。④肿瘤细胞直接种植可以出现于手术过程中，术后在膀胱切口处或皮肤切口下发生肿块。膀胱内肿瘤的复发或出现多发性的肿瘤，有一部分也是由于肿瘤细胞种植所致。膀胱全切除术后尿道残端出现肿瘤也可能是手术种植的结果。

三、临床表现

(一)血尿

绝大多数膀胱肿瘤患者的首发症状是无痛性血尿，如肿瘤位于三角区或其附近，血尿常为终末出现。如肿瘤出血较多时，亦可出现全程血尿。血尿可间歇性出现，常能自行停止或减轻，容易造成"治愈"或"好转"的错觉。血尿严重者因血块阻塞尿道内口可引起尿潴留。血尿程度与肿瘤大小、数目、恶性程度可不完全一致，非上皮肿瘤血尿情况一般不很明显。

(二)膀胱刺激症状

肿瘤坏死、溃疡、合并炎症及形成感染时，患者可出现尿频、尿急、尿痛等膀胱刺激症状。

(三)其他

当肿瘤浸润达肌层时，可出现疼痛症状，肿瘤较大影响膀胱容量或肿瘤发生在膀胱颈部，或出血严重形成血凝块等影响尿流排出时，可引起排尿困难甚至尿潴留。膀胱肿瘤位于输尿管口附近影响上尿路尿液排空时，可造成患侧肾积水。晚期膀胱肿瘤患者有贫血、水肿、下腹部肿块等症状，盆腔淋巴结转移可引起腰骶部疼痛和下肢水肿。

四、诊断

成年人尤其年龄在 40 岁以上，出现无痛性血尿，特别是全程血尿者，都应想到泌尿系统肿瘤，而首先应考虑膀胱肿瘤的可能。查体时注意膀胱区有无压痛，直肠指诊检查双手合诊注意有无触及膀胱区硬块及活动情况。膀胱肿瘤未侵及肌层时，此项检查常阴性，如能触及肿块，即提示癌肿浸润已深，病变已属晚期。

下列检查有助于筛选或明确诊断。

(一)尿常规

有较长时间镜下血尿，相差显微镜分析提示血尿来源于下尿路者，应该警惕有无膀胱肿瘤的发生。由于膀胱肿瘤导致的血尿可为间歇性，故 1～2 次尿常规正常不能除外膀胱癌。

(二)尿液脱落细胞检查

尿细胞学(UC)检查是膀胱癌的重要检测手段，特别是检出高级别肿瘤(包括原位癌)。细胞体积增大、胞核-胞质比例增高、核多形性、核深染和不规则及核仁突起等是高级别膀胱癌的特征性所见。为了防止肿瘤细胞的自溶漏诊及增加阳性率，一般连续检查 3 天的尿液，留取尿液标本后应及时送检。

尿标本可取自患者自解尿液或膀胱冲洗液，多数资料证明自解尿液的阳性率要比膀胱冲洗液的阳性率低 20%，但前者无创，取材方便；后者有创，但可获取更多的肿瘤细胞，细胞的保存亦较完好。尿细胞学检查对高级别肿瘤的敏感度为 60%～90%，特异度为 90%～100%。对低级别肿瘤敏感度仅为 30%～60%，但特异度仍在 85% 以上。

总的说来，尿细胞学检查的敏感性随膀胱癌细胞分级、临床分期的增高而增高。尿细胞学检查对诊断 Cis 尤为重要，因 Cis 癌细胞黏附力差，易于脱落，膀胱镜检查不易发现。

（三）瘤标检测

虽然有许多文献报道尿液中的瘤标可用于诊断膀胱癌，但目前尚无足够的临床资料证明这些标记物可取代膀胱镜检在膀胱肿瘤诊断中的作用。尽管如此，它们以快速、简便、非侵袭性及较敏感等优点在临床上仍有广阔的应用空间。

1.以尿液中物质为检测对象的肿瘤标记物

（1）膀胱肿瘤抗原：膀胱肿瘤抗原（bladder tumor antigen，BTA）是膀胱肿瘤在生长过程中释放的蛋白水解酶降解基底膜的各种成分形成的胶原片段、糖蛋白和蛋白多糖等释放进入膀胱腔内形成的复合物。

有两种检测 BTA 方法：BTA stat 和 BTA-TRAK，前者为定性试验，后者为定量试验，均检测患者尿中补体因子 H-相关蛋白。由于所定阈值不一，其敏感度和特异度文献报道分别为 50%～80%和50%～75%，随肿瘤级、期的增高而升高。膀胱有炎症和血尿时可出现假阳性。

（2）核基质蛋白：核基质是充盈于细胞核内，除了核膜、染色质和核仁以外的三维网状结构，是细胞内部的结构支架，其主要成分为 RNA 和蛋白质。核基质蛋白（nuclear matriXproteins，NMP）是核基质的主要组成部分，NMP22 属于 NMP 的一种，又称有丝分裂器蛋白，在细胞死亡后被释放，以可溶性复合物或片段的形式存在于人尿液中。采用酶联免疫吸附试验（ELISA）测定其浓度，敏感度为 60%～70%，特异度为 60%～80%。由于 NMP22 由已死亡和濒死尿路上皮细胞释放而来，故在尿路结石、炎症、血尿时可出现假阳性。

（3）存活素：存活素（survivin，SV）也称尿液凋亡抑制蛋白，是一个具有潜在价值的肿瘤标志物。SV 在成人健康组织中不能被检测到，但在许多人类肿瘤中却表达丰富。据报道，采用斑点印迹试验检测尿中存活素，敏感度为 64%～100%，特异度为 78%～93%，可用于膀胱癌的辅助诊断。

2.以尿脱落细胞为检测目标的肿瘤标记物

（1）端粒酶：端粒酶是真核细胞染色体末端的一段特殊的 DNA 结构，在细胞分裂时，该区的端粒酶能复制 40～200 个碱基对的 DNA 序列，随着每个细胞的分裂，体细胞的端粒进行性缩短，停止分化并衰老，端粒酶失活。许多恶性肿瘤细胞的无限增殖中端粒酶被激活以维持肿瘤细胞不断合成 DNA，其端粒酶活性远高于那些高度增殖的正常细胞的酶活性，正常体细胞内端粒酶无活性可测及。

各级膀胱上皮细胞癌患者尿中均有端粒酶活性表现，故检测端粒酶的 RNA 水平有助于诊断膀胱癌，但端粒酶活性与肿瘤的分期分级无关。本试验特异度较高，但敏感度和重复性差，结合细胞学检查，可以提高膀胱肿瘤的诊断准确率。

（2）流式细胞光度术：流式细胞光度术（FCM）是测量细胞 DNA 含量异常的检查膀胱肿瘤细胞学方法。正常尿液内应没有非整倍体干细胞系，超二倍体细胞应少于 10%，非整倍体细胞超过 15% 则可诊断为肿瘤。非整倍体细胞增多与肿瘤恶性度成正比，采用 FCM 方法，能比较早期的诊断膀胱肿瘤。

（3）UroVysion试验：采用多色荧光原位杂交（fluorescence in situ hybridization，FISH）探针，检测尿脱落细胞染色体异常，又称FISH试验。本试验可与尿细胞学检查相结合，除了保持很高的特异度之外，还大大提高了敏感度，用于诊断膀胱癌具有很好的前景，但费用昂贵，目前仅用于少数大的研究单位。

（四）膀胱镜检查

膀胱镜检查对诊断具有决定性意义。膀胱镜检查应包括全程尿道和膀胱，检查膀胱时应边观察边慢慢充盈，对膀胱壁突起要区分真正病变还是黏膜皱褶。应避免过度充盈以免掩盖微小病变，如Cis。绝大多数病例可通直接看到肿瘤生长的部位、大小、数目，以及与输尿管开口和尿道内口的关系，并可在肿瘤附近及远离之处取材，以了解有无上皮变异或原位癌，对决定治疗方案及预后很重要。取活检时须注意同时从肿瘤根部和顶部取材，分开送病检，因为顶部组织的恶性度一般比根部的高。若未见肿瘤，最后做膀胱反复冲洗，收集冲洗液连同检查前自解尿液送细胞学检查。

1.移行上皮细胞肿瘤

（1）乳头状瘤：乳头状瘤生长于膀胱黏膜上，初期可能仅仅表现为一红色小点，或有轻微隆起。逐渐长大后成为带有长蒂的肿瘤，顶端有数目不等的细长绒毛，像水草一样在膀胱冲洗液中飘动，呈橘黄色外观，可清晰地看到乳头内的血管分布。

（2）乳头状癌：表浅乳头状癌呈深红色或灰色，蒂粗而短，限于固有膜或浅肌层，表面的乳头短而粗，充水时活动性差。浸润性乳头状癌呈团块状或结节状，暗红或褐色，表面无乳头或乳头融合，中间有坏死组织，基底部宽广，不活动，周围黏膜呈充血水肿、增厚等浸润表现（图6-13）。少数肿瘤表面可有钙盐沉着，是恶性度高的表现。在膀胱镜下分化较好的乳头状癌与乳头状瘤不易鉴别，确诊需靠病理检查。

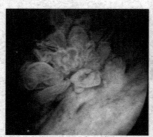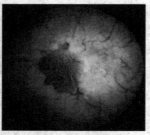

图6-13 乳头状癌

（3）浸润癌：呈褐色或灰白色，可覆盖有灰绿色脓苔或磷酸盐沉淀，表面有坏死、凹陷、溃疡、周边隆起、边缘不清、周围膀胱壁增厚、僵硬，或有卫星灶。

（4）原位癌：表现为局部黏膜发红，与黏膜充血和增生相似。

2.腺癌

腺癌常位于膀胱的顶部，与其起源于脐尿管的残端有关。腺癌一般倾向于向膀胱外生长，故早期较难发现。进展期腺癌穿破膀胱黏膜后，特别是形成溃疡后才可被膀胱镜检发现。癌性溃疡边缘隆起，中心凹陷，周围有肿瘤浸润和炎性水肿，并伴有出血坏死，腺癌含有分泌黏液的细胞，故癌性溃疡底部常有黏液和炎性分泌物覆盖。

3.鳞状细胞癌

鳞状细胞癌可呈现团块状、溃疡型、菜花状或广基乳头状肿块，表面不光滑，可有出血坏死。

周围有充血水肿等炎症表现。伴有结石时可见结石区膀胱壁片状隆起或溃疡。

4.非上皮细胞性肿瘤

这些肿瘤在临床上均少见,且表现各异。如畸胎瘤可表现为隆起的膀胱内肿块上长有毛发,血管瘤表现为膀胱壁上深红色或紫蓝色的肿块。

(五)超声检查

超声检查能在膀胱适度充盈下清晰显示肿瘤的部位、数目、大小、形态及基底宽窄等情况,能分辨出0.5 cm以上的膀胱肿瘤,同时还能检测上尿路是否有积水扩张,是目前诊断膀胱癌最为简便、经济、具较高检出率的一种诊断方法。

超声检查有经腹(TABUS)、经直肠(TRUS)和经尿道(TUUS)三种路径,其中 TABUS 最为简便易行,检查迅速,患者无痛苦,短时间内可多次重复检查,是膀胱癌术前诊断和分期、术后复查的首选方法,但 TRUS 和 TUUS 能更清晰显示膀胱癌部位及浸润程度,可对膀胱癌进行更为准确的分期。

超声诊断术前分期主要根据肿瘤侵入膀胱壁的深度以及是否有盆腔转移而定。浸润与肿瘤生长方式或形态及基底部宽窄有一定关系,如乳头状向腔内凸出、蒂细小的肿瘤浸润浅,多属于 T_1 期;广基状肿瘤浸润深,多为 T_3 或 T_4 期。

彩色多普勒超声检查还可显示肿瘤基底部血流信号,但膀胱肿瘤血流征象对术前肿瘤分期、分级帮助不大。

超声检查漏诊、误诊的原因,多与肿瘤大小和发生部位有关,如小的隆起性病灶及直径小于0.5 cm 的肿瘤,超声难以发现;位于膀胱顶部及前壁的肿瘤易受肠腔气体或腹壁多重反射等伪差干扰而遗漏,位于颈部的肿瘤不易与前列腺增生和前列腺癌相鉴别,故超声诊断多需与膀胱镜、CT 等其他检查相结合。

(六)X 线

尿路平片(KUB 平片)不能用于膀胱肿瘤的诊断,但可以了解有无伴发的泌尿系统结石。静脉肾盂造影(IVU)可以了解有无上尿路同时发生的肿瘤,较大的膀胱肿瘤可见膀胱内的充盈缺损。

(七)CT

CT 检查能清晰地显示 1 cm 以上的膀胱肿瘤,肿块较小时,常为乳头状,密度多均匀,边缘较光整。较大肿块者密度不均,中央可出现液化坏死,边缘多不规则,呈菜花状。CT 薄层扫描能增加肿瘤的检出率。CT 平扫 CT 值为 24.6~46.4 Hu,增强后 CT 值为 33.8~81.5 Hu,呈轻至中度强化,强化无显著特异性。

CT 扫描可分辨出肌层、膀胱周围的浸润,用于膀胱癌的分期诊断。CT 对壁内浸润程度的区分不够满意,即对癌肿早期(T_1~T_{3a})分期的准确性受到一定限制,但当肿瘤突破膀胱向外侵犯时(T_{3b}期以上),能清晰显示周围脂肪层中的软组织块影,进一步侵犯前列腺及精囊时,可使膀胱精囊角消失,前列腺增大密度不均。输尿管内口受累时可出现输尿管扩张积水。CT 还可清晰显示肿大淋巴结,大于 10 mm 者被视为转移可能,但肿大淋巴结不能区分是转移还是炎症,有时需结合临床分析。采用多层螺旋 CT 容积扫描可进行三维重建从而可以多方位观察膀胱轮廓及肿块情况,对膀胱上下两极多方位观察膀胱轮廓及肿块情况,对膀胱上下两极的病变的分期具有明显的优越性。

CT 对早期局限于膀胱壁内的<1 cm 的肿块不易显示,易漏诊,需结合膀胱镜检查。另外,

CT 平扫有时因尿液充盈不够,也易掩盖病灶的检出,故若临床有血尿病史而平扫未发现问题者,需做增强扫描。在检查前必须让膀胱充盈完全并清洁肠道,若膀胱未完全充盈则很难判断膀胱壁是否有增厚。

CT 仿真膀胱镜可获取与膀胱镜相似的视觉信息,是膀胱镜较好的替代和补充方法。施行 CT 仿真膀胱镜时,一种方法是将尿液引出,用气体充盈膀胱,然后进行扫描,将所获数据进行三维重建。采用 CT 仿真膀胱镜检查准确率为 88%,CT 仿真膀胱镜对 >5 mm 的肿块能准确识别,并可以显示小至 2 mm 的黏膜异常。CT 仿真膀胱镜检查还可经静脉或经膀胱注入造影剂进行对比。

（八）MRI

MRI 诊断原则与 CT 相同。凸入膀胱的肿块和膀胱壁的局限性增厚在 T_1WI 上呈等或略高信号,T_2WI 上呈低于尿液的略高信号,但小肿瘤有时被尿液高信号掩盖显示不满意。

MRI 对肿瘤的分期略优于 CT,判断膀胱肌壁受侵程度较 CT 准确。MRI 虽不能区分 T_1 期和 T_2 期,但可区分 T_2 期与 T_{3a} 期,即可较好显示肌层的受累情况,对膀胱壁外受累及邻近器官受累情况亦优于 CT。若 T_2WI 表现为肿瘤附着处膀胱壁正常低信号带连续性中断,表示肿瘤侵犯深肌层。若膀胱周围脂肪受侵,则 T_1 或 T_2 像上可见脂肪信号区内有低信号区,并可见膀胱壁低信号带已经断裂。但 MRI 显示淋巴结转移情况并不优于 CT。

应用造影剂行 MRI 检查进行检查,可更好区分非肌层浸润性肿瘤与肌层浸润性肿瘤以及浸润深度,也可发现正常大小淋巴结有无转移征象。例如,应用铁剂作为增强剂可鉴别淋巴结有无转移:良性增大的淋巴结可吞噬铁剂,在 T_2 加权像上信号强度降低,而淋巴结转移则无此征象。最近有人评价钆增强 MRI 对膀胱癌分期的准确程度,MRI 分期准确率为 62%,32% 出现分期过高,但在区分非肌层浸润性肿瘤与肌层浸润性肿瘤或区分肿瘤局限于膀胱与否方面,MRI 分期准确率则分别提高到 85% 和 82%。

（九）5-氨基乙酰丙酸荧光膀胱镜检查（PDD）

5-氨基乙酰丙酸(5-ALA)荧光膀胱镜检查是通过向膀胱内灌注 5-ALA 产生荧光物质特异性地积聚于肿瘤细胞中,在激光激发下产生强烈的红色荧光,与正常膀胱黏膜的蓝色荧光形成鲜明对比,能够发现普通膀胱镜难以发现的小肿瘤、不典型增生或原位癌,检出率可以增加 20%～25%。损伤、感染、化学或放射性膀胱炎、瘢痕组织等可以导致此项检查出现假阳性结果。

（十）诊断性经尿道电切术

诊断性经尿道电切术(TUR)作为诊断膀胱癌的首选方法,已逐渐被采纳。如果影像学检查发现膀胱内有肿瘤病变,并且没有明显的膀胱肌层浸润征象,可以酌情省略膀胱镜检查,在麻醉下直接行诊断性 TUR,这样可以达到两个目的,一是切除肿瘤,二是对肿瘤标本进行组织学检查以明确病理诊断、肿瘤分级和分期,为进一步治疗以及判断预后提供依据。

如果肿瘤较小,可以将肿瘤连带其基底的膀胱壁一起切除送病理检查;如果肿瘤较大,先将肿瘤的表面部分切除,然后切除肿瘤的基底部分,分别送病理检查,基底部分应达到膀胱壁肌层。肿瘤较大时,建议切取肿瘤周边的膀胱黏膜送病理检查,因为该区域有原位癌的可能。为了获得准确的病理结果,建议 TUR 时尽量避免对组织烧灼,以减少对标本组织结构的破坏,也可以使用活检钳对肿瘤基底部及周围黏膜进行活检,这样能够有效地保护标本组织不受损伤。

五、治疗

膀胱癌复发或进展的倾向与分期、分级、肿瘤多发病灶、肿瘤大小和早期复发率有关。肿瘤分期分级高、多发、体积大和术后早期复发的患者,肿瘤复发和浸润进展的可能性大,因此需要根据肿瘤复发或进展的风险制订治疗方案。一般将膀胱肿瘤按肿瘤浸润深度分为非肌层浸润性膀胱癌($Tis、Ta、T_1$)和肌层浸润性膀胱癌(T_2以上),不同肿瘤的生物学行为有较大差异,因此治疗上应该区别对待。

(一)非肌层浸润性膀胱癌的治疗

非肌层浸润性膀胱癌又称为表浅性膀胱癌,占全部膀胱肿瘤的 75%～85%,其中 Ta 占 70%、T_1 占 20%、Tis 占 10%。Ta 和 T_1 虽然都属于非肌层浸润性膀胱癌,但两者的生物学特性有显著不同,由于固有层内血管和淋巴管丰富,因此 T_1 容易发生肿瘤扩散。

1.手术治疗

(1)经尿道膀胱肿瘤切除术:经尿道膀胱肿瘤切除术(TURBT)既是非肌层浸润性膀胱癌的重要诊断方法,同时也是主要的治疗手段。经尿道膀胱肿瘤切除术有两个目的:一是切除肉眼可见的全部肿瘤;二是切除组织进行病理分级和分期。TURBT 术应将肿瘤完全切除直至露出正常的膀胱壁肌层。在肿瘤切除后,最好进行基底部组织活检,以便于病理分期和下一步治疗方案的确定。TURBT 手术应注意以下几个问题。

闭孔神经反射及处理:膀胱肿瘤好发于膀胱侧壁。闭孔神经通过盆腔时与膀胱侧壁相连,支配着骨盆、膀胱、大腿内侧区域,电切时电流刺激闭孔神经,常出现突发性大腿内侧内收肌群收缩的神经反射,是膀胱穿孔的主要原因。一般 TURBT 手术中采用的腰麻或硬膜外麻醉不能防止闭孔神经反射的发生,若将手术区受刺激部位的闭孔神经远端加以阻滞,可以有效阻滞其受到刺激后引起的兴奋传导,减弱或避免闭孔神经反射的发生。

在切除膀胱侧壁肿瘤时,应警惕闭孔反射的发生,膀胱不要充盈过多,采用最小有效的切割电流进行切割。肿瘤较小时,改用电凝摧毁肿瘤。手术时电切环稍伸出电切镜鞘,进行短促电切,以便发生闭孔反射时及时回收电切环。必要时可行闭孔神经封闭,具体方法如下。①经闭孔法:于患侧耻骨水平支下缘,耻骨结节外侧 2 cm 处进针,针尖斜向患侧盆壁,缓慢进针,待针尖碰到盆壁后回抽无血即可注入局麻药。②耻骨上法(经腹壁法):在耻骨结节外上方 2～2.5 cm 处、耻骨水平支上缘进针,针尖亦斜向骨盆壁,碰到盆壁回抽无血即可注射局麻药。③膀胱内直接注射法:该方法需有专用的注射针头,或自制一个能在膀胱镜下使用的注射针头。麻醉后置入膀胱镜,经膀胱镜置入膀胱注射针头,在肿瘤附近或在膀胱侧壁刺入针头 0.5～0.8 cm,或碰到骨头感,回抽无血即可注入麻醉药。前两种方法患者取膀胱截石位,患侧小腿轻度外展,导尿排空膀胱。选用采用 7 号 10 cm 注射针头或腰麻针头穿刺,其中耻骨上法因进针方向与闭孔神经行走方向垂直不易准确定位,效果较差,临床上少用;经闭孔法进针方向与神经走行方向一致,阻滞效果相对较好。若有脉冲针麻仪则可刺入针头后接通电流,同侧下肢有抽动,则表明针刺点准确;若无下肢抽动,需重新调整穿刺方向,直至下肢有抽动。麻醉药一般可选用 0.5%～1%的利多卡因溶液,或 0.5%罗哌卡因 10 mL。

膀胱肿瘤的再次电切:有些学者认为首次 TURBT 时往往有 9%～49%的肿瘤分期被低估,而再次电切可以纠正分期错误,亦可发现残存肿瘤,尤其是对于高复发和进展风险的肿瘤,如T_1肿瘤。

再次电切与首次电切的理想间隔时限尚未明确。大多数学者认为最好在首次电切后 2～6 周行再次电切,主要是经此间隔时间后,首次电切导致的炎症已消退。但也有少数学者认为不必等待 2 周以上。对于再次电切的手术部位并无一致意见。但大家公认应在首次电切部位进行,而且切除标本中应包含膀胱肌层组织。外观正常的膀胱黏膜不常规活检,仅当存在可疑的病变区域或尿细胞学检查为阳性时需行随机活检。

膀胱肿瘤合并良性前列腺增生症的同期手术:对于膀胱肿瘤合并良性前列腺增生症患者是否能同时开展电切手术,临床医师主要有两个方面的顾忌:一是患者能否耐受手术,这个问题需结合患者的内科情况及膀胱肿瘤大小、前列腺大小等综合考虑,大多数患者能够耐受同期施行手术。另一个更为关注的顾忌为同期手术是否会导致前列腺窝的肿瘤种植。国外曾有学者报道同期开放手术导致前列腺手术创面肿瘤种植,前列腺窝的复发占复发的34.8%,建议分期手术。但多数学者认为同期的 TUR 是安全的,前列腺电切创面表面覆有 $1\sim4$ mm 厚的凝固层,无血液循环,肿瘤细胞不易种植。但同期手术应由腔内操作技术熟练、经验丰富的医师施行。因同期手术风险大,高压下施行 TURP 手术时间不宜过长;切除膀胱肿瘤时谨慎操作,尽量避免膀胱穿孔,过早的膀胱穿孔会影响下一步的手术操作;术中密切观察下腹部变化,及时放液,避免压力过高导致膀胱内电切创面穿孔;中叶突入膀胱影响操作时,先切除部分中叶腺体,再切除肿瘤,这有利于膀胱肿瘤的彻底切除;TURP 结束后应常规再次检查膀胱肿瘤创面及膀胱颈部,警惕肿瘤被遗漏。施行 TURBT 时采用蒸馏水灌洗,肿瘤切除完成后反复冲洗,吸净组织块,尽可能减少肿瘤种植。

(2)经尿道激光手术:激光手术可以凝固,也可以气化,其疗效及复发率与经尿道手术相近。但术前需进行肿瘤活检以便进行病理诊断。激光手术对于肿瘤分期有困难,一般适用于乳头状低级别尿路上皮癌,以及病史为低级别、低分期的尿路上皮癌。目前临床上常用的激光有钬激光和绿激光等。

钬激光的脉冲时间极短(0.25 毫秒),组织穿透深度限制在 $0.5\sim1.0$ mm,热弥散少,对周围组织的热损伤范围小,气化切割效应较好,止血效果明显,使手术操作几乎在无血视野下进行。其切割、气化肿瘤过程中无电流产生,释放热量少,其手术过程中可达到较精确解剖层次,其止血及电凝效果被认为优于电切。切除肿瘤时,应先将肿瘤周围 1 cm 范围黏膜及基底封闭,以减少术中肿瘤转移机会。

绿激光渗透组织深度仅 800 μm,使热能被限制在表浅组织中很小的范围内,组织气化效果确切(组织温度达 100 ℃时,其内部会形成小气泡,气泡膨胀使组织基质分裂)。除气化作用,激光束在留下的组织上产生一条很薄的凝固带,深 $1\sim2$ mm,可限制热能向深层组织扩散,防止损伤深层组织。绿激光对组织的气化切割、切开、止血同时完成,可达到非常精确的解剖层次。因为绿激光光束是侧向发射的,只要旋转光纤就可以做到使激光从组织上扫过,因此创面或周围无焦灼样外观,创面新鲜,无意外损伤。

(3)光动力学治疗:光动力学治疗(photody-namic therapy,PDT)的机制是光照射后,光敏剂与分子氧反应,生成具有细胞毒性的自由基和活性单态氧,破坏细胞,并引起局部非特异性免疫反应和强烈的炎症反应,从而破坏肿瘤组织。PDT 主要适用于肿瘤多次复发,对化疗及免疫治疗无效的难治性膀胱癌及原位癌,或不能耐受手术行姑息治疗者。

最初用于膀胱癌光动力学治疗的光敏剂是 HPD,需做皮肤划痕试验,排泄较慢,易发生光毒反应,用药后须避光 1 个月以上。后来又有了 Porphines 等光敏剂,这些光敏剂均须经静脉或口服给药,无法克服皮肤光毒反应。新一代光敏剂 5-ALA 可膀胱局部灌注给药,避免皮肤光敏反应等不良反应的出现。

5-ALA 膀胱灌注的肿瘤光动力学治疗方法:将浓度为 3% 的 5-ALA 溶液 50 mL 经尿管注

入膀胱,尽量保留较长时间(4 小时以上),经尿道置入球形激光散射装置,激光功率设置为 3.9 W,以波长为 633 nm 激光行膀胱内照射 20 分钟左右。照射时一般采取全膀胱照射,以达到根治效果,必要时需辅助以 B 超来定位。为防止照射不均匀,还可用导光介质来充盈膀胱以使膀胱各区获得较一致的光量达到更好的治疗效果。照射过程中须保持膀胱容量的恒定及避免膀胱出血,否则容量改变及血液吸收激光均对照射量产生影响。在照射时可用激光测量器测量光的强度,总光量应为直射光量的 5 倍。膀胱照射后通常留置 Foley 导尿管,使膀胱松弛,有膀胱痉挛者可使用解痉药物。患者术后不需避光。

2.术后辅助治疗

(1)术后膀胱灌注化疗。TURBT 术后有 10%～67% 的患者会在 12 个月内复发,术后 5 年内有 24%～84% 的患者复发,以异位复发为主。复发的主要原因如下:①原发肿瘤未切净。②术中肿瘤细胞脱落种植。③来源于原已存在的移行上皮增殖或非典型病变。④膀胱上皮继续受到尿内致癌物质的刺激。

非肌层浸润性膀胱癌 TURBT 术后复发有两个高峰期,分别为术后的 100～200 天和术后的 600 天。术后复发的第一个高峰期同术中肿瘤细胞播散有关,而术后膀胱灌注治疗可以大大降低由于肿瘤细胞播散而引起的复发。尽管在理论上 TURBT 术可以完全切除非肌层浸润的膀胱癌,但在临床治疗中仍有很高的复发概率,而且有些病例会发展为肌层浸润性膀胱癌。单纯 TURBT 术不能解决术后高复发和进展问题,因此建议所有的非肌层浸润性膀胱癌患者术后均进行辅助性膀胱灌注治疗。

TURBT 术后即刻膀胱灌注化疗:TURBT 术后 24 小时内完成化疗药物膀胱腔内灌注。对于低危非肌层浸润性膀胱癌患者可以术后行即刻灌注表柔比星或丝裂霉素等化疗药物,肿瘤复发的概率很低,因此即刻灌注后可以不再继续进行膀胱灌注治疗。但化疗药物对肿瘤细胞的杀伤作用都遵循一级动力学原理,即只能杀死(伤)大部分肿瘤细胞,而不是全部,故对相对高危的膀胱肿瘤患者,仍推荐采用维持膀胱灌注化疗的方案。另外,对于术中有膀胱穿孔,或多发膀胱肿瘤手术创面大的患者,为避免化疗药物吸收带来的不良反应,也不主张行即刻膀胱灌注化疗。

术后早期膀胱灌注化疗及维持膀胱灌注化疗:对于中危和高危的非肌层浸润性膀胱癌,术后 24 小时内即刻膀胱灌注治疗后,建议继续膀胱灌注化疗,每周 1 次,共 4～8 周,随后进行膀胱维持灌注化疗,每月 1 次,共 6～12 个月。研究显示,非肌层浸润性膀胱癌维持灌注治疗 6 个月以上时不能继续降低肿瘤的复发概率,因此建议术后维持膀胱灌注治疗 6 个月。但也有研究发现,表柔比星维持灌注 1 年可以降低膀胱肿瘤的复发概率。灌注期间出现严重的膀胱刺激症状时,应延迟或停止灌注治疗,以免继发膀胱挛缩。

膀胱灌注化疗的药物:20 世纪 60 年代即有膀胱内灌注噻替派可降低非肌层浸润性膀胱癌术后复发率的报道。此后新药不断出现,常用的包括:羟喜树碱(HCPT)、表柔比星(EPI)、阿霉素(ADM)、丝裂霉素(MMC)等,均有大量的文献报道。但这些药物临床应用的最佳剂量、灌注的频率、维持治疗的时间目前仍无最佳方案。化学药物灌注能降低肿瘤的复发率,但尚无研究表明其能阻止肿瘤的进展。不同于系统化疗,膀胱内灌注化疗药物的疗效与局部药物浓度成正比而不是与药物剂量,同时还依赖于药物与膀胱壁的接触时间,灌注药物的最佳 pH、局部的浓度也尤为重要。

非肌层浸润性膀胱癌术后膀胱灌注方案的选择应根据具体情况而定。这些用药依据包括药物作用特点、细胞对化疗药物耐药性的特点及膀胱肿瘤的生物学性状等,如 ADM、MMC 等属于细胞周期非特异性(CCNSA)药物,其疗效呈剂量依赖性,因此,要求在患者能够耐受的前提下,药物浓度应足量。而 HCPT、依托泊苷(VP-16)等属细胞周期特异性药物(CCSA),其疗效呈时机依赖性,单次用药只能杀灭对药物较敏感的生长期细胞,不可能杀死全部肿瘤群细胞,因此,要求多次用药,而单次药物剂量不一定需要达到患者所能耐受的最大剂量,但要注意保证一定的用药时间,最好是与 CCNSA 药物联合应用。

关于化疗次数,多次灌注优于单次灌注。因为无论是 CCNSA 还是 CCSA,对癌细胞的杀伤都服从于一级动力学原理,即只能按一定比例而不能全部杀死恶性肿瘤细胞。此外,还可能存在药物耐药性问题。单次灌注不可能达到消灭全部残留细胞的目的,虽然机体自身免疫能消除部分化疗后残留肿瘤细胞,但多一份残留细胞毕竟多一分复发的概率。所以,采用联合用药和重复用药,可以消灭不同生长周期的肿瘤细胞,也可逐次杀灭增殖不活跃的肿瘤细胞,提高化疗效果。

膀胱灌注化疗常用药物包括阿霉素、表柔比星、丝裂霉素、吡柔比星、羟喜树碱等。尿液的 pH、化疗药的浓度与膀胱灌注化疗效果有关,并且药物浓度比药量更重要。化疗药物应通过导尿管灌入膀胱,膀胱内保留时间需依据药物说明书可选择 $0.5\sim2$ 小时。灌注前不要大量饮水,避免尿液将药物稀释。表柔比星的常用剂量为 $50\sim80$ mg,丝裂霉素为 $20\sim60$ mg,吡柔比星为 30 mg,羟喜树碱为 $10\sim20$ mg。其他的化疗药物还包括吉西他滨等。膀胱灌注化疗的主要不良反应是化学性膀胱炎,程度与灌注剂量和频率相关,TURBT 术后即刻膀胱灌注更应注意药物的不良反应。多数不良反应在停止灌注后可以自行改善。

化疗药物的耐药性:虽然可供选择的膀胱腔内化疗药物较多,但并非每一患者都对这些药物敏感。那彦群使用肿瘤细胞原代培养技术和 MTT 比色法测定了 24 例膀胱癌组织对灌注化疗药物的敏感性,结果显示不同个体对化疗药物的敏感性存在明显差异,如 ADM、MMC、HCPT 和顺铂对不同个体膀胱癌细胞的抑制率分别为 $0\sim95.1\%$、$0\sim85.7\%$、$0\sim99.0\%$ 和 $0\sim56.8\%$,相同的组织学类型和分化程度的膀胱癌对同一药物的敏感性差别也很大。

肿瘤细胞对化疗药物的耐受性有可能是固有的,亦有可能是在治疗过程中获得的,后者往往为多药耐药性(MDR)。MDR 是指肿瘤细胞接触一种抗肿瘤药物后,不仅对该药产生耐药性,而且对其他结构及作用机制不同的药物也产生交叉耐药性。

因而对不同个体应用同一种药物治疗具有一定的盲目性,为提高膀胱肿瘤的化疗效果,对不同患者应用采取个体化疗方案。有条件的单位可以直接用从患者机体取材的肿瘤细胞做原代培养,这种方法最大优点是肿瘤细胞刚刚离体,生物学性状尚未发生很大变化,能较真实地反映整个肿瘤细胞群体的特性及不同供体的个体差异,在一定程度上能代表体内状态,检测结果能用于指导临床。在选择灌注药物时,选择肿瘤细胞最敏感的药物如同采用细菌学培养加药物敏感实验指导抗生素应用一样。有学者报道用 MTT 法测定膀胱癌对 4 种化疗药物的敏感性,并对据此进行的化疗效果进行随访,结果药敏组的单位时间复发率显著低于使用 MMC 的对照组($P<0.05$)。

肿瘤细胞对不同的化疗药物的耐受机制也是不一样的,可以充分利用这个特点选择合理的化疗药物。如 ADM 属抗生素类抗癌剂,对原位癌效果较好,但反复使用易诱导 P-gp、MRP 等表达,并产生经典的 MDR,许多原发性耐药现象也包括对 ADM 耐药。因此,治疗时要充分考虑耐药性问题,有条件者可通过免疫组织化学方法检测 P-gp 和 MRP 的表达情况,阳性者避免使用 ADM。治疗后复发者不宜再采用该药及经典耐药机制中耐药谱中的药物,如表柔比星、长春新碱、VP-16 等。而 MMC 为烷化剂,对高分级和有肌层浸润的膀胱癌效果较好。膀胱肿瘤细胞对 MMC 亦可产生耐药性,其耐药机制多与谷胱甘肽 S-转移酶 π 活性增强、DT 黄递酶和 P450 还原酶减少等有关,不同于 P-gp 等介导的经典耐药机制。因此,对 MMC 治疗失败的病例,再次治疗必须更换治疗方案。但在经典的 MDR 现象中,MMC 仍敏感,故用 ADM 等治疗失败的患者亦可考虑选用 MMC 治疗。

由于肿瘤细胞对药物耐药具有不确定性,因此,为提高治疗效果,许多学者提倡采用联合用药行膀胱腔内灌注。联合用药的依据可根据肿瘤细胞增殖周期动力学特点、药物作用机制及常见的耐药谱特点等建立。Sekine(1994)经临床观察,认为序贯采用 MMC 和 ADM 行膀胱腔内灌注是治疗膀胱原位癌的首选方案。对反复化疗失败的患者,可以采用 BCG 治疗。

(2)术后膀胱灌注免疫治疗。

卡介苗(BCG):BCG 为膀胱腔内灌注的常用生物制剂,为一种活的生物菌,具有一定的抗原性、致敏性和残余毒性,对表浅、无肌层浸润的膀胱肿瘤和原位癌效果较好。其抗肿瘤的机制仍不十分清楚,目前比较明确的有两点:①BCG 与膀胱黏膜接触后引起膀胱黏膜的炎症反应,从而激发局部的细胞免疫反应,形成有胶原纤维包绕的成纤维细胞、巨噬细胞、淋巴细胞团,干扰肿瘤细胞生长。②BCG 对黏膜上皮细胞及肿瘤细胞具有直接细胞毒作用。Michael 等(1991)通过体内外实验研究发现 BCG 黏附于移行上皮肿瘤细胞及体外培养的膀胱癌细胞株 T24、MBT22,并被这些细胞摄入,随后通过细菌增殖使细胞溶解,或生成某些有毒产物对细胞产生毒性作用。

BCG 膀胱灌注适合于高危非肌层浸润性膀胱癌的治疗,可以预防膀胱肿瘤的进展。但 BCG 不能改变低危非肌层浸润性膀胱癌的病程,而且由于 BCG 灌注的不良反应发生率较高,对于低危非肌层浸润膀胱尿路上皮癌不建议行 BCG 灌注治疗。对于中危非肌层浸润膀胱尿路上皮癌而言,其术后肿瘤复发概率为 45%,而进展概率为 1.8%,因此,中危非肌层浸润膀胱尿路上皮癌膀胱灌注的主要目的是防止肿瘤复发,一般建议采用膀胱灌注化疗,某些情况也可以采用 BCG 灌注治疗。

BCG 膀胱灌注的剂量:BCG 治疗一般采用 6 周灌注诱导免疫应答,再加 3 周的灌注强化以维持良好的免疫反应。BCG 灌注用于治疗高危非肌层浸润膀胱尿路上皮癌时,一般采用常规剂量(120～150 mg);BCG 用于预防非肌层浸润膀胱尿路上皮癌复发时,一般采用低剂量(60～75 mg)。研究发现采用 1/4 剂量(30～40 mg)BCG 灌注治疗中危非肌层浸润膀胱尿路上皮癌时,其疗效与全剂量疗效相同,不良反应却明显降低。不同 BCG 菌株之间的疗效没有差别。BCG 灌注一般在 TURBT 术后 2 周开始。BCG 维持灌注可以使膀胱肿瘤进展概率降低 37%。需维持 BCG 灌注 1～3 年(至少维持灌注 1 年),因此有文献建议在 3、6、12、18、24、36 个月时重复 BCG 灌注,以保持和强化疗效。

BCG 膀胱灌注的主要不良反应为膀胱刺激症状和全身流感样症状,少见的不良反应包括结核败血症、前列腺炎、附睾炎、肝炎等。因此,TURBT 术后膀胱有开放创面或有肉眼血尿等情况下,不能进行 BCG 膀胱灌注,以免引起严重的不良反应。有免疫缺陷的患者,如先天性或获得性免疫缺陷综合征(A IDS)、器官移植患者或其他免疫力低下的患者,均不宜行 BCG 的治疗,因为不会产生疗效。活动性结核患者也不宜应用 BCG 灌注治疗,以免引起病情恶化。

免疫调节剂:一些免疫调节剂与化疗药物一样可以预防膀胱肿瘤的复发,包括干扰素(IFN)、白细胞介素-2(IL-2)、钥孔戚血蓝素(key-hole limpet hemocyanin,KLH)等。

IFN 是一种糖蛋白,为膀胱内灌注最常采用的生物制剂,能够上调宿主的免疫反应,具有抗病毒、抗增生及免疫调节等作用。膀胱内应用重组 IFN 可以通过增加免疫细胞在膀胱壁内的浸润而增加 NK 细胞和细胞毒性 T 淋巴细胞的细胞毒性作用,即既有增强全身免疫系统的功能,又有增强膀胱内局部免疫的功能。目前国外多采用 IFN-α 进行膀胱内灌注,推荐使用剂量为每次 $10^7 \sim 10^8$ U。膀胱内应用 IFN-α 的毒副作用相对轻微,发生率为 27%,主要是类似流感症状的发热、寒战、疲乏和肌肉疼痛等。

IL-2 是另一种常用的免疫调节剂。通常采用腔内灌注或肿瘤部位注射的方式亦取得了较好的疗效,但是使用的剂量及方案还有待于规范。

(3)复发肿瘤的灌注治疗。膀胱肿瘤复发后,一般建议再次 TURBT 治疗。依照 TURBT 术后分级及分期,按上述方案重新进行膀胱灌注治疗。对频繁复发和多发者,建议行 BCG 灌注治疗。

(4)T_1G_3 膀胱癌的治疗。T_1G_3 膀胱癌通过 BCG 灌注治疗或膀胱灌注化疗,有 50% 可以保留膀胱。建议先行 TURBT 术,对术后病理诊断分级为 G_3 而标本未见肌层组织的病例,建议 2~6 周后再次行 TURBT 术获取肌层组织标本。无肌层浸润者,术后行 BCG 灌注治疗或膀胱灌注化疗药物。对于 2 周期 BCG 灌注治疗或 6 个月膀胱灌注化疗无效或复发的病例,建议行膀胱根治性切除术。

(二)肌层浸润性膀胱癌的治疗

1.根治性膀胱切除术

根治性膀胱切除术同时行盆腔淋巴结清扫术,是肌层浸润性膀胱癌的标准治疗,可以提高浸润性膀胱癌患者生存率,避免局部复发和远处转移。该手术需要根据肿瘤的病理类型、分期、分级、肿瘤发生部位、有无累及邻近器官等情况,结合患者的全身状况进行选择。文献报道浸润性膀胱癌患者盆腔淋巴结转移的可能性为 30%~40%,淋巴结清扫范围应根据肿瘤范围、病理类型、浸润深度和患者情况决定。

(1)根治性膀胱切除术的指征:根治性膀胱切除术的基本手术指征为 $T_2 \sim T_{4a}$,$N_{0\sim x}$,M_0 浸润性膀胱癌,其他指征还包括高危非肌层浸润性膀胱癌 T_1G_3 肿瘤,BCG 治疗无效的 Tis,反复复发的非肌层浸润性膀胱癌,保守治疗无法控制的广泛乳头状病变等,以及保留膀胱手术后非手术治疗无效或肿瘤复发者和膀胱非尿路上皮癌。

(2)根治性膀胱切除术的手术方法及范围:根治性膀胱切除术的手术范围包括膀胱及周围脂肪组织、输尿管远端,并行盆腔淋巴结清扫术;男性应包括前列腺、精囊,女性应包括子宫、附件和阴道前壁。如果肿瘤累及男性前列腺部尿道或女性膀胱颈部,则需考虑施行全尿道切除。对于性功能正常的年龄较轻男性患者,术中对周围神经血管的保护可以使半数以上患者的性功能不受影响,但术后需严密随访肿瘤复发情况及 PSA 变化情况。

手术过程中的淋巴结清扫为预后判断提供重要的信息。目前主要有局部淋巴结清扫、常规淋巴结清扫和扩大淋巴结清扫三种。局部淋巴结清扫仅切除闭孔内淋巴结及脂肪组织;扩大淋巴结清扫的范围包括主动脉分叉和髂总血管(近端)、股生殖神经(外侧)、旋髂静脉和 Cloquet 淋巴结(远端)、髂内血管(后侧),包括闭孔、两侧坐骨前、骶骨前淋巴结,清扫范围向上达到肠系膜下动脉水平;常规淋巴结清扫的范围达髂总血管分叉水平,其余与扩大清扫范围相同。有学者认为扩大淋巴结清扫对患者有益,可以提高术后的 5 年生存率,但该方法仍存在争议。阳性淋巴结占术中切除淋巴结的比例(淋巴结密度)可能是淋巴结阳性高危患者的重要预后指标之一。

目前根治性膀胱切除术的方式可以分为开放手术和腹腔镜手术两种。与开放手术相比,腹腔镜手术具有失血量少、术后疼痛较轻、恢复较快的特点,但手术时间并不明显优于开放性手术,而且腹腔镜手术对术者的操作技巧要求较高。近来机器人辅助的腹腔镜根治性膀胱切除术可以使手术更精确和迅速,并减少出血量。

(3)根治性膀胱切除术的生存率:随着手术技术和随访方式的改进,浸润性膀胱癌患者的生存率有了较大的提高。根治性膀胱切除术围术期的病死率为 $1.8\% \sim 2.5\%$,主要死亡原因有心血管并发症、败血症、肺栓塞、肝功能衰竭和大出血等。患者的总体 5 年生存率为 $54.5\% \sim 68\%$,10 年生存率为 66% 。若淋巴结阴性, T_2 期的 5 年和 10 年生存率分别为 89% 和 78% , T_{3a} 期为 87% 和 76% , T_{3b} 期为 62% 和 61% , T_4 期为 50% 和 45% 。而淋巴结阳性患者的 5 年和 10 年生存率只有 35% 和 34% 。

2.保留膀胱的手术

对于身体条件不能耐受根治性膀胱切除术,或不愿接受根治性膀胱切除术的浸润性膀胱癌患者,可以考虑行保留膀胱的手术。施行保留膀胱手术的患者需经过细致选择,对肿瘤性质、浸润深度进行评估,正确选择保留膀胱的手术方式,并辅以术后放疗和化疗,且术后需进行密切随访。

浸润性膀胱癌保留膀胱的手术方式有两种:经尿道膀胱肿瘤切除术(TURBT)和膀胱部分切除术。对于多数保留膀胱的浸润性膀胱癌患者,可通过经尿道途径切除肿瘤。但对于部分患者应考虑行膀胱部分切除术:肿瘤位于膀胱憩室内、输尿管开口周围或肿瘤位于经尿道手术操作盲区的患者,有严重尿道狭窄和无法承受截石位的患者。近来有学者认为对于 T_2 期患者,初次TURBT 术后 4~6 周内再次行 TURBT 并结合化疗与放疗有助于保全膀胱。

浸润性膀胱癌患者施行保留膀胱手术的 5 年生存率为 $58.5\% \sim 69\%$, T_2 期的 3 年生存率为 61.2% , T_3 期的 3 年生存率为 49.1% 。

3.尿流改道术

浸润性膀胱肿瘤患者行膀胱全切术后常需行永久性尿流改道术。目前尿流改道术尚无标准治疗方案,有多种尿流改道的手术方法在临床上应用,包括不可控尿流改道、可控尿流改道、膀胱重建等。手术方式的选择需要根据患者的具体情况,如年龄、伴发病、预期寿命、盆腔手术及放疗史等,并结合患者的要求及术者经验认真选择。保护肾功能、提高患者生活质量是治疗的最终目标。神经衰弱、精神病、预期寿命短、肝或肾功能受损的患者对于有复杂操作的尿流改道术属于禁忌证。

(1)不可控尿流改道:即采取最直接的路径,将尿液引流至体外。常用的方法为回肠膀胱术,手术方式简单、安全、有效,主要缺点是需腹壁造口、终身佩戴集尿袋。经过长期随访,患者出现肾功能损害约为 27% ,造瘘口并发症发生率约为 24% ,输尿管回肠吻合口并发症发生率约为 14% ,病死率约为 1.0% 。伴有短肠综合征、小肠炎性疾病、回肠受到广泛射线照射的患者不适合用此术式。对预期寿命短、有远处转移、姑息性膀胱全切、肠道疾病无法利用肠管进行尿流改道或全身状态不能耐受其他手术者可采取输尿管皮肤造口术。

(2)可控尿流改道如下。可控贮尿囊:该术式繁多,但主要由相互关系密切的三部分组成。首先利用末段回肠及盲升结肠等,切开重组成大容量、低压力、顺应性及调节性强的贮尿囊;将输尿管与贮尿囊行抗逆流的吻合,形成输入道,这是防止上行性输尿管肾积水、上尿路感染及保护肾功能的重要步骤;最后是利用末端回肠或阑尾形成有足够长度和阻力的抗失禁输出道。除了需建成单向活瓣结构外,保持贮尿囊内低压是防止逆流的重要因素。在多种术式中值得推荐的是使用缩窄的末段回肠做输出道的回结肠贮尿囊,使用原位阑尾作输出道的回结肠贮尿囊及去带盲升结肠贮尿囊。

可控贮尿囊适用于：①预期寿命较长、能耐受复杂手术；②双侧肾脏功能良好可保证电解质平衡及废物排泄；③无上尿路感染；④肠道未发现病变；⑤能自行导尿。此术式适于男女患者，能自行插管导尿，不需佩戴腹壁集尿器，因此患者有较高的生活质量。

随访发现该术式早、晚期并发症发生率分别为 12% 和 37%。晚期并发症主要有输尿管狭窄或梗阻、尿失禁、导尿困难和尿路结石，代谢并发症也比较常见。正确的病例选择、术前指导及选用合适的肠段和早期治疗，可以减少大多数患者的这些并发症。主要缺点是需要腹壁造口。

利用肛门控制尿液术式：利用肛门括约肌控制尿液的术式包括尿粪合流术，如输尿管乙状结肠吻合术、结肠直肠吻合术，由于这种术式易出现逆行感染、高氯性酸中毒、肾功能受损和恶变等并发症，现已很少用；尿粪分流术，比较常用的方法为直肠膀胱、结肠腹壁造口术，该方法简单，能建立一个相对低压、可控的直肠储尿囊，现在仍为许多医院所采用。采用肛门括约肌控制尿液的术式患者肛门括约肌功能必须良好。

（3）膀胱重建或原位新膀胱：原位新膀胱术由于患者术后生活质量高，近 10 年内已被很多的治疗中心作为尿流改道的首选术式。此术式主要优点是不需要腹壁造口，患者可以通过腹压或间歇清洁导尿排空尿液。缺点是夜间尿失禁和需要间歇性的自我导尿。早、晚期并发症发生率分别为 20%～30% 和 30%，主要由输尿管与肠道或新膀胱与尿道吻合口引起。另一缺点是尿道肿瘤复发，为 4%～5%，如膀胱内存在多发原位癌或侵犯前列腺尿道则复发率高达 35%，因此术前男性患者须常规行前列腺尿道组织活检，女性行膀胱颈活检，或者术中行冷冻切片检查，术后应定期行尿道镜检和尿脱落细胞学检查。

原位新膀胱主要包括回肠原位新膀胱术、回结肠原位新膀胱术、去带回盲升结肠原位新膀胱术。一些学者认为回肠收缩性少、顺应性高，可达到好的控尿率，黏膜萎缩使尿液成分重吸收减少，手术操作不甚复杂，比利用其他肠道行原位新膀胱术更为优越。乙状结肠原位新膀胱易形成憩室和有癌变的危险，因此不适合作为长期的尿流改道，在其他改道术失败时可选用。胃原位新膀胱仅见个案报道和小样本病例报道，远期疗效需要进一步观察，一般主张在肠道严重缺损、骨盆接受过放疗或其他疾病无法利用肠道时可选用。

原位新膀胱的先决条件是完整无损的尿道和外括约肌功能良好，术中尿道切缘阴性。一般来说，任何形式的可控性尿流改道，都要求患者有正常的肾功能。因为肾功能差的患者在无论使用小肠或结肠行可控性尿流改道术后均会出现严重的代谢紊乱。而回肠膀胱术，则是在患者肾功能较差的情况下唯一可以考虑的尿流改道手术。前列腺尿道有侵犯、膀胱多发原位癌、骨盆淋巴结转移、高剂量术前放疗、复杂的尿道狭窄及不能忍受长期尿失禁的患者为原位新膀胱术的禁忌证。

4.膀胱癌化疗

尽管在确诊时只有 20% 的患者属晚期，但大多数早期或浸润性膀胱癌患者最终都会复发或发生转移，其中 50% 左右的浸润性膀胱癌患者在 2 年内将发生远处转移，5 年生存率为 36%～54%。对于 T_3～T_4 和/或 $N+M_0$ 膀胱癌高危患者，5 年生存率仅为 25%～35%。化疗是唯一能延长这些晚期患者的生存时间并改善其生活质量的治疗方法，可使多数患者的预计生存时间由 3～6 个月延长至 1 年左右，少数患者可获得长期生存。

（1）新辅助化疗：对于可手术的 T_2～T_{4a} 期患者，术前可行新辅助化疗。新辅助化疗的主要目的是控制局部病变，使肿瘤降期，降低手术难度和消除微转移灶，提高术后远期生存率，其优点体现在以下几个方面：①在新辅助化疗期间如治疗有效可连续应用，而化疗无效或有进展的情况下可中断治疗或行膀胱切除术。②手术前的化疗可能降低肿瘤分期,从而降低手术的难度。③新的辅助化疗在应用系统的、足量的化疗而不需考虑影响膀胱切除术的术后恢复的困难,患者在术前经常能耐受较大剂量强度的和更多周期的化疗。④新辅助化疗对较早的微小转移有疗效,有可能减少后继的转移癌的发生率。

新辅助化疗后,患者病死率可下降 12%~14%,5 年生存率提高 5%~7%,远处转移率降低 5%,对于 T_3~T_{4a} 患者,其生存率提高可能更明显。新辅助化疗还被用作保留膀胱的手段,但这一方法备受争议。新辅助化疗的疗程尚无明确界定,但至少要用 2~3 个周期基于顺铂的联合化疗。

(2)辅助化疗:辅助化疗是在手术后选择性给予化疗的策略,包括较早期的膀胱切除术及后继的化疗。通过病理检查膀胱切除术后标本而给患者危险度分层指导后继的辅助化疗,对于临床 T_2 或 T_3 期患者,根治性膀胱切除术后病理若显示淋巴结阳性或为 pT_3,术前未行新辅助化疗者术后可采用辅助化疗。膀胱部分切除患者术后病理若显示淋巴结阳性或切缘阳性或为 pT_3,术后亦可采用辅助化疗。对的低危险患者(Ta 和 T_1~T_2)不必行辅助化疗。辅助化疗可以推迟疾病进展,预防复发,但各项对于辅助化疗的研究由于样本量小、统计及方法学混乱,因此结果备受争议。

(3)对于临床 T_{4a} 及 T_{4b} 患者,若 CT 显示淋巴结阴性或发现不正常淋巴结经活检阴性,可行化疗或化疗+放疗,或手术+化疗(仅限于选择性 cT_{4a} 患者)。CT 显示有肿大淋巴结经活检阳性的,则行化疗或化疗+放疗。

(4)转移性膀胱癌应常规行全身系统化疗,尤其是无法切除、弥漫性转移、可测量的转移病灶。身体状况不宜或不愿意接受根治性膀胱切除术者也可行全身系统化疗+放疗。

(5)动脉导管化疗:通过对双侧髂内动脉灌注化疗药物达到对局部肿瘤病灶的治疗作用,对局部肿瘤效果较全身化疗好,常用于新辅助化疗。文献报道,动脉导管化疗+全剂量放疗的完全缓解率可达 78%~91%,动脉导管化疗作为辅助化疗效果不佳。化疗药物可选用 MTX/CDDP 或单用 CDDP 或 5-FU+ADM+CDDP+MMC 等。

(6)化疗方案:晚期膀胱癌的化疗始于 20 世纪 60—70 年代,早期多为单药化疗,其中以顺铂(DDP)和甲氨蝶呤(MTX)应用最多,有效率相对较高。DDP 单药治疗晚期膀胱癌的 II 期临床研究显示有效率(RR)为 35% 左右,但是大部分病例为部分缓解(PR),完全缓解(CR)只有 5%~16%。单药还包括长春碱(VLB)、阿霉素(ADM)、长春新碱(VCR)、氟尿嘧啶(5-FU)、环磷酰胺(CTX)及丝裂霉素(MMC)等,有效率一般在 10%~20%,CR 均小于 10%,但肿瘤缓解时间很少超过 3~4 个月。在过去几年中涌现出一些新的化疗药物,其中一些对尿路上皮细胞癌较敏感,如紫杉醇、多西紫杉醇、吉西他滨及异环磷酰胺等,但临床资料表明,其疗效仍不及联合化疗方案。

由于单药化疗的有效率并不高,而且肿瘤缓解时间、生存时间均较短,从 20 世纪 80 年代开始多已采用联合化疗方案来治疗晚期膀胱癌,一些新开发出的化疗药物亦用于联合化疗方案。

M-VAC(甲氨蝶呤、长春碱、阿霉素、顺铂)方案:是传统上膀胱尿路上皮癌标准一线治疗方案。甲氨蝶呤 30 mg/m² 第 1、15、22 天静脉滴注,长春碱 3 mg/m² 第 2、15、22 天静脉滴注,阿霉素 30 mg/m² 第 2 天静脉滴注,顺铂 70 mg/m² 第 2 天静脉滴注,每 4 周重复,共 2~6 个周期。两项随机前瞻性研究已经证实 M-VAC 方案效果明显好于单种药物化疗效果。多项研究显示此方案的 CR 为 15%~25%,有效率为 50%~70%,中位生存时间为 12~13 个月。

尽管 M-VAC 方案有效率较高,但是其毒性反应也较大,主要为骨髓抑制、黏膜炎、恶心、呕吐、脱发及肾功能损害等,粒细胞缺乏性发热的发生率为 25%,2/3 级黏膜炎为 50%,化疗相关死亡发生率高达 3%左右。Saxman 等对接受 M-VAC 方案化疗的患者做了长期随访后发现,患者的长期存活率并不理想,6 年的无病存活率只有 3.7%。

GC(吉西他滨和顺铂)方案:此联合化疗方案被认为是目前标准一线治疗方案,可被更多患者选用。吉西他滨 800~1 000 mg/m²。第 1、8、15 天静脉滴注,顺铂 70 mg/m²。第 2 天静脉滴注,每 3~4 周重复,共 2~6 个周期。研究显示 GC 方案的 CR 为 15%,PR 为 33%,中位疾病进展时间为 23 周,总生存时间为 54 周,较 M-VAC 方案耐受性好。

目前唯一已完成的将新联合化疗方案与传统标准化疗方案进行比较的Ⅲ期临床研究由 von derMaase 等在 2000 年完成,该研究将 GC 方案与 M-VAC 方案进行了比较,共有来自 19 个国家 99 个中心的 405 例晚期膀胱癌患者入组,GC 组 203 例,M-VAC 组 202 例,两组分别接受标准剂量的 GC 方案和 M-VAC 方案化疗,两方案均为每 4 周重复一次,结果两组的 RR 分别为 49%、46%,CR 均为 12%,中位疾病进展时间均为 7.4 个月,中位总生存时间分别为 13.8、14.8 个月,两组间的这些指标均无统计学差异。但毒性反应 M-VAC 组明显高于 GC 组,两组 3/4 级中性粒细胞减少分别为 82%、71%,粒细胞缺乏性发热分别为 14%、2%,3/4 级感染分别为 12%、1%,3/4 级黏膜炎分别为 22%、1%,脱发分别为 55%、11%,M-VAC 组的化疗相关病死率高达 3%,而 GC 组只有 1%。由于严重的毒性反应,M-VAC 组需要住院的患者数、住院天数以及治疗费用均要高于 GC 组。

该Ⅲ期临床研究表明 GC 方案与 M-VAC 方案在有效率、疾病进展时间、总生存时间等方面均相近,但前者毒性反应及化疗相关病死率明显低于后者,因此 GC 方案取代了 M-VAC 方案成为晚期膀胱癌新的标准化疗方案,并得以广泛应用。

其他化疗方案:TC(紫杉醇和顺铂)方案,TCa(紫杉醇和卡铂)方案,DC(多西紫杉醇和顺铂)3 周方案,GT(吉西他滨和紫杉醇)方案,以及 CMV(甲氨蝶呤联合长春碱和顺铂)方案和 CAP(环磷酰胺联合阿霉素和顺铂)方案。GCT(吉西他滨联合顺铂和紫杉醇)方案,GCaT(吉西他滨联合卡铂和紫杉醇)方案和 ICP(异环磷酰胺联合顺铂和紫杉醇)方案等三种化疗方案毒副作用大,临床很少应用。

5.膀胱癌放疗

肌层浸润性膀胱癌患者在某些情况下,为了保留膀胱不愿意接受根治性膀胱切除术,或患者全身条件不能耐受根治性膀胱切除手术,或根治性手术已不能彻底切除肿瘤及肿瘤已不能切除时,可选用膀胱放疗或化疗＋放疗。但对于肌层浸润性膀胱癌,单纯放疗有效率只有 20%~40%,患者的总生存期短于根治性膀胱切除术。

(1)根治性放疗:膀胱外照射方法包括常规外照射、三维适形放疗及强调适形放疗。单纯放疗靶区剂量通常为 60~66 Gy,每天剂量通常为 1.8~2 Gy,整个疗程不超过 6 周。目前常用的放疗日程如下:①50~55 Gy,分 25~28 次完成(＞4 周)。②64~66 Gy,分 32~33 次完成(＞6.5 周)。放疗的局部控制率为 30%~50%,肌层浸润性膀胱癌患者 5 年总的生存率为 40%~60%,肿瘤特异生存率为 35%~40%,局部复发率约为 30%。

临床研究显示,基于顺铂的联合放化疗的反应率为 60%~80%,5 年生存率为 50%~60%,有 50%的患者可能保留膀胱,但目前尚缺乏长期的随机研究结果。一项大规模的Ⅱ期临床研究提示联合放化疗与单纯放疗相比能提高保留膀胱的可能性。对于保留膀胱的患者应密切随访,出现复发时应积极行补救性的膀胱根治性切除术。

欧洲文献报道,T_1/T_2 期小肿瘤患者可通过膀胱切开(行或未行膀胱部分切除)显露肿瘤后置入放射性碘、铱、钽或铯行组织内近距离照射,再联合外照射和保留膀胱的手术,从而达到治疗目的。根据肿瘤分期不同,5 年生存率可达 60%～80%。

(2)辅助性放疗:根治性膀胱切除术前放疗无明显优越性。膀胱全切或膀胱部分切除手术未切净的残存肿瘤或术后病理切缘阳性者,可行术后辅助放疗。

(3)姑息性放疗:通过短程放疗可减轻因膀胱肿瘤巨大造成无法控制的症状,如血尿、尿急、疼痛等。但这种治疗可增加急性肠道并发症的危险,包括腹泻和腹部痉挛疼痛。

(罗照忠)

第七章　前列腺和精囊疾病

第一节　前列腺和精囊概述

前列腺和精囊是男性附属腺,其分泌物是精液的重要组成部分,对精子起营养和增强活力等作用。

一、胚胎学

前列腺的形成部位在中肾管和副中肾管开口处的尿生殖窦上部区域,需要雄、雌激素来促进其发育。精囊起源于 Wolffian 管,只需雄激素来促进其发育。

Wolffian 管和 Müllerian 管进入尿生殖窦,成为尿生殖窦的上界。尿生殖窦通常分为盆腔部和阴茎部两个部分,其中盆腔部是前列腺的发育部位。前列腺各带的胚胎起源不全相同。中央带上皮与精囊上皮相似,均起源于中肾管;尿道周围腺和移行带、周围带腺体在组织学上相似,均源于尿生殖窦。

胎龄 10 周时,从精阜向尿道周围长出几个前列腺上皮芽状突起,凸向 Wolffian 管和 Müllerian 管开口处。随后,在头侧和腹侧发育出类似的上皮芽突。前列腺上皮芽突按部位分为 5 个组:前组腺体发生于尿道腹侧向前生长,随后完全退化;两个侧组腺体发生于尿道侧壁;中心组腺体起源于尿道后壁的头侧,长向 Wolffian 管开口处;后组腺体起源于尿道后壁的尾侧,长向 Wolffian 管开口处。

前列腺的发育分为 3 个阶段:①在发芽期(妊娠 20～30 周),导管末端形态单纯、实性、富含细胞,没有管腔。②在芽的小管期(妊娠 31～36 周),周围带和内侧黏膜下区里可见少量细胞芽和小腺囊。③在胎儿前列腺的组织形态发生的腺囊小管阶段(妊娠 37～42 周),小管形成各种各样的囊管腺。

前列腺发育过程是雄激素依赖性的。尿生殖窦和中肾管的分化、生长和早期形态变化依赖于雄激素,后者通过间质内的雄激素受体(AR)进行调节。与 Wolffian 管发育不同,尿生殖窦的分化依赖于双氢睾酮(DHT)。

来自中胚层的 Wolffian 管发育成附睾、输精管、精囊和射精管。精囊是由远端 Wolffian 管在胎儿 12 周时向背外侧呈球形膨大而形成。输尿管芽发生离中肾管头端太远,将会被延迟吸收,导致输尿管开口异位,约 30% 异位于精囊腺。同时,由于精囊腺形成于 12 周,晚于输尿管,因此,输尿管芽的改变可能会影响中肾管的发育,精囊腺的缺失与同侧肾畸形呈正相关亦说明了此点。

二、前列腺应用解剖及生理

(一)前列腺的应用解剖

1.前列腺大体解剖

前列腺是外形似倒锥体形的实质性器官,正常大小为左右径(宽)约 3.5 cm,上下径(长)和前后径(高)约 2.5 cm,内有尿道穿行。前列腺上端宽大,称前列腺底,向上邻接膀胱颈,并与精囊腺及输精管壶腹相接,向下逐渐变窄形成下端的前列腺尖部,其下方与尿生殖隔上筋膜相接,并与尿道相移行。尖部与底部之间为前列腺体部。射精管从前列腺底部后方邻近膀胱处穿入后斜行开口于精阜中央的前列腺两侧。

沿前列腺体后部正中线有一浅沟,称中央沟。当前列腺增生时中央沟可变浅、平坦甚至隆起。前列腺的前侧借耻骨前列腺韧带与耻骨下方相连。前列腺的下方两侧被肛提肌托起,后侧与直肠下段的前壁隔有直肠膀胱筋膜和疏松结缔组织。前列腺的表面包绕由疏松结缔组织和平滑肌构成的被膜,称为固有囊,在前列腺固有囊的外面还包着盆内筋膜脏层,称前列腺囊或通常所指的前列腺包膜,在进行前列腺电切时应注意避免损伤这些膜。前列腺囊和固有囊之间有丰富的前列腺静脉丛。肛提肌的前部肌束由耻骨向后附于前列腺囊的两侧,称前列腺提肌。它与耻骨前列腺韧带、直肠膀胱筋膜、尿生殖隔上筋膜等对前列腺起着重要的固定作用,当骨盆骨折后尿道断裂时,这些组织严重受损可致前列腺尖部呈漂浮状。

2.前列腺血供及淋巴回流

前列腺的动脉供应主要来自膀胱下动脉,形成前列腺两大血管组,即前列腺尿道组和前列腺包膜组。尿道组血管于膀胱前列腺结合部后外侧(常在 5 点和 7 点位置)进入前列腺,主要供应膀胱颈和前列腺的尿道周围腺体,在施行前列腺摘除术时,缝合此两处可起到止血的作用。包膜组血管于盆侧筋膜内沿盆壁下行,经过前列腺的后侧壁并发出分支至前列腺的腹侧和背侧,主要供应前列腺的外周部分。前列腺包膜组血管被神经网广泛包裹,称为神经血管束,可作为识别由盆腔神经丛发出的至阴茎海绵体分支的标志,临床上行保留性神经的前列腺癌根治术常指保留此血管神经束,应加以保护。

前列腺静脉汇入前列腺静脉丛,与盆腔内其他静脉有广泛的交通,故任何分支静脉的破裂均可造成严重出血。

前列腺淋巴管起自前列腺实质和囊内的毛细淋巴管网,相互吻合成淋巴管丛,主要注入髂内淋巴结,有时也汇入髂外淋巴结、骶岬淋巴结或骶淋巴结。位于闭孔神经周围有一淋巴链,即所谓的闭孔神经淋巴结,一般认为此组淋巴结为前列腺癌淋巴转移的第一站。

3.前列腺神经支配

前列腺的神经主要来自经前列腺神经丛的自主神经即副交感神经(胆碱能)和交感神经(去甲肾上腺素能),及盆腔神经丛。盆腔神经丛由来自 $S_{2\sim4}$ 副交感神经节前输出神经纤维和来自 $T_{11}\sim L_2$ 的交感神经纤维组成。供应膀胱及前列腺的膀胱下动脉分支穿过盆腔神经,当结扎膀胱侧蒂时,如结扎部位靠近膀胱侧韧带的中部则可损伤由盆腔神经丛至前列腺、尿道及阴茎海绵体的神经。这些神经分支进入前列腺神经丛,支配前列腺平滑肌和腺上皮。一般认为,前列腺内的副交感神经刺激腺泡分泌前列腺液,而交感神经则促使精液排入尿道内。

交感神经对前列腺平滑肌的控制具有重要的作用,存在于人前列腺中的主要交感神经肾上腺素能受体主要是 α1 受体,有 3 种亚型即 α1A、α1B 及 α1D。正常或增生前列腺组织中,α1A：α1B：α1D 比例分别为 63：6：31 和 85：1：14,这显示增生前列腺组织中 α1A 受体增多,它介导前列腺平滑肌的主动张力,α-受体阻滞剂治疗前列腺增生(BPH)即基于此原理。

(二)前列腺的组织学及生理

1.前列腺组织学

前列腺由纤维肌性组织及腺体上皮组织组成,其重量的 30% 为纤维肌性组织。腺体成分主要位于前列腺的后方外侧,而其前方主要为纤维肌肉组织。

根据前列腺的组织胚胎期来源,将前列腺分为五叶,即前叶、后叶、中叶和两侧叶。1968 年 McNeal 根据各带在前列腺分布的部位不同,称为纤维肌肉基质带、外周带、中央带和移行带(图 7-1)。①前列腺前纤维肌肉基质带:为前列腺最大的组成部分,主要位于前列腺的腹侧,占前列腺的 1/3。②外周带:占前列腺腺体成分的 70%,来源于内胚层。此带组成前列腺的外侧和后侧,形态似漏斗,其尖端组成前列腺的尖部而与楔状的中央带远端相接,其腺导管沿着和尿流垂直方向走行,开口于尿道前列腺部远端,尿道内压力增高时尿液易反流入腺泡,引发前列腺炎;由于该区腺管长,分泌物不易排出,故残留感染难以彻底消除且易复发。因此,外周带是前列腺炎的好发部位,70% 前列腺癌也起源于此区。③中央带:该带占前列腺的 25%。此带类似楔形并包绕射精管,其尖部位于精阜处,底部紧贴膀胱颈部,因此中央带的远端被外周带包裹。该带腺体导管以斜的、顺着尿流的方向开口于精阜上部和两侧尿道,图 7-1 前列腺组织分区在尿道内压力增高时管腔闭合,尿液不易反流入腺泡,不易发生前列腺炎。与外周带类似,中央带也似漏斗状环绕尿道前列腺部的近端,但两者均未延及被纤维肌肉基质带占据的前列腺腹侧。④移行带:来源于中胚层,仅占前列腺的 5%～10%,是良性前列腺增生的好发部位,20% 前列腺癌也发生于此区。移行带主要导管向两侧环绕前列腺前括约肌的远端,并成树枝状分布于此括约肌外的膀胱颈,开口于前列腺尿道远侧的隐窝中。⑤前列腺尿道周围区:占整个前列腺的 1%,含有精细的导管,它们来自近端尿道,被包埋在尿道周围的纵行平滑肌内。尿道周围区腺体与移行带腺体起源于尿生殖窦,组织学上相似,良性前列腺增生好发部位。

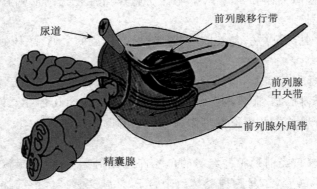

图 7-1 前列腺组织分区

2.前列腺的肌肉系统

膀胱三角区深部的平滑肌向下延伸深至前列腺实质形成一肌性袖套包绕前列腺尿道上部

分,称之为前列腺前括约肌(内括约肌),它参与射精和排尿功能。

(1)射精功能:精液的射出是通过环绕在腺泡周围的平滑肌、包绕在前列腺腺管的平滑肌以及包绕于整个腺体外的连续性平滑肌包膜的收缩实现的。前列腺实质的平滑肌和包膜平滑肌的神经支配与精囊、射精管、膀胱颈部的平滑括约肌及前列腺前括约肌的神经支配类似,由胆碱能和去甲肾上腺素能神经支配。

(2)括约肌作用:膀胱颈部的环行平滑肌为前列腺部的括约肌,具有控制排尿和射精的双重功能,但主要是在射精时关闭膀胱颈。前列腺前方及前外侧的横纹肌和平滑肌与外括约肌相连,主要起控制排尿的作用。前列腺前括约肌延伸至精阜水平时,有致密的胶原组织嵌入此括约肌肌纤维中间,加固尿道。该括约肌受去甲肾上腺素能和胆碱能神经双重支配。分布于近端尿道的去甲肾上腺素能神经又发出分支到射精管,提示交感神经调节精液的排放,同时也引起膀胱颈部和近端尿道的收缩。由于手术等原因伤及前列腺前括约肌可引起逆行射精。另外,前列腺前括约肌参与静止期尿道闭合状态的维持,如果交感神经过度兴奋,逼尿肌收缩而前列腺前括约肌不松弛(协同失调),尿液流出将受阻。

3.前列腺的腺体

前列腺腺体是由间质和导管系统构成。一个前列腺的导管系统被定义为一个单独的前列腺功能单位。在这个单位中,所有的腺样结构共享同一个排向尿道的引流管道,根据其与尿道的距离可分为远离尿道的远段、靠近尿道的近段及两者之间的中段。远段主要为腺泡,其内为高柱状上皮细胞,无分泌活动,周围平滑肌细胞较稀疏而成纤维细胞较多;中段为分裂静止的高柱状上皮细胞,分泌活跃;近段主要为导管,其内为立方上皮细胞,无分泌活动,周围包绕较多的平滑肌细胞。

前列腺导管系统内衬腺性上皮层,外包绕间质,上皮层与间质相隔一层基底膜。基底膜主要由层粘连蛋白、Ⅳ型胶原网状组织、纤维连接蛋白构成。在对前列腺炎进行治疗时,药物常难通过此膜进入腺泡,故需选用穿透能力强的抗生素。

(1)前列腺上皮组织:除近尿道的大导管外,前列腺的导管及腺泡内主要由分泌性上皮细胞覆盖,它们具有活跃的分泌功能,能分泌丰富的物质。在上皮细胞之间,有一小群散在分布的自分泌-旁分泌细胞,是神经内分泌细胞。这些细胞大多含有5-羟色胺颗粒及神经元特异烯醇酶,部分细胞还含有各种肽类激素,如生长激素释放抑制因子、甲状腺刺激激素和降钙素等。

此外,在上皮层的基底部还有一些重要的基底细胞-干细胞。这些基底细胞小而少,分化不成熟,胞质膜富含ATP酶,有活跃的运输能力,可以转变为上皮细胞,因此具有干细胞的功能。干细胞可以演化为放大细胞,后者能有限的增殖并与干细胞共存,在雄激素的作用下,增殖为过渡细胞。放大细胞和过渡细胞均为介于未分化的干细胞和非增殖性细胞之间的中间类型细胞,前列腺的生长正是这些细胞增殖的结果。

分泌性上皮细胞数和分泌量均受雄激素的调控,它们产生的分泌物经过导管的传送排泄到尿道。前列腺分泌细胞可分泌许多物质,其中包括前列腺特异性抗原(PSA)、前列腺酸性磷酸酶(PAP)、枸橼酸和乳酸脱氢酶(LDH)等,而中央带导管和腺泡的分泌细胞还分泌胃蛋白酶原及组织纤维蛋白溶酶原激活因子等物质。前列腺分泌物构成正常男性精液的$25\%\sim33\%$。

(2)前列腺的间质:前列腺的间质主要由基质组织及间质细胞组成。间质细胞主要有平滑肌细胞、成纤维细胞、毛细血管和淋巴管内皮细胞及神经内分泌细胞。在激素的刺激下,平滑肌细胞产生胶原,并形成部分细胞外基质,通过基质-上皮的相互作用促进上皮生长。成纤维细胞分泌纤维连接蛋白,在形态发生及控制细胞生长中起关键作用。

基质组织富含Ⅰ、Ⅲ型胶原纤维及弹力蛋白等。细胞外基质不仅仅起支架作用,还可以与各种生长因子及激素相互作用,或者通过改变细胞对生长因子和激素的敏感性来影响细胞功能。

(3)上皮与间质的相互作用:睾丸分泌的雄激素是前列腺生长、分化和维持的基本因素。雄激素主要有睾酮和双氢睾酮(DHT)。在人体内,睾酮可经 5α 还原酶作用转变成 DHT。5α 还原酶分为Ⅰ型和Ⅱ型两个亚型。Ⅰ亚型主要定位于皮肤及前列腺上皮细胞中,间质中亦有少量存在;Ⅱ亚型主要定位于前列腺间质细胞的核膜及内质网上,一部分基底细胞中也有表达,上皮层中则不存在。对上皮层产生刺激的 DHT 主要来自间质内。如果阻断 5α 还原酶,抑制 DHT 的产生,使增生的前列腺萎缩,达到治疗的目的。

雄激素需与雄激素受体(AR)结合才能发挥作用。上皮细胞和间质细胞都有 AR,睾酮和 DHT 均可与 AR 结合,但 DHT 与 AR 的亲和力是睾酮的 5 倍,因此占据了主导地位。尽管上皮细胞中也有 AR 的表达,但 DHT 对 AR 阳性间质细胞的作用却更重要,促使后者产生多种生长因子,调控上皮细胞分泌、分化、增殖和凋亡。通过对大鼠前列腺的研究发现:间质细胞与上皮细胞通过主动的细胞间信号传递,动态地共存于前列腺腺体内,影响着细胞的增殖、分泌、分化和凋亡,任何一种细胞异常,使正常的细胞间相互作用程序发生偏离,都将导致对前列腺生长控制的失常,从而演化为 BPH,甚至是恶性肿瘤。

(4)生长因子:在 DHT 等的作用下,前列腺间质细胞可产生多种可溶性生长因子,如:成纤维细胞可产生碱性成纤维细胞生长因子(bFGF)、角质细胞生长因子(KGF);平滑肌细胞则可产生转化生长因子-β(TGF-β);其他还有表皮生长因子(EGF)、胰岛素样生长因子(IGF)、转化生长因子-α(TGF-α)、成纤维细胞生长因子(FGF)等,对前列腺细胞的生物学行为发挥重要作用。

三、精囊应用解剖及生理

(一)精囊的应用解剖

精囊又称精囊腺,是一对类似长椭圆形囊状器官,主要由迂曲的小管构成。上端游离,膨大处为精囊底。下端细直为排泄管末端,并与输精管末端汇合形成射精管。精囊中部为精囊体。

精囊位于输精管壶腹外侧,前列腺底部的后上方、膀胱底与直肠之间。前面与膀胱底部相接触,后面朝向直肠,之间有直肠膀胱筋膜相隔。精囊外侧有前列腺静脉丛。精囊底部伸向外上方并与输尿管下端接近。精囊的形态和位置多随直肠和膀胱的充盈程度而改变。

精囊的血运来自输精管动脉、膀胱下动脉和直肠下(或中)动脉的分支;其静脉汇集成精囊静脉丛,注入膀胱静脉丛,最后汇入髂内静脉。精囊的淋巴管很丰富,与血管伴行,最后汇入髂内淋巴。精囊的神经来自由输精管神经丛发出的分支组成的精囊神经丛。

(二)精囊的生理

精囊上皮细胞能合成前列腺素,其分泌物为中性到弱碱性的黄色黏稠液体,含丰富的果糖及前列腺素 E、A、B 和 F,还有一种凝固因子——精液凝固蛋白 1,被认为是一种精子活动抑制因子,在精液射出后可被前列腺特异性抗原所分解。精囊的分泌物是构成精液的主要成分之一,占射出精液体积的 $50\%\sim80\%$,具有营养和稀释精子的作用。

(谢 鑫)

第二节　良性前列腺增生

良性前列腺增生（BPH）是引起中老年男性排尿障碍原因中最常见的一种良性疾病，主要临床表现为下尿路症状（LUTS）。BPH 的发病率随着老年男性年龄的增长而增加。组织学前列腺增生通常发生在 40 岁以后，以后发病率逐渐增高，80 岁以上接近 90％。临床前列腺增生，40～49 岁发病率为 14％，50～59岁发病率为 24％，60～69 岁发病率为 43％，70～79 岁发病率为 40％。

一、病因与发病机制

国内外学者对 BPH 病因的研究已有 50 多年历史，各种学说层出不穷，但迄今确切病因仍未阐明。多年来研究成果集中在如下四个方面。

（一）性激素与睾丸内非雄性激素物质的作用

前列腺是男性生殖器官之一，其结构和功能是受下丘脑-垂体-睾丸轴和肾上腺的调节。

1.雄激素

前列腺内雄激素 90％～95％来源于睾丸，5％～10％来源于肾上腺。雄激素中起主要作用的是占睾酮 2％的游离睾酮。游离睾酮与前列腺间质细胞核膜上的 5α-还原酶Ⅱ作用转化为双氢睾酮（DHT）后才能发挥生物效应。

2.雌激素

当男性进入 50 岁后，体内雌激素明显增高，游离雌二醇与游离睾酮比值上升。中青年人血浆雌/雄激素浓度比值为 1∶150，老年人为 1∶（80～120），老年人前列腺内雌/雄激素浓度比值为 1∶8。尽管雌激素在 BPH 发生的作用机制的研究还不如雄激素那样清楚，但老年期雌/雄激素比例失调可能是 BPH 的病因之一。有学者提出了"雌/雄激素协同效应"学说。

3.睾丸内非雄激素类物质

李钟等发现，从人精液囊肿中提取的液体可以促使体外培养的前列腺上皮细胞及间质细胞增殖。这种非雄激素睾丸因子（NATP）有别于前列腺分泌的肽类生长因子，对热稳定，活性炭可以除掉。因此，人类睾丸可以产生一种 NATP 并参与 BPH 发生。

（二）生长因子的作用

BPH 组织中肽类生长因子有两类：①刺激前列腺细胞增殖的生长因子，如碱性成纤维细胞生长因子（bFGF）、表皮生长因子（EGF）、α 转化生长因子（TGF-α）、胰岛素样生长因子（IGF）、血小板源生长因子（PDGF）、神经生长因子（NGF）等。②抑制前列腺细胞生长的生长因子 β-转化生长因子（TGF-β）。bFGF、KGF、TGF-β 等生长因子过表达时，通过自分泌、细胞内分泌、旁分泌三种形式，引起 BPH。因此，阐明各种生长因子的作用及各种生长因子相互关系，对 BPH 病因的揭示具有重要意义。

（三）间质-上皮相互作用

前列腺间质和上皮细胞之间是相互影响的，其相互作用是通过生长因子、细胞外基质（ECM）进行调节。前列腺内生长因子、ECM、细胞相互作用构成统一的整体，正常情况下保持一定的动态平衡。BPH的发生是基质-上皮相互作用紊乱的结果。BPH时前列腺内基质/上皮的比例由正常的2：1增加到5：1。

（四）细胞增殖与凋亡

正常前列腺的大小保持恒定有赖于腺体内的细胞增殖与死亡的动态平衡。BPH并非细胞增殖的结果，而是与细胞凋亡减少有关。前列腺细胞增殖与凋亡，在正常情况是处于动态平衡，这种动态平衡是前列腺刺激生长因子和抑制生长因子相互作用保持平衡的结果。TGF-β是被确认引起细胞凋亡主要的生长因子。目前还发现与前列腺细胞凋亡有关的基因有 $p53$、$c\text{-}myc$、$bcl\text{-}2$ 等。

综上所述，BPH是一组多病因的疾病，老龄及有功能的睾丸存在是BPH发生必备条件，老龄及睾丸产生的性激素，以及其他从饮食、环境中摄入并经体内转化的相关物质统称为导致BPH的外在因素。而前列腺本身产生的各种肽类生长因子、间质-上皮细胞相互作用、细胞增殖与凋亡属于BPH发病的内在因素，外在因素通过内在因素才导致BPH的发生。

二、良性前列腺增生病理

BPH病理学改变应包括两个方面的内容：一方面是BPH的病理改变；另一方面是前列腺增生引起膀胱出口梗阻（BOO）的病理改变。

（一）病理

前列腺近端尿道黏膜下腺体区域及移行区是BPH的起源地，形成多中心性的基质结节，基质结节由增生的纤维和平滑肌组成。尿道周围腺体增生进展很慢，且只能向膀胱方向发展，成为形成所谓的中叶增生。移行区的基质结节可以分泌各种生长因子，通过基质-上皮细胞相互作用机制，使移行区弥漫性增大。增生组织将真正的前列腺组织向外压迫，被挤压的组织发生退行性改变，逐渐转变为纤维组织，形成灰白色坚硬的假包膜，即外科包膜。

前列腺增生组织由间质和腺上皮以不同的比例构成，可以分为五个病理类型：①基质型；②纤维肌肉型；③肌型；④纤维腺瘤型；⑤纤维肌肉腺瘤型。其中以纤维肌肉腺瘤型最为常见。

（二）膀胱出口梗阻的病理生理改变

前列腺增生造成膀胱出口梗阻（BOO）有两种因素，即机械因素（静力因素）和动力因素。①机械因素：BPH时，精阜随增大的腺体向下移至接近尿道外括约肌处，前列腺段尿道随之延长，管腔变窄，增生腺体扩张增加尿道阻力；若增生腺体伸向膀胱，造成膀胱颈口狭窄，这些都是造成BOO的机械因素。②动力因素：在机械、炎症或其他因素刺激下，肾上腺素能受体（$\alpha_1\text{-}AR$）兴奋，使BPH组织中平滑肌收缩，引起BOO。BPH合并的BOO往往是机械因素和动力因素同时存在。

BOO患者在排尿时，为克服膀胱流出道梗阻，逼尿肌开始代偿性肥厚，收缩力增强；如梗阻继续存在或加重，逼尿肌收缩力减弱，逼尿肌功能处于失代偿状态。这将引起膀胱逼尿肌一系列细胞内外结构、功能的病理改变。

1.逼尿肌不稳定（detrusor instability，DI）

DI又称不稳定膀胱（unstable bladder，USB），是指在膀胱充盈过程中自发或诱发的、不能被主动抑制的逼尿肌不自主地收缩。DI发生的机制较复杂，目前认为逼尿肌超微结构的变化、膀胱肾上腺能受体功能异常、传入神经功能紊乱与抑制性机制失衡和逼尿肌超敏反应是DI的发病机制。

2.逼尿肌收缩功能受损

逼尿肌收缩取决于逼尿肌细胞、间质和神经结构的完整性,神经冲动传递至胆碱能轴末梢,释放乙酰胆碱触发肌细胞收缩。BPH 时,电镜观察发现肌细胞传入神经的超微结构有广泛的退行性改变,肌细胞结构破坏,最终使神经与肌肉连接的效应器丧失,导致逼尿肌收缩无力。平滑肌细胞间充满增殖的大量胶原纤维和许多弹力纤维,严重影响肌细胞收缩力的传递,整个逼尿肌难以产生有力协同一致的快速而持续的收缩,还导致膀胱尿液残留。

3.膀胱顺应性改变

膀胱对容积增加的耐受力称为顺应性。BPH 时,逼尿肌细胞间充满交织的胶原纤维,使膀胱壁僵硬,缺乏弹性,舒张能力下降。不稳定膀胱常伴有膀胱感觉过敏。当膀胱充盈时,即使少量尿液增加,也可引起膀胱内压升高,称为低顺应性膀胱。低顺应性膀胱并未因膀胱内压升高而排尿得到改善。膀胱残余尿仍在不断增加,导致慢性尿潴留,而膀胱内压持续处于高水平,称为高压性慢性尿潴留。高压性慢性尿潴留将阻碍上尿路尿液输送,易发生上尿路扩张,肾功能受损。高压性慢性尿潴留即使手术解除梗阻,术后上尿路功能恢复也较差。

BPH 引起逼尿肌不稳定和膀胱低顺应性改变,可能是 BOO 引起逼尿肌的早期代偿表现,而逼尿肌收缩功能损害和高顺应性膀胱可能是膀胱逼尿肌受损晚期失代偿的标志。

三、良性前列腺增生临床表现

BPH 的临床表现是随着下尿路梗阻引起的病理生理改变的进展而逐渐出现的。BPH 临床上主要有三组症状,即膀胱刺激症状、梗阻症状及梗阻并发症。

(一)膀胱刺激症状

尿频是 BPH 最常见的症状,开始多为夜尿次数增多,随后白天也出现尿频。当夜尿次数 3 次以上时,表示膀胱出口梗阻已达到一定程度。BPH 出现逼尿肌不稳定,低顺应性膀胱时,患者除尿频外,还伴有尿急、尿痛,甚至出现急迫性尿失禁。BPH 患者有 50%～80% 出现不稳定膀胱。当膀胱逼尿肌代偿功能失调,出现高顺应性膀胱时,每次排尿都不能将膀胱内尿液排空,膀胱内残余尿日益增多,膀胱有效容量不断减少,尿频症状更加频繁。膀胱过度充盈时,膀胱内压超过尿道阻力,尿液将不自主地从尿道口溢出,犹如尿失禁,称为充盈性尿失禁。夜间熟睡时,盆底肌松弛及夜间迷走神经兴奋,更易使尿液自行溢出,类似"遗尿症"的临床表现。

(二)梗阻症状

1.排尿困难

排尿困难的程度是由 BOO 梗阻程度和膀胱功能状况共同决定的。初期表现为有尿意时需要等候片刻后才能排出尿液,称为排尿踌躇,排尿费力。随着病程的进展,继而出现尿线变细、无力,射程短,甚至尿不成线,尿液呈滴沥状排出。BOO 梗阻的程度,并不完全取决于增生腺体的大小,而决定于增生的部位以及前列腺包膜、平滑肌的张力。前列腺的体积即使不大,但中叶增生或纤维增生型 BPH 也可以出现明显的排尿困难症状。当膀胱功能受损,逼尿肌收缩无力时排尿困难更为严重。

2.残余尿、尿潴留

BPH 患者排尿时不能将膀胱内尿液排空,膀胱内出现残余尿。残余尿量逐渐增加,导致高压性慢性尿潴留。膀胱内压持续处于高水平。膀胱逼尿肌进一步损害,功能失代偿,出现高顺应性膀胱,膀胱感觉迟钝,最后导致低压性慢性尿潴留,膀胱内压处于低水平状态。

BPH 患者如遇气候突变、过度疲劳、饮酒、房事或上呼吸道感染时,可能诱发导致急性尿潴留。目前认为,急性尿潴留是膀胱功能失代偿的主要表现,为 BPH 进展的一个重要事件。

残余尿量的多少对预测上尿路功能和 BPH 的临床进展有着重要意义。残余尿量小于 55 mL 时无肾积水发生,当残余尿量在 55～100 mL 时,患者肾积水发生率明显增加,而残余尿量在 150 mL 以上时,患者肾积水发生率为 55%。

(三)梗阻并发症

1.血尿

前列腺腺体表面黏膜上的毛细血管、小血管,由于受到增生腺体的牵拉,尤其在膀胱强力收缩排尿时,可出现血管破裂,或增生腺体压迫前列腺静脉丛,小静脉淤血,均可出现镜下血尿或肉眼血尿,严重者可出现血块,引起急性尿潴留。BPH 并发血尿者为 20% 左右。

2.尿路、生殖道感染

BPH 引起下尿路梗阻时,可导致尿路感染,尤其在有残余尿时,诱发感染的机会更多。膀胱炎症时,尿频、尿急、尿痛等症状将加重。如继发上行性尿路感染,往往出现腰痛和畏寒、发热等全身症状。伴发急性附睾炎时,患侧附睾肿大、疼痛,严重者伴发热。

3.上尿路扩张、肾功能损害

膀胱大量残余尿和膀胱内压≥3.9 kPa(40 cmH$_2$O)是导致上尿路扩张的主要原因。低顺应性膀胱,高压性慢性尿潴留患者易发生上尿路扩张,严重者可出现肾衰竭和尿毒症。

4.膀胱结石

下尿路梗阻导致膀胱残余尿的长期存在,尿液中的晶体将沉淀形成结石。若合并膀胱内感染,则促进结石形成。BPH 伴膀胱结石的发生率约为 10%。

5.腹压增高所引起的症状

BPH 引起 BOO 情况下,出现排尿困难,长期增加腹压排尿,将促使腹股沟疝、脱肛、内痔等的发生。

四、良性前列腺增生诊断

以 LUTS 为主诉的 50 岁以上男性患者,首先应该考虑 BPH 的可能,为明确诊断,需做以下评估。

(一)初始评估

1.病史询问

(1)下尿路症状的特点、持续时间及其伴随症状:BPH 的临床表现以 LUTS 为主。在询问病史的过程中,需要强调的是 LUTS 并非 BPH 特有的症状。例如,膀胱刺激症状也常见于前列腺炎、膀胱炎、膀胱结石、泌尿系统结核等其他疾病,以及非 BPH 所致(如神经系统疾病)的逼尿肌功能障碍等。同样,梗阻症状也见于如尿道狭窄、膀胱颈挛缩、前列腺癌等。

BPH 除 LUTS 的临床表现外,部分患者还伴有相关的并发症状,如反复血尿,尿路感染或附睾炎,膀胱结石伴排尿中断或尿痛,长期腹压增高所伴随的症状,如脱肛、内痔、腹股沟疝等。少数患者以食欲缺乏、贫血、嗜睡等肾功能不全的症状为主就诊。

(2)与 BPH 相关的病史询问:回顾既往有无骨盆骨折、尿道狭窄、尿道炎症、脊柱外伤、糖尿病,以及神经系统疾病,如帕金森病、脑出血、脑梗死后遗症等病史。注意近期是否服用了影响膀胱出口功能的药物,如抗胆碱能药物阿托品,增加膀胱出口阻力的肾上腺素受体激动剂,如舒喘平、异丙肾上腺素类药物。近期有无劳累、饮酒、上呼吸道感染等,这些可以加重 LUTS。

(3)国际前列腺症状评分(international prostate symptom score,IPSS)和生活质量评估(quality of life assessment,QOL):1994 年第 2 届国际 BPH 咨询委员会建议将 IPSS 和 QOL 问卷表列为正式的全世界应用于 BPH 症状量化评分表,用以对 BPH 病情的评估和治疗前后疗效的对比。

IPSS 评分有 7 个问题,总的评分范围从无症状至严重症状 0～35 分。症状严重程度分轻、中、重三个级别。1～7 分为轻度,8～19 分为中度,20～35 分为重度。IPSS 评分是 BPH 患者下尿路症状严重程度的主观反映,它与最大尿流率、残余尿量以及前列腺体积无明显相关性。

QOL 评分答案从非常好到很痛苦分为 0～6 分,是了解患者对其目前下尿路症状水平伴随其一生的主观感受,主要关心的是 BPH 患者受下尿路症状困扰的程度及是否能够耐受,因此又称为困扰评分。

症状评分对预测:BPH 临床进展也有一定价值,IPSS 评分＞7 分的患者发生急性尿潴留的风险是IPSS 评分＜7 分者的 4 倍。对于无急性尿潴留病史的 BPH 患者,储尿期症状评分及总的症状评分有助于预测 BPH 患者接受手术风险治疗。

2.体格检查

(1)泌尿系统及外生殖器检查:首先要排除是否为充盈的膀胱,耻骨上叩诊呈固定浊音,常表示尿潴留。必要时导尿后,直肠腹部双合诊再次检查并与腹腔、盆腔内其他包块相鉴别。注意触摸腹股沟包块能否回纳,阴囊内睾丸、附睾大小及质地,阴茎有无硬结。

(2)直肠指检(DRE):DRE 是 BPH 诊断必须检查的项目,肛检前应先做血清前列腺特异性抗原(PSA)测定,在膀胱排空后进行。典型 BPH,腺体增大,边缘清楚,表面光滑,中央沟变浅或消失,质地柔韧而有弹性。

估计前列腺的大小多是凭检查者的个人经验,曾以禽蛋、果实描述前列腺大小。1980 年有学者提出前列腺大小分 4 度:Ⅰ度增生腺体大小达正常腺体的 2 倍,估重为 20～25 g;Ⅱ度为2～3 倍,中央沟消失不明显,估重为 25～50 g;Ⅲ度为 3～4 倍,中央沟消失,指诊可勉强触及前列腺底部,估重为 50～75 g;Ⅳ度腺体增大超过 4 倍,指诊已不能触及腺体上缘,估重为 75 g 以上。

DRE 的缺点是不能精确量化前列腺大小,不能判断前列腺突向膀胱的部分,即使 DRE 前列腺不大也不能排除前列腺增生。但 DRE 的优点在于能快速简单地向医师提供前列腺大小的大致概念,怀疑异常的患者最后确诊为前列腺癌的有 26%～34%。

(3)局部神经系统检查(包括运动和感觉):该检查目的是排除神经源性膀胱功能障碍。如体检中发现膝反射、踝反射、跖伸反应病理性亢进者,提示脊髓损害(肿瘤、创伤、多发性硬化等);如膝反射、踝反射消失,腓肠肌、足内附肌无力,会阴感觉丧失及肛门括约肌松弛者,则为马尾节段损害;有膝反射、踝反射消失伴足感觉障碍者,可能为全身性外周神经病;而行动迟缓、帕金森貌、直立性低血压、喉喘鸣及小脑共济失调者,应考虑有神经变性的疾病如多系统硬化症。

3.实验室检查

(1)尿常规:可以确定下尿路症状患者是否有血尿、蛋白尿、脓尿等。

(2)血肌酐:BPH 伴血清肌酐升高是上尿路影像学检查的适应证,评估有无肾积水、输尿管扩张反流等情况。

(3)血清 PSA:血清 PSA 作为一项危险因素可以预测 BPH 的临床进展,从而指导治疗方法的选择。血清 PSA≥1.6 ng/mL 的 BPH 患者发生临床进展的可能性更大。

4.超声检查

超声检查可以经腹壁、经直肠探测途径,经腹壁最为常用。前列腺体积计算公式:前列腺体积＝0.52×(前列腺三个径的乘积);前列腺重量计算公式:前列腺重量＝0.546×(前列腺三个径的乘积)。一般认为,直肠超声估计前列腺体积大于 20 mL,才能诊断前列腺增大。

经腹壁探测可同时显示膀胱、前列腺、精囊,还能得到 BPH 的间接诊断依据,如膀胱壁小梁小室形成、膀胱憩室、膀胱结石、残余尿量等资料,也可以观察有无上尿路扩张、积水。虽然经腹壁 B 超应用最为普及,但显示前列腺内部结构和测量前列腺大小不如经直肠途径精确。经直肠 B 超用彩色多普勒血流显像(CDFI)能看到前列腺内部血流分布、走向和血流的频谱分析,可以测定整个前列腺和移行区的体积。测定移行区体积有更为实际意义。

现在认为,前列腺体积是 BPH 临床进展的另一风险预测因素。前列腺体积≥31 mL 的 BPH 患者发生临床进展的可能性更大。

5.尿流率检查

尿流率指单位时间内排出的尿量,通常用 mL/s 作计量单位。50 岁以上男性,$Q_{max} \geqslant 15$ mL/s 属正常,15～10 mL/s 者可能有梗阻,<10 mL/s 者则肯定有梗阻。但是最大尿流率减低不能区分梗阻和逼尿肌收缩力减低,也不能说明是 BPH 梗阻或非 BPH 梗阻,还必须进一步做其他有关尿流动力学检查才能明确。$Q_{max} < 10.6$ mL/s 的 BPH 患者发生临床进展的可能更大。

(二)根据初始评估结果,部分患者需要进一步检查

1.排尿日记

让患者自己记录排尿次数、排尿时间、每次尿量、伴随排尿症状、饮水量等。一般连续记录 5～7 天。对以夜尿为主的下尿路症状患者,排尿日记很有价值,有助于鉴别夜间多尿和饮水过量,排尿次数是白天多还是晚上多。

2.尿流动力学检查

尿流动力学检查是对下尿路功能评估的一种有价值的检测方法。BPH 诊断时常用的尿流动力学检查包括尿流率测定、压力-流率同步检查、充盈性膀胱测压等,其中尿流率测定如前所述。

(1)充盈性膀胱测压:患者取截石位,经尿道将 8F 导尿管置入膀胱,记录残余尿量后与尿动力学仪相应通道连接,经肛门将一气囊导管置于直肠下端,气囊适量充气后与尿动力学仪相应通道连接。采用液体介质进行中速膀胱灌注,连续记录储尿期和排尿期膀胱压力和容量的相互关系及膀胱感觉功能,将其描绘成膀胱压力容积曲线图,可以反映储尿期膀胱感觉功能、逼尿肌顺应性和稳定性以及排尿期逼尿肌的收缩能力。

储尿期正常膀胱压<1.5 kPa(15 cmH$_2$O),无自发或诱发的逼尿肌收缩,膀胱容量和感觉功能正常。若出现自发或诱发的逼尿肌无抑制收缩,膀胱内压>1.5 kPa(15 cmH$_2$O),则为不稳定膀胱。若膀胱空虚静止状态膀胱内压>1.5 kPa(15 cmH$_2$O),或较小的膀胱容量增加即迅速地压力升高,则为低顺应性膀胱。若膀胱容量>750 mL,且膀胱内压始终处于低水平则为高顺应性膀胱。

排尿期正常膀胱呈持续有力的收缩,最大逼尿肌收缩压力 2.9～5.8 kPa(30～60 cmH$_2$O)。若逼尿肌收缩压始终<1.9 kPa(20 cmH$_2$O),应考虑为逼尿肌收缩功能受损,若逼尿肌收缩压始终>9.8 kPa(100 cmH$_2$O),提示逼尿肌收缩亢进。

(2)压力-流率同步检查:常用检查方法蹲位、立位或坐位,操作同充盈性膀胱测压。记录排尿全过程,分别以逼尿肌收缩压和尿流率为坐标,即可获得压力流率函数曲线图。检测结果如为高压低流曲线,表示逼尿肌收缩压高,尿流率低,这是典型的尿道梗阻曲线,也是尿道梗阻诊断的金标准;若低压低流曲线,逼尿肌收缩压和尿流率均低,这是典型的逼尿肌无力曲线。

(3)影像学检查。①静脉尿路造影:如果有下尿路症状患者同时伴有反复泌尿系统感染、镜下或肉眼血尿,怀疑肾积水或者输尿管扩张反流、泌尿系统结石,应行静脉尿路造影检查。但是,血清肌酐值升高超过正常 1 倍者不宜进行此项检查。②尿道造影检查:不能排除尿道狭窄的患者建议选用此项检查。③CT 和 MRI:CT 可测量前列腺体积,显示前列腺大小、形状以及凸入膀胱情况。正常前列腺的 CT 值约 40 HU,BPH 时 CT 值略低。MRI 三维成像可清楚显示前列腺形态以及凸入膀胱程度,MRI 可以区分前列腺各区域的结构,但在前列腺内结节良恶性的价值不大。

(4)尿道膀胱镜检查:怀疑 BPH 合并尿道狭窄、膀胱内占位性病变时建议此项检查。通过尿道膀胱镜检查可以了解以下情况如有无尿道狭窄,观察前列腺增大或凸入膀胱的情况,有无合并膀胱结石、膀胱憩室、膀胱肿瘤,如膀胱内小梁小房形成,常是膀胱出口梗阻的依据。但尿道膀胱镜是有创检查,一般不常规做此检查。

(三)鉴别诊断

1.膀胱颈挛缩

一般发病年龄较轻,40～50 岁左右常见,排尿梗阻症状明显,DRE 和 B 超前列腺不大,确诊依赖尿道膀胱镜检查,可见膀胱颈后唇抬高、颈口环状隆起缩窄变小、输尿管间嵴明显肥厚为特征。

2.前列腺癌

发病年龄偏大,前列腺癌常发生于前列腺外周带,DRE 可扪及结节,前列腺不规则质地硬,血清 PSA 明显升高,前列腺癌以 LUTS 就诊时,多数是晚期(常见肺、骨转移),必要时可行前列腺穿刺活检确诊。

3.尿道狭窄

仔细询问病史,有无骨盆骨折、尿道骑跨伤、尿道炎症、尿道内灌注、尿道内器械操作治疗等病史,必要时尿道造影、尿道膀胱镜检查确诊。

4.膀胱癌

最常见的临床表现是间歇性无痛性肉眼血尿,肿瘤较大且位于膀胱颈口时可引起排尿困难等症状。肿瘤位于膀胱三角区且有浸润时,可以表现明显的 LUTS 症状。主要依靠尿道膀胱镜检查确诊。

5.神经源性膀胱

单从临床症状上和 BPH 很难鉴别。有的膀胱刺激症状明显,表现尿频、尿急、夜尿次数增多,甚至急迫性尿失禁;有的排尿梗阻症状明显,表现尿潴留、上尿路积水。不过,神经源性膀胱患者多有明显的神经损害病史、体征,往往伴有下肢感觉和/或运动障碍、肛门括约肌松弛和反射消失。确诊依赖于神经系统检查和尿流动力学评估。

6.膀胱结石

多数患者有典型的排尿中断现象,常并存尿痛、血尿等,可以通过 X 线、B 超、膀胱镜等检查明确诊断。

五、良性前列腺增生内科治疗

(一)观察等待

1.内容

观察等待包括对患者的健康教育、生活方式指导、随访措施等几个方面。

2.适应证

包括:①接受观察等待的患者,应进行 BPH 诊断的初始评估,以除外各种 BPH 相关并发症和鉴别诊断。②轻度下尿路症状(I-PSS 评分<7 分)的患者。③中度以上评分(I-PSS 评分≥8 分),但生活质量评分未受到明显影响的患者。

3.方法

(1)患者教育:向接受观察等待的患者提供与 BPH 疾病相关的知识,包括下尿路症状和 BPH 的临床进展,让患者了解观察等待的效果和预后。同时有必要提供前列腺癌的相关知识,告知目前还没有证据显示有下尿路症状人群中前列腺癌的检出率高于无症状的同龄人群。

(2)生活方式指导:告知患者观察等待不是不需要任何处理。适当限制饮水可以缓解尿频症状,如夜间和出席公共社交场合时限水。但要保证每天饮水量不要少于 1 500 mL,乙醇和咖啡有利尿和刺激前列腺充血作用,可以使尿量增多,加重尿频、尿急等排尿刺激症状,因此应限制乙醇类和含咖啡因类饮料的摄入。精神放松训练,把注意力从排尿的欲望中解脱出来。指导排空膀胱的技巧,如重复排尿。膀胱训练,鼓励患者适当憋尿,以增加膀胱的容量和延长排尿的间歇时间。

(3)BPH 患者多为老年人,常因合并其他内科疾病同时服用多种药物,医师应了解和评价这些合并用药的情况,如阿托品、山莨菪碱(654-2)等会抑制膀胱逼尿肌收缩,增加排尿困难。某些降压药含利尿成分,会加重尿频症状。必要时和相关的内科医师讨论调整用药,以减少合并用药对泌尿系统的影响。保持大便通畅,防止便秘加重患者的排尿困难症状。

4.随访

观察等待不是被动的单纯等待,应明确告知患者需要定期的随访。患者症状没有加剧,没有外科手术指征,观察等待开始后第 6 个月进行第一次随访,以后每年进行一次随访。随访的内容包括 I-PSS 评分、尿流率检查、B 超测定残余尿。直肠指诊和血清 PSA 测定可选择每年检查一次。随访过程中,如果患者下尿路症状明显加重,或出现手术指征,要及时调整治疗方案,在重新制订治疗方案时,充分考虑患者的意愿,转为药物治疗或外科治疗。

(二)药物治疗

BPH 药物治疗的短期目的是缓解患者的下尿路症状,长期的目标是延缓疾病的临床进展,预防并发症的发生,在减少药物治疗不良反应的同时保持患者较高的生活质量是 BPH 药物治疗的总体目标。

BPH 药物治疗包括:①接受药物治疗的患者,应进行 BPH 诊断的初始评估,以除外各种与 BPH 相关并发症和鉴别诊断。②中度以上评分(I-PSS 评分≥8 分),有膀胱出口梗阻(BOO),但尚无 BPH 的并发症,无外科治疗的绝对指征者。③部分 BPH 患者有手术治疗的绝对指征,但身体条件不能耐受手术者,也可采用药物治疗。

BPH 的药物治疗目前有三大类药物:①α_1-肾上腺素能受体(α_1-AR)阻滞剂。②5α-还原酶抑制剂。③植物药。

1.α_1-AR 阻滞剂

α_1-AR 阻滞剂是通过阻滞分布在前列腺和膀胱颈部平滑肌表面的肾上腺素能受体,松弛平滑肌,达到缓解膀胱出口动力性梗阻的作用。治疗 BPH 的 α-AR 阻滞剂是根据其选择性的不同及其在体内半衰期的长短而分类。

(1)非选择性 α-AR 受体阻滞剂:酚苄明可阻滞 α_1 及 α_2-AR,对心血管和中枢神经系统有明显的不良反应,表现头晕、乏力、心动过速、心律不齐、直立性低血压。短效,剂量 5~10 mg,每天需口服 3 次,目前临床已基本不用。

(2)短效选择性 α_1-AR 阻滞剂:主要有哌唑嗪和阿夫唑嗪,商品名称为桑塔。哌唑嗪是最早用于治疗 BPH 的选择性 α_1-AR 阻滞剂,推荐剂量为 2 mg,每天 2~3 次,阿夫唑嗪对 α_{1A}、α_{1B}、α_{1D} 受体的亲和力分别为 0.3:1:0.6,半衰期为 5 小时,推荐剂量为 7.5~10 mg,每天需口服 3 次。

(3)长效选择性 α_1-AR 阻滞剂:有特拉唑嗪及多沙唑嗪,又称可多华。特拉唑嗪是应用最多的 α_1-AR 阻滞剂。特拉唑嗪对 α_{1A}、α_{1B}、α_{1D} 受体的亲和力分别为 0.4:1:1.1。其半衰期为 12 小时,用药要从小剂量开始,先用 1 mg,根据疗效及耐受性,逐渐调整剂量至 5 mg 或 10 mg,每天 1 次。其疗效作用有剂量依赖性,剂量越大减轻症状就越明显。剂量在 2 mg 以上者,有的会发生直立性低血压。特拉唑嗪对 BPH 伴高血压患者有一定的降压作用,对血清甘油三酯有明显的下降作用,尤其适用于 BPH 伴高血压、高血脂患者。

多沙唑嗪对 α_{1A}、α_{1B}、α_{1D} 受体的亲和力分别为 0.4:1:1.2。其半衰期为 22 小时,治疗效果及安全性与特拉唑嗪相似,但多沙唑嗪降低血压作用比特拉唑嗪明显,头晕、头痛、直立性低血压等不良反应稍高于特拉唑嗪。用药也要逐渐调整剂量,从每天 2 mg 开始,增加至每天 4 mg 或 8 mg。其症状改善及尿流率的增加有剂量依赖性。

(4)长效选择性 α_1-AR 亚型阻滞剂:有坦索罗辛,商品名称为哈乐,坦索罗辛对 α_{1A}、α_{1B}、α_{1D} 受体的亲和力分别为 38:1:7。其半衰期为 10 小时,其优点是剂量小而减轻症状效果好,对血压影响小,一般不会产生首剂效应,不必逐渐调整剂量,坦索罗辛每天服用 0.2~0.4 mg,其疗效与特拉唑嗪每天 5~10 mg 及多沙唑嗪每天 4~8 mg 相同,且药物耐受性比特拉唑嗪、多沙唑嗪好。坦索罗辛的不良反应有眩晕、头痛和逆行射精。

(5)α_{1A} 和 α_{1D} 受体双重阻滞剂:萘哌地尔,商品名称为那妥,对 α_{1A}、α_{1B}、α_{1D} 受体的亲和力分别为 6:1:17,萘哌地尔的体内半衰期为 10.3~20.1 小时,具有对 α_{1A} 和 α_{1D} 受体阻滞作用。萘哌地尔不仅能阻滞前列腺内的 α_{1A} 受体,缓解 BOO 的动力学因素,还能阻滞膀胱逼尿肌的 α_{1D} 受体,减轻膀胱逼尿肌不稳定,改善膀胱功能,缓解尿频、尿急及急迫性尿失禁等储尿期症状。推荐剂量 25 mg,每天睡前口服一次。不良反应偶见头晕、头痛,直立性低血压少见。

各种选择性 α_1-AR 阻滞剂对减轻 BPH 症状的效果基本相同,但对心血管系统的反应有不同,如多沙唑嗪、特拉唑嗪和坦索罗辛对减轻 LUTS 的疗效是相似的,但坦索罗辛对 α_{1A}-AR 的亲和力比对 α_{1B}-AR 的亲和力大 7~38 倍,所以坦索罗辛对血压的影响更小,一般不会产生首剂效应。如果患者对某一种 α_1-AR 阻滞剂的不良反应不能耐受,可考虑更换另一种 α_1-AR 阻滞剂。但如果 BPH 患者对减轻症状的效果不明显,更换另一种 α_1-AR 阻滞剂可能也不会取得更好的疗效。

α_1-AR 阻滞剂治疗 BPH 的优点:①α_1-AR 阻滞剂治疗后 48 小时即可使症状改善,对于需要迅速改善 LUTS 症状的 BPH 患者,是首选药物。②α_1-AR 阻滞剂长期应用可以维持稳定的疗效。③无论有无 BOO 和无论前列腺体积大小的 BPH 患者都可以使用 α_1-AR 阻滞剂,以减轻症状。④应用 α_1-AR 阻滞剂治疗不会对血清 PSA 值有影响,不会影响前列腺癌的筛查。

应用 α_1-AR 阻滞剂治疗虽然能迅速改善下尿路症状,但评估其疗效应在用药 4～6 周后进行,连续使用 α_1-AR 阻滞剂 1 个月无明显症状改善则不应继续使用。虽然新型的高选择性 α_1-AR阻滞剂不断问世,但 BPH 发生于老年患者,多伴有高血压等心血管疾病,仍要注意直立性低血压、心血管系统不良反应的发生。

2.5α-还原酶抑制剂

5α-还原酶抑制剂通过抑制体内睾酮向双氢睾酮的转变,进而降低前列腺内双氢睾酮的含量,达到缩小前列腺体积、改善排尿困难的治疗目的。目前国内应用的 5α-还原酶抑制剂包括非那雄胺和爱普列特,度他雄胺 3 种。

(1)非那雄胺:商品名保列治,非那雄胺是 Ⅱ 型 5α-还原酶竞争性抑制剂,可抑制睾酮向双氢睾酮转化,其半衰期为 17.2 小时。非那雄胺常用剂量为 5 mg,每天口服一次。服用非那雄胺 12 个月,前列腺内 DHT 下降 80%～90%,但不影响体内睾酮水平,所以一般不会降低性欲和影响性功能,非那雄胺是可耐受且有效的雄激素抑制治疗的药物。

一项长达 4 年的非那雄胺治疗 BPH 多中心研究报告显示,治疗 8 个月后,症状明显减轻,非那雄胺组 I-PSS 评分减少 3.3 分,而安慰剂组仅减少 1.3 分;治疗 1 年后,非那雄胺组体积缩小 20%,而安慰剂组增大 14%;非那雄胺治疗后急性尿潴留发生率减少了 57%,BPH 需要手术率减少 55%。非那雄胺长程治疗的有效性及耐受性可达 4 年,最长者 7 年。所以非那雄胺的治疗优势是长程疗效。可减少远期并发症的发生,减少需要的手术率,并有抑制 BPH 疾病发展进程的作用。

非那雄胺最适用于前列腺体积较大,而症状不严重,不一定在短期内就需要使症状有明显减轻的患者。前列腺体积>40 mL、血清 PSA>1.4 ng/mL 而又排除前列腺癌的 BPH 患者,非那雄胺治疗效果好。

非那雄胺的长时间应用后,会出现如下一些不足之处:①非那雄胺起效慢,属于长程疗效,减轻 LUTS 是患者寻求治疗的主要因素对需要短期内缓解症状的患者,单一应用非那雄胺,疗效差,需要加用 α_1-AR 阻滞剂。②BPH 所引起的 LUTS 是多因素决定的,单一运用非那雄胺通过缩小前列腺体积,可能并不能有效缓解 LUTS。③应用非那雄胺能降低血清 PSA 水平,服用非那雄胺每天 5 mg,持续 1 年可使 PSA 水平减低 50%。对于长期应用非那雄胺的患者,只有将血清 PSA 水平加倍后,才不影响其对前列腺癌的检测效能。④非那雄胺有轻微的性功能障碍的不良反应。根据 Pless 资料,非那雄胺组与安慰剂组中性欲减退的发生率分别为 6.4% 和 3.4%。射精量减少分别为 3.7% 和 0.8%,勃起功能障碍分别为 8.1% 和 3.7%,乳房肿大分别为 0.5% 和 0.1%。

(2)爱普列特:商品名川流,是全球唯一非竞争性 5α-还原酶抑制剂,可与 5α-还原酶 NADP + 形成稳定的三元复合物,迅速排出体外,从而非竞争性抑制 5α-还原酶活性,阻断睾酮向双向睾酮转化,使前列腺及血清中 DHT 水平降低,而不影响血清中睾酮水平,并使前列腺缩小。非竞争性抑制 5α-还原酶活性不受体内睾酮浓度的影响,起效迅速。目前临床试验表明其他 5α-还原酶抑制剂减小前列腺的时间在 4～6 个月,但是爱普列特一般在 2～3 个的时间即可使增大的前列腺减小。有部分临床试验表明,部分患者在 1 个月的时候就有前列腺体积的减小。其非竞争性有效地改善了其他 5α-还原酶抑制剂起效慢的缺点。其半衰期为 7.5 小时。用法:5 mg,每天两次口服。口服吸收迅速,剂量5～20 mg。

不同的 5α-还原酶抑制剂对还原酶的作用强度不同。已知人体内的 5α-还原酶可分Ⅰ型和Ⅱ型。Ⅰ型酶分布于皮肤、肝脏及肌肉组织中,Ⅱ型酶主要分布于前列腺内。在前列腺组织中,Ⅱ型酶活性要远高于Ⅰ型酶。爱普列特对Ⅱ型酶的亲和力远远高于Ⅰ型酶,因此爱普列特选择抑制活性更强的Ⅱ型酶,并且较其他 5α-还原酶抑制剂对Ⅱ型酶的抑制作用更强。爱普列特高选择性带来的优势为选择性抑制前列腺中的 DHT,对血清中 DHT 影响则较其他 5α-还原酶抑制剂更小。血清 DHT 较 T 更有效增加 NOS 活性,而其他 5α-还原酶抑制剂血清中 DHT 浓度降低较多,会导致 NOS 活性下降较多,进而使 L-精氨酸生成 NO 减少,使得勃起障碍加重。爱普列特由于是高选择性药物对血清中 DHT 影响则较其他 5α-还原酶抑制剂更小,所以改善了5α-还原酶抑制剂对于性功能的影响。

采用多中心开放临床试验观察爱普列特治疗 BPH 的疗效,疗程 4 个月。结果显示,IPSS 评分较治疗前平均降低 6.12 分(28.8%),$P < 0.000\,1$;最大尿流率较治疗前平均增加 3.48 mL/s(33.4%),$P < 0.000\,1$,前列腺体积平均缩小 4.91 mL(11.6%),$P < 0.000\,1$;剩余尿量平均减少 19.1 mL(38.4%),$P < 0.000\,1$,差别均有极显著性意义。治疗总有效率 83.4%。临床不良反应发生率 6.63%,多为轻中度。

因此,爱普列特用于临床治疗 BPH 十余年,无重大不良反应,是一种安全有效的治疗 BPH 的新药。

(3)度他雄胺(安福达)为Ⅰ型和Ⅱ型 5α-α 还原酶双重抑制制剂。是全球唯一的 5α-还原酶双重抑制剂,2010 年国际多中心研究,19 个国家 4 325 例患者为期四年的研究,度他雄胺与其他抑制剂相比,具有更强的血清和前列腺内 DHT 水平下降。第 1 个月即显著缩小前列腺体积 5.2%,48 个月持续缩小 27.3%。AUA 症状评分,24 个月降低 4.5 分,并持续降低至 6.5 分,最大尿流率 1 个月开始改善,48 个月持续增加 2.7 mL/s。不良事件发生率与安慰剂接近,且长期用药,不良事件发生率趋于降低。同时,能显著降低前列腺癌的发生率。

3.α_1-AR 阻滞剂和 5α-还原酶抑制剂联合治疗

5α-还原酶抑制剂是针对 BOO 的机械因素的治疗药物,能缩小前列腺体积,减少尿潴留的发生率和需要手术率,但它是长程治疗才发挥治疗作用的。而 α_1-AR 阻滞剂是针对 BOO 的动力因素,改善 BPH 症状作用比较明显,起效快,在很短的时间内可减轻症状,对需要迅速减轻症状的患者,α_1-AR 阻滞剂是首选的药物。联合应用非那雄胺与 α_1-AR 阻滞剂,可在短期内改善症状,又可抑制 BPH 的进程,同时解除 BOO 机械因素和动力因素。联合用药比单一用药疗效较好,尤其适合前列腺体积大于 40 mL,LUTS 症状严重,BPH 临床危险较大的患者。1999 年,美国 AUA 会议对 BPH 药物治疗的总结中提出,α_1-AR 阻滞剂与非那雄胺联合用药可增加前列腺细胞的凋亡,主张联合用药。

多沙唑嗪和非那雄胺均显著降低 BPH 临床进展的危险,而多沙唑嗪和非那雄胺的联合治疗进一步降低了 BPH 临床进展的危险。进一步发现当前列腺体积≥25 mL 时,联合治疗降低 BPH 临床进展危险性的效果显著优于多沙唑嗪或非那雄胺单药治疗。

4.植物制剂

虽然目前植物药剂的作用机制还未得到充分科学证实,但治疗效果确切,且安全、无毒、无害及无不良反应,可长期服用,容易被患者接受。目前临床普遍应用的植物药有伯泌松、通尿灵、舍尼通等。

(1)伯泌松:伯泌松是从美洲棕榈的果中提取的 n-乙烷类固醇,由多种化合物组成,伯泌松的口服剂量是 160 mg,每天 2 次,1 个疗程为 3 个月。伯泌松治疗 BPH 3 个月后,膀胱残余尿减少43.5％,前列腺体积缩小 9.1％。伯泌松的耐受性好,无明显不良反应。

(2)太得恩:又称通尿灵,非洲臀果木的提取物,对前列腺细胞产生的碱性成纤维细胞生成因子(bFGF)有抑制作用。通尿灵具有同时作用于前列腺及膀胱逼尿肌的双重功效。剂量为100 mg,每天 1 次。

(3)舍尼通:舍尼通是由几种花粉提炼出的一种植物药,由瑞典 Pharmacia Allergon AB 公司开发研制的。舍尼通有两种活性成分,即水溶性 T60(P5)和脂溶性 GBX(EA10),实验研究能松弛大鼠和猪尿道平滑肌,并能增强膀胱肌肉的收缩,可能与抑制由去甲肾上腺素产生的肌肉收缩有关。这两种活性成分对去甲肾上腺素有竞争拮抗作用,从而能缓解 BOO 动力因素产生的症状。用法:每次 1 片,每天 2 次,疗程不低于 3 个月。

5.随访

由于对 BPH 的病因、发病机制以及 BOO 梗阻所致的病理生理变化的了解尚不够全面,高选择性的 α_{1A}-AR 及 α_{1D}-AR 阻滞剂、特异性 α_{1L}-AR 阻滞剂目前正在进行临床验证,将来能研制开发特异性阻断前列腺、膀胱颈、尿道分布的 α_1-AR 阻滞剂的药物,可望最大限度避免不良反应的发生。有一种或多种 Caspase 蛋白酶被认为与导致凋亡的最后通路有关,对此研究的认识,可望将来会研制出"制造凋亡"的新药。以往对脊髓中的 α_{1A}-AR 及 α_{1D}-AR 的功能知之甚少,如能进一步研究脊髓中 α_1-AR 及其他神经的变化,将对 LUTS 提出更为有效的治疗措施。

在 BPH 患者 I-PSS 和 QOL 评分无加重,无外科治疗的绝对指征的情况下,药物治疗开始后第 6 个月进行第一次随访,以后每年进行一次随访。随访的内容包括 I-PSS 评分、尿流率检查、B 超测定残余尿。直肠指诊和血清 PSA 测定可选择每年检查一次。随访过程中,如果患者下尿路症状明显加重或出现手术指征,应充分考虑患者的意愿,必要时转为外科治疗。对使用 α 受体阻滞剂的患者,在开始服药的第 1 个月应关注药物的不良反应,如果能耐受药物不良反应并能使症状改善,可以继续服药。对使用 5α-还原酶抑制剂的患者,随访时注意药物对血清 PSA 的影响,并了解药物对性功能的影响。

六、良性前列腺增生外科治疗

BPH 外科治疗的适应证包括:①LUTS 症状严重,已明显影响生活质量,经正规药物治疗无效或拒绝药物治疗的患者可考虑外科治疗。②反复尿潴留(至少在一次拔导尿管后不能排尿或两次尿潴留)。③反复血尿,5α-还原酶抑制剂治疗无效。④反复泌尿系统感染。⑤膀胱结石。⑥继发性上尿路积水(伴或不伴肾功能损害)。⑦BPH 患者合并膀胱大憩室、腹股沟疝、严重的痔疮或脱肛,临床判断不解除下尿路梗阻难以达到治疗效果者,应当考虑外科治疗。

以前认为残余尿＞60 mL,是外科手术治疗的手术指征,现在认为,虽然残余尿的测定对BPH 所致的下尿路梗阻具有一定的参考价值,但因其重复测量的不稳定性、个体间的差异,以及不能鉴别下尿路梗阻和膀胱收缩无力等因素,目前,认为不能确定可以作为手术指征的残余尿量上限。但残余尿明显增多以致充盈性尿失禁的 BPH 患者应当考虑外科治疗。术前应注意对长期慢性尿潴留、肾功能不全的患者,应先持续导尿引流尿液,待肾功能改善后才能进行外科手术。

外科治疗前,应重视尿流动力学检查。通过尿流动力学检查鉴别 BPH 性梗阻与非 BPH 性梗阻,了解膀胱功能的情况。BPH 性梗阻严重,膀胱功能良好者,治疗效果最佳。膀胱功能受损代偿期应积极治疗,可望膀胱功能恢复。膀胱功能失代偿者,则术后疗效差。膀胱功能严重受损、逼尿肌无力、术后难以恢复,不宜前列腺切除,施行永久性膀胱造瘘术为宜。

BPH 是老年性疾病,因而需要进行全身状况的评估。根据患者的年龄,以及心、肺、肝、肾、脑等重要生命器官的功能状况及其代偿的程度,以评估病情和承受手术危险程度。

手术危险程度分五级。0 级:年龄<70 岁,生命器官功能正常,无高血压、糖尿病史,手术安全性高;Ⅰ级:年龄>70 岁,生命器官有轻度病变,代偿功能健全,手术轻度危险;Ⅱ级:年龄>80 岁,生命器官病变较重,功能减退,但在手术时功能尚在代偿范围内,手术有中度危险;Ⅲ级:预计存活时间<5 年,生命器官病变较重,功能严重减退,手术时功能代偿不全,手术有高度危险性;Ⅳ级:预计存活时间<1 年,病情危重,生命器官功能代偿不全期,手术有高度危险性。BPH 患者年龄>80 岁,至少并发一种重要器官、系统严重病变或功能损害者,或年龄>80 岁,手术危险分级为Ⅱ或Ⅲ级者称为高危 BPH。高危 BPH 不宜施行开放手术摘除前列腺。高危 BPH 不是腔内手术绝对禁忌证,但应慎重,做好围术期充分准备,手术时不应强求彻底切除腺体,在保证安全前提下切除前列腺梗阻部分,以求术后排尿畅通,改善症状。手术危险分级属Ⅳ级者施行膀胱造瘘是可取的治疗方法。

BPH 的外科治疗依据采取手术径路和创伤大小分为微创治疗和开放手术治疗两大类。微创治疗大体分为破坏前列腺组织而扩大后尿道通道和保留前列腺组织的情况下扩大后尿道两种方式。前者包括经典的经尿道前列腺电切术(transurethral resection of the prostate,TURP)、经尿道前列腺切开术(transurethral incision of the prostate,TUIP)、经尿道前列腺电气化术(transurethral electrovaporization of the prostate,TUVP)、经尿道前列腺等离子双极电切术(bipolar transurethral plasma kinetic prostatectomy,TUPKP)、经尿道激光治疗前列腺增生症、经尿道电化学及利用热效应(包括微波、射频、高能聚焦超声等)等治疗方法。后者包括使用支架(记忆合金、可溶支架等)或气囊扩张后尿道,这些方法不破坏前列腺组织,是利用机械力扩大后尿道,有一定的近期疗效。开放前列腺摘除术的方式多样,包括耻骨上、耻骨后、经耻骨、耻骨下、经会阴、经骶骨等,但目前常用的有三条途径,即耻骨上(经膀胱)、耻骨后、保留尿道的耻骨后前列腺摘除术。

(一)腔内和微创治疗

1.经尿道前列腺电切术

TURP 是腔内泌尿外科应用最为广泛的技术之一,自 20 世纪 30 年代在美国问世,已有近80 年的历史。现在,TURP 被认为是 BPH 手术治疗的金标准。

(1)适应证及禁忌证。TURP 适应证和开放手术基本相同,包括:①有明显的前列腺症候群引起膀胱刺激症状及 BOO 症状,如尿频、排尿困难、尿潴留等,已明显影响生活质量,经正规药物治疗无效或拒绝药物治疗的患者。②尿流率检查异常,尿量在 150 mL 以上,最大尿流率<10 mL,尿流动力学排除逼尿肌无力。③梗阻引起上尿路积水和肾功能损害。如慢性尿潴留,先保留导尿,等待肾功能好转后手术。④BOO 引起反复尿路感染、血尿、继发膀胱结石、腹股沟疝等。⑤高压冲洗下电切术,宜在60~90 分钟内完成切除的中等度(<60 g)腺瘤。

TURP 属择期手术,禁忌证多是相对的,经过充分术前准备,在合适的条件下可以再做TURP 术,但一般有下列全身性、局部性病变时不宜行 TURP 术。全身性疾病包括:①心脑血管疾病。严重的高血压、急性心肌梗死、未能控制的心力衰竭、严重的不能纠正的心律失常、近期脑血管意外偏瘫者。②呼吸系统疾病。严重的支气管哮喘、严重的慢性阻塞性肺病合并肺部感染、肺功能显著减退者。③严重的肝肾功能异常。④全身出血性疾病。⑤严重的糖尿病。⑥精神障碍如老年痴呆不能配合治疗者。⑦装有心脏起搏器的患者，如果要做 TURP，术前请心脏科医师会诊，术中心电监护，并做体外起搏器准备，以防止意外。

局部性疾病包括：①尿道狭窄，经尿道扩张后电切镜仍不能通过狭窄段尿道。②急性泌尿生殖系统感染期。③腺瘤较大，估计切除组织体积超过 60 g，或手术时间可能超过 90 分钟者，对初学者尤为不适宜。④合并巨大膀胱憩室或多发较大膀胱结石需要开放手术一并处理者。⑤合并体积较大，多发或呈浸润性生长的膀胱肿瘤，不宜与 TURP 同时进行处理，应先治疗膀胱肿瘤。⑥髋关节强直，不能采取截石位或巨大不可复性疝，影响手术操作者。

（2）手术要点：①置入电切镜，将带有闭孔器的切除镜鞘涂抹上润滑剂，插入尿道后缓慢推进。如尿道外口狭窄，可用剪刀将腹侧尿道外口剪开少许。放置至膜部尿道如果受阻，可先用 20～26F 尿道探条扩张后再进镜。原则是勿使用暴力，以免造成尿道假道、穿孔，甚至损伤直肠。目前，多在电视摄像系统直视下置入电切镜，一方面可以观察尿道、前列腺、精阜、膀胱颈情况，另一方面也避免了盲插损伤尿道的可能。②观察膀胱和后尿道，术者通过电视屏幕有序地观察、检查膀胱和后尿道。注意膀胱有无小梁、憩室，有无膀胱肿瘤，膀胱颈后唇有无抬高。前列腺中叶有无突入膀胱，如有中叶明显增生，特别注意三角区、双侧输尿管口与增生腺体的关系，防止电切时损伤上述部位。将电切镜后撤，观察前列腺增生的大小、中叶及两侧叶形态及增生程度。继续后撤电切镜，注意精阜与膀胱颈的距离，仔细辨别外括约肌（将电切镜退至球部尿道处，将切除镜鞘向前轻推一下，可见外括约肌收缩）。若从精阜能看到完整的膀胱出口，或电切环完全伸出（长度为 2 cm）可达膀胱颈，常为纤维化的小前列腺，切除组织多不超过 10 g。通过直肠指诊、B 超检查、电切镜观察三者结合，对切除组织的重量做出初步估计，前列腺左右径与上下值在 4.5 cm 左右，相当于前列腺Ⅰ度，切除组织一般在 10 g 左右。若前列腺左右径与上下值在 5.0～5.5 cm，相当于前列腺Ⅱ度，切除组织一般在 20～40 g。若前列腺左右径与上下值超过 6.0 cm 左右，相当于前列腺Ⅲ度，切除组织一般可达 50 g 以上。

切割前列腺组织手术一般分三个步骤进行（图 7-2，图 7-3）。①切除中叶及两侧叶：原则是前列腺三叶增生，中叶增生明显时，先切除增生的中叶，以使冲洗液的出入通道畅通和电切镜前后活动便利。如果是两侧叶增生明显，一般在膀胱颈 5 点、7 点位置切割，切至精阜近侧缘，并向左、右切出标志沟（冲水道）。对能从精阜看到完整的膀胱颈的前列腺，可采取先定终点切割法，用电切镜鞘的绝缘端压住精阜，再切割，切割终点正好达精阜近侧缘，不易损伤精阜。对大前列腺，一般采取先定起点切割法，切割至前列腺尖部接近精阜时，则再采用先定终点切割法及浅切法，避免损伤外括约肌和精阜。②切除两侧叶及腹侧组织：小前列腺可沿标志沟两侧缘开始切割，顺时针或逆时针方向向侧上方，即 8～11 或 4～1 点方向切除右侧叶或左侧叶腺体。大前列腺，注意当标志沟切除后，两侧叶腺体失去支撑，向中间靠拢并下坠，术者一定要明确标志沟和两侧叶腺体的关系，在标志沟的上方，沿着坠下的腺体的切缘，做顺时针或逆时针弧形切割，直达被膜。一般先将突入视野较大的腺体切除，以免影响观察与操作，但避免在一处切割过深，这样容易发生被膜穿孔。当两侧叶腺体组织切除完全后，将电切镜旋转 180°，切除腹侧组织，腹侧一般不厚，电切时避免过深切破静脉窦，一旦切破静脉窦难以电凝止血。③切除前列腺尖部：尖部残留腺体的切除是 TURP 手术效果好坏的关键，切割过度，易损伤尿道外括约肌造成尿失禁，切割过少，残留腺体多，术后排尿不畅，影响手术效果。为避免损伤尿道外括约肌，术中要保持精阜的完整，对两侧叶尖部组织的切割，始终采取先定终点的方法。为避免尖部腺体残留，经常将电切镜前后移动，撤到精阜远侧球部尿道处，观察尖部有无突出的腺体及辨认尿道外括约肌的收缩，当尖部腺体切除干净,可见到膜部尿道呈圆形张开。

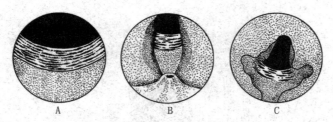

图 7-2　经尿道前列腺切除步骤示意图
A.近侧显露膀胱颈环状纤维;B.自膀胱颈 6 点切
出标志沟;C.从标志沟向两侧切割

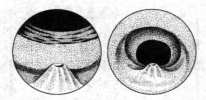

图 7-3　经尿道前列腺切除术后观察无残留腺体突入尿道腔

（3）术后并发症。

1）尿道损伤:多因操作不熟练,在放置电切镜过程中损伤尿道形成假道,外括约肌远端损伤穿破尿道球部,外括约肌近侧尿道损伤穿入前列腺组织内、膀胱三角区下方损伤等,建议最好电视摄像系统直视下进境,可最大限度避免尿道损伤的可能。

2）大出血:可分为手术当天出血和继发出血两种。①手术当天出血,一般是术中止血不完善或静脉窦开放两种原因。静脉窦出血电凝止血多无效,治疗以制动、持续牵拉导尿管、保持冲洗液通畅、防止膀胱痉挛、补液输血等治疗多可缓解。如果术中止血不完善,遗漏个别重新开放的小动脉出血,经积极治疗出血不减轻,或有休克征象,需立即去手术室,再次手术止血。②继发出血,多在术后 1～4 周,多因创面焦痂脱落、饮酒、骑车、便秘用力排便造成,如出血伴尿潴留,予保留导尿,必要时膀胱冲洗、抗炎止血治疗多能缓解。但患者术后反复尿血,可能是残留腺体较多,继发感染所致,必要时再次电切治疗。

3）穿孔与外渗:由于对前列腺被膜形态辨认不清,切割过深,在高压冲洗下,膀胱过度充盈,大量液体经穿孔外渗(图 7-4)。患者下腹胀满,为防止液体吸收过多,引起 TUR 综合征,应尽快结束手术。必要时在穿孔处腹壁切开行膀胱腹膜间隙引流。

4）经尿道电切综合征:是 TURP 手术病情最为凶险的并发症,对其认识不足,可能贻误诊治导致患者死亡。TUR 综合征多因术中冲洗液大量吸收引起血容量过多和稀释性低血钠为主要特征的综合征。前列腺静脉窦开放、前列腺被膜穿孔、冲洗液压力高、手术时间长（>90 分钟）、使用低渗冲洗液(如蒸馏水)将促使 TURS 的发生。临床表现为血压先升高心率快而后变为血压下降心动过缓,肺水肿表现呼吸困难、呼吸急促、喘息,脑水肿表现头痛、烦躁不安、意识障碍,肾水肿表现无尿或少尿等。如果发现患者有上述临床征象,急查电解质,及时采取措施,包括利尿、纠正低血钠和低渗透压、吸氧、有脑水肿征象时脱水降颅压治疗。

5）附睾炎:多在术后1～4 周发生,出现附睾肿大、触痛,主要是尿道细菌逆行经输精管感染所致,一般以卧床休息,抬高阴囊,应用敏感抗生素治疗多能缓解。

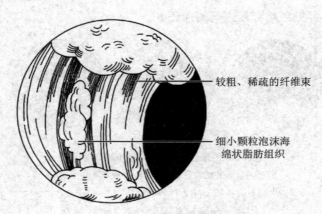

较粗、稀疏的纤维束

细小颗粒泡沫海
绵状脂肪组织

图 7-4　前列腺被膜穿孔示意图

6）尿失禁。①暂时性尿失禁：主要原因包括前列腺窝局部炎性水肿，刺激外括约肌关闭失灵，术前就存在的不稳定膀胱，术中外括约肌轻度损伤、气囊导尿管误放置在前列腺窝内，压迫外括约肌等原因，一般可逐渐恢复，膀胱刺激症状明显的患者，口服托特罗定治疗。加强盆底肌锻炼，以利恢复正常排尿。②永久性尿失禁：是由于切割过深损伤了尿道外括约肌引起，表现为术后不能控制排尿，尤其站立位时，尿液不自主流出，经过 1 年治疗，盆底肌锻炼，仍不能恢复，可基本确诊。永久性尿失禁的处理很棘手，姑息治疗一般以用集尿袋或阴茎夹为主。尿道黏膜下注射硬化剂、人工尿道括约肌等方法尚不十分完善和有效。

7）深静脉血栓形成和肺栓塞：TURP 手术取截石位，小腿后部长期受压，老年人下肢和盆腔静脉易形成深静脉血栓，术后长时间卧床都是促发因素。深静脉血栓形成表现患肢肿胀、疼痛，血栓脱落引起肺栓塞又是 TURP 患者术后死亡原因之一。主要是预防深静脉血栓的形成，包括术后多活动按摩腿部，尽量早日下床活动。对于出现胸痛、呼吸困难等疑似肺栓塞的临床表现时，应立即拍胸片等，并请相关科室抢救治疗。

8）尿道狭窄。①尿道外口狭窄：多因尿道口偏小，电切镜鞘长期压迫，牵拉导尿管的纱布压迫外口局部坏死、感染形成狭窄，治疗以外口扩张或切开腹侧尿道外口少许。②膀胱颈挛缩：多由于电切过深，术后膀胱颈瘢痕挛缩狭窄，表现为排尿困难，膀胱镜检查可以确诊。治疗以冷刀切开或再次电切瘢痕组织。③尿道其他部位狭窄：主要是插入电切镜时损伤尿道所致，直视下放入电切镜可减少尿道损伤的情况。

9）性功能障碍：表现为逆向射精、不射精或性欲低下等改变。

2.经尿道前列腺切开术

1973 年 Orandi 首先进行了 TUIP，收到良好的治疗效果。许多学者对 TUIP 和 TURP 进行了比较，发现 TUIP 治疗后患者下尿路症状的改善程度与 TURP 相似。与 TURP 相比，TUIP 具有手术时间短、出血和并发症少，需要输血的危险性降低、住院时间缩短等优点，但再次需要手术率比 TURP 高。

TUIP 治疗的适应证与 TURP 相似，但更适合前列腺体积小于 30 mL 且无中叶增生的患者，以及一部分不适合开放手术和 TURP 的患者，如冠心病、肺功能不良的患者。

治疗分为两种方式。①6 点钟切开法：电切环置于膀胱颈后方，从 6 点切一沟延伸到精阜附近，近端显露内括约肌纤维，余处达包膜。②4 点和 8 点切开法：分别从膀胱颈 4 点和 8 点钟切开达前列腺尖部,深度达包膜。其余手术禁忌、手术注意事项、术后处理、并发症等与 TURP 基本相同。

3.经尿道前列腺电气化术

TUVP 最早于 1972 年由 Mebust 等报道使用,在 20 世纪 90 年代后,将其与电切镜相结合,并发明滚轴状及宽而厚的气化电极,才得以广泛应用。

它的工作原理是通过高功率的电流产生的热能使前列腺气化而达到切割目的。因其气化的同时凝固血管,故手术中出血较少,但气化切割的速度较慢,故一般适宜较小的前列腺。近年来随着技术进步,一种铲状气化电极的出现使得切除腺体的速度加快,可切除较大腺体,同时具备气化封闭血管,出血少的优点。TUVP 的适应证、禁忌证、术前准备、手术方式、术后处理、并发症与 TURP 基本相同。TUVP 尤其适用于凝血功能较差和前列腺体积较小的患者。

4.经尿道前列腺等离子双极电切术

1998 年英国佳乐公司将等离子体技术用于前列腺切除。2000 年以后,此项技术在我国迅速开展普及起来。它的工作原理是工作电极与回路电极均位于电切环内,高频电流通过释放的射频能量将导体介质转化为围绕电极的等离子体区,这一等离子体是由高电离颗粒构成,这些电离颗粒具有足够的能量将组织内的有机分子键打断,使靶组织融化为基本分子和低分子随即破碎、气化。

经尿道前列腺等离子双极电切术(bipolar transurethral plasma kinetic prostatectomy,TUPKP)的特点是用生理盐水做冲洗液,靶组织表面的温度仅 $40\sim70\ ^\circ\text{C}$,切割精确,止血效果好,热穿透浅。国内王行环报道用 TUPKP 治疗 600 余例 BPH 患者,无 1 例发生 TURS。TUPKP 的手术适应证、禁忌证、手术操作、术后处理、并发症与传统的 TURP 基本相同。

5.激光治疗

前列腺激光治疗是通过组织气化或组织凝固性坏死后的迟发性组织脱落达到解除梗阻的目的。疗效肯定的方式有经尿道钬激光剜除术(transurethral holmium laser enucleation of prostate,HoLEP)、经尿道激光气化术、经尿道激光凝固术三种。

(1)经尿道钬激光剜除术:Ho:YAG 产生的峰值能量可导致组织的气化和前列腺组织的精确和有效的切除,随着大功率钬激光的开发及组织粉碎器的临床应用,HoLEP 得以实施。钬激光的优点是组织作用深度仅 0.5 mm,有较好的安全性,同时对气化层面以下 $3\sim4$ mm 组织产生良好的凝固作用,因此出血极少,手术视野清晰。用生理盐水进行灌洗,避免了组织吸收过多的液体而产生 TURS。HoLEP 切除下来的组织需要组织粉碎器粉碎,增加了损伤膀胱的危险和手术操作难度是其主要缺点。

Montorisi 等对 HoLEP 组与 TURP 组进行了比较,HoLEP 组平均手术时间长于 TURP 组,但术后留置导尿管时间明显缩短,住院时间也明显缩短,在术中和术后并发症包括勃起功能障碍和逆向射精方面,两者相似。HoLEP 对于 100 g 以上、重度前列腺也能顺利切除。Matlage 等对 86 位患者行 HoLEP 治疗,患者前列腺体积均大于 125 mL,平均为 170 mL,手术时间 128.1 分钟,住院时间 26.1 小时,平均组织剜除 140.2 g。

(2)经尿道激光气化术:TUVP 与经尿道前列腺电气化术相似,用激光能量气化前列腺组织,以达到外科治疗目的。近年来新兴的激光气化术的代表为磷酸钛氧钾晶体(KTP)激光前列腺气化术,这种激光波长 532 nm,位于光谱中可见光的绿色区故又称绿激光。早期的绿激光功率都在 40 W 以下,单独使用不足以使前列腺组织快速气化,故与钬激光联合使用。随着技术的进步,大功率(60~80 W)绿激光设备研制出来,使其快速气化组织的能力明显加强,并单独使用。Alexis E 报道了光选择性前列腺气化术后 1 年的随访结果,术后短期 I-PSS 评分、尿流率、QOL 指数的改善与 TURP 相当。术后尿潴留而需要导尿的发生率高于 TURP。由于此项技术应用时间较短,长期疗效尚待进一步研究。由于绿激光对前列腺组织气化,术后无病理组织,因此术前必须排除前列腺癌可能。

(3)经尿道激光凝固术:经尿道激光凝固术时光纤尖端与前列腺组织保持约 2 mm 的距离,能量密度足够凝固组织,但不会气化组织。被凝固的组织最终会坏死、脱落,从而减轻梗阻。手术时,根据 B 超所示前列腺的大小,在横断面 12、3、6、9 点处激光照射,一般功率为 60 W,每点照射 60~90 秒,两侧叶可照射时间较长一点,尖部照射时,避免损伤尿道外括约肌。

此项手术的优点是操作简单,出血风险以及水吸收率低。采用 Meta 分析发现经尿道前列腺激光凝固术后需要导尿的尿潴留发生率和尿路刺激症状发生率分别为 21% 和 66%,明显高于 TURP 的 5% 和 15%。

6.其他微创治疗

(1)经尿道微波治疗:TUMT 是将微波发射探头插入尿道,使微波辐射置于前列腺中央位置,在治疗前列腺增生时多采用这种途径。一般治疗选用超过 45 ℃的高温疗法。低温治疗属于理疗范畴,效果差,不推荐使用。微波治疗可部分缓解 BPH 患者的尿流率和 LUTS 症状。适用于药物治疗无效(或不愿意长期服药)而又不愿意接受手术的患者,以及伴反复尿潴留而又不能接受外科手术的高危患者。微波治疗 BPH 后,5 年的再治疗率高达 84.4%,其中药物再治疗率达 46.7%,手术再治疗率为 37.7%。

(2)经尿道前列腺针刺消融术(transurethral needle ablation,TUNA):通过穿刺针将前列腺组织加热至 100 ℃,而在针的周围形成凝固坏死,产生 1 cm 以上的空腔。它是一种操作简单安全的治疗方法,适用于不能接受外科手术的高危患者,对一般患者不推荐作为一线治疗方法。Meta 分析术后患者下尿路症状改善 50%~60%,最大尿流率平均增加 40%~70%,3 年需要接受 TURP 约 20%。远期疗效还有待进一步观察。

(3)前列腺增生的电化疗:是我国自行开发的一种腔内介入方法,通过特制三腔气囊导尿管的阴阳极定位于前列腺,形成阴极、前列腺、膀胱内液、阳极之间的闭合电路,使前列腺局部变性、坏死、创面纤维化修复,造成前列腺尿道内腔扩大,达到解除或缓解机械性梗阻目的。电化疗具有操作简便、安全、微创、不需麻醉、并发症少、患者痛苦小、恢复快、费用低等优点,特别适用于年老体弱和高危不能外科手术 BPH 患者,总有效率为 74%。

(4)前列腺支架治疗:是通过内镜放置在前列腺部尿道的记忆合金金属(或聚亚胺酯)装置,扩大后尿道的方法。它适用于高危、不能耐受其他手术治疗、非中叶增生的 BPH 患者。前列腺支架可以缓解 BPH 所致的下尿路症状,作为反复尿潴留替代导尿的一种方法。常见的并发症有支架移位、钙化、支架闭塞、感染、慢性疼痛等。

(二)开放手术治疗

自 20 世纪 80 年代以后,随着内镜手术器械和技术的改进,腔内手术治疗 BPH 已在我国广泛开展。需要开放手术治疗的患者逐年减少,但这并不意味开放手术已被淘汰。因为对于前列腺体积>80 mL,合并有巨大膀胱憩室、较大质硬的膀胱结石、巨大腹股沟疝影响经尿道手术、髋关节强直不能采取截石位的患者,仍需要施行开放性前列腺摘除术。此外,在腔内手术时遇到一些技术问题,如术中难以控制的出血、膀胱或前列腺包膜穿孔等并发症,必须立即改行开放手术加以挽救。

目前常用的开放手术方法有耻骨上前列腺摘除术、耻骨后前列腺摘除术、保留尿道的耻骨后前列腺摘除术。

1.耻骨上前列腺摘除术

1895年,Fuller施行了第一例经膀胱包膜内前列腺增生组织完整摘除。早期手术都是在盲视下进行。1911年,Squier对盲视下手术进行了改进,一是将切口切在膀胱顶部,二是将示指伸入,裂开前列腺前联合,从而剜除前列腺,减少了出血。1909年,Thompson-Walker进行了第一例直视下开放式耻骨上前列腺摘除术,通过缝扎膀胱颈部和前列腺包膜达到较好的止血效果。

以后对此术式的探索主要是尿液的引流和止血方法的改进,这些方面我国泌尿外科学者做了许多创新性的探索。吴阶平在第九届全国外科学术会议上提出耻骨上前列腺切除术不用留置导尿管的方法,自行设计了吴氏导管,术后不需尿道留置导尿管,大大减轻患者痛苦,起到较好的止血效果。术后尿路感染、附睾炎发生率明显减少。

1985年,苏州医学院郭震华在吴氏导管启发下,设计了一种耻骨上前列腺三腔气囊导管,这是我国首次研制成的国产三腔气囊导管(图7-5)。操作方法类同吴氏导管,腺体摘除后,导管尖端送入后尿道,气囊置于前列腺窝,一般注水10～20 mL,目的是固定作用,使导管不致滑脱进入膀胱。气囊后方的导管两侧增加引流尿液和膀胱冲洗。沿导管缝合前列腺窝的创缘,使腺窝与膀胱隔离。导管经膀胱固定于腹壁,术后持续点滴灌洗膀胱。耻骨上前列腺三腔气囊导管使吴氏导管更加完善,被称为吴-郭导管。吴-郭导管经临床应用,止血效果好,术后患者免除了尿道留置导尿管的痛苦,并发症明显减少。2006年,Hooman D jaladat在《泌尿学杂志》发表了伊朗关于这种三腔气囊导管在耻骨上前列腺切除术中的报道。认为这种导管具有安全、能有效减少了术后尿路感染、尿失禁、尿道狭窄的并发症。可见当时吴、郭二氏提出的耻骨上前列腺切除术不用尿道留置尿管的构思迄今仍有指导意义。

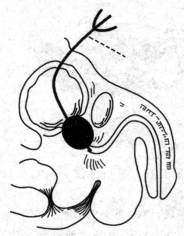

图7-5　耻骨上前列腺三腔气囊导管

(1)手术要点:耻骨上前列腺摘除术可经下腹正中切口或弧形切口。腹膜外显露膀胱,于膀胱前壁切开膀胱,探查膀胱内有无结石、憩室、肿瘤,并做相应处理一并解决。注意两侧输尿管开口与膀胱颈部的距离,以防术中误伤输尿管开口。耻骨上前列腺摘除术的操作要点是增生腺体剜除和腺窝止血、膀胱灌注引流的技术方法。①增生腺体剜除方法(图7-6,图7-7):最常用的方法是在膀胱颈部切开突入膀胱的腺体表面黏膜,以此切口用血管钳分离出增生腺体与外科包膜之间的平面,示指伸入此分离平面内,并紧贴腺体进行剥离,使腺体和包膜分离。剥离至尖部后,用拇指、示指紧贴腺体捏断尿道黏膜,或紧贴腺体剪断前列腺尖部尿道黏膜。操作时忌用暴力牵拉,防止尿道外括约肌损伤。②另一种方法可直接用手指伸入后尿道内,示指腹侧面挤压腺体前联合处尿道,撕裂联合处尿道黏膜,露出两侧增生腺体的间隙。由此间隙进入外科包膜内,使腺体与包膜分离,将腺体剜除。此法不易损伤尿道外括约肌。前列腺剜除后检查标本是否完整,腺窝内有无残留。如膀胱颈部厚唇抬高,应将后唇黏膜与肌层潜行分离后,楔形切除过多、过高的肌层,然后用 3-0 可吸收线将后唇黏膜缝合固定于前列腺后壁,形成一漏斗状膀胱颈部,上述腺体剜除操作都是在盲视下进行,如遇腺体黏膜分离困难时,Guiteras 提出用另一手指在直肠内抬高前列腺,以便于术中前列腺摘除,也可防止损伤直肠。

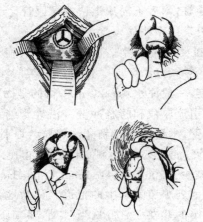

图 7-6　增生腺体剜除方法之一

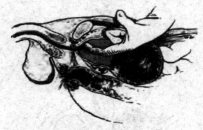

图 7-7　增生腺体剜除方法之二

腺窝止血和膀胱灌注引流:腺窝止血和膀胱灌注引流是近百年来研究改进手术操作的主要内容,也是前列腺摘除手术的关键问题。

目前腺窝止血方法取得很大进展,使这项手术的死亡率大为降低。目前较为成熟的操作规范是在腺体剜除后应迅速用热盐水纱布加压填塞于前列腺窝内,持续压迫 5～10 分钟。在此同时显露膀胱颈后唇创缘 5、7 点处,用 3-0 可吸收线做贯穿肌层和外科包膜 8 字缝合,以结扎前列腺动脉。前列腺动脉是前列腺的主要供血血管,在膀胱前列腺连接部(相当于膀胱颈后唇 5、7 点位置)进入腺体。

另一种也可用 3-0 可吸收线做膀胱颈后唇缘 3～9 点连续交错缝合,缝线穿过少部分的膀胱黏膜肌层和贯穿前列腺包膜全层。如腺窝较大而出血明显者,可用 3-0 可吸收线,将窝内后面包膜横行折叠缝合2~3针。若膀胱颈太宽,用3-0可吸收线将窝口前缘做1~2针8字缝合,以缩小口径,可疏松通过一中指为宜。自尿道插入20F或22F三腔气囊导尿管,气囊注水20~30 mL,充盈后牵拉尿管,使气囊紧贴于膀胱颈部,将膀胱与前列腺窝隔离,同时压迫前列腺窝达到止血目的。腺窝内血液不致流入膀胱,将导尿管拉紧于尿道外口处用纱布扎紧固定。一般不需膀胱造瘘,如患者术前有不稳定性膀胱症状,估计术后可能发生膀胱痉挛者,则于导尿管末端缝一根7号丝线,牵引丝线固定于腹壁,以减少对膀胱三角区的刺激。

(2)术后处理:①术后用纱布结扎导尿管于尿道外口,保持一定张力牵引气囊,持续压迫膀胱颈部。用生理盐水点滴冲洗膀胱,直至尿液转清。出血停止后,才可去除结扎在导尿管上的纱布。若仍有出血,应继续牵引球囊,压迫膀胱颈部。一般在术后5~7天拔除导尿管。②术后留置硬膜外麻醉导管,并连接镇痛泵2~3天,可达到良好止痛作用,防止膀胱痉挛。

(3)并发症及其防治如下。

1)术中及术后出血:①术中剜除腺体困难或剜除平面不当。②膀胱颈创缘出血点未能有效缝扎。③膀胱与前列腺窝没有隔离。④术后膀胱痉挛引起膀胱出血,而血块又未及时冲出,血块阻塞导尿管造成引流不畅,又进一步加重膀胱出血。⑤术后便秘、灌肠、用力咳嗽等腹压增高,引起膀胱出血,或术中缝扎血管的可吸收线溶解或感染等因素可引起术后迟发性出血。防治出血的措施包括术前检查患者的凝血功能,有异常及时纠正。如术后出血,需及时清除血块,保持引流通畅。同时使用解痉剂或术后镇痛防止膀胱痉挛。大量血块堵塞导尿管或大出血保守治疗无效,需麻醉下清除血块,必要时再次手术止血。

2)术后排尿困难。常见原因包括:术前患者膀胱逼尿肌失代偿,或神经源性膀胱,术后虽解除梗阻,但疗效不满意,仍无法排尿;术中腺体组织残留,术后可形成活瓣样阻塞,或多年后继续增生,再次引起排尿困难;术时前列腺窝口处理不当,如对抬高的膀胱颈部后唇未做楔形切除,或因止血而将膀胱颈口过分缝缩,引起膀胱颈狭窄;由于导尿管太粗或质量问题留置时间过长,均可引起尿道炎症感染,导致尿道狭窄,狭窄部位常见于尿道球膜部交界处和尿道外口。术后排尿困难可试行尿道扩张术。进一步可做尿道膀胱镜检查,膀胱颈部存在梗阻时,可行尿道内切开或膀胱颈部电切治疗。如证实有腺体残留,可行TURP手术切除残留腺体。

3)尿失禁:尿失禁是前列腺切除术后严重并发症。男性后尿道可分为两个排尿控制带。①近端尿道括约肌,包绕着膀胱颈及前列腺至精阜的尿道前列腺部。②远端尿道括约肌,由三部分组成:内部固有的横纹肌、尿道周围骨骼肌、内部的平滑肌层。

4)前列腺摘除时近端尿道括约肌遭到不同程度的破坏,术后排尿控制主要靠远端尿道括约肌张力与膀胱内压间的平衡。若术时损伤远端尿道括约肌,术后可发生尿失禁。术后部分患者可能出现暂时性尿失禁,大多数可在短期内逐步恢复。如果远端尿道括约肌部分受损可通过加强盆底肌肉收缩的提肛训练,可望逐步得到恢复或改善。如远端尿道外括约肌严重损伤,可引起完全性尿失禁。处理较为棘手,姑息治疗一般以用集尿袋或阴茎夹为主。尿道黏膜下注射硬化剂、人工尿道括约肌等方法尚不十分完善和有效。

5)术中损伤包膜或直肠:当腺体与包膜粘连严重时,剜出腺体时用力不当或方向不对而撕裂包膜甚至直肠。因此当术中发现腺体剜除十分困难时,应另一手指伸入直肠,使前列腺向前顶起,直肠内示指可指示操作防止损伤直肠,千万不可强行操作。如损伤前列腺包膜时,可于耻骨后间隙进行修补。损伤包膜时,特别是大块缺损,往往不可能进行修补。为此可于膀胱颈后唇缝2针7号丝线,用直针将丝线通过前列腺窝穿出会阴,由助手拉紧丝线,使膀胱三角区拉入前列腺窝,用以覆盖包膜损伤处,丝线以小纱布固定于会阴部。术中损伤直肠,无法直接缝合直肠时,此时将气囊注水压迫膀胱颈部,并牵拉以隔离膀胱与腺窝,术毕留置肛管。必要时可行暂时性乙状结肠造瘘,如术后形成前列腺窝尿道直肠瘘再择期行尿道直肠瘘修补术。

2.耻骨后前列腺摘除术

1909 年,Van Stoc-kum 进行了第一例耻骨后前列腺摘除术,采用前列腺包膜纵行切口,剜除腺体后用止血棉填塞腺窝而不缝合。1935 年,Hybbinette 将该术式与膀胱切口结合起来,前列腺包膜纵行切口延长至膀胱下部从而可处理膀胱内病变。1945 年,Terrencemillin 发展并标准化了该术式。他将前列腺包膜切口改为横切口,并预先缝扎血管止血,经包膜横切口剜除前列腺后封闭包膜,并经尿道插入导尿管至膀胱引流尿液。从而该手术标准化,被称为 Millin 手术。

(1)手术要点:Millin 手术采用下腹正中切口或下腹低位弧形切口,进入耻骨后间隙,稍分离前列腺包膜。包膜上做两排缝线结扎血管。采用横行或纵行切开包膜,用手指或血管钳钝或锐性分离,贴近腺体尖部用手指捏断或剪断尿道,将腺体向上翻转,于膀胱颈部紧贴腺体分离,剜除腺体。直视下腺窝内缝扎包膜出血点。如膀胱颈后唇抬高,行膀胱颈后唇楔形切除,颈部 5、7 点缝扎止血。采用前列腺包膜纵切口可延伸到膀胱颈部,可同时处理膀胱内病变。腺窝止血完善后,从尿道外口插入三腔气囊导尿管。经腺窝进入膀胱,气囊注水后,牵拉导尿管,使气囊压迫膀胱颈部,隔离膀胱与前列腺窝。可吸收线缝合前列腺包膜,导尿管向外牵拉固定(图 7-8,图 7-9)。

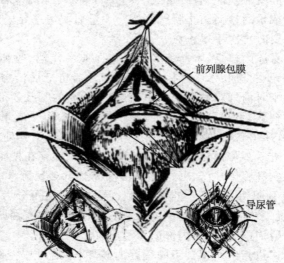

图 7-8　耻骨后前列腺切除术(正面观)

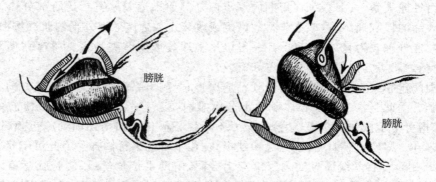

图 7-9　耻骨后前列腺切除术(侧面观)

（2）并发症及其防治。①术中损伤输尿管开口：当增生腺体突入膀胱腔，于膀胱颈部分离腺体时，操作不当，损伤过多颈部黏膜，可能损伤输尿管口，术时应检查输尿管开口是否完整，如有损伤，应行输尿管与膀胱抗逆流吻合。②耻骨后间隙感染：耻骨后引流不畅，有积血或外渗尿液积聚，易感染形成脓肿及耻骨炎症。术后局部疼痛明显，窗口脓性分泌物。

X线片显示骨质破坏，常迁延难愈。此时应加强引流和抗感染治疗。其他并发症与耻骨上前列腺摘除术基本相同。

3.保留尿道的耻骨后前列腺摘除术

保留尿道的耻骨后前列腺摘除术是经耻骨后尿道外将增生的前列腺摘除（图 7-10），是由 Madigan 于 1970 年提出，又称为 Madigan 前列腺切除术。它将前列腺增生组织从耻骨后前列腺包膜下尿道外面摘除而保留了尿道的完整性，保存了局部解剖生理的完整性。

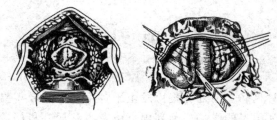

图 7-10　耻骨后保留尿道前列腺摘除术（Madigan 手术）

耻骨上、耻骨后开放性前列腺摘除术，摘除腺体的同时，前列腺段尿道也一并切除，前列腺窝创面与膀胱、尿道均相通，腺窝需经肉芽组织及上皮修复，在修复过程中早期出血、血块滞留、感染及纤维组织增生，后期瘢痕挛缩，都是引起术后并发症的根本原因。

Madigan 手术从解剖及组织学基础上免除了造成上述诸多缺点及并发症，保留完整的尿道，有效地防止损伤尿道内外括约肌。术后感染、出血、尿失禁、尿道狭窄等并发症明显降低。术后处理简单，恢复快。

Madigan 手术适应证同耻骨后前列腺摘除术，但对于 BPH 伴膀胱内病变、中叶增生明显、可疑前列腺癌，以及前列腺摘除或 TURP 术后患者不适宜。曾经做过微波、射频等热疗的患者，往往粘连明显，为相对禁忌。

（1）手术要点：手术方法与 Millin 手术相似，术时需插入导尿管作为标记，经腹膜外耻骨后显露膀胱及前列腺，达耻骨前列腺韧带，分离膀胱颈部前列腺两侧表面脂肪层。扪及前列腺动脉，一般从膀胱颈前列腺交界处外侧进入前列腺，用 4 号丝线缝扎。勿缝扎过深，以防损伤神经，影响阴茎勃起。再分离前列腺前方脂肪层，显露前列腺前方及两侧形成的三个静脉丛，横行缝扎两排。两排缝线间切开前列腺包膜，用血管钳或手指在腺体与包膜间分离两侧及后面。

于腺体中线处各缝扎两条牵引线后，在两侧牵引线之间切开腺体组织达尿道黏膜下，黏膜下可见微蓝色尿道，触摸尿道内已保留的导尿管，作为标记。边切边于切面深处缝牵引线，提起深层牵引线，用组织剪或手术刀在腺体与尿道黏膜下结缔组织之间锐性解剖，分别将两侧增生腺体从尿道外剥离，于后方会合。同时解剖到前列腺尖部及膀胱颈部，于尿道后正中切断前列腺左、右叶。使腺体完全与尿道分离。腺窝止血后，前列腺包膜不必缝合或仅部分缝合，以利引流防止腺窝内血肿压迫尿道。术后保留导尿，无须膀胱冲洗。

（2）并发症及其防治：术中腺窝出血系因前列腺动脉缝扎不彻底，可再于膀胱前列腺交界处外侧缝扎，多能奏效。前列腺包膜切缘出血，多为静脉出血，可于其远侧缝扎即可。术中损伤尿道时,首先应防止裂口继续扩大,可用 5-0 可吸收线缝合修复。

(三)随访

在接受各类外科治疗后,应该安排患者在手术后 1 个月时进行第一次随访。第一次随访的内容主要是了解患者术后总体恢复情况和有无出现术后早期并发症(如血尿、附睾炎等)。一般在术后 3 个月评价手术疗效,建议采用 I-PSS 评分、尿流率和残余尿检查,必要时查尿常规和尿细菌培养。术后随访期限建议为 1 年。

包括尿道微波热疗在内的其他微创治疗由于治疗方式不同,其疗效与并发症不同,而且再次需要治疗率高,建议长期随访。随访计划为接受治疗的第 6 周和第 3 个月,之后每半年一次。

(徐红愉)

第三节 前 列 腺 炎

前列腺炎是成年男性常见病。前列腺炎可发生于各年龄段的成年男性,几乎 50% 的男性在一生中的某个时期曾受前列腺炎的影响。前列腺炎患者占泌尿外科门诊患者的 8%~25%。前列腺炎虽不是一种直接威胁生命的疾病,但严重影响患者的生活质量。这值得医学界的重视。

一、Ⅰ型急性细菌性前列腺炎

急性细菌性前列腺炎是指由病原体微生物感染而引起的整个前列腺的急性炎症。前列腺导管系统开口于后尿道,外周区导管平行进入后尿道,故更易被感染。纵欲过度、全身感染、酗酒等使前列腺充血的因素均可诱发急性前列腺炎。

(一)病因

病原微生物感染为 ABP 的主要致病因素。多发生于机体抵抗力差的患者,细菌或其他病原体毒力较强,前列腺感染后病原体迅速大量生长繁殖。其感染途径可以是:①由尿道炎引起的上行感染;②感染尿液逆流到前列腺管;③由邻近器官的炎症,如直肠、结肠、下尿路感染通过淋巴系统引起前列腺炎;④通过血行途径引起感染,如呼吸道、皮肤、软组织的感染源通过血行引起前列腺炎。急性细菌性前列腺炎多见于尿路上行感染,致病菌大多是革兰阴性杆菌,如大肠埃希菌,其次有金黄色葡萄球菌、肺炎克雷伯菌、变形杆菌和假单胞菌。大多数为单一病原菌感染。

(二)临床表现

1.全身症状

表现为全身感染中毒症状,如高热、寒战、乏力,严重者可以出现败血症,低血压症状。

2.排尿症状

表现为尿频、尿急、痛性排尿、尿道灼痛等,可伴有脓性尿道分泌物。前列腺炎症水肿严重时,压迫前列腺段尿道可导致排尿不畅,尿线变细,尿滴沥,甚至排尿困难引起急性尿潴留。

3.局部症状

患者可出现下腹部、外生殖器、会阴部疼痛,直肠胀痛不适,有便意,排大便结束时尿道流出脓性分泌物。

4.并发症

急性炎症可直接扩散至精囊,引起急性精囊炎。急性炎症细胞可经前列腺与精囊的淋巴管在骨盆中的交通支,经淋巴管进入输精管,导致输精管炎或附睾炎。急性前列腺炎如未能控制,继续发展可形成前列腺脓肿,前列腺脓肿可向直肠或尿道破溃。

(三)诊断

1.病史和体格检查

患者一般有典型的临床症状和急性感染病史,表现为高热、寒战、尿频、尿急、尿痛等尿路刺激症状及耻骨上、会阴部、外生殖器疼痛等症状。多数患者常突然发病,可能发病时以全身症状为主,全身症状可能掩盖排尿症状和局部体征,导致误诊为全身发热性疾病。直肠指检可发现前列腺肿胀,部分或整个腺体质地坚韧、不规则,压痛明显。急性炎症期禁忌前列腺按摩,避免炎症扩散,引起菌血症或脓毒血症。若当病程延至 7～10 天,持续高热,血白细胞计数增高时应怀疑前列腺脓肿形成,直肠指检时前列腺明显增大,质地软,有波动感。老年患者反应性差,临床症状不明显或者合并呼吸道感染时,往往会漏诊、误诊而延误病情。

急性前列腺炎还需与急性上尿路感染相鉴别。上尿路感染多见于女性,临床多表现为发热、腰痛、尿培养阳性,但往往无排尿困难症状。BPH 患者伴有下尿路感染时,往往表现为尿频、尿急、尿痛、血尿、排尿困难及尿潴留,可是一般不伴有畏寒、发热,DRE 时无前列腺波动感及肛温升高。

2.实验室检查

血常规检查白细胞及中性粒细胞计数升高。尿常规检查可发现大量脓细胞,尤其以初始尿或终末尿液更为显著。血液和中段尿细菌培养是最为重要的实验室检查,以便了解全身中毒情况,明确感染病原体,以及药物敏感情况,便于制订治疗方案。

(四)治疗

急性前列腺炎的抗感染治疗是首选治疗方法,不过目前尚没有统一的方案。一旦得到临床诊断或血、尿细菌培养结果后应立即应用广谱、易进入前列腺组织和前列腺液的抗菌药物。由于Ⅰ型患者腺体呈弥漫性炎症,组织血管通透性增加,提高了药物从血浆进入前列腺组织内浓度,因此药物选择相对较宽。现在一般应用广谱青霉素类、三代头孢菌素、氨基糖苷类或喹诺酮类等药物,如青霉素(8～1.6)×10^5 U,6～8 小时/次或氨苄西林 1.0～2.0 g,1 次/6 小时。庆大霉素 8×10^4 U,1 次/12 小时(20～50 岁患者),或 4×10^4 U,1 次/12 小时(50 岁以上患者)。头孢曲松 1～2 g/d,左氧氟沙星 0.5～0.75 g/d,环丙沙星 0.2～0.4 g/d,静脉用药。当上述细菌及药敏试验结果明确后,可根据药敏试验结果进行药物调整。静脉用药后全身发热等症状明显改善后,可改用口服抗生素,如诺氟沙星每天 2 次,每次 400 mg,氧氟沙星每天 3 次,每次 200 mg,洛美沙星每天 2 次,每次 500 mg,头孢妥仑匹酯每天 2 次,每次 200 mg,头孢地尼每天 2 次,每次 200 mg,疗程至少 4 周。严重者可用头孢曲松 1 g,6 小时/次,静脉输注至体温正常后改为肌注,1 周后口服喹诺酮类等药物。一般讲,疗程宜长勿短,症状较轻的患者也应口服抗生素 2～4 周。治疗不彻底可迁延成 CBP,约有 5％ACP 最后转变为 CBP。

对于急性前列腺炎抗感染疗效不佳者,在考虑致病菌对药物敏感性差的同时,还应考虑是否有前列腺脓肿形成可能,可进行 TRUS 检查来明确诊断。多在抗生素治疗无效的 48 小时内进行。当前列腺脓肿形成时,可经直肠超声引导下细针穿刺引流、经尿道切开前列腺脓肿引流、经会阴穿刺引流,经会阴切开引流现已少用。

在抗感染治疗的同时,还应根据不同病情给予相应的对症、支持治疗:高热时可给予物理降温或解热镇痛药并输液治疗;会阴部胀痛不适时予吲哚美辛栓缓解疼痛;急性尿潴留时可用细导尿管,但留置尿管的时间不宜超过 12 小时。如不能耐受或需长期引流者可行耻骨上膀胱穿刺造瘘引流;排尿困难时给予 α 受体阻滞剂如哈乐 0.2～0.4 mg 每天 1 次,或特拉唑嗪 2～4 mg 每天 1 次,或阿夫唑嗪 5 mg 每天 2 次,至少服用 2 周。

急性前列腺炎经过积极治疗者预后一般良好。但部分患者急性前列腺炎可持续存在,因此至少在 3 个月随访期内行细菌培养以指导治疗。急性前列腺炎的治愈标准:症状消失、局部肿胀消退,前列腺无触痛,连续 3 次以上前列腺液检查均为阴性者;有效:临床症状改善,但前列腺常规检查仍达不到正常标准;无效:治疗 1 周症状、体征仍无改善者。

二、Ⅱ型慢性细菌性前列腺炎

慢性细菌性前列腺炎是由一种或数种病原微生物引起的前列腺非急性感染,直接来自血行感染的较多。致病菌常为革兰阳性球菌,也有革兰阴性杆菌为主的,如大肠埃希菌、变形杆菌等,亦可两者混合感染。目前有证据表明衣原体、支原体也可引起前列腺感染,但较少见。临床表现多种多样。

(一)病因、发病机制

致病因素主要是病原体感染,但机体抵抗力较强和/或病原体毒力较弱。发病机制以尿路感染患者发生尿液逆流,病原体进入前列腺引起感染。长期反复下尿路感染和存在前列腺结石,可能是病原体持续存在和感染反复发作的重要原因,为主要发病机制。ABP 未治愈也可迁延为CBP。病原体主要为葡萄球菌,其次为大肠埃希菌、棒状杆菌属及肠球菌属。经过常规细菌培养确诊为 CBP 患者仅占 CP 的 5％～8％。

(二)临床症状

1.排尿症状

多数患者有反复发作下尿路感染症状,尿频,尿急,夜尿增多,排尿不尽,尿滴沥。有时尿末或大便后有乳白色前列腺液排出,称为尿道滴白。

2.疼痛

患者可表现为会阴部、骨盆区、耻骨上外生殖器疼痛,有时射精后疼痛不适是突出症状之一。

(三)诊断

1.病史、体格检查

多数患者有反复发作的排尿异常和会阴骨盆区下腹部疼痛症状,下尿路感染症状,反复发作持续 3 个月以上是 CBP 的主要特征。直肠指检:前列腺较正常增大或略小,表面不规则,两侧叶不对称,有时可能触及局限性硬节或囊性隆起,并有压痛。常规进行前列腺按摩后获得 EPS,进行细胞学检查和细菌培养。

2.实验室检查

(1)尿液检查:前列腺按摩前应先进行尿常规分析和尿沉渣检查,以便了解尿路感染情况。

(2)EPS 常规检查:pH 正常值 6.3～6.5。通常采用湿涂片镜检,正常 EPS 中白细胞≤10 个/HP,卵磷脂小体均匀分布于整个视野;当白细胞＞10 个/HP,卵磷脂小数量减少时有诊断意义。白细胞增多是炎症诊断的主要指标。白细胞胞质内含有吞噬的卵磷脂小体或细菌碎片成分的巨噬细胞是前列腺炎的特有表现。当前列腺有细菌真菌滴虫等病原体感染时,可在 EPS 中检测出这些病原体。

（3）细菌学检查：病原体定位试验采用四杯法或二杯法试验，结果在 EPS/精液和 VB3 中发现白细胞增高，以及细菌培养阳性者可诊断为Ⅱ型慢性细菌性前列腺炎。二杯法试验结果显示，按摩前后尿液镜检白细胞增高，细菌培养阳性，可诊断为Ⅱ型慢性细菌性前列腺炎。

（4）超声检查：经直肠 B 超可观察到完整的前列腺图像。腺体呈现不同的超声征象，如高密度、中密度回声提示腺体淀粉样变和纤维化，无回声提示炎症，光点回声提示有钙化或结石。但超声检查对慢性前列腺炎诊断缺乏特异性表现，与临床症状相关性差，因此不列为常规检查项目。

（四）治疗

1.抗生素治疗

Ⅱ型患者应以抗生素治疗为主。药物的选择除了按照 EPS 和尿细菌培养结果选择应用细菌敏感药物外，还应考虑药物穿透前列腺包膜进入前列腺体内的能力。药物穿透前列腺包膜屏障的能力取决于药物与血浆蛋白结合率、离子化的程度以及药物化学特性、酸性或碱性和脂溶性或水溶性。因此，选用抗生素应具备如下条件：①药物与血浆蛋白结合率低，游离性药物才能进入前列腺组织扩散；②脂溶性药物，因为前列腺含有大量的脂质，脂溶性药物易进入前列腺组织；③药物特性为酸性，酸性药物在偏碱性环境中作用增强。

从药敏试验结果上看，目前对治疗金黄色葡萄球菌性前列腺炎，头孢哌酮钠敏感性较高，对其他细菌作用亦较强。阿米卡星、妥布霉素药物敏感性尚可，但由于肾毒性、耳毒性，其应用受到限制，且在临床治疗中对头孢曲松钠及喹诺酮类耐药性较为严重；而大环内酯类、青霉素类耐药性更为严重，这与近年来广泛应用有关。因此宜选用脂溶性偏酸性及与血浆蛋白结合率低，离子化程度高的抗生素，如喹诺酮类、大环内酯类、四环素类等，采用足量、足疗程地科学给药的原则，提高细菌性前列腺炎的治愈率。

喹诺酮类属两性离子，可在不同的 pH 环境中发挥作用，在前列腺组织中浓度高于血浆浓度，是Ⅱ型患者首选的抗生素药物。常用的药物有诺氟沙星 400 mg，2 次/天，环丙沙星 500 mg，2 次/天，洛米沙星 200 mg，2 次/天，左氧氟沙星 500 mg/d，以及新型氟喹诺酮类药物美西沙星 400 mg/d。美西沙星在前列腺内药物浓度高于其他喹诺酮类药物，抗菌谱广，对革兰阴性阳性及厌氧菌均有效。主要作用于需氧革兰阳性、阴性球菌、厌氧菌、支原体和衣原体等。大环内酯类药物如红霉素 500 mg，2 次/天；克拉霉素 500 mg，2 次/天；四环素类如米诺环素 100 mg，3 次/天；美他环素，2 次/天；磺胺类药物如复方磺胺甲噁唑 2 片，2 次/天。磺胺类药物以往为治疗 CBP 的主要药物，由于各种有效药物的不断问世，其与氟喹诺酮类药物相比效果差，现在临床上已经很少应用。

克拉霉素是一种新型大环内酯类的抗生素，其通过阻碍细胞核蛋白 50s 亚基的联结，抑制蛋白质合成，而产生抑菌作用。克拉霉素不仅抗菌谱广，对胃酸稳定，口服生物利用度高，并且有较好的组织穿透性，半衰期长，在尿中浓度及前列腺中浓度高，故有利于细菌性前列腺炎的治疗。

Ⅱ型前列腺炎抗生素治疗推荐长疗程，疗程为 4～6 周。治疗期间对患者进行阶段性疗效评价，疗效不满意者，改用其他抗生素。或不同药物轮番应用。

2.α受体阻滞剂

α受体阻滞剂可缓解后尿道压力和盆底肌痉挛，因此可以减轻或消除尿流逆流病原体进入前列腺，对于下尿路症状和疼痛症状者可以缓解症状，是治疗Ⅱ型的基本药物。因此抗生素联合

应用 α 受体阻滞剂不仅针对Ⅱ型发病机制而且能更有效地改善症状,常用 α 受体阻滞剂有阿夫唑嗪(alfazosin 桑塔)5 mg,2 次/天;多沙唑嗪(doxa-zosin 可多华)4 mg,1 次/天;坦索罗辛(tamsulosin 哈乐)每天 0.2 mg。α 受体阻滞剂治疗时间至少 3 个月。

3.其他治疗

包括对持续反复发作者可前列腺按摩,每周 2～3 次,持续 2 个月以上前列腺按摩可以缓解局部充血,减少分泌物淤积,清除前列腺内细菌;坐浴疗法;至于前列腺穿刺药物注射或经尿道前列腺灌注治疗,一方面为有创治疗,另一方面目前无循证医学证据,不推荐用于临床治疗。各种其他治疗主要起到改善前列腺局部血运、疏通腺管、提高局部组织代谢率等作用。可根据患者病情,在配合有效抗生素治疗的情况下,酌情选 1～2 种,采取综合治疗,提高Ⅱ型前列腺炎的治愈率。患Ⅱ型前列腺炎的患者应终身禁酒,禁辛辣饮食,避免疲劳和防止会阴部受凉。

三、Ⅲ型慢性前列腺炎/慢性骨盆疼痛综合征

慢性前列腺炎/慢性骨盆疼痛综合征(CP/CPPS,Ⅲ型)是前列腺炎中最常见的类型,占慢性前列腺炎的 90％以上。主要表现为长期、反复的骨盆区域疼痛或不适,持续时间超过 3 个月,可伴有不同程度的排尿症状和性功能障碍,严重影响患者的生活质量。该型又可再分为Ⅲ A(炎症性 CPPS)和Ⅲ B(非炎症性 CPPS)两种亚型。

(一)病因、发病机制

Ⅲ型的发病机制至今尚未完全阐明。目前认为是由具有各自独特病因、临床特点和结局的一组疾病或临床综合征。病因学十分复杂,可能是多种病因,其中一种或几种病因起关键作用,或者某些不同疾病具有相同或相似的临床表现,甚至这些疾病已治愈,而它所造成的损害与病理改变仍然持续独立起作用。多数学者认为主要病因是病原体感染,炎症和异常的盆腔神经肌肉活动共同作用。

1.病原体感染

CP/CPPS 患者虽然常规细菌培养未能分离出病原体,但仍然可能与某些细菌、沙眼衣原体和支原体等病原体感染有关。Kreiger 对 CP/CPPS 患者进行前列腺活检,经 PCR 法检测到细菌 16Sr RNA,阳性率高达 77％,认为细菌感染可能是 CP/CPPS 的重要致病原。病原体可能为厌氧菌及细菌变异为 L 型有关。沙眼衣原体、支原体、真菌和病毒也可能是致病因素。

2.排尿功能失调

某些因素引起尿道括约肌频繁过度收缩或痉挛,导致功能性梗阻或逼尿肌-括约肌协同失调,造成前列腺部尿道压力升高,尿液逆流进入前列腺。尿液内容物(病原体、化学物质等)进入前列腺,将引发前列腺组织细菌感染或无菌性炎症反应,也可能是引起排尿异常和骨盆区域疼痛的主要原因之一。

3.神经内分泌因素

CP/CPPS 患者受到炎症刺激时,痛觉冲动经分布在尿道、膀胱神经支配相关的腰骶脊髓,并通过生殖股神经、髂腹股沟神经传出,导致会阴部、腹股沟的肌肉收缩,引起疼痛,因而 CP/CPPS 患者疼痛具有内脏器官疼痛特点,引起前列腺和相应部位出现牵涉痛。同样神经肌肉功能障碍引起盆底会阴部肌肉痉挛,也可产生上述部位疼痛。

4.氧化应激学说

正常情况下,机体氧自由基的产生、利用、清除处于动态平衡,当氧自由基产生过多,和/或清

除相对降低,使氧化应激作用增强,环氧化酶(COX)被激活催化花生四烯酸产生前列腺素 E_2(PGE$_2$),PGE$_2$ 不仅本身是致病物质,还能增强其他致病物质的作用。Shahed 等发现,CP/CPPS 患者 EPS 内存在氧化应激增强,PGE2 水平增高,氧化应激作用增强可能是 CP/CPPS 疾病原因之一。

5.盆腔相关疾病因素

Terasaki 采用三维磁共振静脉造影(3D-MRV)发现前列腺被膜上静脉增粗,膀胱后和盆腔侧静脉丛充血,以及阴部内静脉出现狭窄或阻断征象,找出了前列腺痛的盆腔内静脉充血的病因,因此 CP/CPPS 可能与盆腔静脉充血相关。

6.精神心理因素

Ⅲ型患者多数存在明显的精神心理因素,焦虑、抑郁可通过精神-神经递质-神经这一环路,导致自主神经功能紊乱,造成后尿道神经肌肉功能失调,盆底肌痉挛,呈现排尿功能失调及骨盆区域疼痛。

7.免疫反应异常

CP/CPPS 与自身免疫性疾病类似,并与体液免疫有关。抗原来自前列腺本身精浆蛋白物质,如 PSA,细胞因子产生物如白细胞介素(IL)-1、6、8,以及肿瘤坏死因子(TNF-α)。John 等发现ⅢB 型患者血清和精液中 IL-6 与免疫球蛋白浓度升高,提示患者存在自身免疫反应,IL-6 IgA 可能是ⅢB 型的标记物。

范治璐等发现Ⅲ型患者 EPS 中免疫抑制因子(IAP)含量比血清内明显减少。IAP 主要由肝细胞及巨噬细胞产生,参与体液免疫反应的全过程,当 IAP 在某一组织内减少时,体液免疫反应可增强,引起自身免疫反应性炎症。这种自身免疫反应在ⅢB 患者尤为明显,前列腺组织免疫反应对 CP/CPPS 的发生发展起一定作用。

(二)临床表现

1.排尿症状

患者常表现尿频、尿急、尿痛,排尿时尿道灼热或疼痛,夜尿增多,排尿不畅,尿线无力或尿线分叉,尿末滴沥,尿末或大便时出现尿道滴白。上述症状时重时轻,反复发作。

2.疼痛

患者常出现会阴部、下腹部、腹股沟区、大腿内侧、阴茎、阴囊、腰骶部疼痛、坠胀痛、酸痛或剧痛。可一处或多处出现疼痛,也可在不同部位交替出现疼痛,严重程度不一,反复发作。

3.精神症状

患者常表现为焦虑、抑郁、紧张、恐惧,出现明显精神心理和人格特征改变,严重者多疑,甚至有自杀倾向。也可出现性心理异常,性欲减退,痛性勃起,射精痛,甚至勃起功能障碍。

(三)诊断

1.病史

Ⅲ型患者主要表现为排尿异常、会阴部、耻骨上区、腰骶部疼痛和精神异常。CP/CPPS 尽管病因不同,但都以疼痛为主要表现,反复发作持续 3 个月以上是 CP/CPPS 的诊断特征。Ⅲ型患者症状多变,每个患者各不相同,可有某一症状也可同时存在许多复杂症状。同一患者在不同时期也可表现出各种不同症状。

2.体格检查

患者应进行全面体格检查,尤其是泌尿生殖系统,检查阴茎、尿道外口、睾丸、附睾和精索、外生殖器,以及下腹部、腰骶部、会阴部。直肠指检尤为重要,检查肛门紧张度、疼痛,盆壁触痛,盆底肌肉紧张度,盆腔有无压痛等,以及前列腺大小、质地、压痛,并进行前列腺按摩获取 EPS。

3.实验室检查

(1)尿常规检查:以排除尿路感染。

(2)EPS 检查:pH 升高呈碱性,提示ⅢA 型 EPS 中白细胞升高,前列腺炎症时组织水肿,组织内压升高,微循环障碍,前列腺上皮分泌功能损害,因此 pH 升高,若没有炎症或 EPS 中尿酸升高,导致 pH 降低呈酸性,可能提示ⅢB 型。

前列腺液常规中白细胞的数量,在一定程度上可反映前列腺有无感染,并有助于前列腺炎的分类。当白细胞>10 个/HP,或发现胞质内有吞噬的卵磷脂小体或细胞碎片等成分的巨噬细胞,提示炎症可能为ⅢA 型;若白细胞正常则可能提示ⅢB 型。但是,白细胞的数量不能完全反映前列腺炎的严重程度。因为前列腺有许多腺管开口,前列腺局部感染可仅造成受累腺体腺管的堵塞。前列腺按摩时,感染病灶的前列腺液因腺管堵塞未能流出,而滴出的前列腺液则来自无感染的腺体。有的患者经过治疗后,堵塞的腺管畅通了,症状减轻了,前列腺液中的白细胞反而增高,这可能并不意味着病情加重,而是疾病有所改善的表现。此时应继续抗感染治疗。因此,对于 EPS 中白细胞数量的评估,要结合患者的症状、前列腺局部的体征等因素综合考虑,反复进行前列腺液常规检查,才能做出准确的判断。

(3)细菌学检查:行二杯法或四杯法进行病原体定位。四杯法取患者按摩前初段尿(VB1)、中段尿(VB2),按摩后初段尿(VB3)各 10ml,及 EPS 进行镜检和细胞培养,若标本细菌培养均阴性,而 EPS、VB3 中发现白细胞,提示ⅢA 型,而标本中均未发现白细胞者应考虑为ⅢB 型。二杯法为取患者前列腺按摩前中段尿和按摩后初段尿液各 10ml,若细菌培养均为阴性,按摩前尿液未发现白细胞,按摩后尿液发现白细胞,应考虑ⅢA 型;若按摩前后均未发现白细胞应考虑ⅢB 诊断。目前临床上推荐采用二杯法。

(4)其他病原体检查:沙眼衣原体主要采取 PCR、LCR 技术,支原体检测通常采用培养法,真菌直接涂片染色和分离培养,病毒则采用前列腺组织培养或 PCR 技术、免疫学检查 EPS、IAP、IgA、IgG 等。

(5)精液检查:临床工作中可能无法取得 EPS,可采用精液细胞学及细菌学检查。

4.器械检查

(1)超声检查:经直肠 B 超能准确测量前列腺大小以及腺体内部结构。Ⅲ型患者前列腺回声不均匀,常发现前列腺内局部钙化或存在前列腺结石,以及发现前列腺周围静脉丛扩张表现,并能鉴别前列腺良性或恶性病变以及精囊和射精管病变。

(2)尿流动力学:Ⅲ型患者排尿功能障碍症状明显时应考虑尿流动力学检查,可发现最大尿流率、平均尿流率下降,压力-流率测定发现最大尿道闭合压力增高,尿道外括约肌痉挛,逼尿肌-尿道外括约肌协同失调。患者上述尿流动力学改变属功能性尿道梗阻。尿流动力学检查可鉴别器质性慢性排尿功能异常,如膀胱颈部痉挛、不稳定性膀胱、逼尿肌无力、神经源性逼尿肌-括约肌协同失调等器质性尿道梗阻。

(3)膀胱尿道镜检查:当患者有血尿,尿液分析或其他检查提示可疑有膀胱、尿道病变,如恶性肿瘤、结石、尿道狭窄、膀胱颈异常等需外科手术处理者进行膀胱镜检查。Ⅲ型患者不推荐作为常规检查手段。

(4)CT 和 MRI:对Ⅲ型诊断价值不清楚,不推荐为常规检查。只有当需要鉴别精索、射精管以及盆腔器官病变时才考虑行 CT 和 MRI 检查。

（5）前列腺穿刺活检：CP/CPPS 患者经多种治疗症状无改善，应行 PSA 检查。当 PSA 水平明显增高，或直肠指检发现前列腺体明显异常，可疑前列腺恶变时应行前列腺穿刺活检。Ⅲ型患者不推荐常规行前列腺穿刺病检。前列腺病理检查对前列腺诊断分型并无实际临床价值。

（四）治疗

CP/CPPS 病因比较复杂，发病机制迄今为止尚未完全阐明，因此还没有明确的治疗方案，多为经验性治疗。治疗目标主要是缓解疼痛、改善排尿症状和提高生活质量。临床最常用的三种药物是抗生素、α 受体阻滞剂和非甾体抗炎镇痛药，其他治疗方法有 M 受体阻滞剂、植物制剂、抗抑郁药、抗焦虑药、前列腺按摩、生物反馈以及热疗。单一治疗方法效果不理想，多采用一种治疗方法为主，同时辅以其他治疗方法的综合治疗。Ⅲ A 型推荐先应用抗生素 2～4 周，同时应用 α 受体阻滞剂、非甾体抗炎镇痛药，也可应用 M 受体阻滞剂以及植物制剂。选用中医中药、前列腺按摩等手段为辅助治疗。Ⅲ B 推荐以 α 受体阻滞剂为主（12 周）、非甾体抗炎镇痛药、植物制剂、M 受体阻滞剂及前列腺按摩为辅，必要时进行心理治疗以及抗抑郁药和抗焦虑药。

（1）抗生素治疗：Ⅲ A 型患者 EPS 细菌培养阴性而白细胞明显增高，因此推测病因可能是病原体感染，可能与某些细菌、沙眼衣原体和支原体等病原体有关。抗生素治疗大多为经验性治疗。推荐首选口服喹诺酮类药物，如环丙沙星等较广谱抗生素，对厌氧菌、沙眼衣原体、支原体等均有杀菌性。喹诺酮类药物治疗 2～4 周，根据效果决定是否继续治疗，只有患者临床症状减轻时才考虑继续使用抗生素，总疗程为 4～6 周。部分患者有可能存在沙眼衣原体、解脲支原体或人型支原体等感染时，可口服大环内酯类或四环素类抗生素治疗，如阿奇霉素、红霉素、克拉霉素、米诺环素等。Ⅲ B 型不推荐使用抗生素治疗。

（2）α 受体阻滞剂：此类药可松弛前列腺、膀胱颈平滑肌和盆底肌痉挛，因此可缓解后尿道压力和盆底肌痉挛，减轻疼痛症状。该药是Ⅲ型患者治疗的基本药物。临床常用有阿夫唑嗪 5 mg，2 次/天，萘哌地尔（那妥）25 mg/d，坦索罗辛（哈乐）0.2 mg/d。上述药物均对患者的排尿症状、疼痛以及生活质量有不同程度的改善。但该药有不同程度的不良反应，如眩晕和直立性低血压，因此应根据患者个体差异选择不同剂型。

（3）M 受体阻滞剂：Ⅲ型患者有尿频尿急、夜尿增多而无尿路梗阻者，可能有膀胱过度活动，可应用 M 受体阻滞剂，舍尼亭 2 mg，2 次/天，服用 6 周。舍尼亭主要成分为酒石酸托特罗定，是一种新型的治疗膀胱过度活动的新药。M 受体阻滞剂与膀胱逼尿肌上的 M 受体结合有效的抑制逼尿肌收缩，使逼尿肌松弛，减少不稳定性膀胱发生，间接的缓解尿频、尿急。M 受体阻滞剂也可与前列腺以及膀胱上 M 受体结合，可改善尿道括约肌功能，解除尿道括约肌痉挛，降低尿道内压从而改善尿频、尿急症状。

（4）抗炎镇痛药物：Ⅲ型患者疼痛症状可能是由于机体氧化应激作用增强，COX 被激活，产生致痛物质。因此应用抗环氧化酶药物可缓解疼痛症状。非甾体抗炎镇痛药是治疗Ⅲ型相关症状的经验性用药，主要目的是缓解疼痛和不适。临床应用的药物主要是 COX-2 抑制剂，如吲哚美辛 25 mg，3 次/天，最常用，能起到抗炎和缓解疼痛的双重作用；塞来西布（西乐葆）100 mg，2 次/天；罗非考昔 50 mg，1 次/天，均属于特异性 COX-2 抑制剂，抗炎镇痛作用明显，但不推荐长期、大剂量使用。

（5）植物制剂药物：主要指花粉制剂与植物提取物，其药理作用较为广泛，如非特异性抗炎、抗水肿，促进膀胱逼尿肌收缩与平滑肌松弛作用，不良反应少。临床常用的植物制剂有普适泰、沙巴棕、槲皮素等。

普适泰（舍尼通）是纯种裸麦花粉提取物，其有效成分为水溶性物质 P5 和 EA-10。这两种物质具有抑制内源性炎症物质合成，促进膀胱逼尿肌收缩和尿道平滑肌松弛作用，常用剂量为 1 片，每天 2 次。

槲皮素含生物黄酮碱，是抗氧化剂，可直接作用于炎细胞，具有抗氧化应激作用，降低前列腺内前列腺素水平，不要与抗生素联合应用。常用剂量 500 mg，2 次/天。

沙巴棕具有非特异性抗炎、抗水肿，促进膀胱逼尿肌收缩与尿道平滑肌松弛作用。常用剂量 325 mg/d。

（6）抗抑郁、抗焦虑治疗：Ⅲ型患者精神心理症状和抑郁焦虑症状明显者，应首先进行心理和行为健康教育，全面地向患者阐明疾病的性质和特点，消除患者对疾病的一些片面认识，使患者不管症状如何严重，做自己该做之事，自己能够做的事，鼓励患者正常工作和生活，目的是打断精神-神经递质-神经这一环路。症状严重者可使用抗抑郁及抗焦虑药物。

情绪障碍的生化基础是脑内 5-羟色胺神经递质减少，5-羟色胺再摄取抑制剂阻断 5-羟色胺再摄取，使突触间隙 5-羟色胺浓度增加，使中枢神经功能恢复。因此应用选择性 5-羟色胺再摄取抑制剂，三环类抗抑郁药和苯二氮䓬类药物，如曲唑酮（5-羟色胺再摄取抑制剂，三环类抗抑郁药）能有效缓解焦虑抑郁症状，常用剂量为 50 mg，2 次/天，或 100 mg/d，3 周；氟西汀（百忧解，5-羟色胺再摄取抑制剂）常用剂量 20 mg/d；美舒郁（盐酸曲唑酮，5-羟色胺再摄取抑制剂），常用剂量 50 mg/d。而氯丙嗪及吩噻嗪类抗精神病药，是中枢多巴胺受体阻断和 α 肾上腺素能受体阻滞剂，缓解精神症状，同时对尿道横纹肌有松弛作用，缓解尿频尿急症状。常用剂量 25～50 mg，2 次/天。

（7）免疫抑制剂：Ⅲ型患者发病机制可能是一种自身免疫性疾病，因此应用免疫抑制剂可能有效。泼尼松龙 10 mg，2 次/天，1 周后 5 mg，2 次/天。

（8）其他治疗：①前列腺按摩疗法，就是通过定期对前列腺进行按摩，可促进前列腺排空，排出炎性物质而达到解除前列腺分泌液淤积，改善局部血液循环，促使炎症吸收和消退的一种辅助疗法。对于前列腺体饱满、柔软、分泌物较多的患者，自我按摩不失为一种简单有效的方法。一般每周 2～3 次，持续 2 个月以上，推荐联合其他治疗，作为Ⅲ型患者辅助治疗。Ⅰ型患者禁止行前列腺按摩。②生物反馈治疗，Ⅲ型患者存在盆底肌协同失调或尿道外括约肌紧张痉挛，生物反馈治疗就是通过应用功能训练方法减少盆底肌痉挛使之趋于协调，并松弛尿道外括约肌，具体做法：指导患者排尿过程中盆底肌收缩，进行收缩/舒张锻炼，松弛盆底肌，缓解痉挛，改善疼痛和排尿异常，也可借助生物反馈仪，提供反馈信息，使机体不平稳的心理、生理状态向相对平衡的状态转化，以保持身心健康，调整大脑皮质与内脏器官由于应激导致的功能紊乱。该治疗无创伤，可作为Ⅲ型患者的选择性治疗方法。基于盆底肌紧张性肌痛可能使Ⅲ型患者产生临床症状的原因，生物反馈治疗是应用功能训练方法来改善和协调盆底肌收缩/舒张的一种疗法，使肌肉活动恢复正常的动力学范围，松弛盆底肌，缓解发作时的痉挛痛，生物反馈治疗仪（含有肌电图测量和电刺激功能）可在家中进行治疗，方法是电极安放在直肠内，电流强度 15～20 mA，早晚各 1 次，2 周为 1 个疗程。③热疗，Ⅲ型患者热疗方法为经尿道、经直肠及会阴途径，应用微波、射频、激光等物理原理进行热疗，产生热力，增加前列腺组织血液循环，加速新陈代谢，有利于消炎和消除组织水肿，缓解盆底肌痉挛，但这些热疗作用只是短期内有一定缓解症状作用，尚缺乏长期的随访资料，应用这类方法对未婚未生育者不推荐。

（9）手术治疗：Ⅲ型患者若伤及尿道部，尿流动力学分析提示伴有尿道狭窄或膀胱颈梗阻，可经尿道行尿道狭窄、膀胱颈切开术、前列腺被膜十字切开等手术。前列腺被膜十字切开可以使膀胱颈黏膜及尿道膨出，降低了后尿道最大闭合压，解除了功能性尿道梗阻，减轻或消除了前列腺内尿液反流；同时使前列腺周围区的感染、脓肿及微结石得到充分引流，抗生素在前列腺内的渗透性增高，有效控制炎症。膀胱颈成形术则解除了膀胱颈纤维化挛缩所致的机械性排尿梗阻。前列腺两侧勃起神经束的分支功能也有所恢复，故性功能有所好转。

（李　勇）

第四节　前列腺结石

前列腺结石是指在前列腺管和/或腺泡中形成的结石。按 Ramirez 分类方法将其分为真性前列腺结石和假性前列腺结石。真性前列腺结石是指在腺管和/或腺泡内由前列腺液本身形成；假性前列腺结石虽也在腺管和/或腺泡内形成，但结石最初的成分来源于进入前列腺的尿液。

一、病因

前列腺结石是一种原因尚不明了的腺管和/或腺泡内结石。目前认为前列腺分泌物及其内包含有核蛋白、少量脂肪组织、晶体嘌呤与脱落上皮细胞一起构成淀粉样体钙化而成。前列腺增生压迫尿道，尿道狭窄使前列腺导管和腺泡发生扩张和淤滞，有利于结石的形成。因此，良性前列腺增生常合并有前列腺结石。此外，前列腺炎、淋病等感染性因素引起腺管阻塞、分泌物淤滞加重亦促使前列腺结石的发生。

二、发病率

前列腺结石发病率报道不一。发病年龄大多在 50 岁以上，且随年龄增长发病率有所上升。

三、成分及病理改变

前列腺结石的主要成分为磷酸钙，有机成分占 20%，其中蛋白占 8%，胆固醇占 3.7%～10.6%，枸橼酸占 0.17%～2.90%。真性前列腺结石主要由磷钙石和磷灰石组成，而假性前列腺结石多由草酸钙和尿酸形成。微小结石常伴有前列腺的灶性慢性炎症改变，有圆形细胞浸润，腺泡中充满脱落的上皮细胞及其碎片，但不一定扩张。结石大者前列腺管和腺泡则扩张，且周围有大小不等、形状各异的囊腔，其内壁无上皮细胞覆盖，在腺泡间有圆形细胞浸润及纤维化。结石可位于腺管开口处，亦可在腺体深部。长期合并感染者，可形成前列腺周围炎或脓肿，且可能破溃至尿道。

Magura CE 等发现前列腺结石培养有大量细菌生长。Takeuchi 等通过电镜观察发现结石核心及外周有大量的细菌痕迹和菌落，提示细菌可能参与了结石的形成和生长，而结石形成后，前列腺液引流不畅，又可使前列腺炎迁延不愈，二者互为因果。

前列腺结石合并前列腺增生者，由于内腺的增生和外腺的受压，后来在腺体实质内的小结石，也被挤压到假包膜，在内外腺交界处排列成弧形。故出现弧形结石者可提示伴有前列腺增生。

四、临床表现

前列腺结石常为多发结石,也可为单发结石,大小为 1.01～40.00 mm,为棕色圆形或卵圆形,小结石表面光滑,质硬,多发结石为多面体形,一般较硬但易被钳碎。前列腺结石大多症状不明显,如有症状,则常由并发的前列腺增生、尿道狭窄及慢性前列腺炎所引起。有些患者有尿道分泌物排出或排尿终末时血尿,有的患者有时自行排出小结石或在前列腺按摩时排出小结石,排出的结石易于和尿路结石相混淆。在临床上有下述情况应予重视:慢性前列腺炎的症状如尿频、尿急、尿痛、排尿不尽感、尿道滴白伴腰骶部、会阴部或阴茎部疼痛,或伴有性功能障碍、射精时疼痛、血精和阴茎异常勃起者;发生感染而形成急性前列腺炎或前列腺脓肿者;出现发热、寒战、白细胞数增多等全身症状与严重的局部症状,如前列腺压痛明显者。

五、诊断

根据临床症状和下列检查有助于诊断。

(一)直肠指检

可无异常发现,但 70%患者前列腺增大,可扪及结石摩擦感和局部硬结;如结石复发,则可扪及结石之噼啪音感。

(二)膀胱尿道镜检查

可见尿道前列腺部肿胀,有时当通过尿道前列腺部时有摩擦感,此时做直肠指检,可出现噼啪声响(系大而多发结石),小结石可凸进尿道。

(三)X 线检查

X 线检查对前列腺结石的诊断具有重要意义。大多数前列腺结石为阳性结石,因此 X 线片常能证实诊断,并能显示结石数目、形态、大小和分布情况。在 X 线片中有 3 种表现:①前列腺内弥散性致密阴影;②呈马蹄状或以尿道为中心的环状阴影;③为孤立性结石或整个前列腺被结石占据。

(四)三维直肠内超声检查

三维直肠内超声检查是前列腺结石的声像图表现。前列腺结石的声像图具有所有结石的共性,为一致密强回声光点或光斑。刘淑敏等提出了前列腺结石的超声诊断标准,即:①具有结石的声像图特征;②发生于内腺。前列腺结石的超声图像表现可分为内腺中散在、簇集尿道旁及内腺后缘 3 型。

(五)膀胱尿道造影

该项检查对诊断前列腺结石有帮助,还对诊断前列腺增生症和尿道梗阻有帮助。

六、鉴别诊断

前列腺结石需与下列疾病相鉴别。

(一)尿道内结石

尿道探条可扪及结石,X 线和经直肠超声可作出鉴别。可行排尿观察,于充盈的尿道内可见强回声团后伴声影。

(二)前列腺癌

前列腺固定,质地坚硬如石且常向精囊扩散,无噼啪响声,结节间组织硬度异常。酸性磷酸酶、前列腺特异性抗原(PSA)、X线、三维直肠内超声检查及针穿活检可鉴别。

(三)前列腺结核

结核常为年轻患者,往往波及一侧或双侧精囊,常伴有附睾结核。

(四)前列腺炎症的钙化灶

前列腺炎有尿频、尿急、排尿不尽感、尿末流出白色黏液伴腰骶部、会阴部或阴茎根部疼痛不适,有的伴性功能紊乱。显微镜检前列腺按摩液(EPS)见大量白细胞和含有脂肪的巨噬细胞,前列腺分泌物细菌培养可了解致病菌或溶脲脲原体和衣原体及药敏情况,做骨盆X线片可鉴别。

七、治疗

无症状的前列腺结石可暂不治疗,对有感染和梗阻等明显临床症状者,可保守治疗,如控制感染、解除梗阻等,亦可手术治疗。保守治疗的主要目的是为手术治疗创造条件。多发而大的前列腺结石常见于慢性细菌性前列腺炎患者,前列腺结石可成为细菌持续存在和尿路复发感染的病源。已感染的结石采用内科治疗一般不能治愈,只将已感染的结石和前列腺组织行手术切除,感染才能治愈。

手术治疗有下列4种方法。

(一)经尿道切除前列腺和结石

前几年很盛行采用经尿道电灼切除前列腺和结石。该方法可缓解症状,也可切除较小结石(包括小结石凸进尿道者),但很难清除所有结石。经手术后复发率也较高。该方法适用于年轻患者,因可避免造成性功能障碍;它也被推荐于年老体弱难以很好承受手术危险的患者。近年来发展起来的TURP或TUVP也可应用于切除前列腺和结石。在做TURP或TUVP时,当遇到大的前列腺结石时,切除镜常受阻于结石处,此时可将结石顶部及近结石之组织切除或割裂,然后直肠内示指协助操作将结石挤出并排入膀胱,再按膀胱内结石处理;TURP或TUVP术毕,冲洗吸出切除组织块,小块结石可随同切除组织块一同吸出,大块结石则需在窥视下碎石后冲洗吸出。

(二)会阴部前列腺切开摘石术

这适用于摘除单个较大结石病例,因并发症较多,采用者甚少。

(三)耻骨上经膀胱前列腺并结石摘除术

适用于大而多发结石伴前列腺增生者,但有前列腺周围炎者,手术可能遇到困难。

(四)经会阴行全前列腺连同结石切除术

这是最彻底的手术方法,适用于结石多及结石位置深、年龄大无须考虑保存性功能和能很好承受手术风险的患者。此术的缺点是易造成性功能障碍、尿失禁,手术危险性较大,因而在手术前应慎重考虑,权衡得失。

（李　勇）

第五节　精　囊　结　石

精囊结石是指原发于精囊腺内的结石。就其发生部位和性质不属于尿路结石。

一、病因和发病率

精囊结石之病因是慢性精囊炎、射精管阻塞、精液滞留及代谢紊乱；前列腺增生所致的射精管阻塞，为精囊结石的主要病因。精囊结石在临床上极为罕见。

二、成分及病理改变

精囊结石主要为磷酸钙和碳酸钙等无机盐结晶附着在脱落的上皮细胞和炎性渗出物上而形成。但王树森等通过将结石放入 PSEM-500X 扫描电镜的 711-F 型能谱仪中进行 X 射线微区分析测定精囊结石成分主要为草酸钙盐。精囊结石形成后，精囊腺会出现慢性炎症等病理改变。精囊管亦可部分阻塞或完全阻塞。

三、临床表现

精囊结石多发生于中年人，结石单发也可多发，大小 1～2 mm 到 1 cm，其表面平滑，棕色，质坚。精囊结石多无临床症状，有症状者多表现为血精、阴茎勃起时疼痛及射精时会阴部不适、性功能障碍等；也可有尿路刺激症状、间断性血尿；如伴有前列腺增生症则可出现尿频、排尿困难、尿潴留等。

精囊结石致精囊的阻塞、感染会引起局部囊肿或纤维化，造成射精管不同程度的梗阻。如果双侧输精管完全性阻塞可引起无精子症。输精管道梗阻在男性不育中的发生率为 1‰～13.6‰。

四、诊断

可根据临床表现和下列检查确定诊断。

（一）直肠指检
扣及精囊中有表面光滑的硬结，固定而有压痛，多发者有噼啪响声。

（二）KUB
显示在膀胱区中线两侧或一侧有斑点状密度增高影。

（三）IVU
显示膀胱区中线两侧或一侧的密度增高影在下段输尿管行程之外。

（四）精囊造影
见精囊扩大，结石位于其内呈负影。精囊急性炎症和碘过敏试验阳性者，不做精囊造影。

（五）直肠内超声检查
具有慢性精囊炎和结石的声像图。慢性精囊炎的声像图可无明显异常，出现血精时，内部回声增强，图像模糊，可有囊壁粗糙增厚。精囊结石声像图：在精囊腔内出现数毫米大小的强回声，伴声影，精囊大小和精囊壁回声如常。CT 对发现精囊结石可有帮助；对伴有前列腺增生症者，

B超、CT实属必要的检查项目。

五、治疗

对于无症状精囊结石,可不治疗;如出现症状或梗阻加重,可对症治疗和抗感染治疗。目前尚无证据表明排石治疗有效。精囊结石合并前列腺增生症,直径在1.2mm以下者,经前列腺切除解除射精管梗阻因素之后,有自行排出之可能。如内科治疗无效,症状较重而已生育者,唯一有效的治疗方法是将精囊连同结石一并切除。

对未生育者,精囊结石致部分性输精管道梗阻的患者,由于其睾丸生精功能仍正常,根据炎症程度的不同,特别是感染初期,通过应用抗生素,或者配合少量的泼尼松治疗使炎症消退,可使精液质量得到改善。输精管道梗阻较重者,可采用尿道镜下后尿道纵行切开或精阜切除,术中看到经输精管注入的靛胭脂在手术野中出现,证明手术已较彻底,术后45%～60%的患者精子质量改善,但术中要注意避免损伤直肠和尿道。精囊结石致输精管道梗阻严重引起不能生育者,可采用人工授精方法。也有人采用由硅胶制成的储精囊种植于皮下,将其连接于附睾管,然后穿刺储精囊内精液作人工授精。目前已有取得成功怀孕的报道,而且该项技术还在不断改进。

（张长征）

第八章　尿道疾病

第一节　尿道概述

尿道是在胚胎5～7周时发育形成的，男性前、后尿道的起源不同。胚胎第4～7周时，起源于泄殖腔腹侧的尿生殖窦分为三段：上段膨大发育为膀胱；中段狭窄呈管状，于男性形成尿道的前列腺部和膜部，于女性形成尿道；下段于男性形成尿道海绵体部，于女性扩大为阴道前庭。前尿道则在胚胎第8周时由阴茎原基及尿道分化而来，在雄激素诱导下，尿道沟在腹侧融合，形成前尿道，而阴茎原基长大，形成尿道海绵体，最后形成完整男性尿道。

一、尿道应用解剖

（一）男性尿道

成人男性尿道长16～20 cm，管径平均0.5～0.6 cm，具有排尿与排精功能。临床上常将前列腺部与膜部尿道称为后尿道，海绵体部尿道称为前尿道。

1.男性尿道形态结构

（1）尿道前列腺部：起自膀胱颈，止于尿道外括约肌，长3～4 cm。尿道后壁中线处有一纵行隆起为尿道嵴。嵴的中部突起成圆丘，即为精阜，其上正中有隐窝，称前列腺囊。囊的两侧分别有一个射精管的开口，在精阜两旁的沟中有前列腺管的开口。

（2）尿道膜部：位于尿生殖膈上、下筋膜之间，长1.2～2 cm，由尿道外括约肌围绕，能有意识地控制排尿，是尿道最狭窄的部位。尿道球部和膜部连接处特别易于发生炎症性狭窄，如骨盆骨折，常合并尿道膜部的损伤。

（3）尿道海绵体部：自尿生殖膈下筋膜至尿道外口的一段尿道，长约15 cm，可分为球部、阴茎体部及阴茎头部尿道。球部尿道管腔最大，有尿道球腺的导管在此开口，包绕的尿道海绵体肌具有收缩功能，能将球部尿道内停留的精液排出体外。阴茎头部尿道腔扩大称舟状窝，其两侧有数个囊袋，为尿道腺的开口。

（4）生理性狭窄、膨大和弯曲：男性尿道在解剖上有3个狭窄部，即尿道外口（呈纵行裂隙状）、膜部和尿道内口。尿道膜部最狭小，其次为尿道外口和尿道内口。3个膨大部，即舟状窝，球部和前列腺部。

2.男性尿道组织结构

尿道壁由黏膜层、黏膜下层及肌肉层组成。前列腺部尿道为移行上皮,其远端尿道为柱状上层和复层鳞状上皮。黏膜与海绵体肌疏松连接。黏膜下层血供丰富,主要为结缔组织。肌肉层为内纵行肌和外环行肌,膜部还有一层环行骨骼肌,即尿道外括约肌。

尿道周围有多种腺体开口于尿道黏膜,但主要的均集中于前尿道。阴茎尿道和尿道球部有尿道旁腺腺管开口,当尿外渗或腺体感染时,这些组织中纤维细胞反应性增生,随后导致海绵体纤维化,引起尿道狭窄。尿道球腺(Cowper腺)为一对,位于膜部尿道两侧,其分泌物为精液的一部分。

3.男性尿道括约肌结构

后尿道的平滑肌可分为两层,内层为纵行肌,外层为环行肌。尿道内纵行肌是膀胱内纵行肌向尿道延续而成,止于尿生殖膈。尿道外环行肌由膀胱逼尿肌外纵行肌延续而来,呈螺旋状环绕于尿道内纵行肌的外面,形成了尿道外环行肌。平滑肌受交感神经和副交感神经双重支配,交感神经兴奋时括约肌收缩,副交感神经兴奋则舒张括约肌。

尿道横纹肌性括约肌包括前列腺膜部和尿道周围两部分。前列腺膜部横纹肌括约肌又可分为前列腺横纹肌括约肌和膜部尿道横纹性肌括约肌。前者主要位于前列腺的前面和侧面,在前列腺尖部,它几乎包绕前列腺尖部形成肌环,两侧有纵行的耻骨前列腺肌相贴,共同参与储尿期的尿液控制。尿道周围横纹肌括约肌由耻骨尾骨肌的中间部分组成,在膜部尿道周围形成环状。在组织学上,尿道周围横纹肌纤维有两种类型。一种是慢反应纤维,收缩幅度较低但维持时间较长,能协助耻骨尾骨肌及其他肛提肌维持前列腺、膀胱颈的基础张力;另一种是快反应纤维,通常有较大的收缩幅度,但维持时间较短,其主要功能是在尿急和腹压增加时协助前列腺膜部横纹肌括约肌快速有力地关闭尿道,防止尿失禁。

4.男性尿道血供、淋巴和神经

男性尿道的动脉供应来自膀胱下动脉、直肠下动脉及阴部内动脉的分支(尿道球动脉和尿道动脉),这些动脉之间存在广泛的交通支。尿道的静脉主要汇入膀胱静脉丛和阴部静脉丛,最后注入髂内静脉。尿道的淋巴回流注入髂内淋巴结和腹股沟淋巴结。尿道主要受阴部神经的支配,其中包括会阴神经、交感神经及副交感神经的分支。尿道膜部括约肌的神经受来自骶神经2～4节并经阴部神经的分支支配。

(二)女性尿道

1.女性尿道形态结构

女性尿道位于耻骨联合之后,阴道前壁下部之前,周围由筋膜固定,不活动,开口于阴道前庭。成年女性尿道长 3～5 cm,直径约 1 cm,外口最细。女性尿道与膀胱交接处构成了尿道后角,正常为 90°～110°。尿道的轴线与身体垂直轴线构成了倾斜角,约 30°,正常不超过 45°(侧位观)。这些关系的变化可能与压力性尿失禁的发生有一定的关系。

2.女性尿道组织结构

女性尿道口黏膜为复层扁平上皮,其余部分为复层柱状上皮及移行上皮。黏膜也有许多隐窝,女性尿道旁腺(Skene腺)开口于尿道口的黏膜上,分泌黏液。肌层由内纵、外环两层平滑肌组成,在尿道的中段有一层横纹肌包绕,形成尿道横纹肌括约肌。该横纹肌的肌纤维具有环状倾向并形成一个鞘,中部 1/3 完全包绕,虽然在尿道后壁尿道与阴道之间较薄,尿道远端和近端1/3后壁横纹肌纤维缺如。其肌纤维几乎均为慢反应纤维,能长时间地保持一定的张力,而尿道周围横纹肌只能起到快速关闭尿道的作用,不能长时间维持尿道的闭合状态。

3.女性尿道血供、淋巴和神经

女性尿道的动脉供应主要来自膀胱下动脉、子宫动脉和阴部内动脉(阴道前庭球动脉和尿道动脉)的分支。这些动脉之间存在广泛的交通支。尿道的静脉主要汇入膀胱静脉丛和阴部静脉丛,最后注入髂内静脉。尿道的淋巴回流注入髂内淋巴结和腹股沟淋巴结。尿道主要受会阴神经、交感神经及副交感神经的支配。

二、膀胱、尿道的受体分布

(一)M 受体

节后胆碱能神经纤维普遍存在于膀胱肌层和黏膜下层。胆碱能纤维均匀分布于膀胱和尿道组织中。M 受体在逼尿肌中含量丰富,以膀胱体部含量最高,膀胱颈和近端尿道平滑肌亦有少量分布,当其兴奋时引起平滑肌收缩。

膀胱逼尿肌含有多种 M 受体亚型,主要为 M3 和 M2 受体,其中后者起主要作用,乙酰胆碱通过 M3 受体直接收缩膀胱。而 M2 受体则通过抑制乙酰环化酶,进而抑制 β 受体调节的松弛作用而达到间接地收缩逼尿肌的作用,但在某些疾病状态下,M2 受体直接参与逼尿肌收缩。M1 受体主要存在于突触前,起调节乙酰胆碱释放的作用。不同亚型受体发挥作用最终需要依赖 G 蛋白和细胞内钙的活化,所以阻断一种受体不能完全阻断膀胱的收缩。尽管膀胱的 M 受体亚型已明确,但特异性的药物仍未找到。有研究报告托特罗定对膀胱的作用强于唾液腺,减少了口干的不良反应,已被临床用于治疗膀胱逼尿肌亢进。

(二)N 受体

N 受体分布于胆碱能神经节中,节前胆碱能纤维通过释放乙酰胆碱,激活盆丛或膀胱壁内神经节细胞。N 受体阻滞能消除电刺激盆神经引起的膀胱收缩。由于 N 受体阻滞剂阻断自主神经冲动是非特异性的,因而临床上已不用来消除膀胱过度活性。

(三)肾上腺能受体

去甲肾上腺能纤维主要分布在膀胱底部和近段尿道。α 受体阻滞剂可降低近段尿道内压,已被广泛用于治疗前列腺增生症,以减轻动力性梗阻因素。

α 受体主要分布在膀胱底、膀胱颈、三角区及近段尿道,受体激活后可使这些部位收缩,特别是能增加近段尿道内压,增加尿道阻力。α 受体可分为 α1 和 α2 两型,α1 受体位于突触后膜,主要介导平滑肌收缩,α2 受体位于突触前膜,能阻止末梢神经释放递质。膀胱尿道中的 α 受体主要为 α1 受体。α1 受体进一步分为 α1A、α1B、α1D 三个亚型,对膀胱颈、后尿道 α1 亚型及特异性 α1 亚型拮抗剂的开发将降低后尿道阻止,有效缓解下尿路梗阻症状。

肾上腺素能 β 受体主要分布在膀胱体,兴奋后可使膀胱松弛。β 受体有 β1、β2、β3 三个亚型,其中 β3 受体含量最多,作用也最强。

(四)嘌呤能受体

嘌呤能神经是指含有嘌呤受体,以三磷酸腺苷(ATP)为递质的神经。ATP 能使膀胱表面的神经节后纤维出现去极化并引起膀胱收缩。目前认为嘌呤能受体可分为 P1 和 P2 两种,P1 受体主要识别和结合腺苷,P2 受体识别和结合 ATP,而 P2 受体又可分为 P2X 和 P2Y 两种亚型。P2X 受体介导 ATP 诱导的膀胱逼尿肌收缩,而 P2Y 受体介导 ATP 诱导的膀胱逼尿肌舒张。

(李　斌)

第二节 尿 道 下 裂

一、概述

尿道下裂是由于前尿道发育不全,导致尿道外口未在正常位置的尿道先天性畸形,是男性泌尿生殖系统常见的先天性畸形。其发生与激素、遗传、环境因素有关。男女均可发生,但主要见于男性。出生男婴发病率为(2～3.2)/1 000。本病的解剖学特征:①尿道外口可位于阴茎腹侧面从会阴到阴茎头之间的任何位置;②阴茎下弯;③系带缺如,阴茎缝和包皮不对称发育,阴茎缝可分裂成对称的两部分,形成"V"形皮肤缺损,而在阴茎的背侧形成"头巾"样包皮堆积。尿道下裂常分成四型:阴茎头型、阴茎型、阴囊型和会阴型。本病可并发隐睾、腹股沟斜疝、扩大的前列腺囊、两性畸形等。

阴茎下弯的程度与尿道口位置并不成比例,有些开口于阴茎体远侧的尿道下裂却合并重度下弯。为了便于估计手术效果,法国人 Barcat 按矫正下弯后尿道口退缩的位置来分型。按此分型,尿道口位于阴茎体远端的病例占大多数。而我国四型分布与国外资料不相符合,其原因是我国很多阴茎头型、冠状沟型尿道下裂病例易被漏诊,且由于大部分前型尿道下裂对以后结婚、生育影响不大,故不要求治疗而未被统计在内。

二、病因及病理

胚胎发育过程中,自第 8 周开始,阴茎原基与尿道开始分化,睾丸分泌的雄激素诱导阴茎及男性尿道的形成和发展。如果雄激素缺乏,尿道沟两侧的皱褶融合发生障碍,致使尿道腹侧壁缺损。尿道外口位于阴茎腹侧的不同位置,形成不同程度的尿道下裂。同时尿道海绵体、阴茎海绵体也发育不全,则尿道下裂远端的尿道形成纤维束状,发生阴茎弯曲。另外环境内分泌雌激素,妊娠早期孕妇使用孕激素类药物使胚胎内雄雌激素水平失衡,某些药物特别是抗癫痫药物亦会引起尿道下裂。最新研究发现,本病发生与染色体异常、基因突变、家族性等因素有关。由于雄激素与生殖系统发育相关,因此,尿道下裂患儿常合并多种生殖系统畸形,如隐睾、苗勒管残留等。

三、临床表现

典型的尿道下裂有三个特点。

(一)异位尿道口

尿道口可异位于从正常尿道近端至会阴部尿道的任何部位。部分尿道口有轻度狭窄,其远端有一黏膜样浅沟。海绵体缺如的病例可见菲薄的尿道壁。若尿道口不易看到,可一手垂直拉起阴茎头背侧包皮,另一手向前提起阴囊中隔处皮肤,可清楚观察到尿道口。尿线一般向后,故患儿常取蹲位排尿,尿道口位于阴茎体近端时更明显。

(二)阴茎下弯

阴茎下弯即阴茎向腹侧弯曲。有学者认为,尿道下裂合并明显阴茎下弯的只占35%,而且往往是轻度下弯。阴茎下弯可能是胎儿的正常现象。Kaplan 及 Lam 在对妊娠 6 个月流产胎儿的调查中发现,44％的胎儿有阴茎向腹侧弯曲。随着胎儿生长,大部分阴茎下弯可自然矫正。按阴茎头与阴茎体纵轴的夹角,可将阴茎下弯分为轻度($<15°$)、中度($15°\sim35°$)、重度($>35°$)。后两者在成年后有性交困难。导致阴茎下弯的原因主要是尿道口远端尿道板纤维组织增生、阴茎体尿道腹侧皮下各层组织缺乏,以及阴茎海绵体背、腹两侧不对称。

(三)包皮的异常分布

阴茎头腹侧包皮因未能在中线融合,故呈 V 型缺损,包皮系带缺如,全部包皮转至阴茎头背侧呈帽状堆积。

四、诊断

(一)阴茎头型

(1)尿道开口位于冠状沟腹侧,呈裂隙状,包皮系带常缺如,背侧包皮堆积。

(2)尿道口可有狭窄,严重者可引起排尿困难甚至肾积水。

(3)阴茎头常呈扁平型,向腹侧弯曲。

(二)阴茎型

(1)尿道开口于腹侧冠状沟与阴茎阴囊交界部之间;背侧包皮堆积。

(2)阴茎弯曲明显,排尿时尿流呈喷洒状。

(三)阴囊型

(1)尿道口位于阴囊正中线上,阴囊常呈分裂状,外观似女性大阴唇。

(2)阴茎短小,扁平,向下弯曲,甚至与阴囊缝相连接。

(3)常伴有隐睾。

(四)会阴型

(1)尿道口位于会阴部,阴囊分裂且发育不全。

(2)发育不全的阴茎似肥大阴蒂,为头巾样包皮所覆盖,并隐藏在分裂的阴囊之间。

(3)睾丸发育不良或伴有隐睾。

(4)尿道沟介于阴茎头和尿道口之间,或常缺如,尿道口呈漏斗形。

五、鉴别诊断

主要是性别的鉴别诊断,尤其是会阴型尿道下裂,其染色体为 46XY,性染色质阴性,性腺为睾丸。

(一)女性假两性畸形

女性假两性畸形是由于肾上腺皮质某些酶先天缺陷,致使肾上腺皮质的正常激素合成及代谢异常,使具有雄激素作用的中间产物聚积增加,女性胎儿外生殖器男性化。出生后外阴继续向男性方向发展,阴蒂肥大酷似阴茎。尿道口位于肥大的阴蒂根部而极似会阴型尿道下裂,阴道狭小。主要鉴别要点如下。①认真检查外阴,除尿道口外,尚有阴道开口;肥大的大阴唇内无睾丸。②尿 112-酮类固醇升高。③性染色质检查:用口腔黏膜上皮或阴道黏膜上皮、皮肤或白细胞,经特殊染色后检查性染色质的阳性率。本病为女性,其阳性率应高于 10％。④染色体检查应为46XX。必要时可做肾上腺影像学检查,排除肾上腺皮质肿瘤。

(二)真两性畸形

真两性畸形的生殖腺既有睾丸,又有卵巢,或为卵睾,故外生殖器可表现出两种性别同时存在的外观,亦可呈典型的尿道下裂外观。其性染色质可为阳性,也可为阴性;性染色体 2/3 为 XX,1/3 为 XY。若性染色质为阳性,性染色体为 XX,可排除尿道下裂。如不能确定性别,则最后确诊真性两性畸形以性腺活体组织检查为依据。

六、治疗

尿道下裂手术治疗的目的是矫正阴茎下弯,使阴茎伸直,将尿道口延伸到生理位置,使之能有性交及正常排尿功能。不能在阴茎下弯畸形未纠正或纠正不满意的情况下施行尿道成形术。

治疗应在学龄前完成,便于日后阴茎的正常发育,免除成年后的心理创伤。目前更倾向于早期治疗,将手术治疗时间安排在患儿 2 岁左右,甚至有的学者主张在 0.5~1 岁时进行治疗。手术方法多达 200 余种,但基本式式是阴茎伸直术和尿道成形术。

(一)无阴茎下弯畸形的阴茎头型尿道下裂

无阴茎下弯畸形的阴茎头型尿道下裂有的主张不必手术治疗,但为达到外形美观,尿液能自阴茎头排出者,可行尿道口前移、阴茎头成形术。

(二)有阴茎下弯畸形的尿道下裂

有阴茎下弯畸形的尿道下裂应行阴茎伸直术,即彻底切除尿道远侧端的索状纤维组织,伸直阴茎。切除纤维索应紧贴白膜表面而勿伤及白膜,将白膜外的索状纤维组织完全切除,同时游离尿道口,使其向后移,直至阴茎完全伸直。若纤维索表面尿道沟皮肤发育不良,没有弹性,也应一并切除,切除后,可将包皮转移至阴茎腹侧覆盖缺损的皮肤创面。

(三)尿道成形

尿道成形术可一期进行或分期进行。一期尿道成形术是矫正阴茎畸形与尿道成形术一次完成,在切除尿道纤维索、伸直阴茎后,即用包皮、阴茎或阴囊皮肤,或膀胱黏膜、颊黏膜形成尿道。一期尿道成形术的优点是手术一次完成,痛苦小,治疗周期短;缺点是一旦失败,将使后续治疗更为困难,使治疗周期更长。二期尿道成形术是矫正阴茎畸形与尿道成形术分期完成,两期之间间隔 3~6 个月。基本方法是 Thiersh、Denis Browne、Cecil 3 种术式,疗效比较肯定。

(四)阴茎过小者

阴茎过小者适当应用雄激素治疗,待阴茎发育后再行手术治疗。

(五)对尿道下裂合并其他生殖系统畸形者

对尿道下裂合并其他生殖系统畸形者应分期分别进行手术治疗,切不可操之过急,以免增加失败率。对合并隐睾者,现一般主张先矫治隐睾,并可同时伸直阴茎,择期做尿道成形术。

七、并发症

尿道下裂手术失败率较高,手术并发症是其重要原因,应着重预防。主要并发症如下。

(一)尿瘘

(1)发生原因:①新形成的尿道或尿道口狭窄;②手术止血不彻底,血肿形成;③止血结扎线过多、切口感染及皮瓣血运障碍。

(2)预防措施:严格术前准备,合理设计和裁剪形成尿道的皮瓣,新形成的尿道与异位尿道1∶3 行斜行吻合,创面止血尽量用电凝并应彻底,皮瓣忌用电凝止血,尽量采用细的可吸收缝线等。小的尿瘘有自愈可能,大的尿瘘应择期修补。

(二)成形尿道坏死及裂开

其多见于膀胱黏膜移植、游离皮管移植成形者。常见原因为感染、缝合过密、边缘缺血及敷料包扎过紧等。应注意避免以上因素。行 Denis Browne 尿道成形术,阴茎背侧皮肤减张切口应达到充分减张目的,才能保证腹侧切口在无张力下愈合。

(三)尿道外口狭窄

发生后可行间断尿道扩张治疗。

(四)阴茎下屈矫正不满意

主要是术中瘢痕切除不彻底,未做阴茎勃起试验,或是用作尿道成形的皮管过短,使已伸直的阴茎被较短的尿道皮管牵拉变弯。出现上述情况时,轻度弯曲者可做阴茎海绵体背侧折叠,影响功能者应再次手术矫治。

八、预后

一般尿道下裂经手术治疗后可站立排尿,只要阴茎发育正常,不影响性生活。但严重的尿道下裂或合并有其他生殖系统畸形者,往往因多次手术而有心理障碍,部分阴茎海绵体发育不佳者可影响性生活。

(李　斌)

第三节　尿　道　炎

尿道炎是指多种原因引起的尿道炎症。病因主要有细菌、真菌及寄生虫等引起的感染以及物理性、化学性和机械性损伤等,其中以各种病原体引起的感染最常见,包括非特异性尿道炎和特异性尿道炎。尿道炎可以造成患者尿道瘙痒、疼痛、红肿、异常分泌物、排尿不适等临床表现。由于尿道具有适宜微生物生长繁殖的条件以及尿道口直接与外界相通,因此十分容易受到微生物或寄生虫的感染,但并不是任何一种微生物一旦感染尿道,都能够引起尿道的显性感染症状。在感染尿道的各种微生物中,有一些仅仅能够在宿主的前段尿道内暂时停留或栖生,这些栖生性微生物往往在数天或数周后自行消失。另一些微生物感染尿道后则能够在宿主的前尿道内长期寄居,并且成为宿主前段尿道内的正常菌群,当宿主机体处于正常生理状态时,这些正常菌群微生物虽然不能引起尿道明显的炎症反应,但却能够造成尿道不同程度的亚临床炎性损害。

一、分类

尿道炎分类包括临床分类、病原学分类。

(一)临床分类

根据患者尿道局部及全身的症状与体征不同,将尿道炎分为急性尿道炎、慢性尿道炎。

(1)急性尿道炎:是指由于细菌等病原体感染尿道引起的尿道急性炎症反应,患者常常表现为突发尿道疼痛及尿道口红肿、黏液性或脓性分泌物、尿频、尿急和尿痛等。

(2)慢性尿道炎:是指由于细菌等病原体感染尿道引起的尿道慢性炎症反应,患者的临床表现主要为尿道不适、灼热或疼痛，黏液性分泌物，排尿不尽或尿线分叉等。

(二)病原学分类

1.非特异性尿道炎

即通常所说的尿道炎，病原体主要有大肠埃希菌、链球菌属及葡萄球菌属等。感染途径多为逆行感染，即由病原体直接侵入尿道所致。在女性，常与性生活有关。另外，还与一些诱因有关：①尿道先天性畸形，如尿道憩室、尿道狭窄和尿道瓣膜等引起的尿道梗阻。②邻近器官感染，如前列腺炎、精囊炎、子宫颈炎和阴道炎等。③尿道外伤、结石、异物、肿瘤及留置导尿管等引起的继发感染。

通常急性尿道炎尿路刺激症状较明显，临床表现与膀胱炎相似，包括尿频、尿急和尿痛等。慢性尿道炎在男性常缺乏临床症状，仅在尿涂片检查时偶然发现有大量中性粒细胞；在女性则常具有明显的尿路刺激症状，尿涂片检查有助于确诊。

病理上，急性尿道炎可见黏膜充血、水肿，或有糜烂及浅表溃疡形成，固有层有数量不等的中性粒细胞浸润。严重者炎症可累及黏膜下层，甚至形成脓肿，穿透尿道壁引起尿道周围炎或尿道周围脓肿。有时还可波及尿道周围器官，如引起急性附睾炎、急性精索炎等。

慢性尿道炎可见黏膜内淋巴细胞、浆细胞及单核细胞等慢性炎细胞浸润，尿道上皮不同程度增生或组织转化(化生)，并可伴有炎性息肉形成。严重者，炎症广泛累及尿道黏膜下组织，尿道壁结构破坏，肉芽组织及结缔组织增生修复，可导致瘢痕性尿道狭窄。

2.特异性尿道炎

特异性尿道炎为淋病奈瑟球菌、结核分枝杆菌、毛滴虫、真菌等特殊病原体引起的尿道炎。

(1)尿道淋病：尿道淋病是由淋菌感染引起的特异性尿道炎。依病程分为急性和慢性淋病。①急性淋病：是成人较常见的性病之一，主要经性交途径传播。小儿多由含菌分泌物接触尿道口而感染。淋菌通常在前尿道内繁殖，侵犯黏膜及黏膜下组织，引起急性前尿道炎，进而引起急性后尿道炎、急性前列腺炎及急性精囊炎等病变，并可导致腹股沟淋巴结炎、心内膜炎、关节炎、眼结膜炎及败血症等。在女性还可并发阴道炎、子宫颈炎、盆腔炎及急性尿道旁腺炎等。临床上，以中、青年多见，5%～30%的患者无自觉症状。感染潜伏期2～10天，平均为4～5天。通常呈急性前尿道炎表现，如尿道口痒、痛、红肿及尿道有黏液或脓性分泌物。进一步发展有尿路刺激征、血尿及排尿困难等症状。尿涂片及尿培养可查见淋菌。病理改变与一般急性非特异性尿道炎相似。当感染严重或反复发作时，黏膜下组织可发生坏死，纤维组织增生修复，导致瘢痕性尿道狭窄。②慢性淋病：是淋菌所引起的泌尿生殖系统的慢性感染。多为急性淋病迁延不愈所致，病程＞6个月。两性均可发病，男性较多。淋菌潜伏于尿道黏膜下、前列腺、尿道附属腺及子宫颈等处，形成慢性尿道炎及慢性前列腺炎等，可急性发作，经久不愈。主要临床表现为尿道内刺痛伴有尿道口稀薄黏液状分泌物。急性发作时，可有脓性分泌物、尿路刺激征及尿道梗阻等症状。病理上，慢性尿道淋病可有黏膜水肿、肉芽组织形成及上皮息肉样增生等改变。病程长者，可因局部黏膜及黏膜下层组织炎性纤维性增生，瘢痕形成，引起尿道狭窄，且常影响整个前尿道。

(2)结核性尿道炎：结核性尿道炎又称尿道结核，是由结核菌引起的尿道炎症。男性较多见，好发年龄为30～50岁，往往继发于泌尿生殖系统结核，并常伴有肺结核。

常见的感染途径有2种：①由肾、输尿管、膀胱结核的含菌尿下行感染。②由尿道邻近器官，如前列腺、精囊的结核直接蔓延所致。

尿道结核主要累及后尿道，前尿道较少发生。

临床上，尿道结核的主要症状与泌尿生殖系统结核相似，常见有尿频、尿急、尿痛、血尿和脓尿等。较重者可发生尿道狭窄，狭窄段以上尿道扩张，出现尿淋漓不尽、排尿困难及尿潴留等症状。甚至可穿破皮肤，形成尿道皮肤瘘管。

病理上，尿道壁可见结核性肉芽肿及干酪样坏死等结核特征性的改变，并常形成溃疡。抗酸染色可查见结核菌。病程较长者可因尿道壁纤维化而导致瘢痕性尿道狭窄。

此外，尿道结核可向尿道周围蔓延，引起结核性尿道周围炎，若尿道腺及尿道海绵体严重受累，瘢痕形成，也可继发多发性尿道狭窄，甚至造成尿路梗阻，引起肾积水。

（3）真菌性尿道炎：真菌性尿道炎是由真菌感染引起的尿道炎。正常人体在皮肤、口咽、结肠、阴道等部位可有真菌寄生。当机体抵抗力低下或长期大量应用广谱抗生素及激素时，可引起菌群失调，体内真菌乘机生长繁殖，引起真菌性感染，包括真菌性尿道炎。

本病的主要临床表现有尿道痒感及排尿时烧灼感。尿道口可有水样、黏液样分泌物。尿涂片检查及尿培养可查见真菌。

病理上，真菌性尿道炎可与非特异性尿道炎相似或为肉芽肿性炎症，后者较具特征。肉芽肿中央常见坏死，并伴有中性粒细胞浸润，这一特点与结核性干酪样坏死缺乏急性炎细胞浸润明显不同。若病变部位间质及巨噬细胞内查见真菌菌丝及孢子，则可以确诊。

（4）滴虫性尿道炎：滴虫性尿道炎又称尿道滴虫病，是由毛滴虫引起的一种特异性尿道炎。女性多见，主要通过性交、游泳和洗浴等途径感染阴道毛滴虫。感染后滴虫首先寄生在阴道内，然后引起尿道感染，可通过性交传染给男性。

滴虫性尿道炎主要症状有尿道痒感、烧灼痛，伴尿路刺激征与终末血尿。尿道口可有黏液性稀薄分泌物。尿道分泌物或尿涂片查见毛滴虫有助于确诊。组织病理学改变与非特异性尿道炎相似。有时在病灶区内，油镜观察可发现毛滴虫病原体，有助确诊。

二、病因

尿道炎多见于女性。尿道炎常因尿道口或尿道内梗阻所引起，如包茎、后尿道瓣膜、尿道狭窄和尿道内结石和肿瘤等，或因邻近器官的炎症蔓延到尿道，如前列腺精囊炎、阴道炎和子宫颈炎等；有时可因机械或化学性刺激引起尿道炎，如器械检查和留置导尿管等。致病菌以大肠埃希菌葡萄球菌属最为常见。

（一）病原体

1.细菌

引起男性尿道炎的病原性细菌常见有淋病奈瑟球菌、金黄色葡萄球菌、乙型溶血性链球菌、结核分枝杆菌、白喉棒杆菌。条件致病性细菌包括凝固酶阴性葡萄球菌、棒杆菌属的某些菌、粪肠球菌（旧称粪链球菌）等肠球菌属的某些菌、大肠埃希菌、变形菌属、肠杆菌属、假单胞菌属的某些菌、杜氏嗜血菌等。

2.支原体

引起男性尿道炎常见的支原体为解脲支原体，人支原体及生殖道支原体等也常常可在男性尿道炎患者的尿道或尿道分泌物中分离到。

3.衣原体

引起男性尿道炎的病原性衣原体包括沙眼衣原体生物变种的 D、Da，E、F、G、H、I、Ia、J、K 及 L_{a2} 血清型以及性病淋巴肉芽肿衣原体生物变种的 L_1、L_2、L_3 血清型。

4.真菌

通常在尿道正常菌群失调、宿生机体的抵抗力降低或尿道黏膜损伤等情况下引起尿道的炎症反应,常见包括白念珠菌等念珠菌、曲霉、青霉及其他条件致病性的丝状菌。

5.螺旋体

常见为疏螺旋体。在一期梅毒患者,苍白密螺旋体(梅毒螺旋体)也可侵犯男性尿道,并引起尿道或尿道口的炎症反应及硬性下疳。

6.病毒

常见为单纯疱疹病毒和人乳头瘤状病毒。

(二)化学损伤

化学损伤所致的尿道炎是指由于将具有较强刺激性或腐蚀性的化学药物或化学试剂注入尿道而引起的尿道炎症反应。常见为在治疗尿道炎、前列腺炎、膀胱炎等生殖系统器官或泌尿系统器官的感染性疾病时将高浓度的某些抗菌药物注入尿道,或进行阴茎、尿道或尿道口消毒时将酸、碱、某些化学消毒剂等化学试剂注入或流入尿道。这些具有较强刺激性或腐蚀性的化学药物或化学试剂进入尿道后,常常可造成尿道黏膜的化学性损伤而引起尿道的急性或慢性炎症反应,以及发生细菌等微生物的继发感染。

(三)外伤

外伤所致的尿道炎常见于将较坚硬的或表面粗糙的物体插入尿道所致。例如,不适当操作导尿管或内镜插入尿道、儿童或精神病患者将棍棒插入尿道等,可造成尿道黏膜受到损伤而引起尿道的疼痛、出血和炎症反应。

三、诱因

除受到毒力较强的病原性微生物或寄生虫感染外,对于绝大多数频繁感染尿道的毒力较弱的或条件致病性的微生物来说,引起尿道的炎症反应常常需要具备有利于其大量生长繁殖的一种或多种辅助因素或诱因。导致这些毒力较弱的或条件致病性的微生物引起尿道炎症反应的常见因素为抗菌药物滥用、机体抵抗力降低以及尿道黏膜损伤。

四、诊断

(一)临床症状

1.急性尿道炎

急性尿道炎患者可由于病原体不同而导致临床表现有所差异。一般来说,患者在发病初期可表现为尿道不适,自觉尿道或尿道口瘙痒或疼痛,尤其在排尿时可加剧。随后很快可发生尿道疼痛及尿道口红肿明显,尿痛、尿频、尿急,出现黏液性或脓性分泌物以及分泌物在尿道口或内裤上形成结痂,严重者可发生阴茎肿胀甚至排尿困难,有尿道黏膜损伤或波及膀胱者,可发生尿道流血或血尿。

2.慢性尿道炎

慢性尿道炎患者常常缺乏明显的临床症状,也可表现为尿道不适、瘙痒或灼热感,晨起可见尿道口有黏液性分泌物,尿线分叉或变细,尿频、尿痛或尿滴沥,尿道口可有轻度红肿或无明显异常,尿道形成脓肿或瘘管,病变波及膀胱者可出现下腹部或膀胱区域的坠胀或压痛。

3.淋菌性尿道炎

急性淋菌性尿道炎经过 2～8 天的潜伏期可发病,早期表现为尿道口红肿、瘙痒或轻微疼痛。尿道分泌物多为黏液性的,但在 1～2 天后可转为黄色脓性。随后红肿可发展到整个阴茎头和形成尿道口外翻,排尿次数增多以及明显的尿痛,双侧腹股沟淋巴结红肿、疼痛甚至可发生化脓,包皮过长或包茎者可发生阴茎头包皮炎。慢性淋菌性尿道炎可由急性淋菌性尿道炎经过 1 周后自然转变形成,此时患者急性男性生殖系统感染的症状显著减轻,尿道口及阴茎头的红肿消退,分泌物为黏液状,可有尿道不适或疼痛。

4.非淋菌性尿道炎

非淋菌性尿道炎患者的潜伏期一般较长,平均为 2 周甚至有达 5 周者。发病的早期可见尿道口有白色或清亮的黏液性分泌物,多于晨起或挤压时出现。患者可没有排尿刺激症状或仅有轻微的疼痛,但严重者也可发生明显的尿道口红肿以及尿道疼痛的症状。

5.结核性尿道炎

结核性尿道炎常常由于前列腺结核、精囊结核、泌尿系统结核或阴茎结核的病灶内结核分枝杆菌扩散到后尿道所致。患者可表现为尿道分泌物、尿频、尿痛、血尿或尿道流血,如果发生尿道狭窄可出现尿线变细、尿射程缩短、排尿无力、排尿困难,检查可在会阴部触及粗而硬的条索状尿道。尿道狭窄可导致尿道的继发感染和脓肿,偶尔可形成尿道直肠瘘。

6.细菌性尿道炎

细菌性尿道炎常见发生于使用抗菌药物治疗过程中或治疗之后,包皮过长或包茎,过强与过度的手淫,导尿管以及内镜或其他硬物插入尿道,尿道结石,刺激性或腐蚀性化学药物或试剂注入尿道等情况下。患者的临床表现主要为尿道口红肿或疼痛,尿道瘙痒,不适或疼痛,尿痛、尿急、尿频,尿道口少量黏液性分泌物,但也可逐渐转变为脓性。

7.病毒性尿道炎

由单纯疱疹病毒或人乳头瘤状病毒感染所致的尿道炎患者,在其尿道口可形成丘疹或水疱疹。患者可没有明显的尿道症状,但也可有轻微的疼痛、排尿不适等。

(二)病原学诊断

1.标本采集

不论是急性尿道炎还是慢性尿道炎的患者,均可采集其尿道黏液性或脓性分泌物、尿道拭子、分段尿液或病变组织标本。尿道分泌物或尿道拭子标本尤其适用于对疑为淋病奈瑟球菌、结核分枝杆菌、放线菌属、衣原体属、支原体属、阴道毛滴虫及念珠菌属感染者的早期初步病原学诊断和鉴别诊断;分段尿液标本则有利于对疑为其他细菌、病毒或丝状菌感染者的诊断以及与肾盂肾炎或膀胱炎的鉴别诊断。尿液标本应当是患者随到随取而不必要求晨尿。一般情况下,也不必过于强调患者必须首先清洗尿道口或阴茎再采集分泌物或尿液标本。标本应当在患者使用抗菌药物之前采集,并且将采集的各种标本尽快送检,以避免由于标本中含有高浓度抗菌药物而影响病原体的分离培养,以及由于病原体死亡或生长繁殖而造成标本中病原体的数量发生改变。对于疑为淋菌性尿道炎的患者,在采集标本进行分离培养时,应当注意使用细菌学接种环或无毒性的棉签,以避免造成标本中淋病奈瑟球菌死亡。

2.涂片镜检

患者尿道的分泌物或拭子标本可直接涂片,初段或全段尿液标本需首先离心集菌后取沉渣涂片,病变组织需制备病理学组织切片或直接涂片。根据患者的临床表现或临床的初步诊断,可分别选择革兰染色、抗酸染色、乳酸亚甲蓝（美蓝）染色、吉姆萨染色等染色方法对涂片或切片标本进行染色和镜检。通过观察标本中病原体的形态与染色性、病变细胞、细胞学变化等特征,初步判断病原体（细菌、真菌、衣原体、阴道毛滴虫或病毒）的种类与性质。

对于疑为梅毒螺旋体感染者的尿道分泌物或拭子标本,可进行镀银染色镜检或暗视野显微镜观察。疑为酵母菌感染者的标本也可进行负染色后镜检。疑为病毒感染者的病变组织切片可在电子显微镜下直接观察病毒颗粒。

3.分离培养

（1）细菌分离培养:患者尿道分泌物或尿道拭子标本可直接接种于血琼脂培养基平板,置普通温箱内 37 ℃培养 24~48 小时分离各种需氧性的一般细菌。如果需分离培养淋病奈瑟球菌,则需将标本接种于淋菌分离培养基或含有万古霉素（能够抑制革兰阳性细菌的生长）及多黏菌素 E 和甲氧苄啶（能够抑制革兰阴性杆菌的生长）以及制霉菌素的 10%血琼脂或巧克力色琼脂培养基平板,置烛缸或 CO_2 培养箱内 37 ℃培养 24~48 小时;分离培养结核分枝杆菌可将标本接种于罗氏培养基斜面或苏通培养基,置 37 ℃温箱内培养 1~3 周。

分段尿液标本需分别取 3 段尿液各 0.1 mL,并分别接种于培养基平板,培养 24~48 小时后观察各培养基上生长的菌落数量和判断感染部位及其程度。一般来说,如果患者初段尿液标本中生长的菌落数量明显多于中段及末段尿液标本中的生长菌落数,并且各标本中细菌的数量形成明显的由初段-中段-末段逐渐减少的分布,表示患者为尿道炎而不是膀胱炎或肾盂肾炎;如果患者中段尿液标本中生长的菌落数量明显多于初段和末段尿液标本中的生长菌落数,并且各标本中细菌的数量形成明显的由中段-末段-初段逐渐减少的分布,此特征有助于排除患者是原发性尿道炎,而可考虑为来自膀胱的感染所致;如果患者末段尿液标本中生长的菌落数明显多于其他各段或各段尿液标本中生长的菌落数无明显差别,则可考虑患者为前列腺炎、肾盂肾炎或是膀胱炎与尿道炎。但对于分离培养结果意义,应当结合患者的临床表现进行判断。

在判断尿液标本分离培养结果时,还应当注意排除由于操作因素造成的影响。例如,标本是否受到污染,分段尿液是否分布适当,标本接种方法及接种量是否正确无误,是否存在有病原体拮抗现象等。尤其在对淋菌分离培养时,培养基中生长的尿道正常菌群将对淋菌的生长产生明显的抑制作用。

各种细菌分离培养物均可根据形态与染色特征、生化反应或血清学试验进行菌种或菌型的鉴定,淋菌、结核菌等细菌及其稳定 L 型还可采用聚合酶链反应（PCR）方法进行特异性基因的鉴定。

（2）真菌分离培养:将尿道分泌物或拭子标本直接接种、分段尿液标本分别定量接种于萨布保罗琼脂培养基平板,置温箱内 37 ℃（酵母菌）培养 24~48 小时或 28 ℃（丝状菌）培养 3~7 天后,根据菌落及其显微镜下形态特征、生化反应以及培养物涂片革兰染色或乳酸亚甲蓝染色液染色的特征进行菌种或菌型的鉴定。

（3）支原体分离培养:将尿道分泌物或拭子标本直接接种于固体或液体支原体分离培养基,置烛缸或 CO_2 培养箱内 37 ℃培养 2~3 天。固体培养基培养物可直接在显微镜下观察支原体菌落,并接种支原体鉴别培养基传代培养,液体培养基培养物则需经滤菌器过滤后接种固体培养基或液体鉴别培养基传代培养。根据培养物的生长情况或菌落以及生化反应特征、血清学试验或特异性 PCR,鉴定培养物的种或型。

（4）衣原体分离培养:衣原体通常采用标本涂片染色法进行诊断,特殊情况下也可将标本接种于细胞单层培养物或鸡胚卵黄囊进行分离培养。标本中的衣原体或衣原体分离培养物可根据其生物学特性或采用特异性 PCR 进行种或型的鉴定。

（5）寄生虫分离培养：疑为阴道毛滴虫感染者的尿道分泌物或拭子标本可直接接种于 Diamond TYM 或 CPLM 培养基进行分离培养。

（6）细菌 L 型分离培养：细菌 L 型分离培养适用于近期或正在接受抗菌药物，尤其是 β-内酰胺类抗生素治疗的尿道炎患者。对于那些用常规分离培养结果难以解释其临床表现的患者，也可进行细胞壁缺陷细菌的分离培养。细菌 L 型分离培养可将尿道分泌物、尿道拭子或尿离心沉渣标本接种于 L 型琼脂平板，置烛缸或 CO_2 培养箱内进行高渗分离培养。也可将标本滤过后接种 PG 液、肝消化液、牛肉浸液或苏通液体培养基等进行非高渗分离培养。对于分离培养物可采用返祖法或 PCR 的方法进行菌种或菌型的鉴定。

4.药物敏感试验

一般来说，对于患者标本中分离的病原菌都应当进行药物敏感试验，检测其药物敏感性以作为临床医师选择抗菌药物对患者进行治疗的重要依据。若无特殊要求，支原体、衣原体、真菌、结核菌、L 型细菌、寄生虫通常不需要常规进行药物敏感试验。

（三）实验室诊断

1.尿道分泌物检查

尿道分泌物或尿道拭子标本涂片染色镜检通常可发现较多的白细胞、红细胞或脓细胞，细菌、酵母菌或滴虫感染者还可见有大量细菌、酵母菌或阴道毛滴虫。急性尿道炎患者的尿道分泌物或尿道拭子标本涂片中常常可见大量多形核白细胞和/或浆细胞与淋巴细胞，慢性尿道炎患者的尿道分泌物或尿道拭子涂片中则多见淋巴细胞、浆细胞及少量多形核白细胞或巨噬细胞。

2.尿液检查

急性尿道炎如果是由于大肠埃希菌、克雷伯菌等肠道菌以及某些能够迅速生长繁殖的细菌感染所致者，其尿液通常可呈明显的混浊状态。尿液离心沉渣镜检可见大量白细胞（10 mL 晨尿标本离心沉渣每高倍镜视野下中性粒细胞数量＞15 个），并且可有红细胞或脓细胞。

慢性尿道炎患者的尿液通常清亮透明、淡黄或黄色，尿液标本离心沉渣镜检可见为数不多的白细胞和/或红细胞。值得注意的是，由于尿道正常菌群的存在，以致在正常人的晨尿标本中也常常可发现有少量白细胞存在。因此如果采集的是晨尿标本检查，其结果应当与临床医师联系，或直接了解受检者的疾病情况。如果受检者具有较典型的尿道炎症状，即有助于尿液细胞学检查结果的判断。

3.血液检查

尿道炎患者的血液学检查通常没有异常发现。但如果患者具有生殖系统器官或泌尿系统的广泛感染以及全身感染或中毒症状，也可发生血液白细胞数量增多的情况。

（四）鉴别诊断

急性肾盂肾炎需与急性膀胱炎鉴别，前者除有膀胱刺激症状外，还有寒战、高热和肾区叩痛。结核性膀胱炎发展缓慢，呈慢性膀胱炎症状，对药物治疗的反应不佳，尿液中可找到抗酸杆菌，尿路造影显示患侧肾有结核病变。膀胱炎与间质性膀胱炎的鉴别在于后者尿液清晰，极少脓细胞，无细菌，膀胱充盈时有剧痛，耻骨上膀胱区可触及饱满而有压痛的膀胱。嗜酸性膀胱炎的临床表现与一般膀胱炎相似，鉴别在于前者尿中有嗜酸性粒细胞，并大量浸润膀胱黏膜。膀胱炎与腺性膀胱炎的鉴别诊断，主要依靠膀胱镜检查和活体组织检查。

(五)并发症

少数女孩患急性膀胱炎伴有膀胱输尿管反流,感染可上行引起急性肾盂肾炎,成人比较少见。

少数糖尿病患者因留置导尿管而引起膀胱炎,有时可并发气性膀胱炎,膀胱内气体多由产气肠杆菌引起。

五、治疗

急性膀胱炎患者需卧床休息,多饮水,避免刺激性食物,热水坐浴可改善会阴部血液循环,减轻症状。用碳酸氢钠或枸橼酸钾碱性药物,降低尿液酸度,缓解膀胱痉挛。黄酮哌酯盐(泌尿灵)可解除痉挛,减轻排尿刺激症状。根据致病菌属,选用合适的抗菌药物。经治疗后,病情一般可迅速好转,尿中脓细胞消失,细菌培养转阴。单纯膀胱炎国外提倡单次剂量或3天疗程,避免不必要的长期服药而产生耐药细菌和增加不良反应,但要加强预防复发的措施。若症状不消失,尿脓细胞继续存在,培养仍为阳性,应考虑细菌耐药或有感染的诱因,要及时调整更合适的抗菌药物,延长应用时间以期早日达到彻底治愈。感染控制后,尤其对久治不愈或反复发作的慢性膀胱炎,则需做详细全面的泌尿系统检查,主要解除梗阻,控制原发病灶,使尿路通畅。对神经系统疾病所引起的尿潴留和膀胱炎,根据其功能障碍类型进行治疗。

对于淋病奈瑟球菌、白喉棒杆菌、结核分枝杆菌、支原体、衣原体、念珠菌、梅毒螺旋体、单纯疱疹病毒、人乳头瘤状病毒、阴道毛滴虫等病原性病原体感染者,还应当注意对其妻(夫)或性伴侣进行病原学检查,阳性者须同时给予治疗。

(一)抗感染治疗

1.细菌感染

对细菌感染所致尿道炎患者的治疗应当根据病原学诊断及其药物敏感试验的结果合理选择使用抗菌药物,不论以口服、肌内注射或是静脉注射给药通常都能够获得理想的治疗效果。但对于急性细菌性尿道炎患者,可在首先采集标本之后进行经验性给药治疗。推荐使用的抗菌药物包括氟喹诺酮类、呋喃类、头孢菌素类等。由于引起尿道炎的绝大多数细菌通常可对磺胺类及青霉素类具有耐药性,因此不宜作为经验性治疗的首选药物。各种抗菌药物主要为全身用药,尿道口感染者可同时使用1∶5 000的高锰酸钾溶液或0.05%~0.10%的苯扎溴铵(新洁尔灭)溶液局部清洗或浸泡治疗。

2.真菌感染

真菌感染所致的尿道炎可使用酮康唑、氟康唑、伊曲康吐等咪唑类或三唑类抗真菌药物全身用药治疗5~7天,通常可获得良好的治疗效果。

3.衣原体感染

衣原体感染所致尿道炎的治疗可使用氟喹诺酮类、利福霉素类、大环内酯类或四环素类药物全身用药治疗5~7天。

4.支原体感染

治疗药物种类及方法与衣原体感染所致尿道炎治疗使用的药物与方法相同。

5.螺旋体感染

对于螺旋体感染所致的尿道炎可选择青霉素类、头孢菌素类、四环素类、大环内酯类等药物全身用药治疗5~7天。

6.病毒感染

单纯疱疹病毒感染所致尿道炎的治疗可使用阿昔洛韦(无环鸟苷)局部涂擦或给予口服(每次 200 mg,每天 5 次,共 5 天),也可给予干扰素(每次 $5×10^4$ U/kg,肌内注射,每天 1 次)、利巴韦林(病毒唑,10~15 mg/kg,分 2 次肌内注射)或聚肌胞(每次 2 mg,2~3 次/周),肌内注射。人乳头瘤状病毒感染所致尿道炎的患者通常给予局部治疗,可对尿道病变组织用 CO_2 激光或电烧灼处理,也可用 5% 的氟尿嘧啶霜涂擦病变组织或在膀胱排空后将氟尿嘧啶霜注入尿道。

(二)外科手术治疗

外科手术治疗仅仅适用于包皮过长或包茎、尿道狭窄、脓肿或尿道瘘的患者。

(三)预防和预后

要注意个人卫生,使致病细菌不能潜伏在外阴部。由于性生活后引起女性膀胱炎,建议性交后和次晨用力排尿,同时服用磺胺药物 1 g 或呋喃妥因 100 mg,也有预防作用。

急性膀胱炎经及时而适当治疗后,都能迅速治愈。对慢性膀胱炎,如能清除原发病灶,解除梗阻,并对症治疗,大多数病例能获得痊愈,但需要较长时间。

一般来说,对于那些尿道炎患者在治愈后的一段时间内,尤其应当注意适当增加每天的饮水量,以便增加尿量和排尿次数而防止细菌在尿道内过度的生长繁殖。

(李　斌)

第四节　尿 道 损 伤

一、前尿道损伤

(一)病因

1.尿道外暴力闭合性损伤

此类损伤最多见,主要原因是会阴部骑跨伤,损伤前尿道的尿道球部。典型的会阴部骑跨伤多发生于高处跌落或摔倒时,会阴部骑跨于硬物上,或会阴部踢伤、会阴部直接钝性打击伤,球部尿道被挤压在硬物与耻骨下缘之间,造成球部尿道损伤,少数伤及球膜部尿道。阴茎折断伤者有10%~20%合并有尿道损伤,阴茎折断伤发生在勃起状态时,在性生活时突发阴茎海绵体破裂,可能同时有前尿道损伤。

2.尿道内暴力损伤

多为医源性损伤,由于经尿道手术或操作的增多,近年此类损伤有增加趋势。前后尿道均有可能被损伤,大部分是尿道内的器械操作损伤,保留导尿时导尿管的压迫、感染和化学刺激,导尿管气囊段未插到膀胱而充盈气囊或气囊未抽尽强行拔出气囊导尿管、经尿道前列腺或膀胱肿瘤切除等操作和输尿管镜检查通过尿道时和尿道内尖锐湿疣电灼有时会发生前尿道损伤,有的前尿道损伤当时未发现,过一段时间后直接表现为前尿道狭窄,尿道外口附近的尖锐湿疣电灼易引起尿道外口狭窄。尿道内异物摩擦也会引起尿道黏膜损伤。

3.尿道外暴力开放性损伤

枪伤和刺伤等穿透性损伤引起,但少见,偶可见于牲畜咬伤、牛角刺伤,往往伤情重,合并伤多,治疗较为困难。儿童包皮环切术后有少数出现尿瘘和尿道外口损伤。阴茎部没有感觉的截瘫患者使用阴茎夹时间过长可能引起阴茎和尿道的缺血坏死性损伤。

4.非暴力性尿道损伤

非暴力性尿道损伤较为少见,常见原因有化学药物烧伤、热灼伤等。体外循环的心脏手术患者有出现尿道缺血,此后可能出现长段尿道狭窄。胰腺或胰肾联合移植胰液从尿液引流者由于胰酶的作用有出现尿道黏膜损伤甚至前尿道断裂的报道。

(二)病理

1.按损伤部位

包括球部尿道损伤、阴茎部尿道损伤和尿道外口损伤。球部尿道起于尿生殖膈,止于阴茎悬韧带,位于会阴部比较固定,是前尿道易损伤的部位,常由骑跨伤引起损伤。阴茎部尿道是全尿道最为活动的部分,较不易发生损伤,尿道外口损伤常由于尿道外口附近的手术引起。

2.按损伤程度

(1)尿道挫伤:仅为尿道黏膜或尿道深入海绵体部分损伤,局部肿胀和淤血。

(2)尿道破裂:尿道部分全层裂伤,尚有部分尿道连续性未完全破坏。

(3)尿道断裂:尿道伤处完全断离,连续性丧失,其发病率为全部尿道损伤的 $40\%\sim70\%$。

3.病理分期

分为损伤期、炎症期和狭窄期。

(三)临床表现

阴茎或会阴部的损伤都要怀疑有前尿道损伤的可能,如果阴茎或会阴部没有瘀斑或青肿,尿道外口也无滴血,插入导尿管保留导尿作为进一步排除前尿道损伤的方法,常是诊治急症患者的重要措施。

1.尿道滴血及血尿

尿道滴血及血尿为前尿道损伤最常见症状,75% 以上的前尿道损伤有尿道外口滴血。前尿道损伤患者在不排尿时即有血液从尿道口滴出或溢出,或出现尿初血尿,特别是伤后第一次排尿见初血尿强烈提示有前尿道损伤的可能。尿道黏膜的挫裂伤可出现较大量的血尿,尿道完全断裂有时反而可仅见到少量血尿。

2.疼痛

前尿道损伤者,局部有疼痛及压痛,排尿时疼痛加重向阴茎头及会阴部放射。

3.排尿困难及尿潴留

轻度挫伤可无排尿困难,严重挫伤或尿道破裂者,因局部水肿或外括约肌痉挛而发生排尿困难和尿痛,有时在数次排尿后出现完全尿潴留,尿道断裂伤因尿道已完全失去连续性而完全不能排尿,膀胱充盈,有强烈尿意,下腹部膨隆。

4.血肿及瘀斑

伤处皮下见瘀斑。会阴部骑跨伤患者血肿可积聚于会阴及阴囊部,会阴阴囊肿胀及青紫。阴茎折断伤引起的前尿道损伤患者出现袖套状阴茎肿胀说明 Buck 筋膜完整,若出现会阴部蝶形肿胀说明 Buck 筋膜已破裂,血肿被 Colles 筋膜所局限。

5.尿外渗

尿外渗的程度取决于尿道损伤的程度及伤后是否频繁排尿。伤前膀胱充盈者尿道破裂或断裂且伤后频繁排尿者尿外渗出现较早且较广泛。一般伤后尿道外括约肌痉挛,数小时内不发生尿外渗,多在 12 小时后仍未解除尿潴留者才出现尿外渗。尿外渗未及时处理或继发感染,导致局部组织坏死、化脓,出现全身中毒症状甚至全身感染,局部坏死后可能出现尿瘘。

6.休克

前尿道损伤一般不出现休克,合并有其他内脏损伤或尿道口滴血和血尿重而时间长者也应观察患者血压、脉搏、呼吸和尿量等,密切注意有无休克发生。

(四)诊断

前尿道损伤的诊断应根据外伤史、受伤时的体位、暴力性质等病史;尿道外口滴血、血尿、局部疼痛和排尿困难等临床症状;阴茎和会阴尿外渗及血肿等体征,结合尿道造影或其他 X 线检查等明确诊断。

1.外伤史和临床表现

会阴部骑跨伤、尿道内操作或检查后出现尿道出血、排尿困难者首先要想到尿道损伤。伤后时间较长者耻骨上能触到膨胀的膀胱。会阴部骑跨伤者绝大部分为尿道球部,一般临床症状较轻,伤员都可持重及步行,很少发生休克,可表现为尿道外口滴血,不能排尿,尿外渗和血肿引起的阴茎或会阴肿胀,Buck 筋膜完整时仅表现为阴茎肿胀,Buck 筋膜破裂后 Colles 筋膜作为尿外渗或血肿的限制组织,形成会阴阴囊血肿,有时见会阴部典型的蝶形肿胀。女性尿道损伤罕见,但骨盆骨折患者出现小阴唇青肿者应注意有尿道损伤的可能。

2.尿道造影

怀疑前尿道损伤时逆行尿道造影是首选的诊断方法。逆行尿道造影可以清晰和确切地显示尿道损伤部位、程度、长度和各种可能的并发症,是一种最为可靠的诊断方法。摄片时首先摄取骨盆平片后,45°斜位,应用水溶性造影剂,在尿道充盈状态下行连续动态摄片,无法进行实时动态摄片时应进行分次摄片,每次注入 60%碘剂 10~20 mL,在急症抢救室也能进行。临床上诊断有前尿道损伤的患者若逆行尿道造影正常可诊断为前尿道挫伤,有尿外渗同时有造影剂进入膀胱者为前尿道部分裂伤,有尿外渗但造影剂不能进入膀胱者可诊断为前尿道完全断裂。

3.导尿检查

尿道挫伤或较小的破裂患者有可能置入导尿管,但要有经验的泌尿外科专科医师进行,仔细轻柔地试放导尿管,如果置入尿管较为困难,应该马上终止,在确定已放入膀胱前不能充盈气囊,一旦置入不可轻易拔出,导尿管至少留置 7 天,拔除导尿管后常规做一次膀胱尿道造影。拔管后仍有出现尿道狭窄的可能,要密切随访,轻度的狭窄可以通过定期尿道扩张达到治疗目的。另有许多学者认为诊断性导尿有可能使部分尿道裂伤成为完全裂伤,加重出血并诱发感染,还有可能使导尿管从断裂处穿出,而误认为放入膀胱并充盈气囊导致进一步加重损伤,因此在诊断不明时不要进行导尿检查,若有尿潴留应采用耻骨上膀胱穿刺造瘘。

4.超声检查

超声可评价会阴及阴囊血肿范围、是否伴有阴囊内容物的损伤、膀胱的位置高低和膀胱是否充盈等情况。特别在进行耻骨上膀胱穿刺造瘘前,了解膀胱充盈度和位置有较大价值。近年报道超声在了解尿道周围和尿道海绵体纤维化方面有潜在优势。

5.膀胱尿道镜检查

膀胱尿道镜检查是诊断尿道损伤最为直观的方法,单纯的急症诊断性膀胱尿道镜检查尽量不做,应由经验丰富的泌尿外科医师进行,同时做好内镜下尿道会师术的准备,用比膀胱镜细的输尿管镜检查尿道更有优势。女性尿道短不适合尿道造影检查,尿道镜检查是诊断女性尿道损伤的有效方法。

(五)治疗

前尿道损伤的治疗目标是提供恰当的尿液引流,恢复尿道的连续性,有可能时争取解剖复位,把形成尿道狭窄、感染和尿瘘的可能性降低到最小。

1.前尿道灼伤

当腐蚀性或强烈刺激性化学物质进入尿道时,有剧烈疼痛应立即停止注入,嘱患者排尿以排出残留在尿道内的化学物质,并用等渗盐水低压灌注尿道进行冲洗。给予强效止痛剂,避免留置导尿,排尿困难者行耻骨上膀胱造瘘引流尿液。无继发感染者2周后开始定期尿道扩张,防治尿道狭窄,狭窄严重尿道扩张治疗失败者行手术治疗。

2.前尿道挫伤

轻微挫伤,出血不多排尿通畅者密切观察。出血较多者,局部加压与冷敷,排尿困难或尿潴留者保留导尿7~14天。

3.前尿道破裂与断裂

轻度破裂无明显尿外渗和血肿且能插入导尿管者,保留导尿1~2周后拔除,以后间断尿道扩张。若导尿失败、有明显血肿或尿外渗者均应行急症尿道修补或端端吻合术。尿道修补或端端吻合术是治疗前尿道破裂或断裂的最好方法,愈合后很少需要进行尿道扩张治疗。血流动力学稳定的无泌尿生殖器官以外脏器损伤的开放性前尿道损伤也必须行前尿道修补或吻合术,缝合时要用细的缝合材料,缝合足够的尿道海绵体,利用周围血供丰富的组织覆盖避免尿瘘形成,较重的部分裂伤和完全断裂可作修剪再吻合术,需要做移植或皮瓣的长段尿道缺损不宜在急症手术进行,因为污染和不良血供将影响此类手术的效果,若术中探查发现尿道缺损范围大不能作一期吻合或损伤已过72小时者仅行耻骨上膀胱造瘘术及尿外渗引流术,2~3个月后再视情况决定行择期性尿道修复手术。

二、后尿道损伤

(一)病因

1.尿道外暴力闭合性损伤

此类损伤最多见,主要是骨盆骨折。4%~14%骨盆骨折伴有后尿道损伤,80%~90%后尿道损伤伴有骨盆骨折。后尿道损伤中65%是完全断裂,另外10%~17%后尿道损伤患者同时有膀胱损伤。

骨盆骨折的常见原因是交通事故、高处坠落和挤压伤,损伤部位在后尿道,常伴其他脏器的严重创伤。不稳定骨盆骨折比稳定骨盆骨折损伤后尿道多,坐骨耻骨支的蝶形骨折伴骶髂关节骨折或分离时后尿道损伤的机会最大,其次为坐骨耻骨支的蝶形骨折、Malgaigne's骨折、同侧坐骨耻骨支骨折和单支坐骨或耻骨支骨折。后尿道有两处较为固定,一是膜部尿道通过尿生殖膈固定于坐骨耻骨支,另一是前列腺部尿道通过耻骨前列腺韧带固定于耻骨联合。骨盆骨折时,骨盆变形,前列腺移位,前列腺从尿生殖膈处被撕离时,膜部尿道被牵拉伸长,耻骨前列腺韧带撕裂时更甚,最终使尿道前列腺部和膜部交界处部分或全部撕断,全部撕断后前列腺向上方移位,尿道外括约肌机制可尿生殖膈也撕裂时可伤及球部尿道,前列腺背侧静脉丛撕裂时引起严重的盆腔内血肿使前列腺向上和背侧推移,活动度较大的膀胱和前列腺之间的牵拉可引起膀胱颈损伤,骨盆骨折碎片刺破尿道很少见。另一种观点认为尿道球部和膜部交界处较为薄弱,损伤往往发生于此处,尿道的前列腺部、膜部和外括约肌为一个解剖单位,骨盆骨折时此解剖单位移位,牵拉膜部尿道,而球部尿道相对固定于会阴筋膜上,使尿道的膜部和球部交界处撕裂,严重时损伤延伸到球部尿道。另外高达85%的尿道损伤患者行尿道成形手术后尿道外括约肌保存完好也支持后一种观点。

膀胱颈部、前列腺部尿道损伤通常仅发生于儿童,而且儿童发生坐骨耻骨支蝶形骨折、Malgaigne骨折和坐骨耻骨支的蝶形骨折伴骶髂关节骨折比成人多见。骨折儿童骨盆骨折时损伤尿道机制有两种可能:一种是活动的膀胱和相对固定的前列腺之间的牵拉而损伤膀胱颈部和尿道;另一种是儿童前列腺未发育,前列腺部尿道短,与成人一样的机制撕裂损伤膜部尿道时蔓延到前列腺部尿道和膀胱颈部。尿道损伤离膀胱颈部越近,发生创伤性尿道狭窄、勃起功能障碍和尿失禁的机会越大。

骨盆骨折损伤女性尿道极少见,占骨盆骨折的1%以下。女性尿道短,活动度大,无耻骨韧带的固定,不易受伤。女性尿道损伤大部分是尿道前壁的部分纵行裂伤,完全裂伤常位于近膀胱颈部的近端尿道,常伴阴道和/或直肠撕裂伤,所以女性尿道损伤患者应常规作阴道与直肠检查。女性尿道损伤机制通常由骨盆骨折碎片刺伤引起,而非男性那样的牵拉撕裂伤。

2.尿道内暴力损伤

多为医源性损伤,由于经尿道手术或操作的增多,近年此类损伤有增加趋势。大部分是尿道内的器械操作损伤,保留导尿时导尿管气囊段未插到膀胱就充盈气囊或气囊未抽尽就强行拔出气囊导尿管,或经尿道前列腺或膀胱肿瘤切除等操作和输尿管镜检查通过尿道时和尿道内时,或尖锐湿疣电灼时,均有可能发生尿道损伤,有的尿道损伤当时未发现,过一段时间后直接表现为尿道狭窄,尿道内异物也会引起尿道黏膜损伤。

3.尿道外暴力开放性损伤

枪伤和刺伤等穿透性损伤引起,但少见,偶可见于牲畜咬伤、牛角刺伤,往往伤情重,合并伤多,治疗较为困难。妇科或会阴手术有损伤尿道的可能,近年有报道经阴道无张力尿道中段悬吊术患者在术中或术后损伤尿道。长时难产尿道和膀胱颈部也有可能受压引起缺血性尿道和膀胱颈部损伤。

4.非暴力性尿道损伤

较为少见,常见原因有化学药物烧伤、热灼伤、放射线损伤等。体外循环的心脏手术患者有出现尿道缺血和发生尿道狭窄的可能,胰腺或胰肾联合移植胰液从尿液引流者由于胰酶的作用有出现尿道黏膜损伤甚至尿道断裂的报道。

(二)病理分类

1.按损伤部位

包括膜部尿道损伤和前列腺部尿道损伤。可分为四型:Ⅰ型是后尿道受盆腔内血肿压迫与牵拉伸长,但黏膜完整。Ⅱ型是后尿道损伤指泌尿生殖膈上方前列腺和/或膜部尿道撕裂伤。Ⅲ型是后尿道完全裂伤伴有尿生殖膈的损伤。Ⅳ型是膀胱颈损伤累及后尿道(图8-1)。

2.按损伤程度

(1)尿道挫伤:仅为尿道黏膜损伤,局部肿胀和淤血。

(2)尿道破裂:尿道部分全层裂伤,尚有部分尿道连续性未完全破坏。

(3)尿道断裂:尿道伤处完全断离,连续性丧失,其发病率为全部尿道损伤的40%～70%。

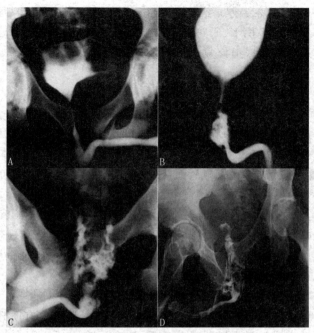

图 8-1 后尿道损伤

A.Ⅰ型;B.Ⅱ型;C.Ⅲ型;D.Ⅳ型

3.病理分期

(1)损伤期:伤后 72 小时之内的闭合性尿道损伤为损伤期。此期的病理生理改变是出血和创伤性休克,尿道组织破坏和缺损,尿道失去完整性和连续性,引起排尿困难和尿潴留,血液和尿液经损伤处外渗到尿道周围组织,此期行尿道修补术或恢复尿道连续性的手术效果较为满意。限制血尿外渗部位和蔓延的筋膜:①阴茎筋膜(Buck 筋膜)。②会阴浅筋膜(Colles 筋膜)。③腹壁浅筋膜深层(Scarpa 筋膜)。④尿生殖膈(三角韧带)。⑤膀胱直肠筋膜(Denonvilliers 筋膜)。会阴浅筋膜和向前与腹壁浅筋膜的深层会合。会阴浅筋膜与尿生殖膈之间的间隙称会阴浅袋。阴茎部尿道破裂或断裂若阴茎筋膜完整,血尿外渗仅局限在阴茎部,出现阴茎肿胀及紫褐色,若阴茎筋膜破裂则血尿外渗范围与球部尿道破裂时相同。球部尿道损伤伴阴茎筋膜破裂后血尿外渗先到会阴浅袋内并可向腹壁浅筋膜的深层之下发展,形成下腹部肿胀。后尿道损伤若位于前列腺尖部或前列腺部尿道而尿生殖膈完整时,血尿外渗于前列腺和膀胱周围疏松结缔组织内,向前上可发展到下腹部腹膜外组织,向后上可达腹膜后组织,膜部尿道损伤时若尿生殖膈上下筋膜完整,血尿外渗位于尿道膜部及周围,若尿生殖膈完整仅有尿生殖膈上筋膜破裂,血尿外渗至前列腺膀胱周围,若尿生殖膈及其上下筋膜都破裂,血尿外渗还可渗到会阴浅袋。

(2)炎症期:闭合性尿道损伤后 72 小时到 3 周,开放性尿道损伤有时虽未达 72 小时,有明显感染迹象者也称炎症期。创伤性炎症反应达到高峰,可伴细菌感染,全身病理生理变化以中毒和感染为主,可出现高热和血白细胞计数升高。损伤局部血管扩张,渗透性增加,组织水肿,白细胞浸润,尿外渗未引流可能出现化学性蜂窝织炎,创伤性组织液化坏死等。临床上以控制感染为主,尿外渗引流和膀胱造瘘使尿液改道,不宜进行尿道有关的手术或尿道内操作。

(3)狭窄期:尿道损伤 3 周后损伤部位炎症逐渐消退,纤维组织增生,瘢痕形成,导致尿道狭窄,称创伤性尿道狭窄。尿道破裂或断裂未经适当早期处理,均出现不同程度的尿道狭窄,引起尿道梗阻,时间久者出现上尿路积水、尿路感染和结石形成,一般在 3 个月后局部炎症反应基本消退,可进行恢复尿道连续性的尿道修复成形手术。

(三)临床表现

1.休克

骨盆骨折后尿道损伤常合并其他内脏损伤发生休克。休克主要原因为严重出血及广泛损伤。骨盆骨折、后尿道损伤、前列腺静脉丛撕裂及盆腔内血管损伤等,均可导致大量出血。内出血可在膀胱周围及后腹膜形成巨大血肿。凡外伤患者都应密切注意生命体征,包括神志、皮肤黏膜指甲色泽等外周血管充盈情况,观察患者血压、脉搏、呼吸和尿量等,密切注意有无休克发生。

2.尿道滴血及血尿

尿道滴血及血尿为后尿道损伤最常见症状。尿道滴血及血尿程度与后尿道损伤严重程度不相一致,有时尿道部分断裂时血尿比完全断裂还要严重。后尿道损伤多表现为尿初及终末血尿,或尿终末滴血,尿道滴血或血尿常在导尿失败或因排尿困难而用力排尿而加重,后尿道断裂伤可因排尿困难和外括约肌痉挛而不表现为尿道滴血或血尿。

3.疼痛

后尿道损伤疼痛可放射至肛门周围、耻骨区及下腹部,直肠指检有明显压痛,骨盆骨折者有骨盆叩压痛及牵引痛,站立或抬举下肢时疼痛加重,耻骨联合骨折者耻骨联合处变软,有明显压痛、肿胀。

4.排尿困难及尿潴留

轻度挫伤可无排尿困难,严重挫伤或尿道破裂者,因局部水肿或外括约肌痉挛而发生排尿困难,有时在数次排尿后出现完全尿潴留,尿道断裂伤因尿道已完全失去连续性而完全不能排尿,膀胱充盈,有强烈尿意,下腹部膨隆。

5.血肿及瘀斑

伤处皮下见瘀斑。后尿道损伤血肿一般位于耻骨后膀胱及前列腺周围,严重者引起下腹部腹膜外血肿而隆起,有尿生殖膈破裂者血肿可蔓延至坐骨直肠窝甚至会阴部。

6.尿外渗

尿外渗的程度取决于尿道损伤的程度及伤后是否频繁排尿。伤前膀胱充盈者尿道破裂或断裂且伤后频繁排尿者尿外渗出现较早且较广泛。一般伤后尿道外括约肌痉挛,数小时内不发生尿外渗,多在 12 小时后仍未解除尿潴留者才出现尿外渗。盆腔内尿外渗可出现直肠刺激症状和下腹部腹膜刺激症状。尿外渗未及时处理或继发感染,导致局部组织坏死、化脓,出现全身中毒症状甚至全身感染,局部坏死后可能出现尿瘘。

(四)诊断

后尿道损伤的诊断应根据外伤史、受伤时的体位、暴力性质、临床表现、尿外渗及血肿部位、直肠指检、导尿检查、尿道造影或其他 X 线检查等明确诊断,确定尿道损伤的部位、程度和其他合并伤等。

1.外伤史和临床表现

尿道内操作或检查后出现尿道出血、排尿困难,骨盆骨折后有排尿困难、尿潴留、尿道外口滴血者首先要想到尿道损伤。伤后时间较长者耻骨上能触到膨胀的膀胱。骨盆骨折患者都应怀疑有后尿道损伤,有下列情况者要高度怀疑有后尿道损伤:尿道外口滴血,排尿困难或不能排尿,膀胱区充盈,血尿外渗常在耻骨膀胱周围,体表青紫肿胀可不明显,有时见会阴部典型的蝶形肿胀。

2.直肠指诊

直肠指诊在尿道损伤的诊断中具有重要意义,可以判断前列腺的移位、盆腔血肿等。后尿道损伤时前列腺位置升高,但在盆腔血肿时可难以判定,骨折导致耻骨或坐骨支移位,有时在直肠指诊时可触及,尿外渗和血肿引起的肿胀可能掩盖前列腺的正常位置,因此直肠指诊的更主要意义是作为一种筛查有无直肠损伤的手段,指套有血迹提示有直肠损伤。

3.尿道造影

怀疑后尿道损伤时逆行尿道造影是首选的诊断方法。逆行尿道造影可以清晰和确切地显示后尿道损伤部位、程度和各种可能的并发症,是一种最为可靠的诊断方法。摄片时应首先摄取骨盆平片,了解是否有骨盆骨折及是否为稳定骨折,有无骨折碎片和异物残留,12～14 号 Foley 尿管气囊置于舟状窝并注水1～3 mL,然后患者置 25°～35°斜位,应用水溶性造影剂,在荧光透视下用 60％碘剂 20～30 mL 注入尿道,在尿道充盈状态下行连续动态摄片,无法进行实时动态摄片时应进行分次摄片,每次注入 60％碘剂10 mL,在急症抢救室也能进行。同时行耻骨上膀胱造影和逆行尿道造影可精确了解尿道损伤的位置、严重性和长度,若进行延迟修补术,应在伤后1 周内进行,若进行晚期修复手术应在伤后 3 个月以上进行。

4.导尿检查

后尿道挫伤或较小的破裂患者有可能置入导尿管,但要有经验的泌尿外科专科医师进行,仔细轻柔地试放导尿管,如果置入尿管较为困难,应该马上终止,在确定已放入膀胱前不能充盈气囊,一旦置入不可轻易拔出,导尿管至少留置 7 天,拔除导尿管后常规做一次膀胱尿道造影。能顺利置入导尿管者,拔管后仍有出现尿道狭窄的可能,要密切随访,轻度的狭窄可以通过定期尿道扩张达到治疗目的。另有许多学者认为诊断性导尿有可能使部分尿道裂伤成为完全裂伤,加重出血并诱发感染,还有可能使导尿管从断裂处穿出,而误认为放入膀胱并充盈气囊导致进一步加重损伤,因此在诊断不明时不宜采用。

5.超声检查

超声在尿道损伤的急症诊治工作中不是常规检查方法,仅用于评价盆腔内血肿范围、膀胱的位置高低和膀胱是否充盈等情况。特别在进行耻骨上膀胱穿刺造瘘前,了解膀胱充盈度和位置有较大价值。近年报道超声在了解尿道周围和尿道海绵体纤维化方面有潜在优势。

6.膀胱尿道镜检查

膀胱尿道镜检查是诊断后尿道损伤最为直观的方法,单纯的急症诊断性膀胱尿道镜检查尽量不做,应由经验丰富的泌尿外科医师进行,同时做好内镜下尿道会师术的准备,用比膀胱镜细的输尿管镜检查尿道更有优势。女性尿道短不适合尿道造影检查,尿道镜检查是诊断女性尿道损伤的有效方法。后期进行后尿道修复性成形手术前,怀疑有膀胱颈部功能异常时,可通过膀胱造瘘口检查膀胱颈部和后尿道,有很大价值,通过膀胱造瘘口仔细观察膀胱颈部的完整性和功能,但有时膀胱颈部的外形完整性与功能不一定完全一致。

7.CT 和 MRI 检查

在诊断尿道损伤本身的意义不大,但可详细了解骨盆骨折、阴茎海绵体、膀胱、肾脏及其他腹内脏器的损伤。

(五)治疗

后尿道损伤的治疗应根据患者的全身情况,受伤时间,尿道损伤的部位、严重程度以及合并伤的情况等,综合考虑制订治疗方案,对威胁生命的严重出血和脏器损伤应先于尿道损伤予以处理。

1.全身治疗

(1)防治休克:及时建立输液通道、纠正低血容量,补充全血和其他血液代用品,受伤早期休克主要是严重创伤出血或其他内脏损伤。

(2)防治感染:全身应用抗菌药物,时间长者根据尿及分泌物培养结果选用最有效的抗菌药物。

(3)预防创伤后并发症:预防肺部感染、肺不张,保持大便通畅,避免腹压升高引起继发性出血,对于骨盆骨折或其他肢体骨折卧床较久的患者,注意改变体位,避免发生压疮和泌尿系统结石。

2.损伤尿道的局部治疗

原则是恢复尿道的连续性,引流膀胱尿液,引流尿外渗。在损伤期内的患者应设法积极恢复尿道连续性。后尿道破裂或断裂应根据伤情及医疗条件,有可能时争取解剖复位。炎症期(闭合性尿道损伤72小时后和开放性尿道损伤48小时后)的患者仅行耻骨上膀胱造瘘和尿外渗切开引流,待炎症消退后再行尿道手术。

(1)尿道灼伤的治疗:当腐蚀性或强烈刺激性化学物质进入尿道时,有剧烈疼痛应立即停止注入,嘱患者排尿以排出残留在尿道内的化学物质,并用等渗盐水低压灌注尿道进行冲洗。给予强效止痛剂,避免留置导尿,排尿困难者行耻骨上膀胱造瘘引流尿液。如无继发感染,2周后开始定期尿道扩张,防治尿道狭窄,狭窄严重尿道扩张治疗失败者行手术治疗。

(2)尿道挫伤的治疗:轻微挫伤,出血不多排尿通畅者密切观察。出血较多者,局部加压与冷敷,排尿困难或尿潴留者保留导尿3～7天。

(3)后尿道破裂的治疗:试插导尿管成功者留置2～4周,不能插入导尿管者行耻骨上膀胱造瘘,2～3周后试排尿和行排泄性膀胱尿道造影,若排尿通畅无尿外渗可拔除膀胱造瘘管,尿道会师术也可以用于治疗后尿道破裂,尿道会师法置一18～20号气囊导尿管,气囊充水25～30 mL,稍加牵引,使前列腺向尿生殖膈靠拢,一般牵引5～7天。导尿管留置3～4周。以后根据排尿情况进行尿道扩张。

(4)后尿道断裂的治疗:这类患者多系骨盆骨折引起,一般伤情重,休克发病率高,且尿道完全断离,有分离和移位,使其处理比其他尿道损伤复杂得多。目前对后尿道断裂伤的局部治疗有三种观点:①耻骨上膀胱穿刺或开放造瘘术,3～6个月后行后尿道修复成形术。②尿道会师术。③急症后尿道吻合术。

所有尿道外伤的最初处理是患者的复苏,先处理可能危及患者生命的其他损伤,后尿道损伤更是如此,因为后尿道损伤往往伴有骨盆骨折、腹内脏器损伤和肢体骨折等。尿道损伤急症处理的第二步是分流膀胱内尿液。从尿道破裂口外渗的血液和尿液可能引起炎症反应,有发展成脓肿的可能,外伤受损的筋膜层次决定了可能发生感染的范围,感染可能发生于腹腔、胸部、会阴部和股内侧等,这些感染可能导致尿瘘、尿道周围憩室,甚至少见的坏死性筋膜炎,早期诊断尿道损伤、及时的尿液改道引流和适当应用抗生素降低了这些并发症发生的可能性。及时的分流膀胱内尿液可防止更多的尿液外渗到尿道周围组织中,并可准确记录尿液排出量。耻骨上膀胱穿刺造瘘是尿液改道引流的简单方法,大部分泌尿外科医师和专业外科医师都熟悉其操作技术,若耻骨上膀胱是否充盈不能扪清,膀胱穿刺造瘘术可在 B 超引导下进行,开放性耻骨上膀胱造瘘术只在膀胱空虚、合并有膀胱破裂或膀胱颈部损伤时进行,开放手术时应避免进入耻骨后膀胱前间隙,从膀胱顶部切开膀胱,在膀胱腔内探查有无膀胱或膀胱颈部裂伤,若有也应从膀胱内部用可吸收线加以修补,4 周后先行排尿性膀胱尿道顺行造影,若尿道通畅可试夹管,排尿正常可安全拔除造瘘管。否则 3 个月后行后尿道瘢痕切除成形术。

　　伤后 3～6 个月的后尿道瘢痕切除再吻合手术采用经会阴的倒"人"字形切口,损伤部位确定后切除瘢痕和血供不良组织,游离远近端尿道,在骨盆骨折后尿道断裂断端完全分离情况下,前列腺远侧血肿肌化瘢痕远端的球部尿道游离到阴茎根部可获得 4～5 cm 的尿道长度,足够有 2～2.5 cm 长瘢痕的尿道行瘢痕切除,两断端劈开或作斜面的无张力吻合。后尿道断裂前列腺移位位置高造成前列腺远端断端与球部尿道断端距离大于 3 cm 者,或由于外伤或以前手术造成粘连球部尿道不能游离延长进行无张力断端吻合时,可考虑球部尿道改道,从一侧阴茎脚上方或切除耻骨支,通常耻骨联合下方耻骨部分切除足以使后尿道两断端无张力吻合,极少数情况下可用耻骨联合全切除,极少见的耻骨骨髓炎是耻骨部分切除的反指征。90% 以上的后尿道断裂,特别是膀胱颈部功能正常者经会阴径路足以完成手术,不必联合经腹径路。经会阴后尿道瘢痕切除两断端再吻合的后尿道成形修复手术效果良好,术后 10 年发生再狭窄的概率约 12%。

　　后尿道修复成形手术的原则:①瘢痕切除彻底。②黏膜对黏膜缝合。③吻合口血供良好。④缝合处组织健康不被缝线切割。⑤熟练的手术技巧。

　　处理可能伴有外括约肌机制受损的后尿道断裂缺损要保护膀胱颈部功能,对伤后 3 个月以上的后尿道损伤经会阴一期后尿道成形修复术是推荐的首选方法,此时尿道损伤外其他器官的合并损伤,包括皮肤、软组织损伤和血肿已愈合和吸收,至于受伤到后尿道决定性成形修复手术要间隔多长时间目前还有争议。绝大多数前列腺远端后尿道断裂导致的尿道断离瘢痕较短,可以通过经会阴切口一期瘢痕切除再吻合术,若有广泛的血肿纤维化和膀胱颈部的结构和功能受损就不适合行经会阴瘢痕切除再吻合术。

　　尿道会师术可以早期恢复尿道连续性,可通过牵引固定前列腺位置缩短尿道分离长度。主要有两种牵引方法,一是气囊尿管与躯体纵轴 45°,300～750 g 重量牵引 5～7 天;另一是前列腺被膜或前列腺尖部缝线牵引固定于会阴部。但该手术术后尿道狭窄和阳痿发生率高,国外较少采用。

　　内镜窥视下尿道内会师术运用导丝引导置入导尿管治疗后尿道断裂成为一种新的手术方式,后尿道断裂甚至前尿道断裂都可试用,内镜下会师可能减少缺损的距离,一般用输尿管镜可以直接在断裂处找到近端,先放入导丝或输尿管导管,然后沿导丝或输尿管导管置入 18～20F 号三腔导尿管,如在断裂处找不到尿道近端,行耻骨上膀胱穿刺造瘘置入软性膀胱镜或输尿管镜,从后尿道插入导丝或输尿管导管引导尿道内置入的膀胱镜或输尿管镜进入膀胱,或直接拉出导丝或输尿管导管引导置入导尿管。内镜窥视下尿道内会师术须经验丰富的泌尿外科专科医师进行,否则有潜在的并发症,远期通畅率比急症膀胱造瘘 3 个月以后再行后尿道成形修复手术低,尿道会师术后总的术后勃起功能障碍、再狭窄和尿失禁发病率分别约 35%、60% 和 5%。耻骨上膀胱造瘘待 3 个月后再行后尿道修复成形术仍是大部分泌尿外科医师治疗后尿道断裂的首选方法。

　　后尿道损伤的急症开放性吻合手术,术后狭窄、再缩窄、尿失禁和勃起功能障碍发病率高,损伤时尿道周围组织血肿和水肿,组织结构层次不清,判别困难,尿道断端游离困难影响两断端的正确对位。Webster总结 15 组病例共 301 例行急症手术,术后尿道狭窄发病率 69％,勃起功能障碍 44％,尿失禁 20％。

目前认为,急症后尿道吻合术仅在下列情况下进行:①有开放性伤口。②合并有骨盆内血管损伤需开放手术。③合并的骨折或骨折引起的出血等情况需手术处理者。④合并有膀胱破裂。⑤合并直肠损伤。

(李　斌)

第九章 阴茎疾病

第一节 阴茎概述

阴茎主要由 3 个柱状海绵体构成,即左右各一的阴茎海绵体和其下方的尿道海绵体,阴茎部尿道穿行于尿道海绵体中间。两个阴茎海绵体表面由白膜包裹,白膜中间形成中隔,阴茎海绵体在阴茎根部通过中隔间隙相通。白膜之外由阴茎筋膜(Buck 筋膜)将 3 个海绵体包绕在一起。阴茎筋膜之外为阴茎浅筋膜。阴茎头腹侧正中有一小的皮肤皱襞,与包皮相连,称为包皮系带。阴茎皮肤薄而柔软,缺乏皮下脂肪,伸展性和活动度大,向前包绕阴茎头,称为包皮。包皮分为内、外板,内板似黏膜,无角化层而富有皮脂腺。

阴茎系韧带和阴茎悬韧带将阴茎根部固定在耻骨联合前方。阴茎系韧带位置较浅,自腹白线下端,向下分为两束,经阴茎根部两侧附着于阴茎筋膜上。阴茎悬韧带位于阴茎系韧带深面,呈三角形,自耻骨联合前的下部,向下附着于阴茎筋膜。

阴茎动脉包括阴茎背动脉和阴茎深动脉,均来自阴部内动脉,有多个交通支相互吻合。阴茎背动脉走行于阴茎海绵体背侧沟内,发出分支供应阴茎头和包皮。阴茎深动脉从阴茎脚穿行于海绵体内,到达阴茎海绵体顶端,其中有一些小动脉直接或成螺旋状开口于海绵体腔。阴茎静脉包括阴茎背浅静脉及阴茎背深静脉。

阴茎海绵体由许多片状、柱状小梁和小梁间的腔隙组成。小梁由交织成网的结缔组织、弹力纤维和平滑肌构成,螺旋动脉穿行其间。螺旋动脉管壁有内含平滑肌的隆起。小梁间腔隙称为海绵窦,彼此相通,内衬血管内皮。海绵体周围的小梁有丰富的静脉丛。螺旋动脉和小梁平滑肌平时处于收缩状态,允许少量血流进入阴茎海绵体。当阴茎勃起时,平滑肌松弛,螺旋动脉舒张充血,大量血流进入海绵窦,阴茎海绵体膨胀,压迫周围静脉丛和白膜,导致静脉关闭,涌入的血液不能流出海绵体,海绵体内压明显升高,达到坚硬勃起。

在感官或性幻想的刺激下,中枢神经系统发出性冲动信号,传递到勃起神经末梢,释放乙酰胆碱。乙酰胆碱作用于血管内皮细胞内皮源性一氧化氮合酶(eNOS)或非肾上腺非胆碱能神经元的神经源性一氧化氮合酶(nNOS),使之分解 L-精氨酸而产生一氧化氮(NO)。NO 进入海绵体平滑肌细胞内后,激活可溶性鸟苷环化酶,后者再催化三磷酸鸟苷(GTP)为环磷酸鸟苷(cGMP)。cGMP 作为细胞内第二信使,激活蛋白激酶 G,使 K^+ 通道开放,Ca^{2+} 通道关闭,并促进钙离子向内质网内流,导致平滑肌细胞胞质内钙离子浓度下降,抑制钙介导的肌球蛋白磷酸化,从而导致平滑肌舒张,动脉血流量加大,阴茎勃起。

(范　刚)

第二节　包茎和包皮过长

包茎指包皮盖住阴茎头,包皮口狭窄,不能向上翻转显露阴茎头。包皮过长是指包皮覆盖阴茎头,但是可以向上翻转显露阴茎头。包茎和包皮过长是临床常见病,成年男性包皮过长约占21%,包茎占4%～7%

一、病因

男性新生儿通常都存在包茎,即所谓生理性包茎。随着阴茎的生长,上皮碎屑(包皮垢)在包皮下堆积,包皮内板与阴茎头表面轻度的粘连被吸收,包皮退缩,阴茎头外露。8岁以后,90%的男性幼儿包皮可向上翻转。如果包皮退缩不良,包皮口狭窄,则可形成真性包茎或包皮过长;如果阴茎炎症或损伤后,包皮口瘢痕狭窄或包皮与阴茎头粘连,包皮不能向上退缩而出现包茎,称为继发性包茎。

二、临床表现

(一)生理性包茎

生理性包茎一般对幼儿生活无影响,部分包皮口狭小者,排尿时包皮膨起如泡,尿不尽,出现二次排尿,甚至发生排尿困难。长期排尿困难可出现脱肛、腹股沟斜疝等并发症。尿液积存于包皮内,可刺激包皮和阴茎头,形成包皮阴茎头炎。由于排尿时患儿阴茎头受到刺激而痛痒,排尿困难,往往形成排尿时手挤阴茎的习惯。

(二)继发性包茎

继发性包茎又称病理性或瘢痕性包茎,常继发于阴茎头和包皮外伤、感染性或非感染性炎症、瘢痕愈合等。造成包皮口瘢痕挛缩或包皮与阴茎头粘连,皮肤失去弹性和扩张能力,包皮不能向上退缩,患者常伴有尿道口狭窄。

(三)真性包茎和包皮过长

一般无明显不适,对排尿无明显影响。部分包茎患者包皮口狭小,妨碍阴茎发育,排尿时尿液在包皮内积聚,容易引起包皮阴茎头炎,也可引起阴茎勃起疼痛和性交困难。

三、诊断

(一)包茎诊断依据

(1)包皮不能上翻,阴茎头不能外露。

(2)如包皮口狭小,排尿时尿线变细、排尿迟缓,包皮内可被尿液充盈而呈囊状。

(3)阴茎短小,可出现勃起疼痛和性交困难。

(4)反复发作包皮阴茎头炎。

(二)包皮过长诊断依据

(1)包皮覆盖阴茎头,但可上翻,使阴茎头外露。

(2)易并发包皮、阴茎头炎症。

四、并发症

(一)排尿困难

在包皮口严重狭窄患者,尤其是继发性包茎患者中常见。患者排尿时,尿流受阻,尿线变细,排尿费力。长期排尿困难可导致上尿路积水、肾功能损害。

(二)包皮阴茎头炎

这是包皮过长和包茎患者较常见的并发症。由于包皮垢长期积聚于包皮内,尿道外口狭窄患者还伴随尿液的刺激,容易并发感染性或非感染性炎症。早期表现为充血水肿,继发细菌感染时可出现脓性分泌物。

(三)阴茎勃起疼痛

阴茎勃起后变粗变长,通过狭窄的包皮口后,造成包皮口紧勒阴茎头引起疼痛。此外,包皮和阴茎头之间存在粘连的患者阴茎勃起后,阴茎与包皮之间受到牵拉亦可造成勃起疼痛。

(四)包皮嵌顿

小儿强行上翻包皮或成人性交时,阴茎头通过狭小的包皮口后,包皮口紧勒在冠状沟处,阻碍包皮远端和阴茎头的血液回流,造成缺血、水肿,引起疼痛。及时复位后,一般可好转,严重者可出现包皮远端和阴茎头缺血坏死。

(五)阴茎癌

虽然包茎包皮过长者并发阴茎癌少见,但后果严重。阴茎癌与包皮过长、包茎密切相关,儿童期切除包皮者,其阴茎癌的发病率显著降低。可能是包皮内包皮垢及继发的慢性炎症长期刺激而导致细胞癌变。

五、治疗

(一)一般治疗

生理性包茎一般不需治疗,随着幼儿成长,包皮会发生退缩,阴茎头外露。国外研究报道,甾体类抗炎药(如 0.1％氟氢松乳膏涂抹于包皮外口,每天 2 次,连续用 4～8 周)对一部分包皮与阴茎头轻度粘连的青少年患者(1～15 岁)有治疗作用。大多数幼儿都不需要药物治疗,但应注意保持会阴部清洁。

(二)包皮环切术

1.手术适应证

(1)5 岁以后包皮口狭窄,包皮不能上翻显露阴茎头。

(2)包皮口有纤维性狭窄环。

(3)反复发作的包皮阴茎头感染、尿路感染,致包皮与阴茎头不同程度的粘连。

(4)包皮嵌顿复位术后。

(5)包茎伴有膀胱输尿管反流。

2.手术禁忌证

(1)存在严重的全身性感染。

（2）出血倾向。

（3）存在其他不能耐受手术的全身性疾病。

3.手术并发症

常见的早期并发症有以下几种。

（1）出血：一般为少量出血，经局部加压包扎后可止血，少数需缝合止血。

（2）感染：一般经局部处理或全身应用抗生素后可好转。

（3）包皮切除过多：可造成阴茎勃起时局部张力过高而疼痛。

（4）包皮保留过多：一般不影响阴茎功能，可行二次手术。此外，还有其他少见的早期并发症，如阴茎损伤或坏死、尿道瘘、医源性尿道下裂等。最常见的晚期并发症为尿道狭窄。

（范　刚）

第三节　小　阴　茎

小阴茎是指阴茎异常短小，但尿道开口位置及阴茎长度与阴茎体周径的比例均正常。本病非罕见。

一、阴茎的胚胎发育

男性外生殖器的分化在胚胎期的第 12 周之前已完成，其过程需要来自胎儿的睾酮与母体的人绒毛膜促性腺激素的刺激，阴茎分化后需在睾酮的作用下进一步发育。

妊娠的前 3 个月，胎盘产生人绒毛膜促性腺激素，妊娠 4 个月后，胎儿下丘脑分泌促性腺激素释放激素，刺激垂体前叶产生黄体生成素（LH）与卵泡刺激素（FSH）。在人绒毛膜促性腺激素、LH 及 FSH 的作用下，睾丸间质细胞产生睾酮，睾酮经 5α-还原酶的作用转化为双氢睾酮，双氢睾酮刺激阴茎发育。上述的每一个环节出现异常，均可影响阴茎发育。

二、病因与病理

小阴茎多为胚胎 14 周后激素缺乏所致。导致小阴茎的原因很多，既可以是单纯促性腺激素缺乏，亦可以是系统性内分泌疾病，后者除影响外生殖器外，还可累及中枢神经系统。导致小阴茎的最常见原因有低促性腺素性腺功能减退症、高促性腺素性腺功能减退症（原发性睾丸功能低下）和原发性小阴茎。

（一）低促性腺素性腺功能减退症

低促性腺素性腺功能减退症是下丘脑-垂体功能障碍所致，由于在胚胎时期垂体不能分泌足够的促性腺激素，所以不能有效地促进阴茎生长。大部分的小阴茎病例归属此类。根据解剖有无异常可分为以下两种。

1.伴有脑解剖结构缺损者

主要有无脑畸形、先天性垂体不发育、胼胝体发育不良、视中隔不发育、枕部脑膨出、丹迪-沃克综合征及小脑异常等。

2.不伴脑解剖结构缺损者

主要为各种孤立的或多种激素缺乏及各种综合征。常见的孤立性激素缺乏有先天性促性腺激素释放激素缺乏，另外，还有 LH 缺乏或 LH 功能缺陷，该类病例的睾丸体积往往正常。多种激素缺乏更为常见，主要有原发性促性腺激素释放激素缺乏，同时合并有生长激素（GH）缺乏和/或皮质激素缺乏。孤立的或多种的激素缺乏只要及时发现并补充激素均可得到有效治疗。已知有 10 多种综合征可导致小阴茎，较常见的有卡尔曼综合征和普拉德-威利综合征。卡尔曼综合征表现为促性腺激素释放激素及其以下所有的生殖激素水平低下，并伴有嗅觉障碍，婴儿期即有小阴茎和隐睾或小睾丸。普拉德-威利综合征主要表现为低智力、低肌张力、肥胖和性腺发育不良。

（二）高促性腺素性腺功能减退症

病变主要在睾丸本身，主要包括：①睾丸发育不良或不发育，可能因胎儿期的感染、损伤或精索扭转导致胎睾缺血、坏死、退行性变；②睾丸间质细胞膜上的 LH 受体缺陷，致使睾丸间质细胞不分泌睾酮。

（三）特发性小阴茎

该类病例的下丘脑-垂体-性腺轴功能正常，小阴茎可在青春期发育到正常大小，其确切原因未明，有学者认为可能是胎儿期促性腺激素的分泌时间不正确，或是由于阴茎正常发育的时间延迟，或者需要青春期高浓度的性激素才可触发。

（四）其他

主要有雄激素不敏感与性染色体异常等。雄激素不敏感的原因可能是从睾丸分泌睾酮到与靶组织上相应的受体结合并产生效应的整个过程中的某一环节发生了障碍，如 5α-还原酶缺乏、雄激素受体异常或雄激素受体基因的突变等。性染色体异常主要有 XXY 综合征（47，XXY）等。

三、阴茎长度测量

测量阴茎长度应严格规范。测量时，手提阴茎头并尽量拉直，此时约为阴茎勃起时的长度，用尺子测量从耻骨联合至阴茎顶端的距离。对肥胖儿应将耻骨联合上方的脂肪组织尽量推挤开，使结果准确。

四、诊断

当阴茎长度小于正常阴茎长度平均值 2.5 个标准差以上时，即可确诊为小阴茎。由于先天性小阴茎的病因复杂，要想恰当地治疗和判断预后，还须及时准确地做出病因学诊断，并对阴茎的生长潜能进行评定。

（一）病史询问

注意患者的家族史及患者母亲的生育史。患者母亲既往有死产史或直系亲属中有尿道下裂、隐睾、嗅觉缺失、耳聋及其他先天性畸形或不育者，提示家族中可能存在遗传性疾病。

（二）体格检查

除了注意阴囊与睾丸的情况外，还要注意患者有无明显的身材矮小或肥胖，皮肤有无多发色素痣，有无头面部异常（如小头畸形、宽眼距、耳朵位置低下、小嘴等），四肢有无手足小、并指（趾）或多指（趾），较大的儿童应行听测试和嗅测试。

(三)实验室检查

目的是明确病因存在于中枢还是性腺及周围。

1.垂体筛选试验

生后数天内连续测定血糖、血钠、血钾,测定血皮质激素、生长激素、甲状腺素及甲状腺结合球蛋白,如有异常提示垂体功能有障碍。

2.下丘脑-垂体-性腺轴功能检测

可区分低促性腺素性腺功能减退症或高促性腺素性腺功能减退症。

(1)出生 6 个月以内的正常男婴的血清 T、LH、FSH 值较高,血清 T 正常值＞3.5 nmol/L。如 T 浓度较低而 LH、FSH 浓度较高,应考虑为原发性睾丸功能低下,可进一步做人绒毛膜促性腺激素兴奋试验来确诊。方法:隔天肌内注射人绒毛膜促性腺激素 500 U,共 5 次,在第5次注射后的 24～48 小时内验血清 T,如＜3.5 nmol/L 可确诊为睾丸功能低下。如 T、LH、FSH 均低,应考虑为低促性腺素性腺功能减退症,可行促性腺激素释放激素兴奋试验确定垂体功能,方法:促性腺激素释放激素 2.5 μg/kg,肌内注射,然后于 30、60、90、120 分钟分别抽血查 LH、FSH,如增高,则垂体功能正常;若无改变,则垂体功能可能低下,亦可能是垂体功能正常,而病变位于下丘脑。如垂体解剖结构正常,血生长激素、肾上腺皮质激素及甲状腺激素均正常,可以确定小阴茎的病因位于下丘脑。

(2)生后 6 个月至 14 岁的正常男孩,此期间血 T、LH、FSH 较低。如增高则可能有异常,应做人绒毛膜促性腺激素兴奋试验测定睾丸功能。可隔天肌内注射人绒毛膜促性腺激素 1 000～1 500 U,共 7 次,然后测定血清 T,如＞7 nmol/L,则睾丸功能为正常。通过促性腺激素释放激素兴奋试验和测定血生长激素、肾上腺皮质激素及甲状腺激素来确定垂体功能是否正常。

(3)大于 14 岁的男孩,如血 T、LH、FSH 均低而垂体和睾丸功能都正常,要区分是原发性下丘脑功能障碍还是青春期发育延迟。可以试行短疗程的睾酮治疗,给盐酸睾酮25 mg,肌内注射,每月 1 次,共用 3 次,对于部分青春期发育延迟者有启动发育的效果。如血 T、LH、FSH 较高时,要考虑有雄激素不敏感可能,可检测生殖器皮肤上的雄激素受体量,亦可行短期的人绒毛膜促性腺激素或 T 治疗,观察阴茎是否有发育反应,若无发育反应考虑为雄激素不敏感。

(四)影像学检查

1.CT 或 MRI 检查

有助于了解颅面部有无组织结构异常,尤其要注意下丘脑和垂体的情况。

2.超声检查

可了解肾脏发育情况及隐睾的位置与形态。

3.核素扫描

有助于寻找异位肾与异位睾丸的位置。

4.染色体核型分析

应做常规检查,以了解有无异常。

5.腹腔镜检查或手术探查

用于寻找复杂性腹腔型隐睾的位置与形态,必要时可做活检或隐睾切除。

五、鉴别诊断

本病需与隐匿阴茎与埋藏阴茎相鉴别。隐匿阴茎与埋藏阴茎的外观尽管较小,但是仔细触摸和测量阴茎可发现其阴茎体的发育良好,阴茎长度在正常范围。

六、治疗

小阴茎一旦被确诊后应及早进行治疗,由于在青春期开始后会发生雄激素受体蛋白和5α-还原酶活性的下调,故而多数学者倾向于在青春期前治疗小阴茎。治疗包括内分泌治疗和手术治疗。

(一)内分泌治疗

1.下丘脑-垂体病变

以人绒毛膜促性腺激素治疗最常用,方法为人绒毛膜促性腺激素1 000 U,每周肌内注射2次,共5周,总剂量10 000 U,1个疗程效果不佳者,3个月后可重复1个疗程。疗程中间及治疗后3、6、12个月各复查1次血T和测量阴茎长度,有效者在阴茎长度增加的同时血T水平亦增高,而血LH、FSH水平无变化。国内有学者报道,单纯性小阴茎经人绒毛膜促性腺激素治疗后有效率达86.5%,疗效可持续12个月以上。如为单纯促性腺激素释放激素缺乏者,给促性腺激素释放激素可有较好效果,采用气雾剂经鼻喷入,每2小时1次,每次25 ng/kg。单纯性生长激素缺乏可给生长激素替代治疗。蒋学武等人报道,在绒毛膜促性腺激素治疗的基础上联合使用生长激素有更好疗效,方法如下:先予以人绒毛膜促性腺激素每次1 000 U,每周2次肌内注射,5周为1个疗程,然后用生长激素每次4 U,每周3次,肌内注射,5周为1个疗程。

2.性腺功能异常

明确为睾丸分泌睾酮障碍者,用睾酮替代治疗。方法为丙酸睾酮肌内注射,每月1次,每次25 ng,共4次。亦可用睾酮霜外搽代替注射。

(二)手术治疗

对有睾丸下降不全者,应尽早做睾丸下降固定术。内分泌治疗无效者,可行阴茎矫形术,必要时可考虑做变性手术。

（范　刚）

参考文献

[1] 王义.泌尿系统结石诊治[M].郑州:河南科学技术出版社,2022.

[2] 周睿.泌尿系统肿瘤综合治疗[M].北京:中国纺织出版社,2021.

[3] 黄翼然.泌尿外科临床实践[M].上海:上海科学技术出版社,2021.

[4] 郝鹏.泌尿外科治疗精要[M].北京:中国纺织出版社,2022.

[5] 李文光.临床泌尿外科疾病新进展[M].开封:河南大学出版社,2021.

[6] 韩涛,徐恩义,隋荣成.泌尿系统疾病及外科诊疗技术[M].长春:吉林科学技术出版社,2021.

[7] 张骞,李学松.实用泌尿外科腹腔镜手术学[M].北京:北京大学医学出版社,2021.

[8] 卢可士.泌尿系统常见病与多发病临床诊治策略[M].天津:天津科学技术出版社,2021.

[9] 邢金春,陈斌,徐华.泌尿系结石病因与预防[M].武汉:湖北科学技术出版社,2022.

[10] 周淑琴.泌尿生殖系统疾病临床诊治新方略[M].天津:天津科学技术出版社,2021.

[11] 刘定益.前列腺疾病诊疗学[M].郑州:河南科学技术出版社,2021.

[12] 郑军华,陈山.泌尿及男性生殖系统感染与炎症[M].北京:人民卫生出版社,2022.

[13] 刘志宇,杨玻.前列腺疾病诊疗经验与手术技巧[M].郑州:河南科学技术出版社,2021.

[14] 周辉,肖光辉,杨幸明.现代普通外科精要[M].广州:世界图书出版广东有限公司,2021.

[15] 魏克伦,韩梅.小儿泌尿系统常见疾病诊治手册[M].北京:科学出版社,2021.

[16] 牛明.临床常见疾病诊疗要点[M].北京:中国纺织出版社,2022.

[17] 黄朔,马瑞东,鞠东辉,等.常见外科疾病诊疗学[M].重庆:重庆大学出版社,2021.

[18] 林天歆,刘丽娟,苏畅.基层全科医师手册[M].北京:科学出版社,2021.

[19] 杨卫青.泌尿科医师处方手册[M].郑州:河南科学技术出版社,2020.

[20] 平晓春,李孝光,邢文通.临床外科与诊疗实践[M].汕头:汕头大学出版社,2021.

[21] 付海柱.泌尿外科临床医学[M].昆明:云南科技出版社,2020.

[22] 王国民.泌尿及生殖系统常见恶性肿瘤防治[M].上海:复旦大学出版社,2020.

[23] 蔡平昌.现代泌尿外科诊疗实践[M].昆明:云南科技出版社,2020.

[24] 晏继银,郑航.泌尿外科常见病诊疗图解[M].武汉:湖北科学技术出版社,2020.

[25] 徐迪.小儿泌尿外科疾病诊疗指南[M].福州:福建科学技术出版社,2020.

[26] 杨志平.泌尿外科疾病诊疗与微创应用[M].北京:科学技术文献出版社,2020.

[27] 邱明星.泌尿外科诊治路径与手术技巧[M].北京:科学技术文献出版社,2020.

［28］诸靖宇.泌尿外科常见病诊疗精粹［M］.天津：天津科学技术出版社,2020.

［29］杜晨.常见泌尿系统临床诊治［M］.长春：吉林科学技术出版社,2020.

［30］潘长景.泌尿外科常见疾病诊疗［M］.昆明：云南科技出版社,2020.

［31］王磊.新编泌尿疾病诊断与治疗［M］.天津：天津科学技术出版社,2020.

［32］许克.功能泌尿外科手术学［M］.北京：人民卫生出版社,2022.

［33］徐冬,肖建伟,李坤,等.实用临床外科疾病综合诊疗学［M］.青岛：中国海洋大学出版社,2021.

［34］吕建林.实用泌尿超声技术［M］.北京：中国科学技术出版社,2021.

［35］袁智,周成富.泌尿外科疾病诊疗指南［M］.北京：化学工业出版社,2022.

［36］陈俊,李勇,何明龙.抑制 IL-17A 表达对脓毒血症小鼠急性肾脏损伤的影响［J］.中南医学科学杂志,2022,50(6):828-831.

［37］徐晓健,张俊,陈宗薪,等.微通道经皮肾镜联合输尿管软镜与输尿管软镜钬激光碎石术治疗复杂肾结石疗效及对肾功能的影响［J］.临床和实验医学杂志,2022,21(3):313-317.

［38］刘克旭.膀胱结石患者行电切镜下钬激光碎石术治疗的清除效果及对尿道功能的影响分析［J］.医学理论与实践,2022,35(5):805-807.

［39］彭业平,冯振华,黄强,等.内外引流肾盂减压治疗急诊输尿管结石梗阻性尿脓血症的效果比较［J］.中国当代医药,2022,29(16):144-147.

［40］马琴琴,周莹,张艳楠,等.连续肾替代治疗慢性肾衰竭重症患者的疗效及其预后的影响因素分析［J］.临床肾脏病杂志,2022,22(9):712-718.